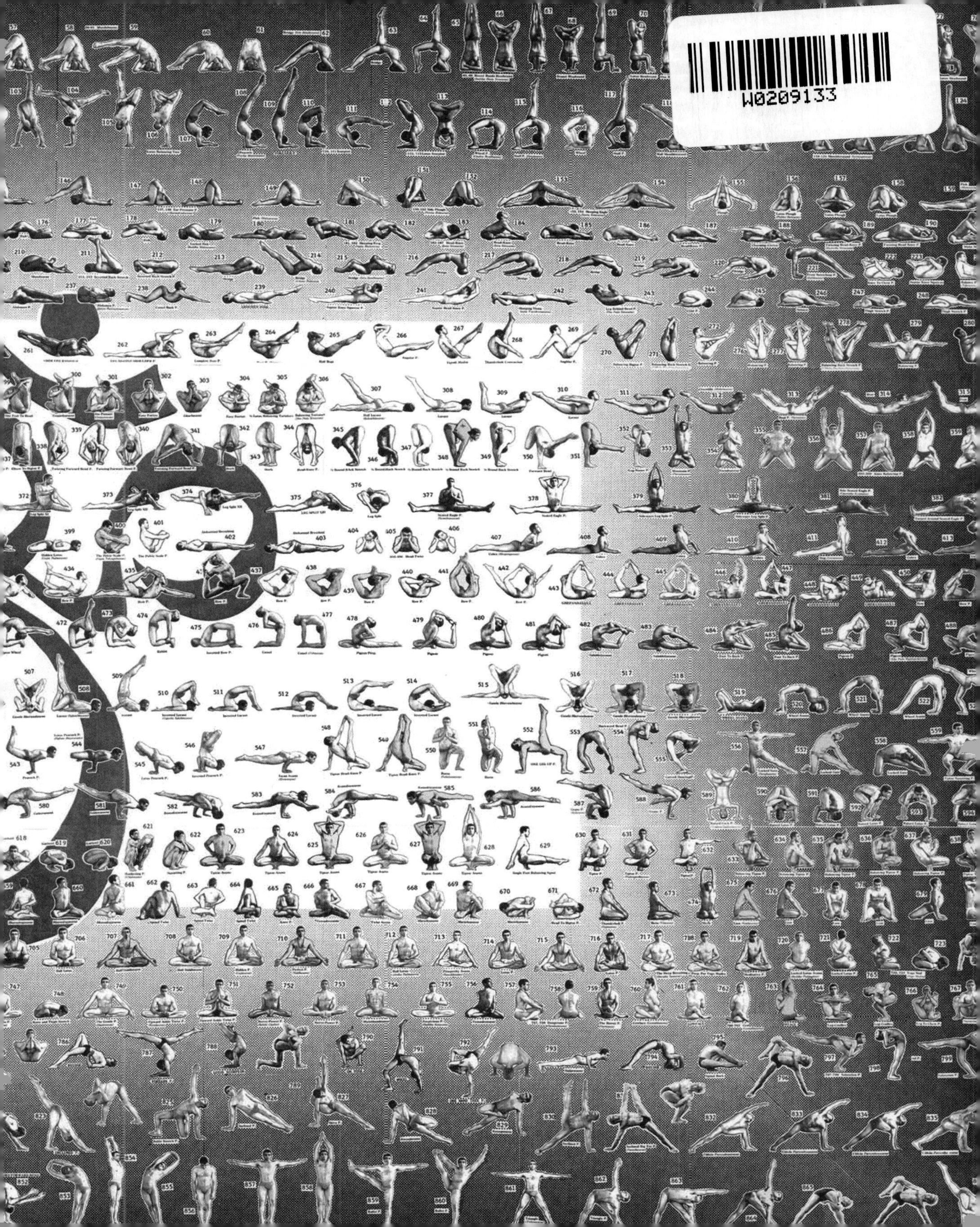

YOGA

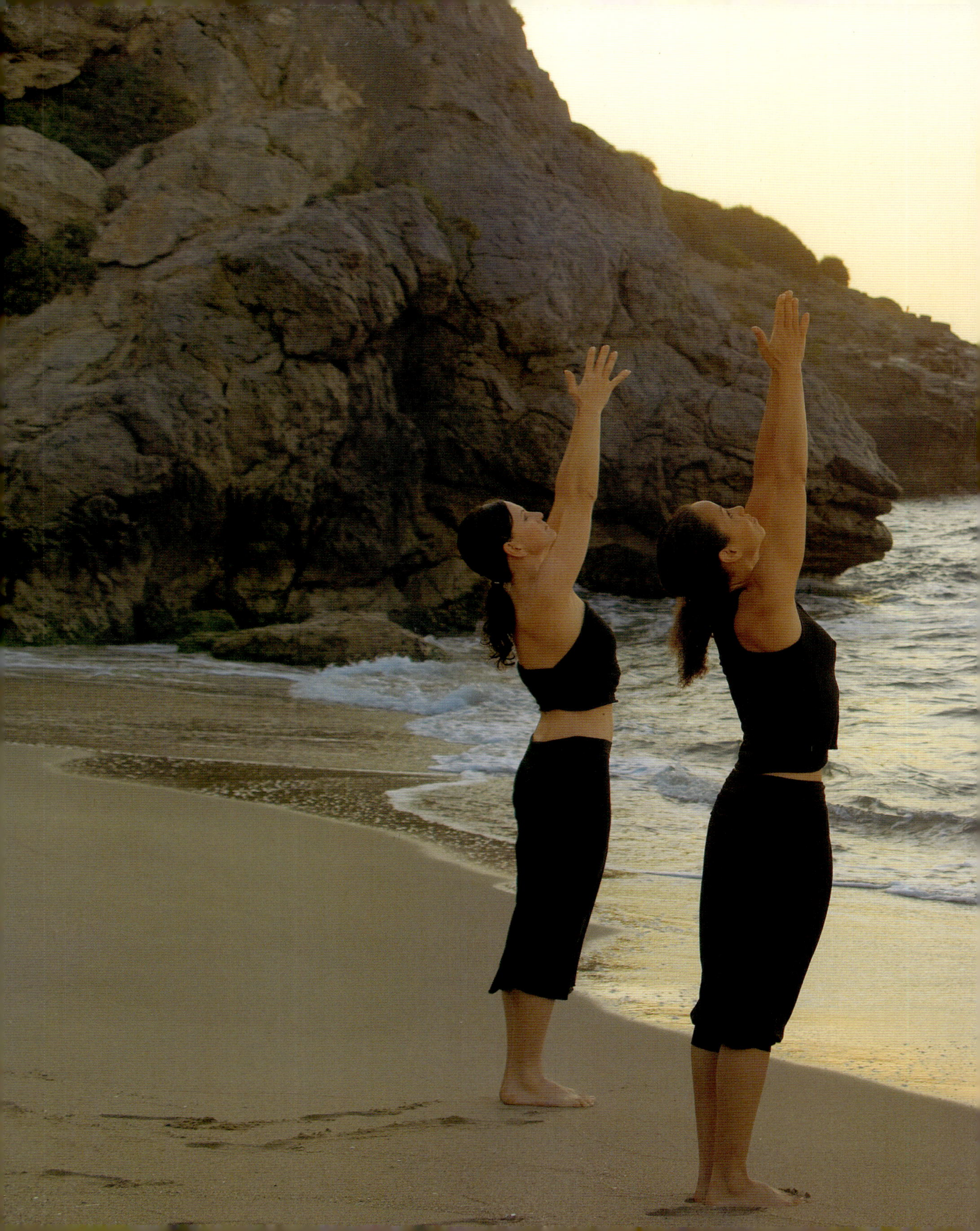

YOGA

DAS GROSSE PRAXISBUCH FÜR EINSTEIGER & FORTGESCHRITTENE

INGE SCHÖPS

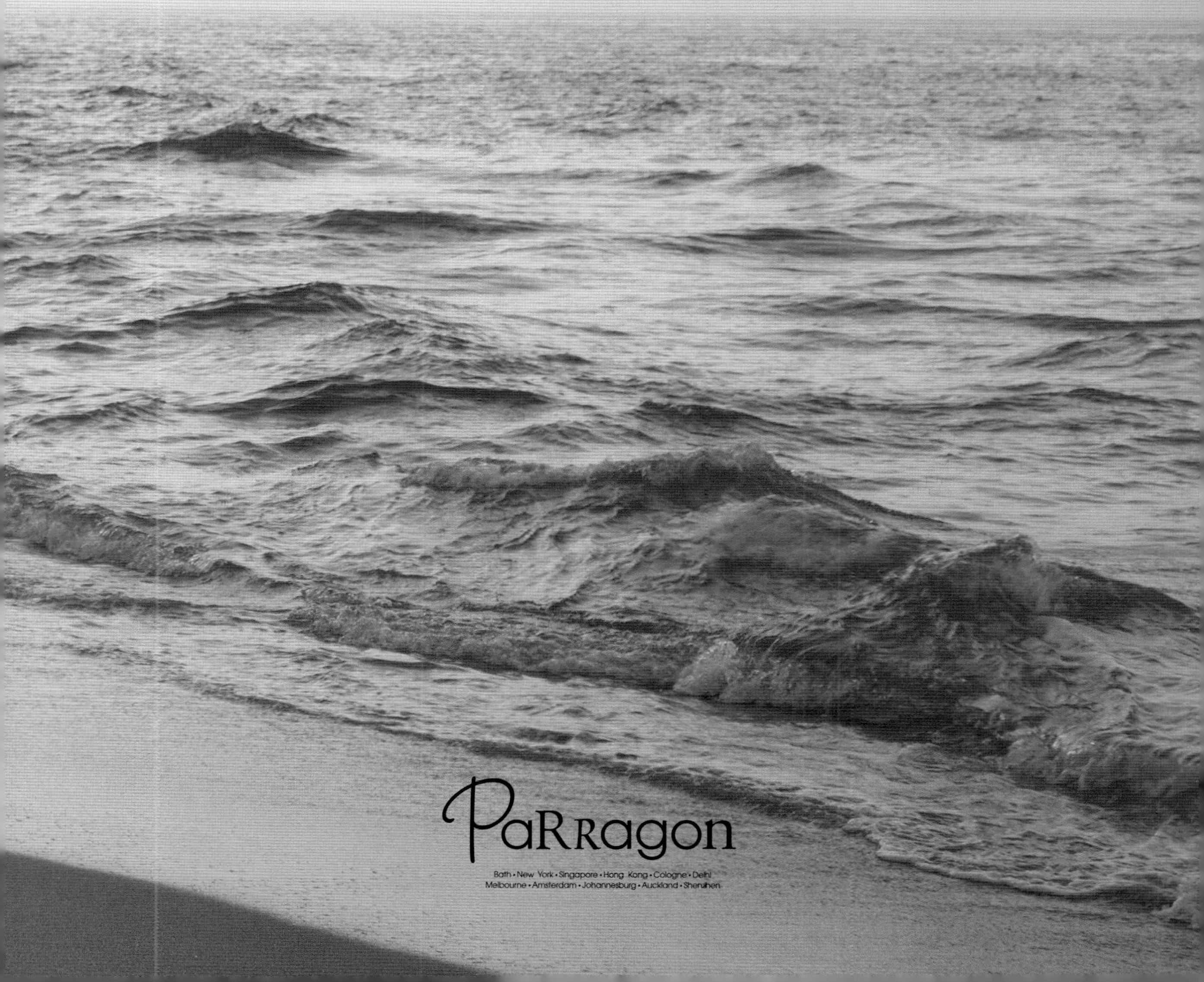

Parragon

Bath • New York • Singapore • Hong Kong • Cologne • Delhi
Melbourne • Amsterdam • Johannesburg • Auckland • Shenzhen

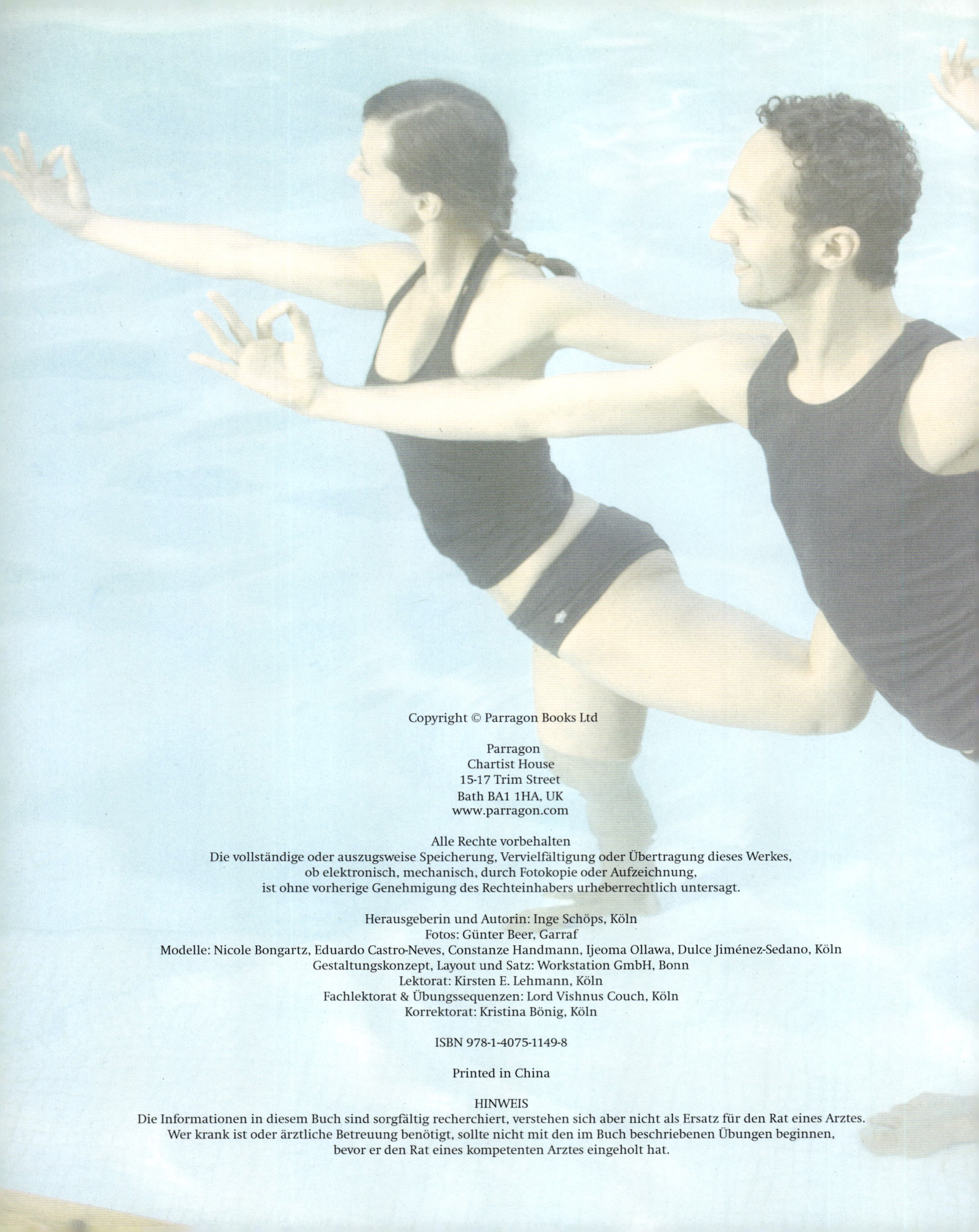

Parragon
Chartist House
15-17 Trim Street
Bath BA1 1HA, UK
www.parragon.com

Herausgeberin und Autorin: Inge Schöps, Köln
Fotos: Günter Beer, Garraf
Modelle: Nicole Bongartz, Eduardo Castro-Neves, Constanze Handmann, Ijeoma Ollawa, Dulce Jiménez-Sedano, Köln
Gestaltungskonzept, Layout und Satz: Workstation GmbH, Bonn
Lektorat: Kirsten E. Lehmann, Köln
Fachlektorat & Übungssequenzen: Lord Vishnus Couch, Köln
Korrektorat: Kristina Bönig, Köln

ISBN 978-1-4075-1149-8

Printed in China

HINWEIS
Die Informationen in diesem Buch sind sorgfältig recherchiert, verstehen sich aber nicht als Ersatz für den Rat eines Arztes. Wer krank ist oder ärztliche Betreuung benötigt, sollte nicht mit den im Buch beschriebenen Übungen beginnen, bevor er den Rat eines kompetenten Arztes eingeholt hat.

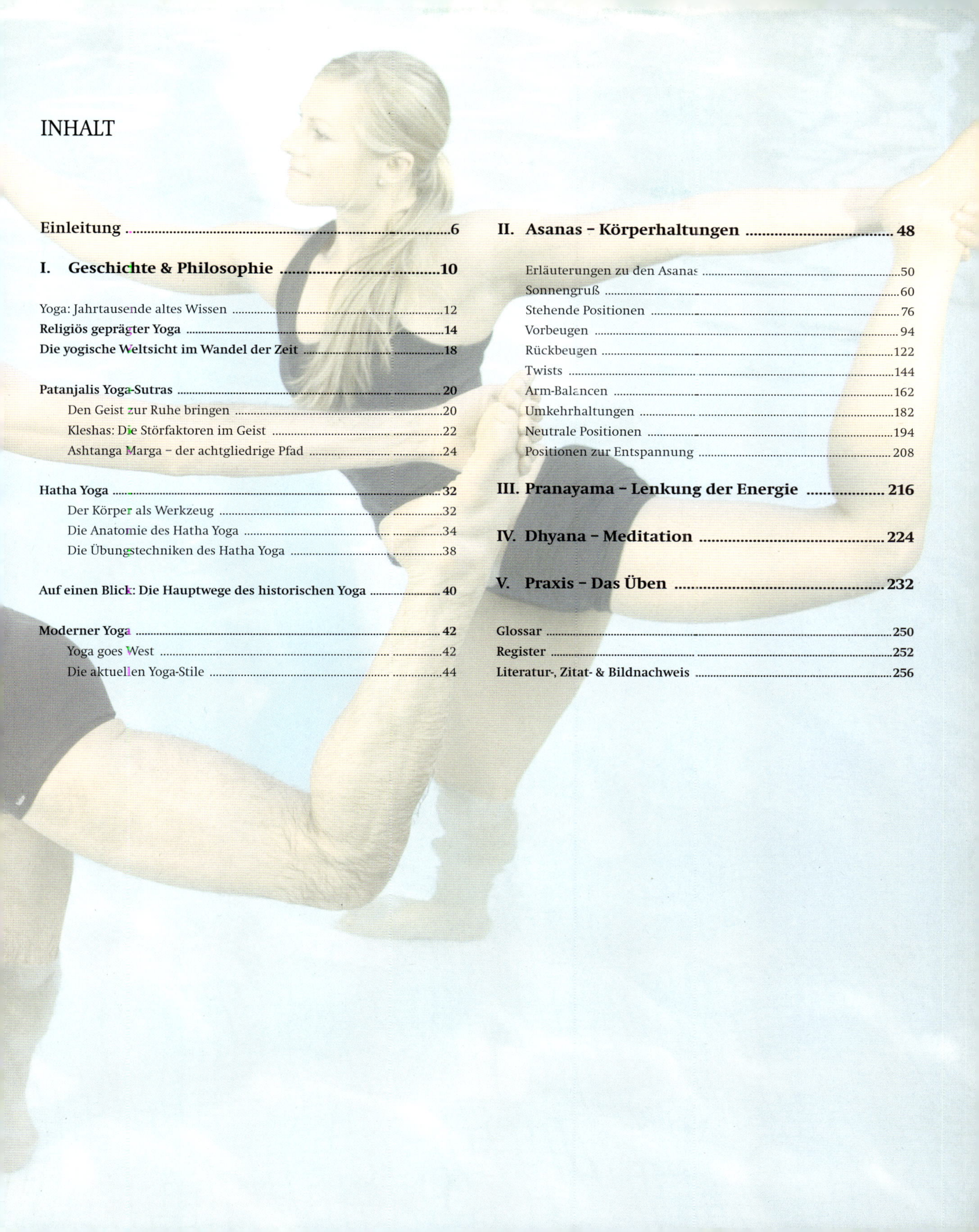

INHALT

Einleitung 6

I. Geschichte & Philosophie 10

Yoga: Jahrtausende altes Wissen 12
Religiös geprägter Yoga 14
Die yogische Weltsicht im Wandel der Zeit 18

Patanjalis Yoga-Sutras 20
- Den Geist zur Ruhe bringen 20
- Kleshas: Die Störfaktoren im Geist 22
- Ashtanga Marga – der achtgliedrige Pfad 24

Hatha Yoga 32
- Der Körper als Werkzeug 32
- Die Anatomie des Hatha Yoga 34
- Die Übungstechniken des Hatha Yoga 38

Auf einen Blick: Die Hauptwege des historischen Yoga 40

Moderner Yoga 42
- Yoga goes West 42
- Die aktuellen Yoga-Stile 44

II. Asanas – Körperhaltungen 48
- Erläuterungen zu den Asanas 50
- Sonnengruß 60
- Stehende Positionen 76
- Vorbeugen 94
- Rückbeugen 122
- Twists 144
- Arm-Balancen 162
- Umkehrhaltungen 182
- Neutrale Positionen 194
- Positionen zur Entspannung 208

III. Pranayama – Lenkung der Energie 216

IV. Dhyana – Meditation 224

V. Praxis – Das Üben 232

Glossar 250
Register 252
Literatur-, Zitat- & Bildnachweis 256

EINLEITUNG

Yoga: Das Versprechen von Freiheit

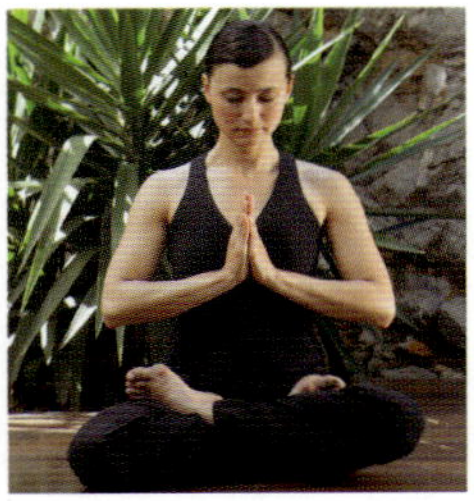

Jahrtausende alte Lehre

Yoga ist eine der ältesten Lehren und Methoden, die sich mit der Gesamtheit des Menschen – Körper, Geist und Seele – und seiner Harmonie und Einheit beschäftigt. Der Übungsweg des Yoga blickt auf mindestens 3500 Jahre gesammelten Wissens über die Struktur des Körpers und die Funktionsweise des Geistes zurück. Auf diesem Weg wurden zahlreiche mögliche Störungen erforscht und wirkungsvolle Übungen entwickelt, die diese Störungen nachhaltig vermindern oder beheben – zum Ziel des menschlichen Seelenfriedens.

yogascittavrt-
tinirohdhah

Yoga ist, wenn die Bewegungen des Geistes zur Ruhe kommen. (Yoga-Sutra 1.2.)

Zustand des Yoga: Der ruhige Geist

Yoga ist ein Zustand, in dem Körper, Geist und Seele vereinigt werden sollen (sanskr. *yuj:* zusammenbinden). Dieses Ziel ist zeitlos – und so ist Yoga auch heute so vital und modern wie vor Jahrtausenden. Ist der Zustand des Yoga erreicht, ist der Geist ruhig und die Wahrnehmung klar: Es herrscht ein Gefühl der Einheit und Glückseligkeit.

Disziplinen des Yoga

Der Begriff Yoga umfasst jedoch zugleich auch die Disziplinen, mit Hilfe derer dieser Zustand erreicht werden kann: das Einüben der Körperhaltungen – der sogenannten Asanas –, das kontrollierte Atmen – Pranayama genannt –, Meditation, Chanten, das Lesen alter Schriften ..., um nur einige zu nennen. Je nach persönlicher Disposition und individuellen Vorlieben des Yogis (Yoga-Übender) können hier unterschiedliche Schwerpunkte gesetzt werden. Doch alle Wege führen zum gleichen Ziel: in die Freiheit.

Das Ziel: Die große Freiheit

Der Yoga geht davon aus, dass jeder Mensch durch körperliche und geistige Konditionierung, Gedankenmuster und falsche Wahrnehmung daran gehindert wird, bewusst, klar und reflektiert zu handeln. Ziel des Yoga ist, sich von diesen Störungen zu befreien und inneren Frieden – der Grundbedingung für die Unabhängigkeit von innerem und äußerem Zwang – zu erlangen.

Positive Effekte des Yoga

Ob als sanftes oder anspruchsvolles Fitnesstraining, als Therapieform, ethischer Lebensstil, als spirituelle Erfahrung oder – und dies keineswegs zuletzt – als Quelle des Vergnügens: Es gibt viele Gründe, sofort mit Yoga anzufangen – für jeden, jederzeit, überall, in jedem Alter.

Yoga:

- *steigert Ausdauer, Kraft und Flexibilität*
- *stärkt Vitalität und Energie*
- *verbessert das eigene Körpergefühl*
- *reduziert Verspannungen und Schmerzen*
- *verzögert den Alterungsprozess*
- *lindert Altersbeschwerden*
- *führt zu innerer Ruhe und Ausgeglichenheit*
- *verhilft zu größerer Stressresistenz*
- *steigert die Lebensqualität und geistige Fitness*
- *fördert Mut, Durchhaltevermögen und Konzentration*
- *stärkt die eigene Zentriertheit und geistige Klarheit*
- *bringt Körper, Geist und Seele in Einklang*
- *eröffnet neue Perspektiven und Denkansätze*
- *hilft, Verhaltensmuster und Gewohnheiten zu erkennen und sie zu überwinden*
- *führt zu mehr Selbstvertrauen und Selbstbewusstsein*
- *beschreibt einen ethischen Verhaltenskodex*
- *bietet Raum für spirituelle Entwicklung*

„Regelmäßige Yoga-Übungen helfen, der Hektik des Alltags gelassen und standhaft entgegenzutreten." (B.K.S. Iyengar, * 1918, international anerkannte Yoga-Autorität)

Das Bild der Freiheit sieht dabei für die einzelnen Menschen keineswegs gleich aus: Manche mögen darunter ein Gefühl der Glückseligkeit, ein In-sich-Ruhen sowie Unabhängigkeit von äußeren Notwendigkeiten oder Zwängen, Selbsterkenntnis oder die sogenannte Erleuchtung verstehen. Für andere bedeutet Freiheit, sich als Teil der Natur zu empfinden, das Individuelle mit dem großen Ganzen, dem Kosmos oder auch mit dem Göttlichen zu verbinden. Wieder andere sehen in der Freiheit eine Mischung von allem. Für all das kennt der Yoga einen Begriff: Samadhi – das Höchste.

Der Weg nach innen

Was auch immer als das Höchste empfunden wird: Yoga beschreitet stets einen Weg nach innen. Er fordert auf, sich selbst zu erforschen und kennenzulernen. Yoga ist eine innere Haltung, die Achtsamkeit und Bewusstsein erfordert und gleichsam fördert. Unterwegs bieten die zahlreichen Übungen des Yoga eine Vielzahl von positiven Nebeneffekten, die sich im Alltag schon bald als Bereicherung erfahren lassen – auch wenn Praktizierende das Höchste am Ende nicht erreichen sollten.

Neben den zahlreichen positiven Effekten macht Yoga viel Spaß und bringt Freude ins Leben.

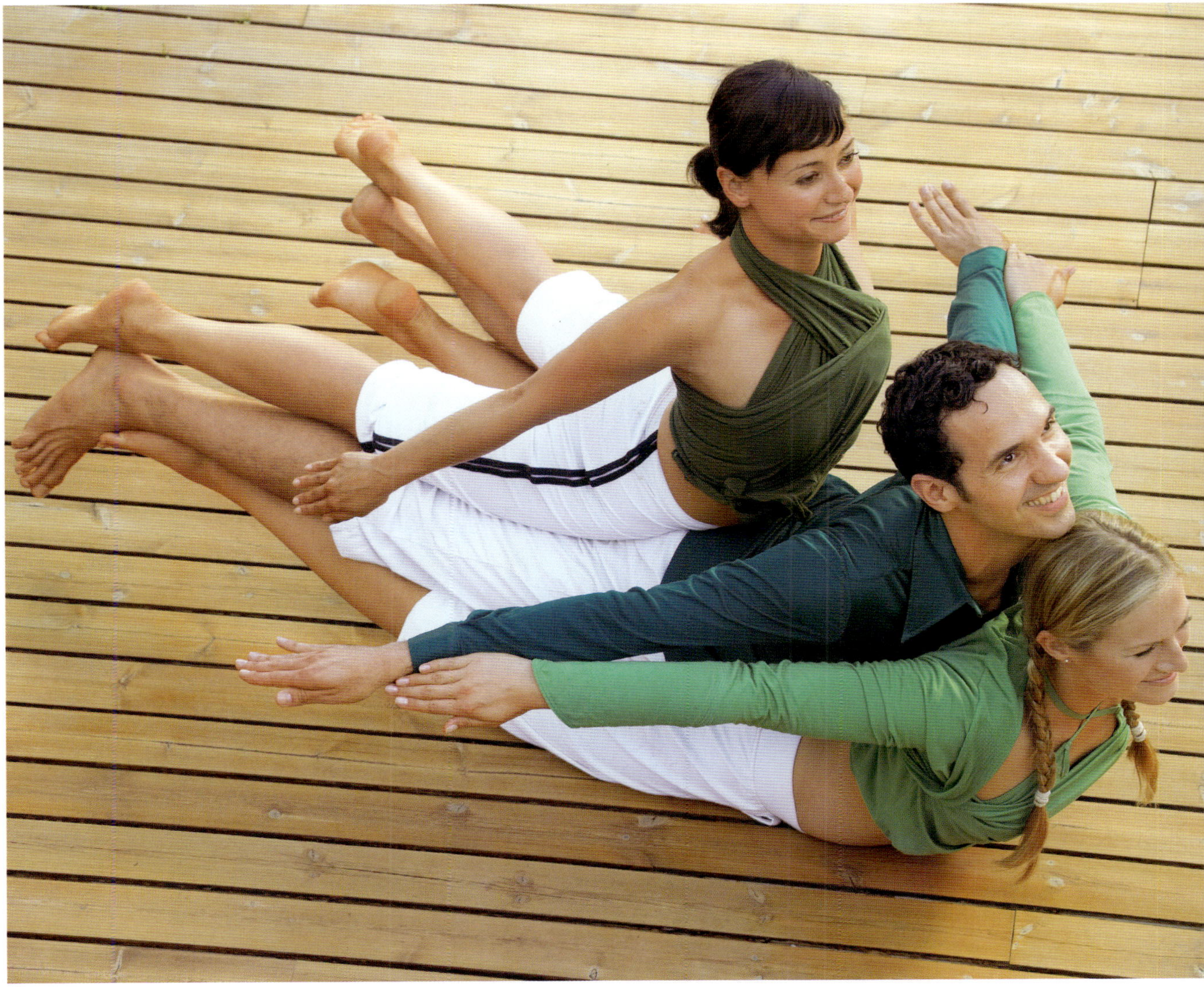

Zu diesem Buch: Ein Begleiter für die Praxis

Yoga besteht zu 1 % aus Theorie und zu 99 % aus Praxis und Erfahrung.

Yoga kann am eigenen Leib erfahren werden. So beginnen die meisten Menschen, die sich ihm nähern, mit der Asana-Praxis, also mit dem Üben der Körperpositionen. Und das Wunderbare ist: Yoga zeigt sofortige und unmittelbare Wirkung!

Neben einer Einführung in die wichtigsten Aspekte der Geschichte und Philosophie des Yoga – vom religiös geprägten Yoga über Patanjalis Yoga-Sutras und der Entstehung des Hatha Yoga bis hin zum modernen Yoga von heute – stellt dieses Buch die Beschreibung der Asanas und der Asana-Praxis im Zusammenspiel mit Pranayama (Atemkontrolle) und Meditation in den Mittelpunkt.

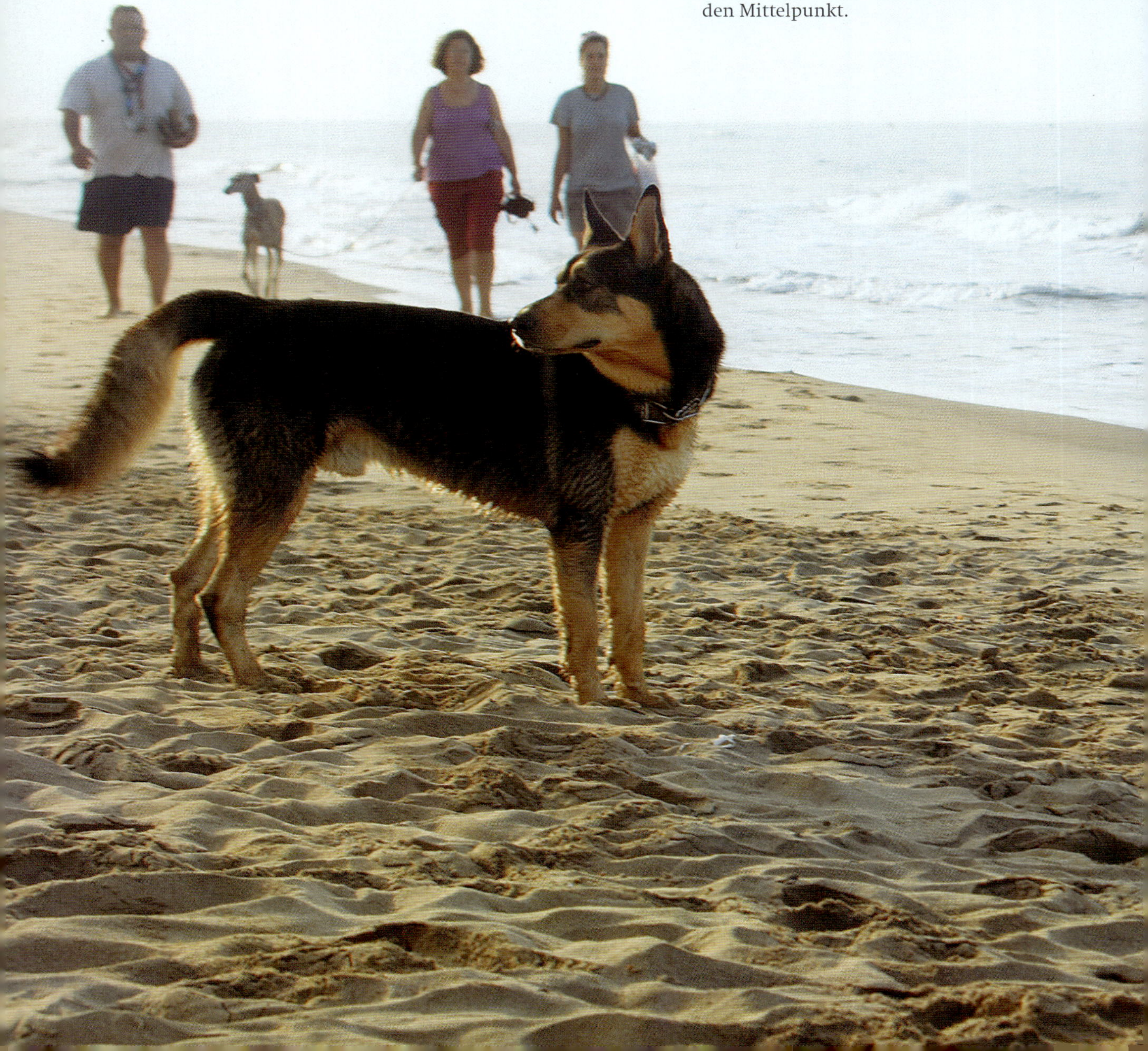

Von den Anfängen bis zur fortgeschrittenen Praxis

Das Buch richtet sich sowohl an Einsteiger als auch an Fortgeschrittene. Es versteht sich als Begleiter für die individuelle Entwicklung in der Asana-Praxis. Deshalb werden sowohl die Grundhaltungen als auch komplexere Positionen vorgestellt. Einen Anspruch auf Vollständigkeit erhebt es allerdings nicht, da es Tausende von Asanas und zahllose Variationen gibt.

Die Auswahl für dieses Buch – über 120 Asanas plus vielfältige Variationen – umfasst vor allem solche, die heute in modernen Yoga-Schulen unterrichtet werden. Jede der hier vorgestellten Asanas ist detailliert bebildert und ausführlich beschrieben; wo es sich anbietet, werden neben einer Schritt-für-Schritt-Anleitung einfachere Varianten für Einsteiger und/oder schwierigere für Fortgeschrittene ergänzend dargestellt. So wird jede Asana in ihrem Kern deutlich, sodass sie in all ihren Dimensionen verstanden und geübt werden kann.

Gleiches gilt für die zentralen Atem- und Meditationstechniken in den anschließenden Kapiteln Pranayama und Meditation. Im letzten Teil des Buches werden eine Reihe von Übungssequenzen vorgestellt, die auf verschiedene Tageszeiten und unterschiedliche Niveaus abgestimmt sind: zum Üben für zu Hause oder auch unterwegs.

Und nun: Viel Spaß auf Ihrem Weg zum Yoga!

Ein guter Lehrer ist das A und O

Das Buch kann keinen Yoga-Lehrer ersetzen, sondern sieht sich als Ergänzung zum Yoga-Unterricht. Es empfiehlt sich daher in jedem Fall, immer auch mit einem erfahrenen und ausgebildeten Yoga-Lehrer zu üben, der unterstützt, berät und korrigiert.

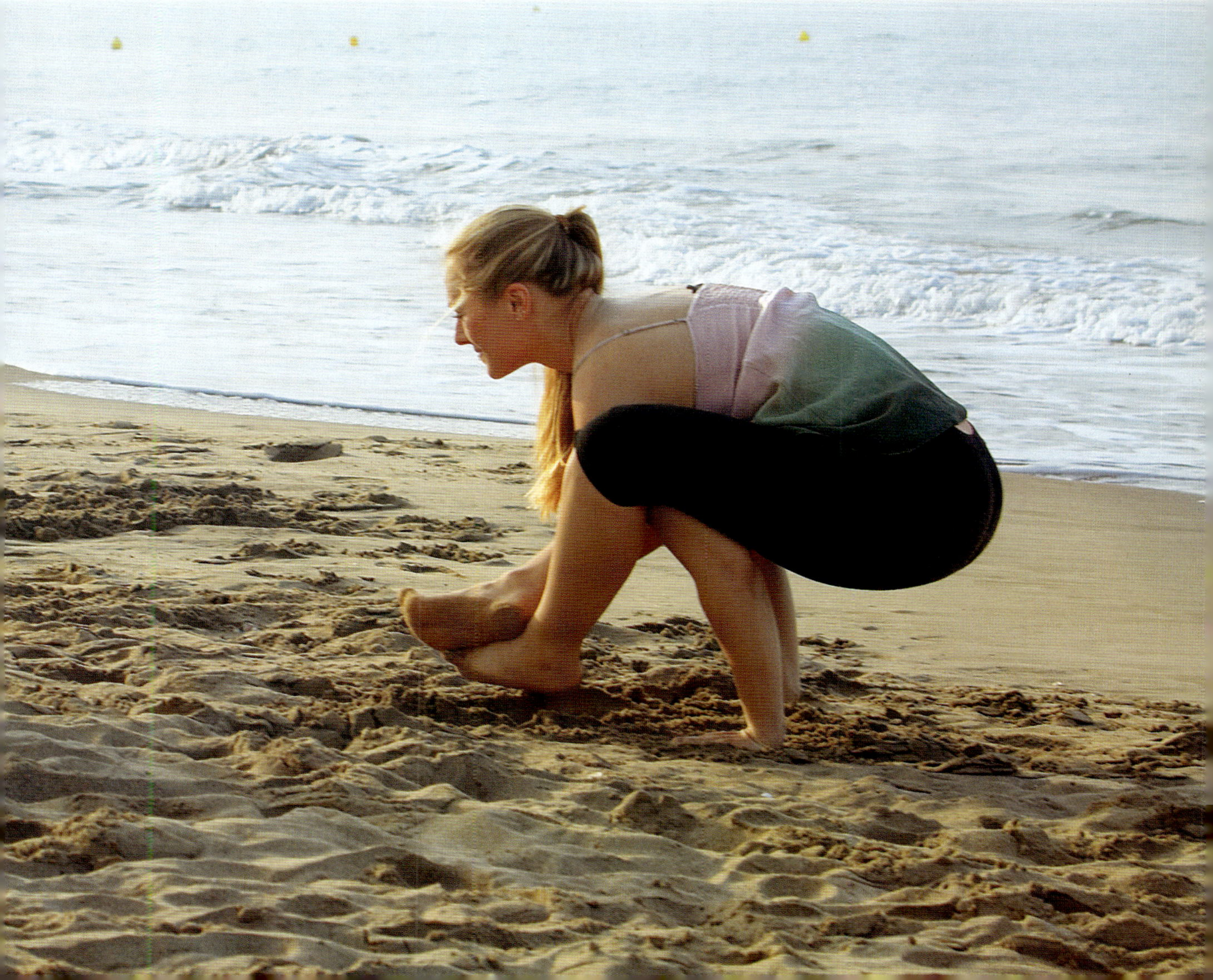

yoga
Geschichte & Philosophie

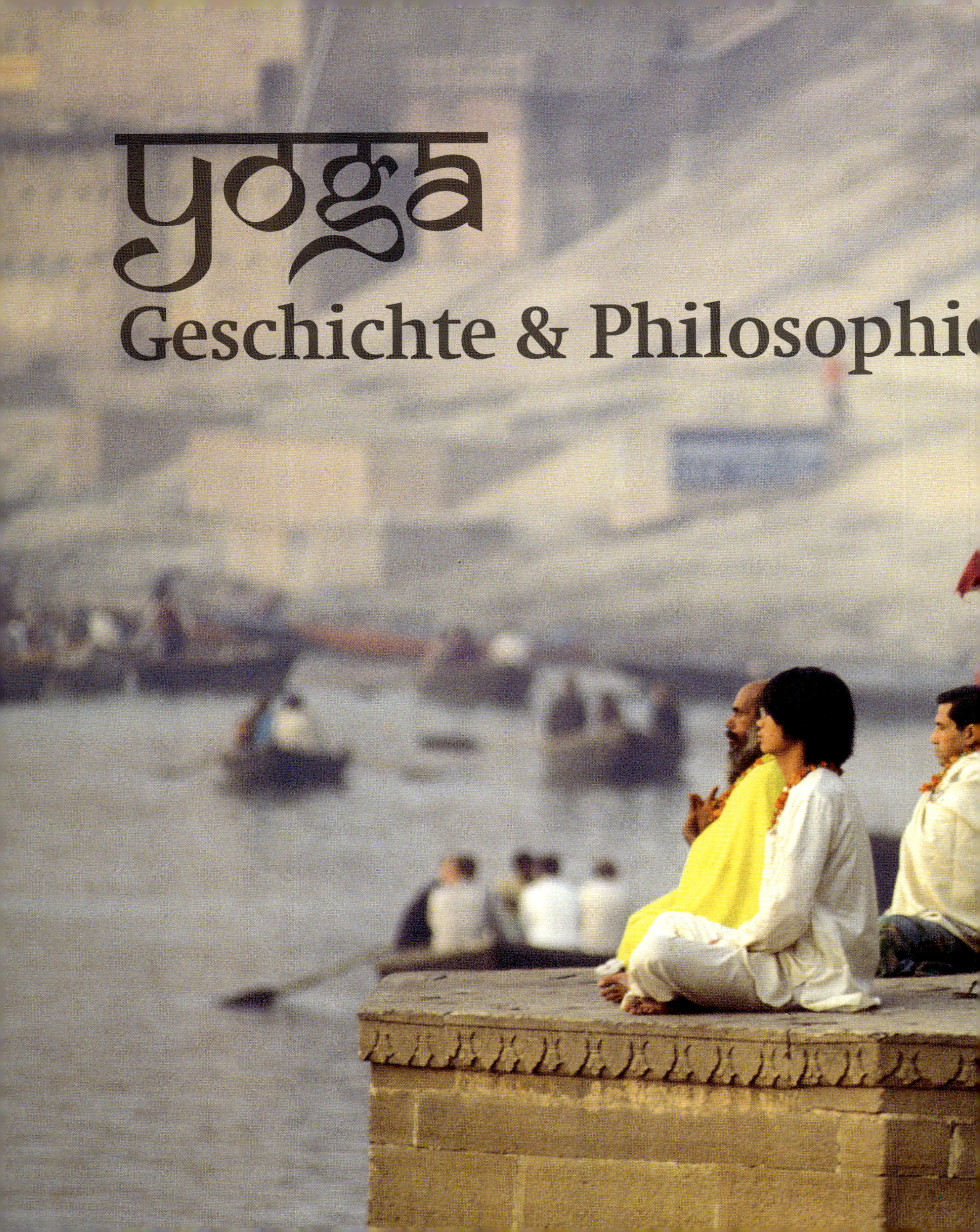

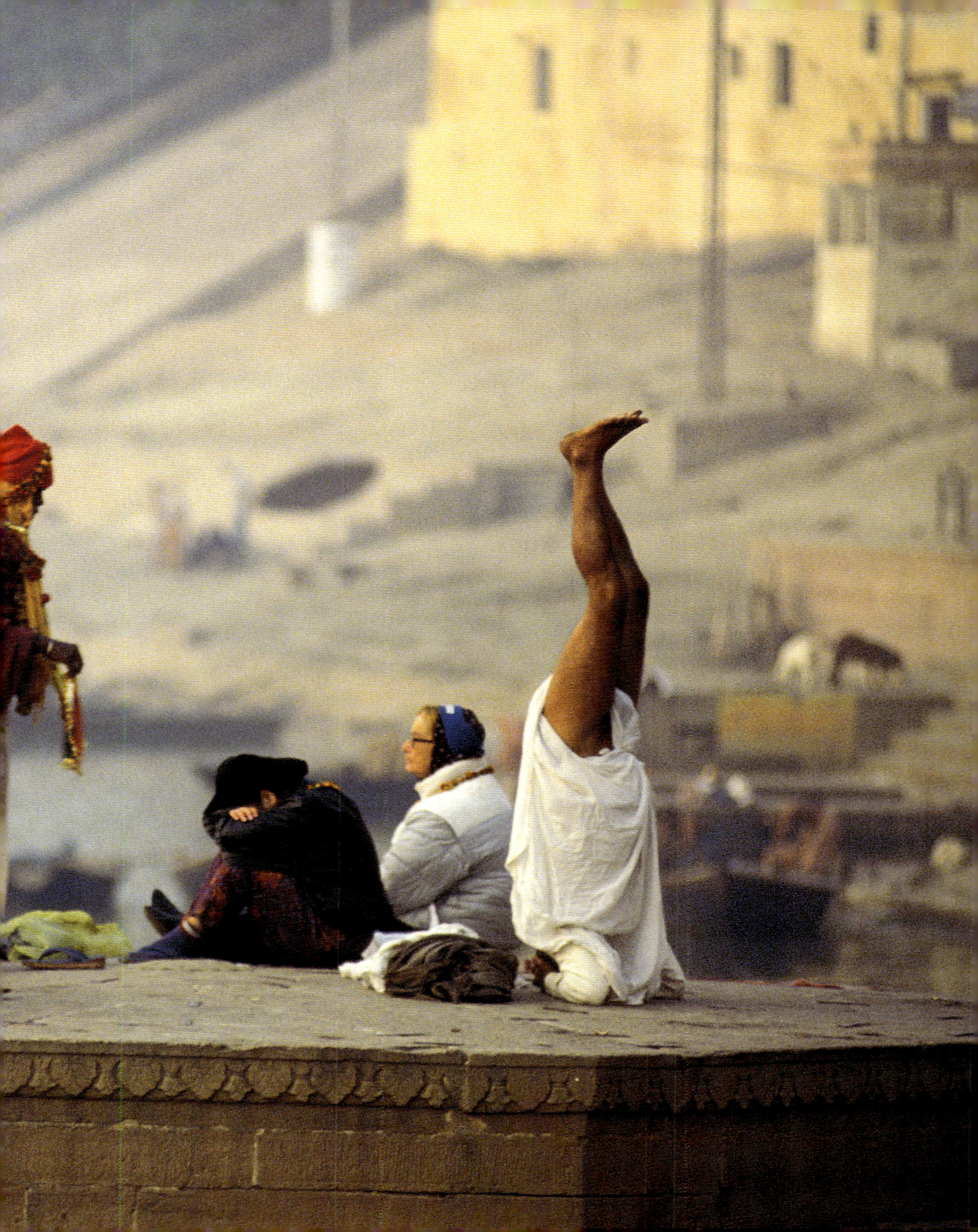

Yoga: Jahrtausende altes Wissen

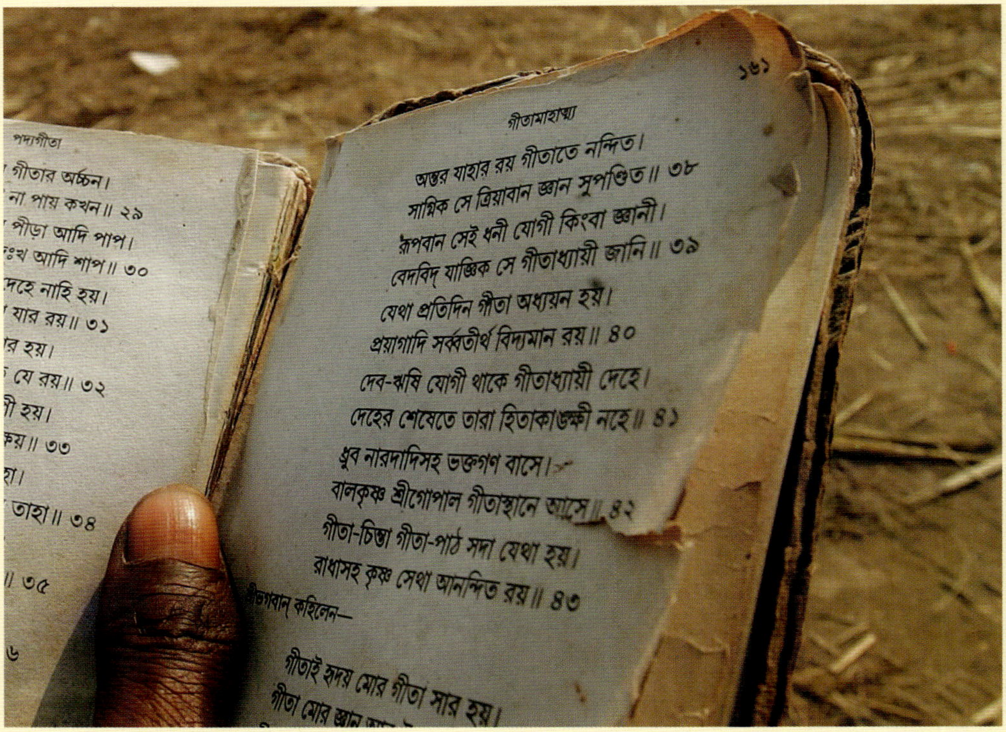

Die yogische Weltanschauung entwickelte sich auf der Grundlage von drei alt-indischen Schriften: der Bhagavadgita, den Sutras Patanjalis und der Hatha Yoga Pradipika.

Das Wort Yoga leitet sich von der Sanskritwurzel *yuj* ab – was soviel wie „anjochen", „vor ein Gespann spannen", „zusammenführen" und „verbinden" bedeutet.

In Indien ist Yoga seit mehr als 3500 Jahren bekannt. Nomaden aus Zentralasien (Arier) drangen seit 1500 v. Chr. immer weiter in den indischen Subkontinent vor und brachten – zusammen mit ihrer Gesellschaftsordnung, dem Kastenwesen – eine Geistesdisziplin mit, die sie „Yoga" nannten. Diese beinhaltet Methoden, den Geist so einzusetzen, dass die Sinne unter Kontrolle sind und der Körper beherrscht werden kann. Um es mit einem Bild auszudrücken: Der Geist hält als Wagenlenker die fünf Sinne im Zaum, spannt sie vor den Wagen – den Körper – und gibt ihm die Richtung an.

Die drei großen Traditionslinien des Yoga

Im Verlauf der Jahrtausende haben sich drei große Traditionslinien im Yoga aus unterschiedlichen Grundlagentexten entwickelt:

1. **Der religiös geprägte Yoga** basiert auf den Upanishaden, einer Textsammlung aus der Zeit um 800 v. Chr., in der die Essenz der Veden – der alt-indischen Schriften zu Religion und Philosophie – festgehalten, diskutiert und kommentiert wurde. Eine weitere Quelle indischer Weisheit erkennt dem Yoga ebenfalls eine besondere Bedeutung zu: die Bhagavadgita, ein großes Lehrgedicht aus 18 Gesängen im Mahabharata, das – zusammen mit dem Ramayana – den um 500 v. Chr. entstandenen Nationalepos bildet. Diese große Schriftensammlung vermittelt das historische Wissen auf überaus anschauliche Weise.

2. **Der klassisch-philosophische Yoga** basiert auf Patanjalis Yoga-Sutras (entstanden in der Zeit 200 v.–200 n. Chr.), die häufig als Grundlagentexte des Yoga schlechthin bezeichnet werden. In diesen Sutras (Leitfäden) wird die

Funktionsweise des Geistes beschrieben und ein Weg aufgezeigt, um die Störungen im Geist zu überwinden und zu wahrer Erkenntnis über sich und die Welt zu gelangen.

3. **Der Hatha Yoga** hat die Hatha Yoga Pradipika (entstanden 800–1200 n. Chr.) zur Grundlage – gewissermaßen ein Praxishandbuch zu Patanjalis Sutras. In ihr werden Körperpraktiken beschrieben, durch die der Körper als Werkzeug auf dem Weg zur Erkenntnis eingesetzt werden kann.

Auf der Grundlage der Bhagavadgita, der Sutras Patanjalis und der Hatha Yoga Pradipika entwickelten sich die zentralen Konzepte der yogischen Weltanschauung; alle späteren Werke zum Yoga finden hier in der einen oder anderen Weise ihre Wurzeln. Und auch die heutige Yoga-Praxis verbindet häufig eine oder mehrere Traditionslinien.

Yoga ist keine Religion

Obwohl die Wurzeln des Yoga eng mit der indischen Kultur verbunden sind, darf Yoga nicht als Religion missverstanden werden. Auch wenn die historischen Grundlagentexte sich immer wieder auf eine nicht näher definierte Göttlichkeit beziehen, handelt es sich dabei um ein System zur Lenkung des Körpers durch den Geist – und in diesem Sinn um eine Art Selbstfindungslehre, die nicht an eine bestimmte Religion oder einen Glauben gebunden ist. Der Weg des Yoga kann daher unabhängig von religiösen Überzeugungen von jedem Menschen zur persönlichen Entwicklung von Körper und Geist beschritten werden.

Wer sich mit dem Begriff „Göttlichkeit" schwer tut, kann ihn daher als Hülle betrachten und mit einer eigenen Bedeutung füllen, in der all das zum Ausdruck kommt, was nicht in des Menschen eigener Macht steht: das Leben, die Natur, das Universum.

„Yoga fordert nicht auf, an irgendetwas zu glauben, Yoga sagt: Erfahre! Yoga ist kein Glaube. Es ist Eindringen in die eigene Existenz." (Osho, 1931–1990, auch bekannt unter dem Namen Bhagwan, umstrittener Lehrer und Philosoph)

Yogis in der modernen Welt: Yoga basiert zwar auf Jahrtausende altem Wissen, hat aber an Aktualität nichts eingebüßt.

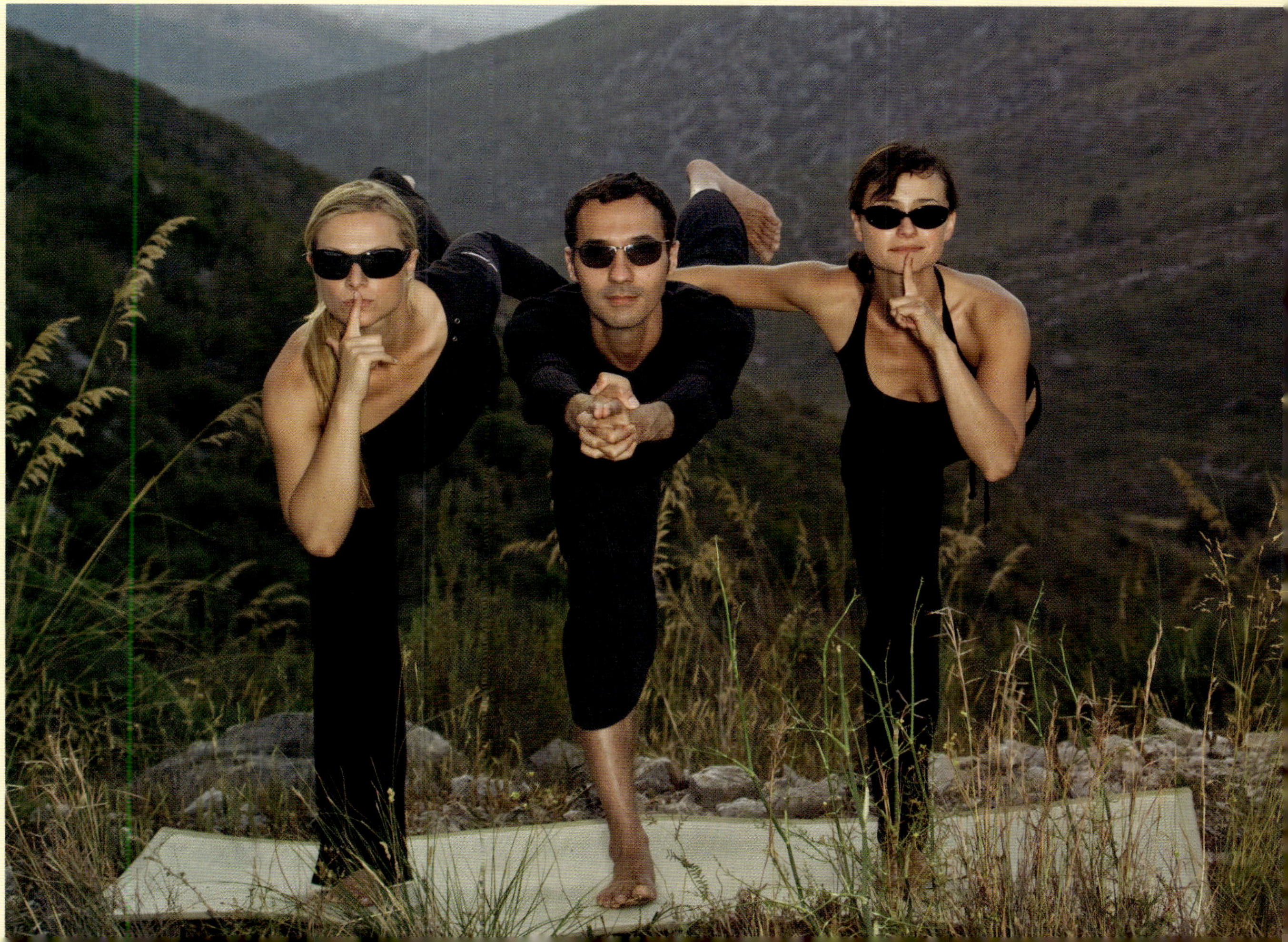

RELIGIÖS GEPRÄGTER YOGA

Von den Veden zu den Upanishaden

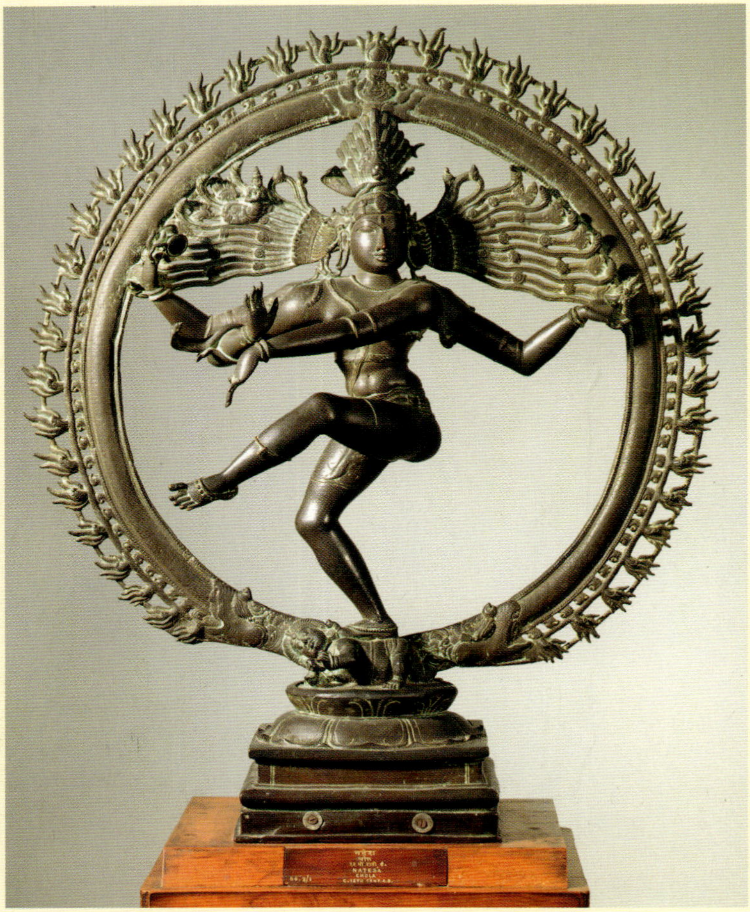

Shiva, einer der drei maßgeblichen hinduistischen Götter, steht für Veränderung und Transformation und ist daher der Gott der Yogis. Oft wird er – wie hier – als Tänzer dargestellt (Bronzestatue, Indien, 12. Jahrhundert).

Aus den Veden, den ältesten Schriftensammlungen des spirituellen, philosophischen und wissenschaftlichen Wissens Indiens (vor 1000 v. Chr.) geht hervor, dass Yoga in der Frühzeit im Kontext religiöser Opferhandlungen und mystischer Ekstasetechniken praktiziert wurde. Die Weitergabe von Wissen oblag der höchsten Gesellschaftskaste, den Brahmanen (Priester und Weise); sie erfolgte im Rahmen eines engen Lehrer-Schüler-Verhältnisses – mündlich, durch Rezitation, bei der das Wissen wortgetreu weitergegeben wurde. Denn die Worte der Veden galten als göttliche Offenbarung, welche die Brahmanen in tiefer Meditation empfangen hatten, und durften nicht verändert werden. Opferhandlungen und Ekstaserituale dienten dazu, die angerufenen Götter milde zu stimmen und den Erfolg der Opfergabe zu garantieren. Diese Praktiken wurden im Laufe der Jahrhunderte komplexer und die Anstrengungen der Ausübenden immer größer. Sogenannte Fakire, Mitglieder religiöser Hindu-Orden, versuchen sich bis in unsere Zeit in Übungen extremer Askese und des Yoga, um sich auf diese Weise von der Sinnenwelt zu lösen (und die Götter gut zu stimmen).

Yoga: Praxis zur Selbstfindung

Nachdem die religiös geprägten Opferrituale und Yoga-Praktiken immer extremer wurden, wurden sie im Laufe der Zeit zunehmend in Frage gestellt. Durch erste Niederschriften der Veden um 1000 v. Chr. wurde das – bisher ausschließlich von den Brahmanen gehütete – Wissen erstmals breiter zugänglich gemacht (wenngleich auch nach wie vor nur einer kleinen lesenden Minderheit) und bot eine Grundlage für Diskussionen und Reflexionen. Die Gespräche über die vedischen Texte zwischen Lehrer und Schüler berührten die elementaren Fragen der Menschheit und der Welt; sie wurden um 800 v. Chr. in den Upanishaden zusammengefasst, die als Essenz der Veden betrachtet werden können.

In den Upanishaden findet sich eine Fülle von Kommentaren, die im Laufe der Jahrhunderte ihrerseits wieder kommentiert wurden. In ihnen wird der philosophische Kerngedanke entwickelt, dass alles Eins ist – und demzufolge Gott in allem und alles in Gott ist. Durch dieses neue Weltbild wurden die ehemals religiös geprägten Opferrituale überflüssig – wurde nun doch das eigene Selbst ebenfalls als göttlich aufgefasst. Im Zuge dessen verlagerte sich auch der Schwerpunkt der Yoga-Praxis, die sich zunehmend darauf ausrichtete, durch Meditation das wahre Selbst – Atman genannt – zu erkennen.

Die Götter des Hinduismus auf einen Blick

In der Frühzeit bevölkerte eine Unzahl von Göttern den hinduistischen Pantheon – und jede Gottheit besaß klar umgrenzte Zuständigkeiten: So gab es den Gott des Donners, den Gott der Sonne, den Gott des Windes und noch viele mehr. Seit etwa 1000 v. Chr. konzentrierten sich die religiösen Vorstellungen zunehmend auf die sogenannte Trimurti: die Dreieinigkeit von Brahma, Vishnu und Shiva.

Brahma – der Schöpfer – kreiert alles, was entsteht und wird meist väterlich dargestellt; da er es anschließend dem Gott Vishnu überlässt, sich um das weitere Schicksal alles Erschaffenen zu kümmern, wird er jedoch nur selten verehrt.

Vishnu – der Bewahrer der Welt – ist voller Mitgefühl und sorgt sich vor allem um die Menschen. Dementsprechend wird er heiß und innig verehrt und verfügt über eine große Anhängerschaft. Auf Abbildungen wird er oftmals auf der Schlange Adisesha liegend gezeigt, die ihn und die Welt mit ihren 1000 Köpfen beschützt und die Hüterin aller Schätze ist. Um allen Kreaturen zu helfen, verließ Vishnu bereits neun Mal seine bequeme Stätte, um neu in dieser Welt zu wirken. Rama, Krishna und Buddha sind wohl seine bekanntesten Inkarnationen. Der Legende nach befahl Vishnu seiner Schlange Adisesha, in Patanjali (s. S. 20 ff.) zu inkarnieren, damit er eine praktische Form des Yoga zu den Menschen bringe.

Shiva – der Zerstörer – symbolisiert das Sterben, den Tod und die Veränderung. Er zerstört alles, was Brahma geschaffen hat – auch Illusionen, Konzepte, Muster und Gewohnheiten. Daher ist er auch der Gott der Yogis: Er schafft Platz für Neues und macht Transformation möglich. Dargestellt wird er vielfach mit Dreizack und lodernden Haaren oder als Tänzer.

Türsturz aus Stein, der die Dreieinigkeit der hinduistischen Götter Brahma, Vishnu und Shiva darstellt (Indien, 12. Jahrhundert).

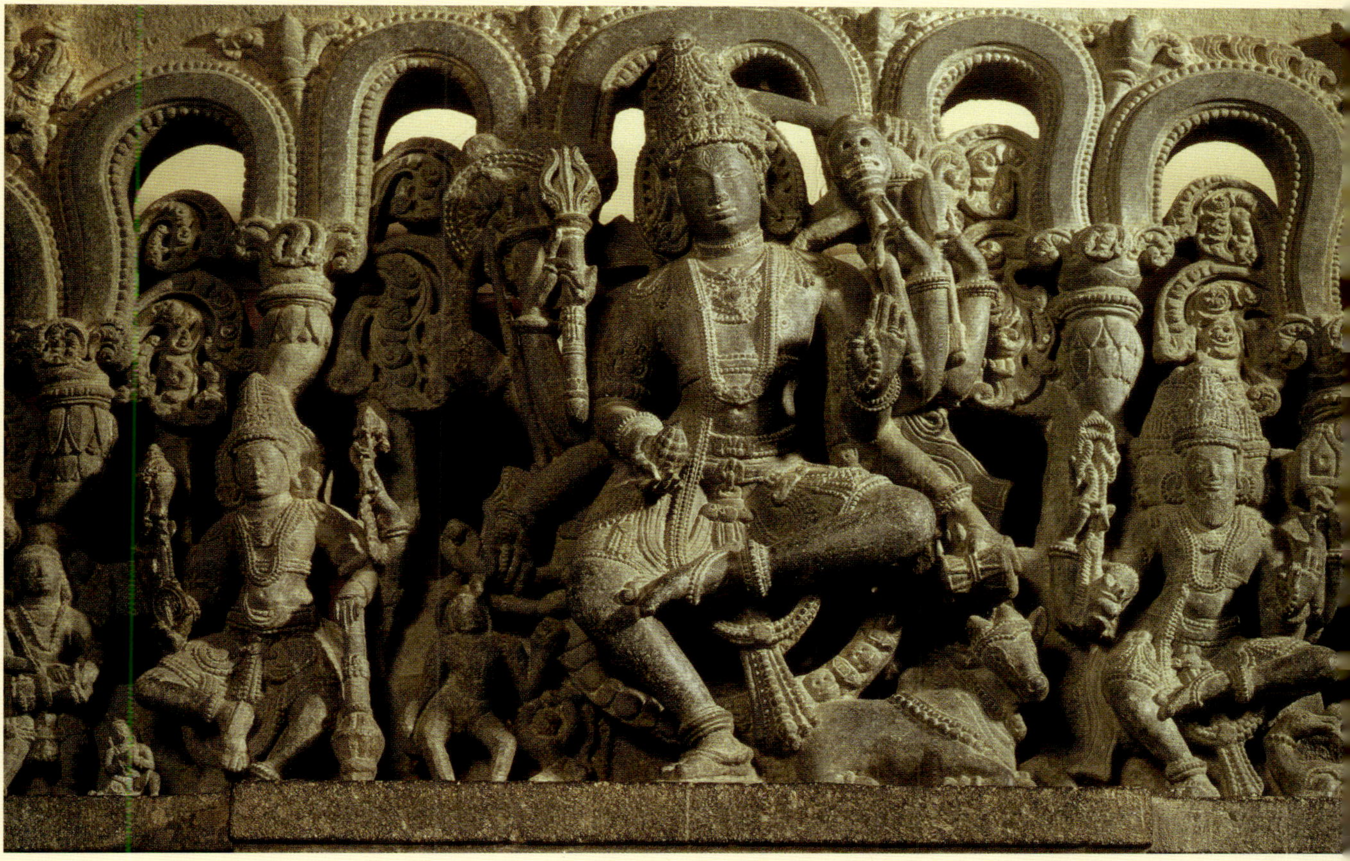

Yoga als Ausweg aus dem ewigen Rad der Wiedergeburt

Das indische Kastensystem

1. Oberstand/Lehrstand (Brahmanen): Priester, Hüter und Lehrer des Wissens und der Wahrheit (der Veden)
2. Wehrstand (Kshatrya): Beamte, Könige, Adlige, Krieger und Soldaten
3. Nährstand (Vaishya): Bauern und Händler, Handwerker
4. Arbeiter (Shudra): Diener der oberen Stände
5. Die nicht als Kaste anerkannten Unberührbaren (Dalit): Tagelöhner, Bettler und gesellschaftlich Verachtete

Nicht jede Kaste verspricht ein bequemes, weich gebettetes Leben.

Mit den im Mahabharata und im Ramayana versammelten volkstümlichen Geschichten und Legenden erhielten Angehörige aller Kasten (zumindest diejenigen, die lesen konnten), denen bisher das Wissen und die Ausübung religiöser Rituale versagt war, Zugang zu einem spirituellen System. Denn dies war vordem ausschließlich Männern der obersten drei Kasten vorbehalten – sofern sie es sich leisten konnten, da die Brahmanen sich die Weitergabe ihres Wissens um die Verbindung mit Gott reichlich vergüten ließen.

Der Gesang der Erhabenen

Eine der grundlegenden Quellen, in denen Yoga als Weg der Erkenntnis und Erlösung des Menschen beschrieben wird, ist die Bhagavadgita – „der Gesang des Erhabenen", ein Teil der um 500 v. Chr. entstandenen Mahabharata. In ihr erläutert Krishna, eine Inkarnation des Gottes Vishnu, dem Kriegshelden Arjuna, dass jeder – unabhängig von der Kaste, in die er in diesem Leben hineingeboren wurde – den Weg des Yoga gehen und die Methoden und Techniken nutzen kann, um Atman, sein wahres Selbst und das Göttliche in sich, zu erkennen.

Der Weg des Yoga bot jedem Einzelnen ein System von Techniken und Methoden an, Selbsterkenntnis zu erlangen und eine Verbindung zum Göttlichen im eigenen Innern herzustellen. Jeder konnte nun sein Schicksal selbst beeinflussen und Verantwortung für sein Leben übernehmen – und war damit nicht mehr auf die Hilfe der Brahmanen angewiesen, um, nach hinduistischem Glauben, aus dem „ewigen Rad der Wiedergeburt" auszusteigen.

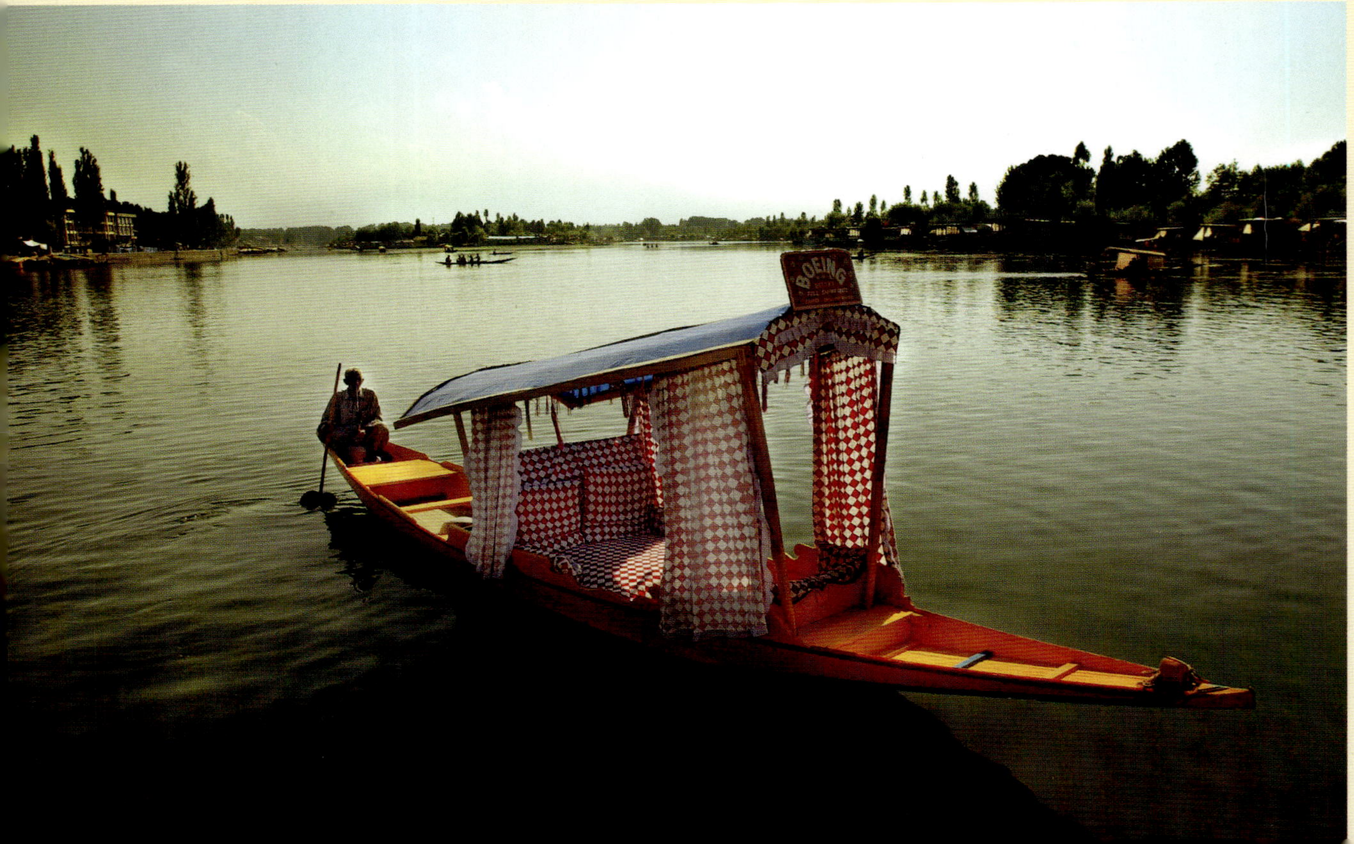

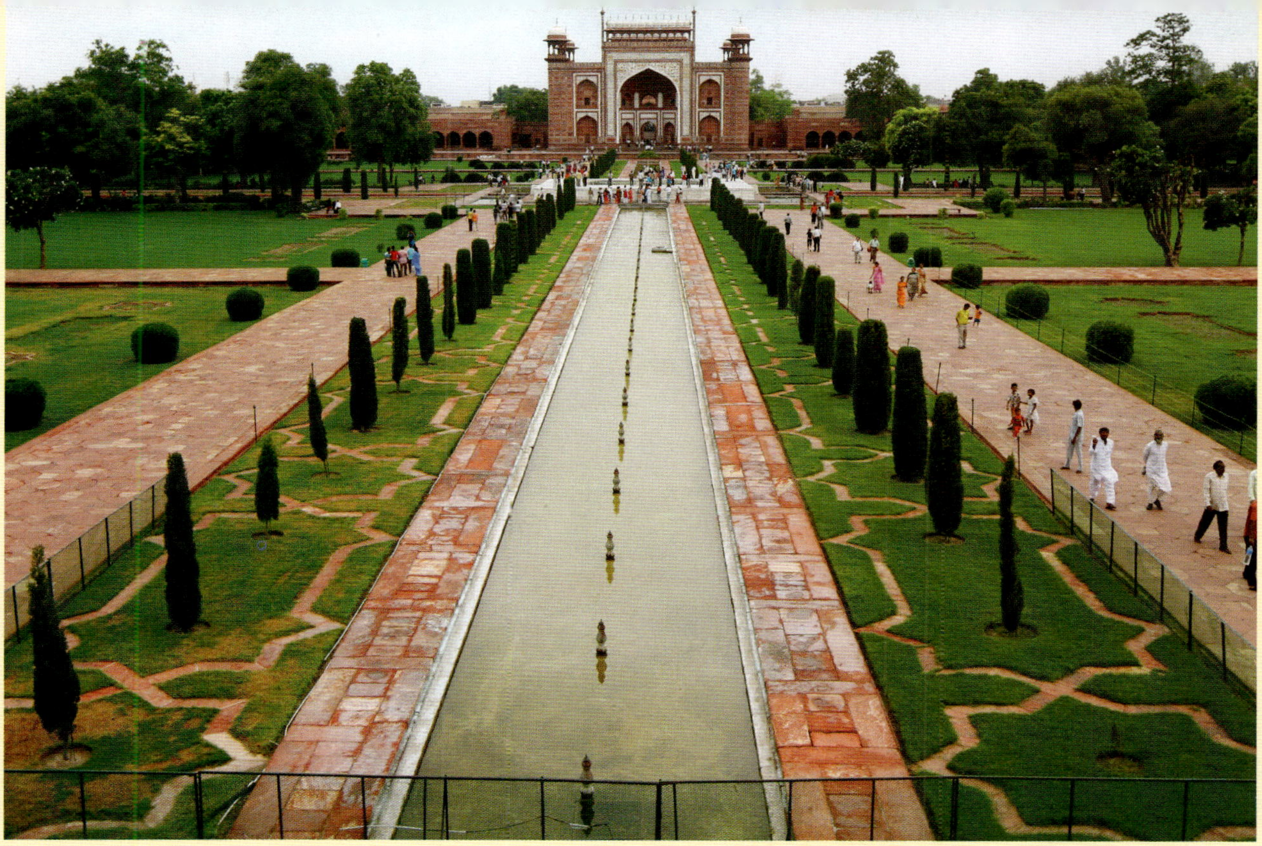

Dharma: Das allumfassende Weltgesetz

Die Basis der indischen Kultur bildet ein alles umfassendes Weltgesetz – Dharma (sanskr.: Stütze, Gesetz, Pflicht). Danach hat jeder Mensch eine Bestimmung in seinem Leben zu erfüllen, und es besteht für jeden die Aufgabe, herauszufinden, was in diesem Leben getan werden muss, um der eigenen Natur gerecht zu werden – um Atman, das Göttliche in sich, zu erkennen. Jedes Wesen hat daher seiner Natur entsprechende Rechte, Pflichten, Eigenarten, Grenzen und Fähigkeiten.

Auf dieser Grundannahme basiert auch das indische Kastensystem: Jedes Wesen sucht sich seine Kaste bei Geburt gleichsam aus, denn sie ist das Ergebnis des im vorangegangenen Leben angesammelten Karmas. So kann jeder seine Aufgabe, sein Dharma, im Rahmen seiner Möglichkeiten erfüllen und so sein Karma verbessern, um in einem kommenden Leben in eine höhere Kaste aufzusteigen. Das Ziel ist es, das Selbst (Atman) mit dem Göttlichen oder Brahman zu vereinen und so eines Tages aus dem Rad der ewigen Wiedergeburt aussteigen zu können.

Das Gesetz vom Karma

Das Gesetz von Karma, dem Kreislauf von Ursache und Wirkung, bildet auch die ethische Grundlage für Yoga, nach der jede Handlung Konsequenzen hat, ob in diesem oder in einem späteren Leben. Jeder trägt demnach die Verantwortung für seine Handlungen und kann im Rahmen seiner Möglichkeiten das Resultat seines Handelns beeinflussen. Entsprechend wird er Nutznießer eines guten Karmas oder aber er wird früher oder später unter schlechtem Karma zu leiden haben.

Buddhismus & Jainismus

In Indien entwickelten sich um 600 v. Chr. zwei weitere religiös-philosophische Systeme: der Buddhismus und der Jainismus. Kernpunkte in beiden bildet das Gesetz vom Karma und von der Wiedergeburt.

Wird das Dharma – die Bestimmung in dem Leben eines Menschen – erfüllt, hat er gute Chancen, sein Karma zu verbessern und im zukünftigen Leben eine Kaste aufzusteigen und seine Lebensumstände zu verbessern. Der Weg dahin kann allerdings lang sein.

DIE YOGISCHE WELTSICHT IM WANDEL DER ZEIT

Das universelle Bewusstsein

Die Vorstellung eines universellen Bewusstseins wurde bereits in den Lehren der Upanishaden entwickelt. Für dieses Bewusstsein kannte der frühe Yoga zahlreiche Namen: Brahman, Purusha, Ishvara, Atman – um nur einige zu nennen – und bezeichnete damit all das, was mit dem Göttlichen verbunden wurde. Dieses universelle Bewusstsein umfasste den Sehenden, das Gesehene sowie den Akt des Sehens gleichermaßen und manifestierte sich in allem: sowohl in der äußeren Welt als auch in der Seele – das heißt, in Atman, dem Göttlichen in jedem Einzelnen.

Wirklichkeit und Illusion

Um 400 v. Chr. entwickelte eine indische philosophische Schule (Samkya) eine neue Sichtweise auf das universelle Bewusstsein: Dieses sei die Realität und existiere ewig. Alles andere – Maya genannt – sei nur Illusion und verschleiere die Realität. Demzufolge sei die Welt, wie sie wahrgenommen werde, nur ein Spiegelbild der Illusion, die im Geist entstehe, und keine Manifestation des Göttlichen. Die Natur, alle Lebewesen, Körper, Geist und Emotionen sind nach dieser Lehre vom Göttlichen getrennt. Sie bedürfen daher keiner besonderen Beachtung, da sie Teil der Illusion und in ständigem Wandel begriffen sind.

Purusha und Prakriti: Die dualistische Sicht auf die Welt

Diese radikale Sicht auf die Welt wurde von nachfolgenden Generationen von Yogis, die auf der Basis der Yoga-Sutras des Patanjali (s. S. 20 ff.) Yoga praktizierten, nicht vollständig geteilt. Sie bedienten sich der globaleren Sicht, die der dualistischen Weltsicht entsprach: Danach teilt sich die Welt auf in das universelle Bewusstsein (Purusha) und das individuelle Bewusstsein (Prakriti). Purusha ist die göttliche Instanz, der wahres Sehen möglich ist und die ein kosmisches Bewusstsein von Unsterblichkeit besitzt. Purusha ist beständig, zeitlos, real und unwandelbar, sozusagen der Urzustand, der sich in Atman, dem göttlichen Kern in jedem einzelnen Menschen, manifestiert. Prakriti wiederum ist die wandelbare Materie, die äußere Schale, die aus allem, was gesehen und wahrgenommen werden kann, besteht. Diese Materie manifestiert sich in drei Formen, den sogenannten Gunas.

Gunas: Die Qualitäten der Materie

Alles, was Prakriti zugeordnet wird, trägt drei Qualitäten – Gunas – in sich:
Sattva ist gekennzeichnet durch Leichtigkeit, Reinheit, Ausgeglichenheit, Klarheit, Heiterkeit.
Rajas zeichnet sich durch die Aspekte Aktivität, Impulsivität, Ruhelosigkeit, Leidenschaft, Wachstum, Evolution, Wechsel aus.
Tamas wird mit Dunkelheit, Schwere, Widerstand, Ignoranz, Schwerfälligkeit, Trägheit beschrieben.

Prakriti besteht daher immer aus einer Kombination der drei genannten Qualitäten, wobei mal die eine, mal die andere vorherrscht. Das Bestreben eines Yogis ist es, in all seinen Handlungen, Gedanken und Gefühlen so „sattvisch" wie möglich zu sein. Pures Sattva ist in der materiellen Welt zwar nicht erreichbar, aber Körper und Geist können mit den Techniken des Yoga dahin gebracht werden, die negativen Einflüsse der Qualitäten Tamas und Rajas zu reduzieren. Tamas wird durch Rajas und Rajas durch Sattva überwunden.
Die Identifikation mit Prakriti bringt immer wieder Leid hervor, da es unbeständig ist. Deshalb geht es im Yoga darum, alles Materielle zu erforschen – ohne jedoch darin verhaftet zu sein –, um zum Kern, zum universellen Bewusstsein vorzudringen – oder anders gesagt: um eine Einheit zwischen Purusha und Prakriti zu erlangen.

Seit jeher erforschen Yogis in der Meditation die Vorstellung eines universellen Bewusstseins (Gouache auf Papier, Indien, 19. Jahrhundert).

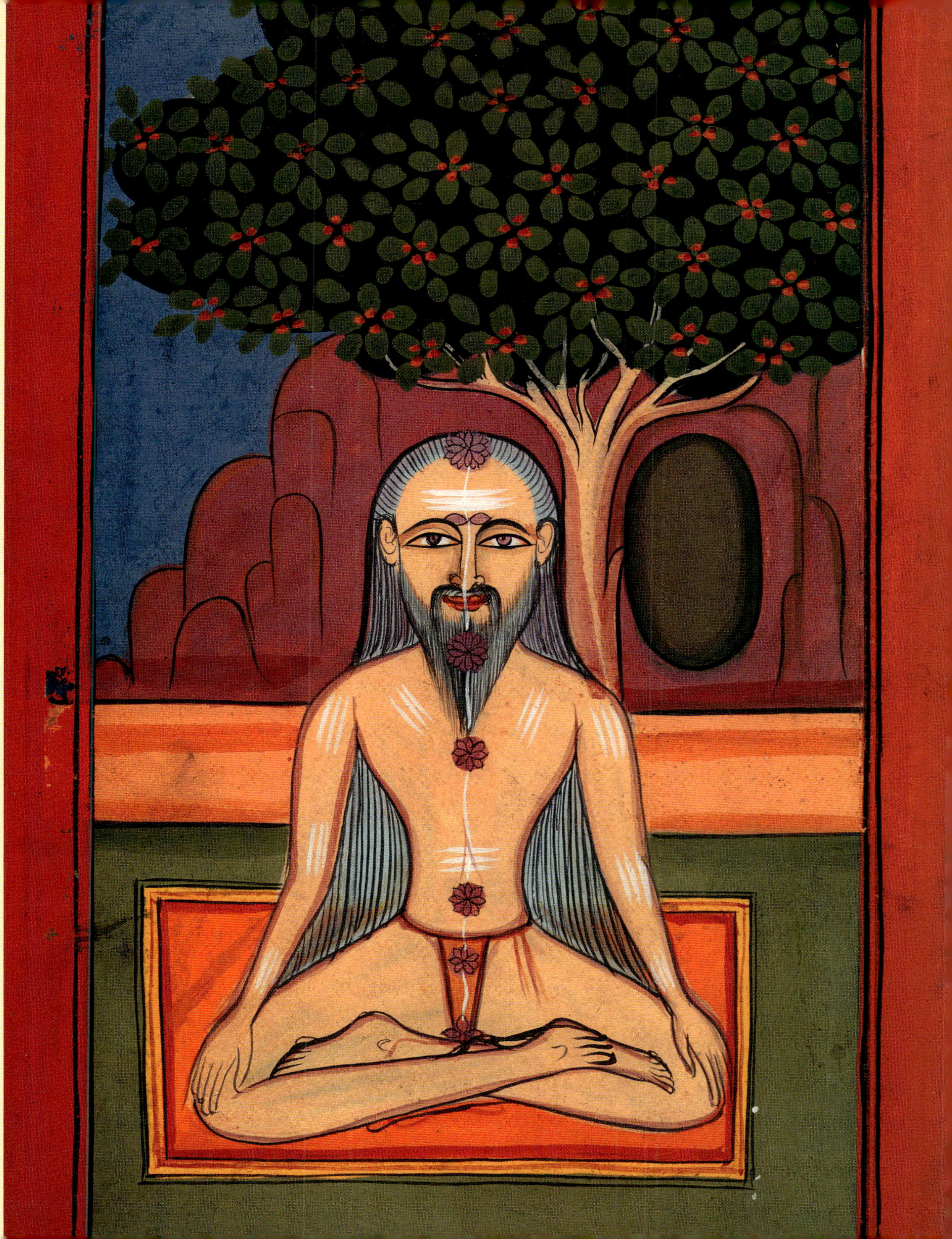

PATANJALIS YOGA-SUTRAS

Den Geist zur Ruhe bringen

Patanjalis Yoga wird auch klassischer Yoga, Raja Yoga oder Kriya Yoga genannt.

Die Techniken des Yoga wurden erstmals zwischen 200 v. und 200 n. Chr. von Patanjali in den Yoga-Sutras (sanskr. *sutra:* Leitfaden) systematisch zusammengefasst. Die genauen Hintergründe ihrer Entstehung sind nicht bekannt. Ob sich hinter dem Namen Patanjali eine einzelne Person, eine Brahmanenfamilie oder ein Zusammenschluss von Weisen verbirgt, bleibt bis heute im Dunkeln. Einer Legende nach befahl Vishnu seiner Schlange Adisesha, in Patanjali zu inkarnieren, damit sie den Menschen eine praktische Form des Yoga bringe.

Philosophie und Psychologie in einem

Die insgesamt 195 Sutras bestehen aus kurzen, prägnanten, jedoch bedeutungsvollen Sätzen. Wie in der modernen Psychologie wird hier die Funktionsweise des Geistes beschrieben, und welche Hindernisse, Schwierigkeiten und Störungen im Geist auftreten können, die Selbsterkenntnis und reflektiertes Handeln verhindern. Als Weg zu einer positiven Veränderung des Geistes empfehlen die Yoga-Sutras Patanjalis den sogenannten „achtgliedrigen Pfad". Wird dieser Pfad befolgt, lassen sich die Ursachen des Leids erkennen und in der Zukunft vermeiden. So wird der Weg zur Selbsterkenntnis frei.

„Monkey Mind" – Der Geist springt hin und her

Samskara: tiefsitzende Gedankenmuster, Konditionierungen und Gewohnheiten, die sich wie eine Furche durch den Geist ziehen und aus denen sich schwer ausbrechen lässt.
Citta: Der Geist, das Meinende, der Verstand, der alles interpretiert, was wahrgenommen wird.

Nach Patanjali besteht eine wesentliche Eigenschaft des Geistes darin, dass er sich normalerweise weigert, im Hier und Jetzt zu verharren. Vielmehr springt er wie ein Affe von Gedankenast zu Gedankenast. Er ist ständig rastlos in Bewegung und nicht auf den Augenblick konzentriert, sondern beschäftigt sich gleichzeitig mit den verschiedensten Dingen: mit Geschehnissen aus der Vergangenheit, mit Planungen für die Zukunft und mit allen Sinneseindrücken, die er währenddessen zu verarbeiten hat.

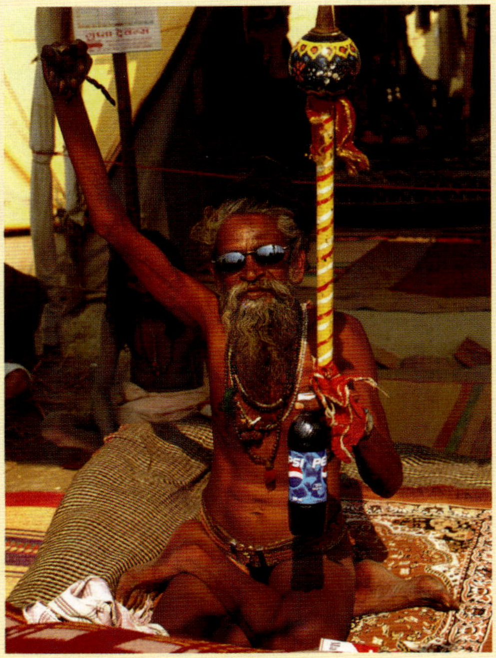

Soweit muss man bei der Erforschung des eigenen Geistes nicht unbedingt gehen: Ein Sadhu, ein indischer Heiliger, der seinen Arm seit 17 Jahren hochhält, um Buße zu tun.

Gleichzeitg interpretiert der menschliche Geist üblicherweise alles, was gesehen, wahrgenommen und erlebt wird. Dabei lässt er sich von seinen Gedankenmustern, Gewohnheiten, Glaubenssätzen, Vorstellungen und Konditionierungen (im Sanskrit *samskara* genannt) leiten, die er im Verlauf seines Lebens erlernt und sich durch Wiederholung angewöhnt hat – unabhängig davon, ob sie gut oder schlecht, richtig oder falsch sind. Kein Wunder also, dass der Geist bei all diesen Aktivitäten in aller Regel unruhig ist – was zur Folge hat, dass auch die menschlichen Handlungen oftmals unkonzentriert und unreflektiert sind. Bewusstes Handeln dagegen setzt die Klarheit des Geistes voraus – eines Geistes, der zur Ruhe gekommen ist. Vor diesem Hintergrund entwickelte Patanjali den achtgliedrigen Pfad, mit dem Ziel, den Geist zur Ruhe zu bringen.

Ziel: Ein ruhiger Geist im Hier und Jetzt

Es wird stets die Aufgabe des Geistes bleiben, unaufhörlich zu denken und zu interpretieren – dafür ist er schließlich da. Es geht daher im Yoga nicht darum, den Geist auszuschalten, sondern vielmehr um die Fähigkeit, sich von seinem Hin und Her nicht beeindrucken zu lassen und stattdessen die gesamte Aufmerksamkeit auf einen einzigen Gegenstand, eine Sache auszurichten. So wird die Wahrnehmung klar und nicht mehr durch die Vielbeschäftigung des Geistes getrübt. Bewusstes und konzentriertes Handeln im Hier und Jetzt wird möglich – ein wahrhaft hohes Ziel. Jedoch legt einem der Geist auf dem Weg dorthin permanent Steine in den Weg: die Kleshas (s. S. 22 f.).

yogascittavrttinirodhah

Yoga ist, wenn die Bewegungen des Geistes zur Ruhe kommen. (Yoga-Sutra 1.2.)

tada drastuh svarupe vasthanam

Dann entsteht die Fähigkeit jenseits aller vorgefassten Meinungen und Vorstellungen das Wahre zu erkennen. (Yoga-Sutra 1.3.)

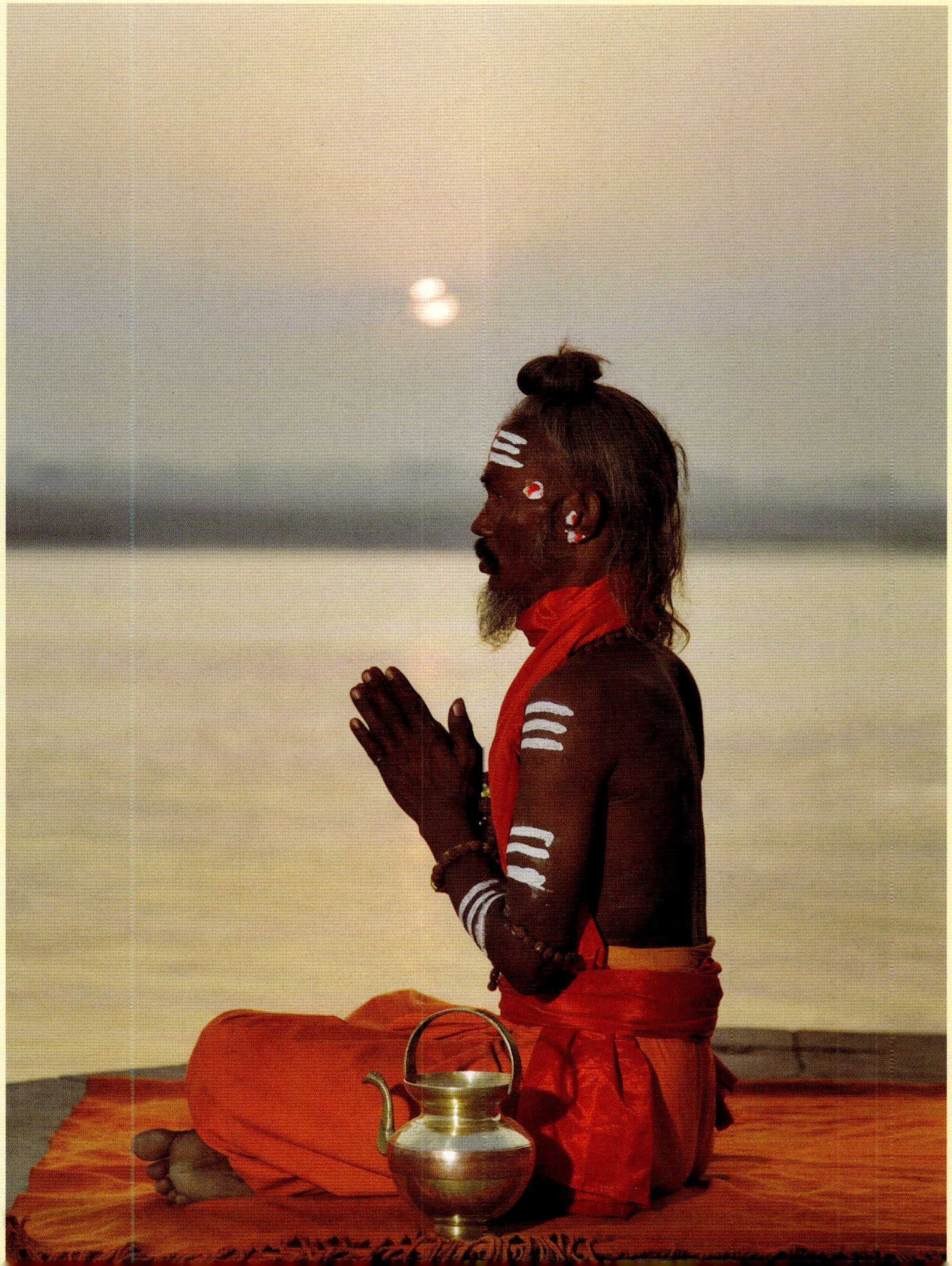

Meditierender Sadhu am Ganges. Auch ohne sich dem religiösen, teilweise streng asketischen Leben zu verschreiben, wie es die Sadhus tun, ist die Meditation ein lohnenswerter Weg zur Selbsterkenntnis.

Kleshas: Die Störfaktoren im Geist

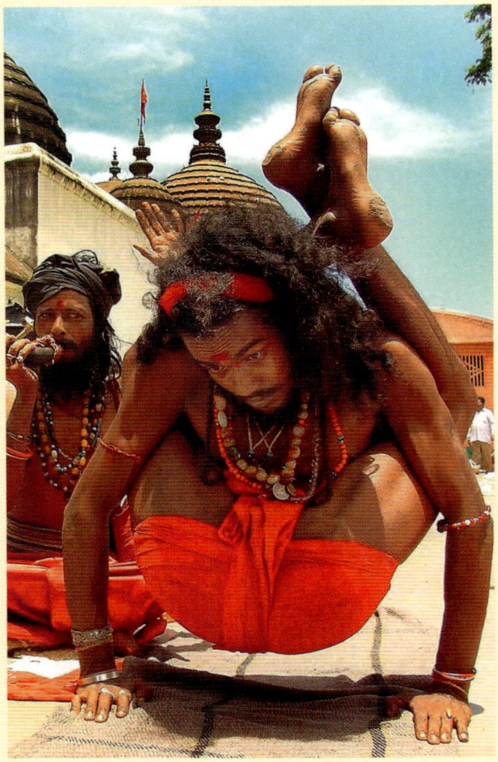

Auch wenn es nicht danach aussieht: Die Ruhe im Geist verhindert nach Patanjali die Entstehung von Leid.

Die fünf Kleshas auf einen Blick:

- **Avidya:** falsches Wissen
- **Asmita:** übertriebener Egoismus
- **Raga:** übertriebene Anhaftung
- **Dvesha:** übertriebene Abneigung
- **Abhinivesha:** diffuse Angst (Todesangst)

Patanjali nennt eine Vielzahl von Hindernissen, die den Geist immer wieder aus der Ruhe bringen und damit zu Leid führen; diese fasst er in den fünf Hauptverursachern, den Kleshas, zusammen. Dabei handelt es sich um grundlegende, tief sitzende Kräfte – allesamt menschliche Tendenzen, die sich wie ein Schleier über die Wahrnehmung legen und das gesamte Denken und Handeln beeinflussen. Diese Widerstände im Geist verhindern klares Sehen und damit den Weg in die Freiheit.

Avidya: Die subjektive Wahrnehmung

Avidya, Nicht-Wissen oder falsches Wissen, ist sozusagen die Mutter allen Leids. Denn alles Wissen, mit dem die Welt wahrgenommen wird, ist niemals objektiv, sondern immer subjektiv. Die menschliche Wahrnehmung ist geprägt von zuvor erworbenem Wissen: von Erfahrungen, die im Verlauf des Lebens gemacht wurden, von Wünschen und Träumen, von bestimmten Vorstellungen und Erwartungshaltungen – den eigenen und denen der anderen. Dieses subjektive Wissen wird oftmals für objektiv und wahr gehalten und dazu genutzt, die Welt zu beurteilen. Diese grundlegende Täuschung bildet nach Patanjali den Nährboden für vier weitere Kleshas.

Asmita: Das Ego – der Nabel der Welt

Asmita bezeichnet sowohl die falsche Einschätzung der eigenen Person als auch einen übertriebenen Egoismus. Das eigene Selbstbild hat vielfach nur bedingt etwas mit dem wahren Selbst zu tun, sondern ist von Kindesbeinen an geprägt durch Wahrnehmungen und Meinungen anderer. Diese Aussagen fräsen sich gleichsam in den eigenen Geist ein, bis man glaubt, tatsächlich so zu sein, wie die anderen sagen. Daraus resultieren Minderwertigkeitsgefühle ebenso wie ein überhöhtes Selbstwertgefühl. Beides führt nach Patanjali zu einer übersteigerten Ich-Bezogenheit: Die Gedanken kreisen ständig um einen selbst, und man betrachtet sich als den Nabel der Welt.

Raga: Unbedingt-immer-wieder-haben-Wollen

Raga drückt den Wunsch nach Bedürfnisbefriedigung aus und dem Festhalten an Vorlieben – was sich auch in einer regelrechten Gier oder in Süchten ausdrücken kann. Dahinter verbergen sich gute Erfahrungen, die man zumindest einmal gemacht hat und daraufhin immer wieder erleben möchte. Das Glücksverlangen allein steuert das Handeln.

Dvesha: Auf-gar-keinen-Fall-(wieder)-haben-Wollen

Damit wird das Gegenteil von Raga bezeichnet, nämlich eine übertriebene Ablehnung von Dingen, die auf schlechten Erfahrungen oder Vorurteilen basiert. Anstatt einer Situation oder einem Menschen offen gegenüberzustehen, bestimmt Dvesha, in diesem Fall Schubladendenken und negative Gedanken, das Handeln.

Abhinivesha: Die Angst vor Unbekanntem

Hinter Abhinivesha verbirgt sich eine diffuse Angst, die nicht unbedingt auf einer Erfahrung, sondern auf der Annahme basiert, dass etwas schiefgehen könnte. Im Grunde steckt dahinter Todesangst – die Angst vor der vollkommenen Ungewissheit, denn niemand weiß mit Bestimmtheit, was nach dem Tod geschieht. Aber da alles stetigem Wandel unterliegt und es im Leben keine letztgültigen Gewissheiten gibt, finden sich auch im Alltag genügend Anlässe, sich von der Angst beherrschen zu lassen.

Zwar hat Angst durchaus ihre Berechtigung und bisweilen eine regelrechte Schutzfunktion; kann der Geist aber nicht zwischen einer berechtigten und einer diffusen Angst vor Unbekanntem unterscheiden, wirkt sich dies als Lähmung auf ihn aus. So gerät er außerstande, mit Klarheit wahrzunehmen, zu entscheiden und zu handeln. Nach Patanjali ist die Angst das Klesha, das am stärksten wirkt und am schwierigsten überwunden wird.

Wachsamkeit und Innehalten

Die Kleshas sind nicht immer gleich aktiv. Mal wirken sie im Verborgenen oder werden kaum wahrgenommen, mal sind sie stark ausgeprägt und beherrschen offensichtlich das Handeln. Mit Wachsamkeit lässt sich jedoch den eigenen Kleshas auf die Spur kommen. Dabei gilt es innezuhalten, das automatische Reiz-Reaktion-Schema anzuhalten, zu durchbrechen und dann bewusst zu entscheiden, wie man reagieren möchte. Zwar lassen sich, Patanjali zufolge, die Kleshas niemals vollkommen überwinden, der achtgliedrige Pfad zeigt jedoch Methoden auf, wie man ihren Einfluss auf die Wahrnehmung und auf das eigene Handeln deutlich vermindern kann (s. S. 24 ff.).

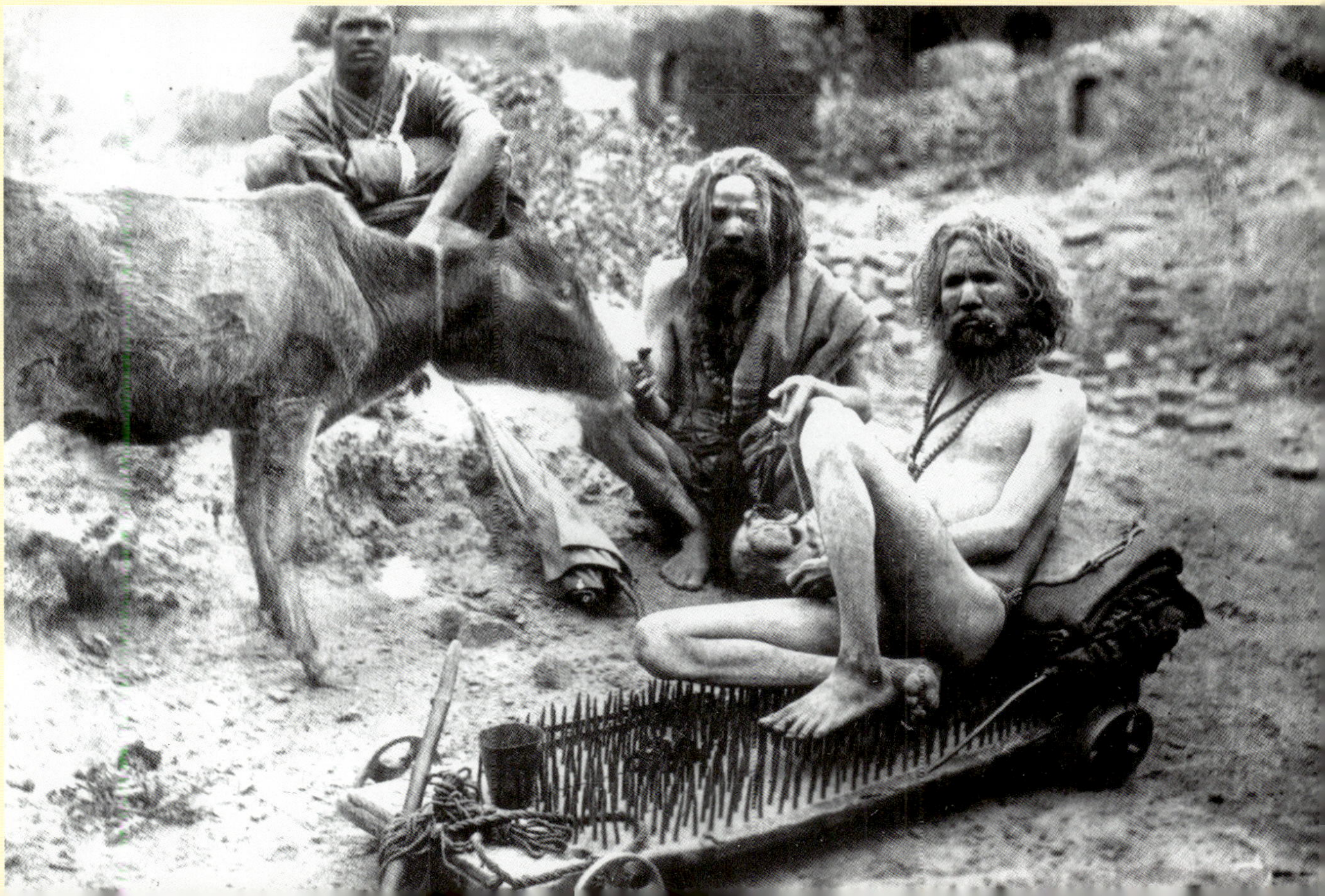

Diesem Fakir auf seinem Nagelbett ist es offensichtlich gelungen, seine Kleshas zu überwinden (ca. 1930).

Ashtanga Marga – der achtgliedrige Pfad:
Ein praktischer Leitfaden zu innerer Freiheit

Innere Freiheit und Unabhängigkeit können nach Patanjali nur dann erreicht werden, wenn es gelingt, durch einen bewussten Umgang mit den Störfaktoren des Geistes deren Einfluss auf die eigene Wahrnehmung und das Handeln abzuschwächen. Der achtgliedrige Pfad stellt eine Art Hilfsprogramm zur Überwindung der Kleshas dar; er besteht aus einer Reihe konkreter, praktischer und auch heute noch sehr lebensnaher Vorgehens- und Verhaltensweisen.

Yoga ist ein nicht immer einfacher oder gerader, aber doch lohnenswerter Weg zur inneren Freiheit.

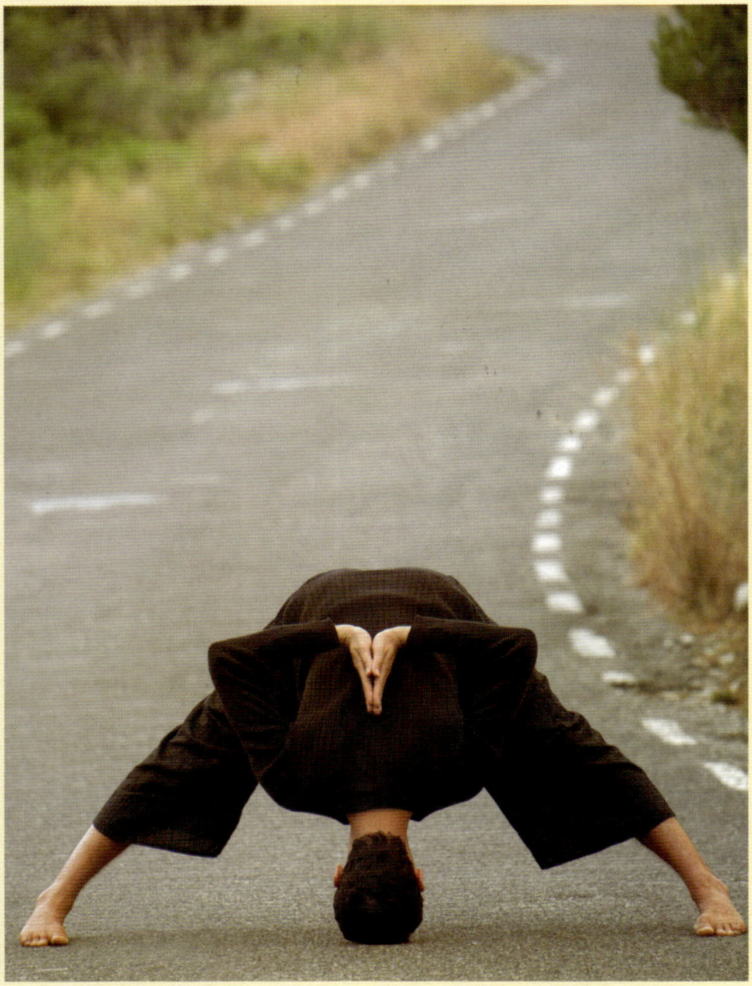

Der achtgliedrige Pfad auf einen Blick

1. *Yamas – der Umgang mit der Umwelt*
2. *Niyamas – der Umgang mit sich selbst*
3. *Asana – der Umgang mit dem Körper*
4. *Pranayama – der Umgang mit dem Atem*
5. *Pratyahara – der Umgang mit den Sinnen*

6. – 8. Samyama – der Umgang mit dem Geist:

6. *Dharana – Konzentration*
7. *Dhyana – Meditation*
8. *Samadhi – Das Höchste: Die innere Freiheit*

Kein gradliniger Pfad

Patanjalis Ashtanga Marga (sanskr. *ash:* acht, *anga:* Glied eines Körpers, *marga:* Pfad) wird zwar als achtgliedriger Pfad bezeichnet, ist aber nicht so zu verstehen, dass notwendigerweise ein Schritt nach dem anderen gegangen werden müsste. Jedes Glied (vor allem die ersten fünf) gewährt einen Einstieg, auch wenn die meisten Menschen, die sich dem Yoga nähern, mit der Asana-Praxis beginnen. So entwickelt sich das Einhalten der Yamas, der Verhaltensregeln für den Umgang mit der Umwelt, und der Niyamas, der Regeln für den Umgang mit sich selbst, häufig erst durch die Asana-Praxis. Manche integrieren Pranayama- und Meditationsübungen erst nach jahrelanger Übung in ihre Praxis. Das Ziel des Yoga aber bleibt, alle Glieder möglichst zeitgleich gleichwertig zu berücksichtigen und auf dem eigenen Weg mit Leben zu füllen.

Ashtanga Marga ≠ Ashtanga Yoga

„Ashtanga Marga", der achtgliedrige Pfad, ist nicht zu verwechseln mit Ashtanga Yoga, einem Yoga-Stil mit festen Asana-Übungsserien. Mehr zum Thema Ashtanga Yoga *s. S. 45.*

Ein lohnenswerter Weg

Die einzelnen Glieder des achtgliedrigen Pfads – das wusste bereits der Verfasser der Yoga-Sutras – lassen sich nur langsam entwickeln. An den Punkt der vollkommenen Freiheit zu gelangen, ist mehr als schwierig (was auch jedem sofort einleuchtet, der es jemals versucht hat). Daher ist er als ein ständiger Prozess zu betrachten, in dem man sich kontinuierlich weiterentwickelt, und keineswegs als ein schneller Weg zur Erleuchtung. Doch auch wenn es vielleicht nie gelingen wird, sich von seinen Kleshas und seinen Samskaras ganz zu befreien, stellt er einen überaus lohnenden Weg dar: Mit kontinuierlicher Praxis und mit einem offenen Geist und offenen Herzen (in dem für Patanjali die Selbstkenntnis des Menschen verborgen liegt) für das, was im Yoga geschieht, kann man sich Schritt für Schritt von den eigenen Mustern und Blockaden, den Meinungen und Erwartungshaltungen anderer befreien. Zumindest lässt sich dabei lernen, diese zunehmend besser zu erkennen und bewusster mit ihnen umzugehen. Und wer weiß: Vielleicht erreicht man eines Tages doch die ganz große innere Freiheit!

Üben, üben – und nochmals üben

Um den Einfluss der Kleshas zu mindern und den Geist zu klären, ist es erforderlich, beharrlich zu üben sowie den Gedanken loszulassen, dass das Üben sofort Resultate mit sich bringen muss. Jeder sollte eine ihm angemessene Anstrengung auf sich nehmen und diese über einen längeren Zeitraum beibehalten. Darüber hinaus gilt es, alles andere (was zudem vielfach nicht in der eigenen Macht steht) loszulassen und das bedeutet, so anzunehmen, wie es kommt. Bei beidem hilft das Grundvertrauen darauf, dass man sich auf dem richtigen Weg befindet.

trayamantarangam purvebhyah

Im Vergleich mit den ersten Gliedern des Pfads sind die drei zuletzt genannten schwierig. (Yoga-Sutra 3.7.)

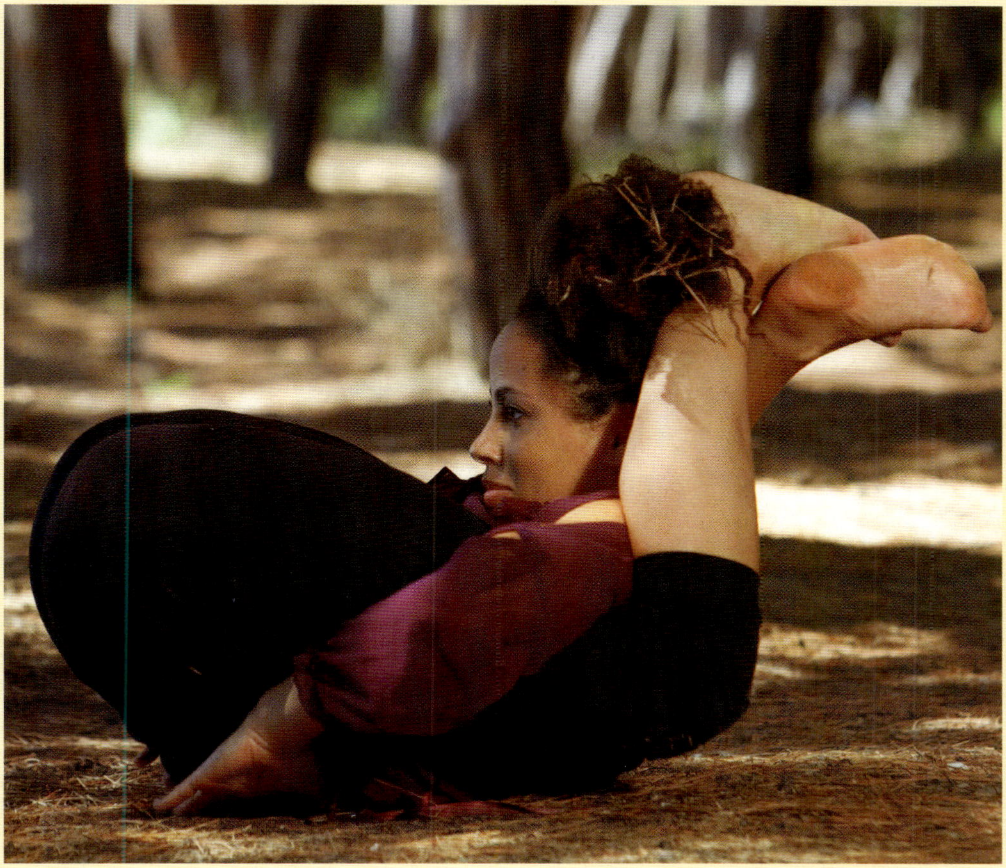

abhyasavairagyabhyam tannirodhah

Durch Üben und durch die Fähigkeit loszulassen, kann der Geist den Zustand von Yoga erreichen und aufrechterhalten. (Yoga-Sutra 1.12.)

Um diese Asana, Yogidrasana (des Yogis Schlaf) genannt, auszuführen und sie auch noch als entspannend zu empfinden, bedarf es einer ausdauernden Übung, einer ausgeprägten Fähigkeit loszulassen und großer Ruhe im Geist.

Der achtgliedrige Pfad:
Vom Umgang mit der Umwelt

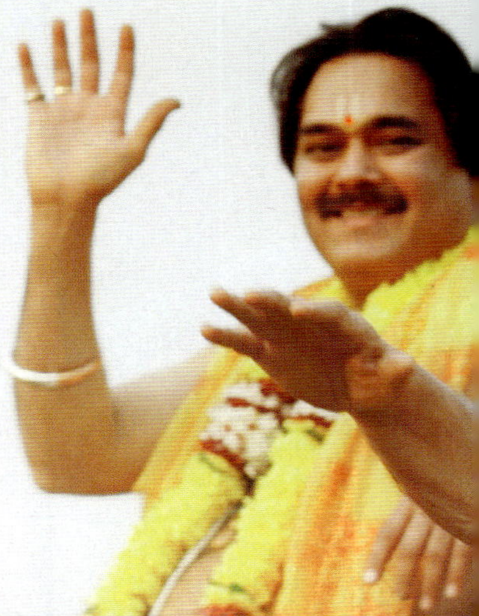

ahimsasatya-steyabrahma-caryaaparigrha yamah

Gewaltlosigkeit, Wahrhaftigkeit, Nicht-Stehlen, Maßhalten und Nicht-Horten sind die äußere Disziplin. (Yoga-Sutra 2.30.)

1. Glied: Die Yamas

In den Yamas werden fünf Verhaltensgebote für den rücksichtsvollen Umgang eines Individuums mit seiner äußeren Umwelt benannt:

Ahimsa: Gewaltlosigkeit

Ahimsa geht weit über die rein körperliche Gewaltlosigkeit hinaus; vielmehr geht es darum, destruktive Taten – aber auch Worte und Gedanken – zu erkennen und so weit wie möglich aus dem eigenen Leben zu verbannen. Das schließt einen bewussten und rücksichtsvollen Umgang mit der Umwelt, mit anderen Lebewesen und nicht zuletzt mit sich selbst ein. Es gilt, allem Lebendigen gegenüber eine tiefgreifende Sensibilität zu entwickeln und in jeder Situation abzuwägen, welche Verhaltensweise den geringsten Schaden anrichtet.

Satya: Wahrhaftigkeit

Hinter Satya verbirgt sich nicht bedingungslose Ehrlichkeit, sondern vielmehr authentisches Verhalten. Es geht darum, nichts vorzugeben, was nicht wahr ist – auch nicht aus falscher Rücksichtnahme. Außerdem meint Satya die Sorgfalt, nicht nur zu bedenken, *was*, sondern auch *wie* etwas gesagt wird und welche Konsequenzen die Wahrheit hat. Ziel ist, die Wahrheit so gut es geht zu formulieren, ohne jemandem absichtlich oder unnötig zu schaden.

Asteya: Nicht-Stehlen

Asteya beinhaltet nicht zu nehmen, was einem nicht gehört – wobei kein Unterschied gemacht wird, ob es sich dabei um Güter, Taten oder Gedanken handelt. Sich mit fremden Federn zu schmücken, Ideen zu klauen oder jemandes Vertrauen zu missbrauchen, ist in diesem Sinn genauso ein Bruch mit Asteya wie das Tafelsilber mitgehen zu lassen. Das Eigentum des Anderen gilt es immer zu respektieren.

Brahmacharya: Maßhalten

Brahmacharya betrifft das Maßhalten in allen Lebensbereichen und das sich Konzentrieren auf das Wesentliche. Alles Übermaß, alle Abhängigkeiten und alle Extreme können dazu führen, dass das Denken und Handeln vollständig davon bestimmt wird. Genau dies gilt es durch Brahmacharya zu verhindern. Es geht bei diesem Gebot daher nicht um vollständige Abstinenz (etwa von Genussmitteln, aber auch von Gewohnheiten), sondern darum, das richtige Maß zu finden, sich seinen Leidenschaften nicht auszuliefern und somit unabhängig zu bleiben. Ursprünglich verbirgt sich hinter Brahmacharya sexuelle Enthaltsamkeit und Askese – ausgehend von dem Gedanken, dass alles, was nicht auf das Wesentliche (und das ist die Suche nach der Wahrheit) ausgerichtet ist, reine Energieverschwendung sei.

Aparigraha: Nicht-Horten

Das Konzept von Aparigraha ist dem von Asteya ähnlich, konzentriert sich jedoch stärker auf die innere Haltung einer Anspruchslosigkeit. Es beinhaltet die bewusste Reflexion dessen, was und wieviel man tatsächlich von etwas (Lebensmittel, Raum usw., aber auch Anerkennung oder Ruhm) braucht. Das kann individuell sehr unterschiedlich ausfallen. Entscheidend für Aparigraha ist, sich von Erwartungshaltungen zu lösen und den eigenen Wert zu erkennen.

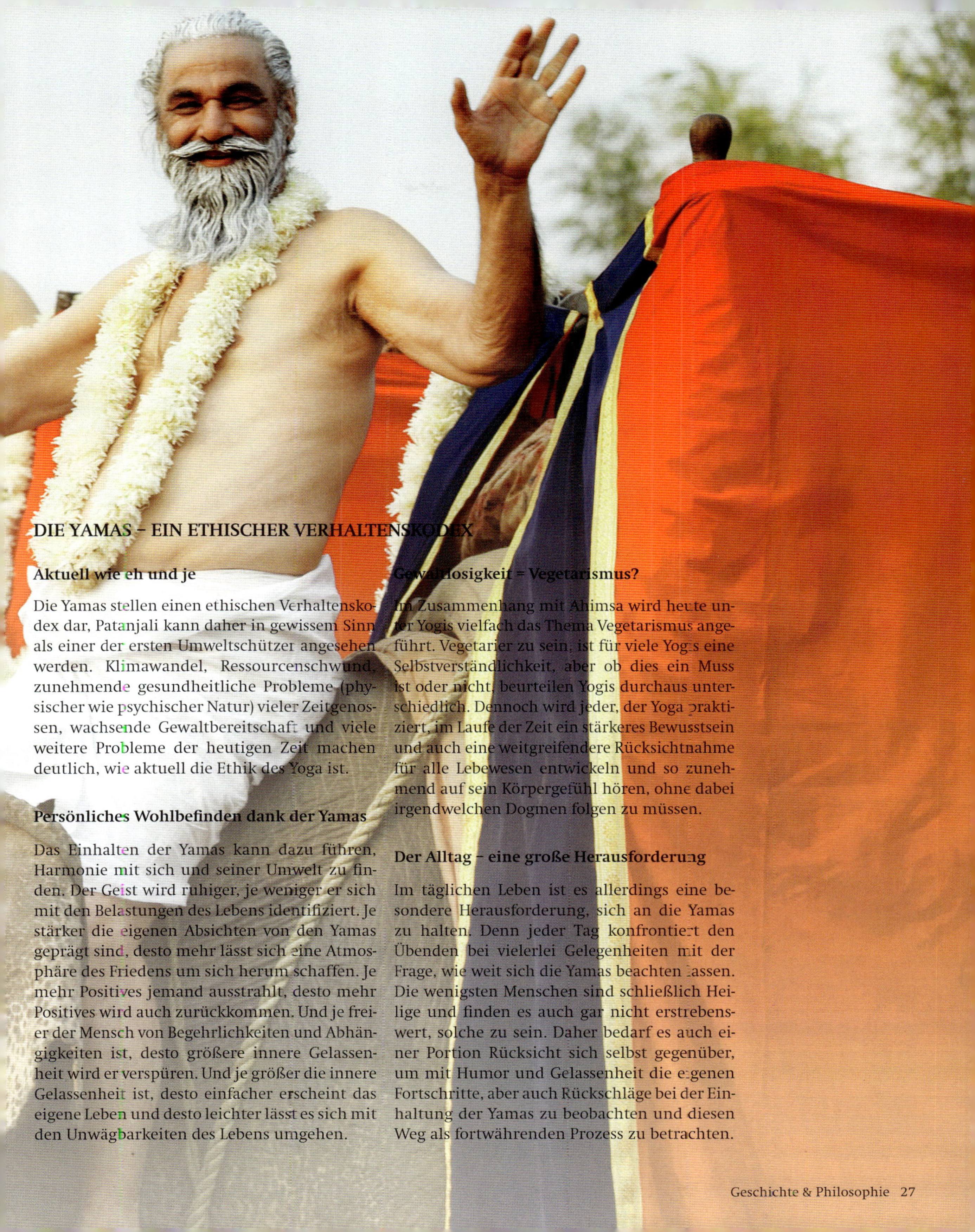

DIE YAMAS – EIN ETHISCHER VERHALTENSKODEX

Aktuell wie eh und je

Die Yamas stellen einen ethischen Verhaltenskodex dar, Patanjali kann daher in gewissem Sinn als einer der ersten Umweltschützer angesehen werden. Klimawandel, Ressourcenschwund, zunehmende gesundheitliche Probleme (physischer wie psychischer Natur) vieler Zeitgenossen, wachsende Gewaltbereitschaft und viele weitere Probleme der heutigen Zeit machen deutlich, wie aktuell die Ethik des Yoga ist.

Persönliches Wohlbefinden dank der Yamas

Das Einhalten der Yamas kann dazu führen, Harmonie mit sich und seiner Umwelt zu finden. Der Geist wird ruhiger, je weniger er sich mit den Belastungen des Lebens identifiziert. Je stärker die eigenen Absichten von den Yamas geprägt sind, desto mehr lässt sich eine Atmosphäre des Friedens um sich herum schaffen. Je mehr Positives jemand ausstrahlt, desto mehr Positives wird auch zurückkommen. Und je freier der Mensch von Begehrlichkeiten und Abhängigkeiten ist, desto größere innere Gelassenheit wird er verspüren. Und je größer die innere Gelassenheit ist, desto einfacher erscheint das eigene Leben und desto leichter lässt es sich mit den Unwägbarkeiten des Lebens umgehen.

Gewaltlosigkeit = Vegetarismus?

Im Zusammenhang mit Ahimsa wird heute unter Yogis vielfach das Thema Vegetarismus angeführt. Vegetarier zu sein, ist für viele Yogis eine Selbstverständlichkeit, aber ob dies ein Muss ist oder nicht, beurteilen Yogis durchaus unterschiedlich. Dennoch wird jeder, der Yoga praktiziert, im Laufe der Zeit ein stärkeres Bewusstsein und auch eine weitgreifendere Rücksichtnahme für alle Lebewesen entwickeln und so zunehmend auf sein Körpergefühl hören, ohne dabei irgendwelchen Dogmen folgen zu müssen.

Der Alltag – eine große Herausforderung

Im täglichen Leben ist es allerdings eine besondere Herausforderung, sich an die Yamas zu halten. Denn jeder Tag konfrontiert den Übenden bei vielerlei Gelegenheiten mit der Frage, wie weit sich die Yamas beachten lassen. Die wenigsten Menschen sind schließlich Heilige und finden es auch gar nicht erstrebenswert, solche zu sein. Daher bedarf es auch einer Portion Rücksicht sich selbst gegenüber, um mit Humor und Gelassenheit die eigenen Fortschritte, aber auch Rückschläge bei der Einhaltung der Yamas zu beobachten und diesen Weg als fortwährenden Prozess zu betrachten.

Der achtgliedrige Pfad:
Vom Umgang mit sich selbst

saucasanto-
satapahsvad-
hyayesvara-
pranidhanani
niyama

Reinheit, Bescheidenheit und Zufriedenheit, Disziplin, Selbststudium und das Erkennen der eigenen Grenzen sind die innere Disziplin.
(Yoga-Sutra, 2.32.)

Das Niyama Shaucha – die Reinheit – ist nicht nur eine Frage der äußeren Sauberkeit, sondern auch eine innere Haltung.

2. Glied: Die Niyamas

In den Niyamas werden fünf Verhaltensweisen für den Umgang mit sich selbst benannt:

Shaucha: Reinheit

Auf körperlicher Ebene bedeutet Shaucha nicht nur die übliche tägliche Hygiene, sondern auch die bewusste Ernährung und die Reinhaltung des Körpers durch kontinuierliche Asana-Praxis. Auch die direkte Umgebung, auf die der Yogi Einfluss hat – wie etwa seine Kleidung oder Wohnung, ist davon betroffen. Auf geistiger Ebene bedeutet Shaucha, die Gedanken rein zu halten und von Rücksichtnahme leiten zu lassen.

Santosha: Zufriedenheit

Santosha bezieht sich darauf, mit dem, was man hat und was man ist, zufrieden zu sein – sei es auf materieller, körperlicher oder intellektueller Ebene. Das setzt voraus, sich selbst und seine persönlichen Umstände zu akzeptieren. Santosha bedeutet jedoch nicht, dass man sich nicht entwickeln und nicht weiter lernen sollte, sondern vielmehr, die innere Zufriedenheit nicht von äußeren Umständen abhängig zu machen.

Tapas: Selbstdisziplin

Die Selbstdisziplin entsteht aus einem „brennenden Verlangen" (sanskr. *tapah:* Hitze) und einem inneren Bedürfnis. Dieses brennende Verlangen ist der Treibstoff, der es ermöglicht, mit Ausdauer und Durchhaltevermögen die Anstrengungen auf sich zu nehmen, um auf dem Weg zur Selbsterkenntnis weiterzukommen.

Svadhyaya: Selbststudium, Selbstreflexion

Traditionell bedeutete Svadhyaya das Studium der alten heiligen Schriften, um Selbsterkenntnis zu erlangen. Es benennt aber auch

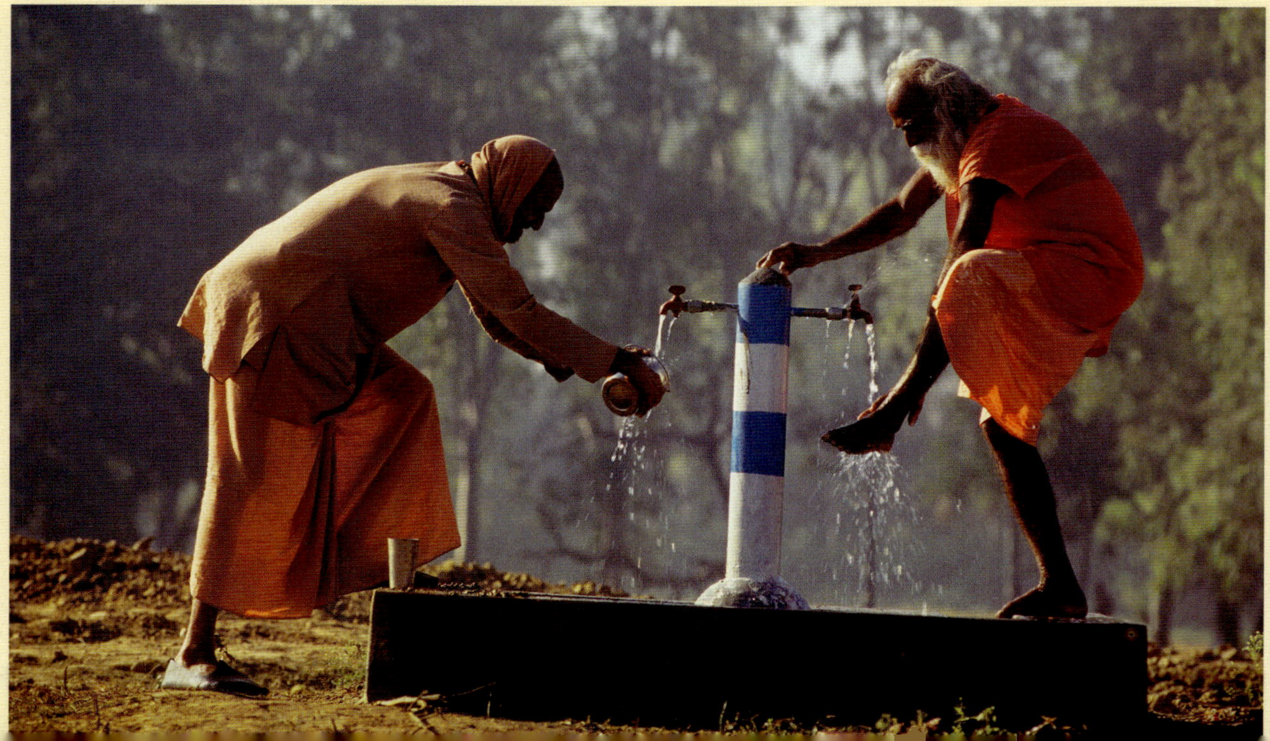

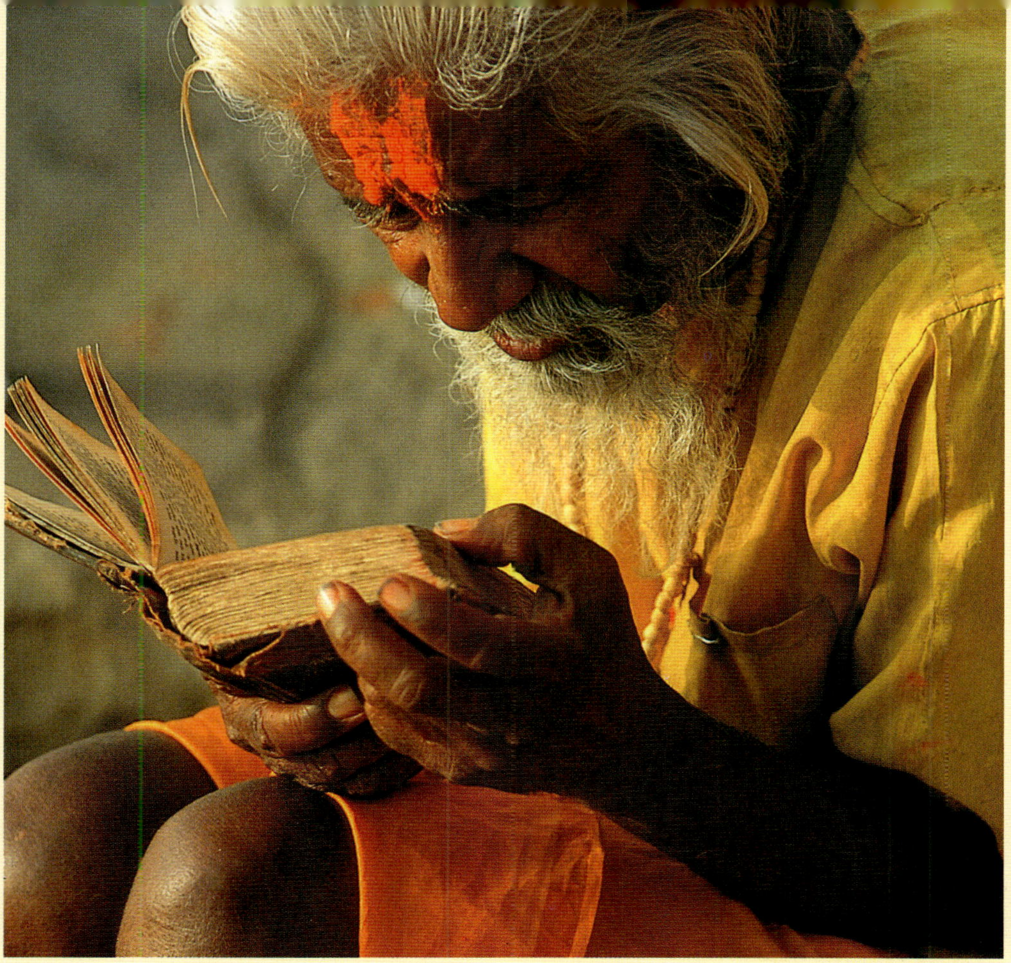

Traditionell gehört zu dem Niyama Svadhyaya – dem Selbststudium – auch das Studium der alten Schriften.

tapahsvadhyayesvarapranidhanani kriyayogah

Die Yogapraxis muss drei Qualitäten aufweisen: Disziplin, Selbststudium und Akzeptanz der eigenen Grenzen. (Yoga-Sutra 2.1.)

die Fähigkeit, sich und sein Verhalten zu beobachten, zu analysieren und zu reflektieren. Das heißt, sich immer wieder zu fragen, welche Momente das eigene Verhalten beeinflussen, welchen Reiz-Reaktions-Schemata man unterliegt und worin gegebenenfalls die Ursachen dafür liegen.

Ishvara Pranidhana: Vertrauen in eine höhere Kraft

Beim letzten Niyama geht es darum, die eigenen Grenzen zu erkennen und zu akzeptieren, dass vieles nicht im Einflussbereich der eigenen Macht liegt. Ob diese Akzeptanz – dieses „Loslassen" – in Form der Hingabe an eine Göttlichkeit erfolgt oder als eine Art Grundvertrauen in das Leben an sich oder auch in eine höhere Kraft, bleibt jedem selbst überlassen.

Die Tücken der Niyamas im Alltag

So einleuchtend die Niyamas als Richtlinien für den Umgang mit sich selbst auch sein mögen, so tückisch erweisen sie sich manchmal im Alltag: Den Körper rein zu halten, erscheint noch einfach; aber alle Gedanken? Damit wird es schon schwieriger. Auch die Zufriedenheit wird angesichts zahlloser alltäglicher Versuchungen immer wieder auf die Probe gestellt. Das „brennende Verlangen", die Disziplin, wird allzuoft von einer plötzlichen und unerklärlichen Trägheit gebremst. Selbstreflexion ist anstrengend, und wie oft möchte man gar nicht so genau in die eigenen tiefen Abgründe blicken? Leicht erscheint es dagegen, die eigenen Grenzen zu erkennen, was allerdings nicht heißt, dass sich nicht trefflich damit hadern ließe. Da hilft nur eines: weitermachen, sich nicht überfordern, kleine Schritte gehen und sich nicht von Rückschlägen verunsichern lassen!

Patanjalis Kriya Yoga stellt sozusagen die Kurzfassung des achtgliedrigen Pfads dar: Die drei Verhaltensweisen Disziplin, Selbststudium und Akzeptanz im Umgang mit sich selbst hebt Patanjali als besonders wirkungsvoll hervor.

Der achtgliedrige Pfad:

Vom Umgang mit dem Körper, der Atmung, den Sinnen und dem Geist

sthirasukhamasanam

Asanas sollen gleichermaßen die Qualitäten Stabilität und Leichtigkeit haben. (Yoga-Sutra 2.46.)

tato dvandvanabhigatahj

Ein Mensch, der Asanas richtig übt, kann auch durch extreme äußere Einflüsse nicht aus dem Gleichgewicht gebracht werden. (Yoga-Sutra 2.48.)

tatah ksiyate prakasavaranam

Wenn Pranayama regelmäßig geübt wird, verringern sich die Blockaden, die eine klare Wahrnehmung verhindern. (Yoga-Sutra 2.52.)

3. Glied: Asana

Heutzutage macht das Üben der Körperhaltungen, der Asanas, vielfach den Großteil der yogischen Praxis aus. Die Yoga-Sutras des Patanjali erwähnen lediglich das Sitzen (sanskr. *asana:* sitzen, verweilen). Die hier von ihm geforderten Qualitäten lassen sich jedoch auf alle später entwickelten Asanas übertragen.

Harmonie finden im Gegensätzlichen

In den Yoga-Sutras werden zwei Qualitäten genannt, die „Asanas" in sich vereinen sollten: Stabilität und zugleich Leichtigkeit. Der Körper sei einerseits fest in der Asana ausgerichtet und gleichsam geerdet, was Stabilität bewirkt. Gleichzeitig wird eine energetische Leichtigkeit erreicht, indem man bis an die Grenzen der eigenen Möglichkeit herangeht, jedoch keinesfalls über diese hinaus, sodass sich mit einer gewissen Leichtigkeit und Freude in der Asana verweilen lässt. Mehr zum Thema Stabilität und Leichtigkeit in den Kapiteln Asanas (s. S. 48 ff.) und Praxis (s. S. 232 ff.).

4. Glied: Pranayama

Unter Pranayama wird eine bewusste Lenkung der Energie verstanden, das heißt das Regulieren und die Ausdehnung des Atems. Durch das Einüben einer bewusst gesteuerten Atmung werden Körper und Geist beruhigt, wodurch Blockaden aufgelöst werden und in der Folge Energie besser fließen kann. Mehr dazu im Kapitel Pranayama (s. S. 216 ff.).

5. Glied: Pratyahara

Pratyahara bedeutet das Zurückziehen der Sinne: Diese sind gleichsam wie offene Türen im Geist, der sich allem zuwendet, was durch die jeweilige Tür auf ihn zukommt. Das ist einerseits lebensnotwendig, da die Sinne den Kontakt zur Außenwelt herstellen. Zum anderen besteht ständig die Gefahr der Reizüberflutung und der Ablenkung von der Konzentration auf eine Beschäftigung. Mit Pratyahara lernt man, die Sinnestüren zu schließen, sodass der Geist die äußeren Reize zwar noch wahrnimmt, aber nicht mehr auf sie reagiert.

Die Glieder 6–8: Samyama

Samyama umfasst die letzten drei Glieder des Pfades, die sich ausschließlich mit dem Geist befassen. Dienen die anderen fünf Glieder des Yoga-Übungspfads dazu, den Geist zu beruhigen und ihn für den Weg zur inneren Befreiung vorzubereiten, dringt Samyama zum Kern vor: der Selbsterkenntnis.

6. Glied: Dharana

Dharana bezeichnet die Fähigkeit, die eigene Konzentration vollkommen auf einen Gegenstand, ein Tun, eine Frage oder Überlegung auszurichten und dabei zu verweilen. Durch diese Art der Konzentration wird ein tieferes Durchdringen und ein Verständnis des Objektes der Konzentration erst möglich.

7. Glied: Dhyana

In der Meditation entsteht eine Art Wechselwirkung mit dem Objekt der Konzentration. Im Zustand der Meditation werden das subjektiv geprägte Wissen, Denkmuster, Glaubenssätze, Erwartungshaltungen und Emotionen hinter sich gelassen und die Dinge intuitiv so gesehen, wie sie sind. Wie ein Beobachter schaut man auf das, was zuvor als Meditationsgegenstand ausgewählt wurde. Der neutrale Beobachter akzeptiert alles, was er sieht – ohne es zu bewerten und zu beurteilen, ohne eingreifen oder etwas ändern zu wollen. Mehr dazu im Kapitel Meditation (s. S. 224 ff.).

8. Glied: Samadhi

Am Ende des Pfads wartet das Höchste: der Zustand der inneren Freiheit. Die Yoga-Sutras beschreiben diesen als die vollkommene Verschmelzung mit dem Objekt der Meditation. Das Empfinden für die eigene Identität löst sich auf. Es gibt zahlreiche weitere Umschreibungen für Samadhi: die Erkenntnis des wahren Selbst oder Erleuchtung, die Verschmelzung mit der Welt als Ganzem oder mit etwas Göttlichem. Innere Glückseligkeit, ein Zustand der absoluten Freiheit, der unabhängig von äußeren Umständen ist.

Die Lotusblüte ist im Hinduismus und Buddhismus das Symbol der Reinheit. Den Yogis gilt sie auch als Symbol für Samadhi – das Höchste.

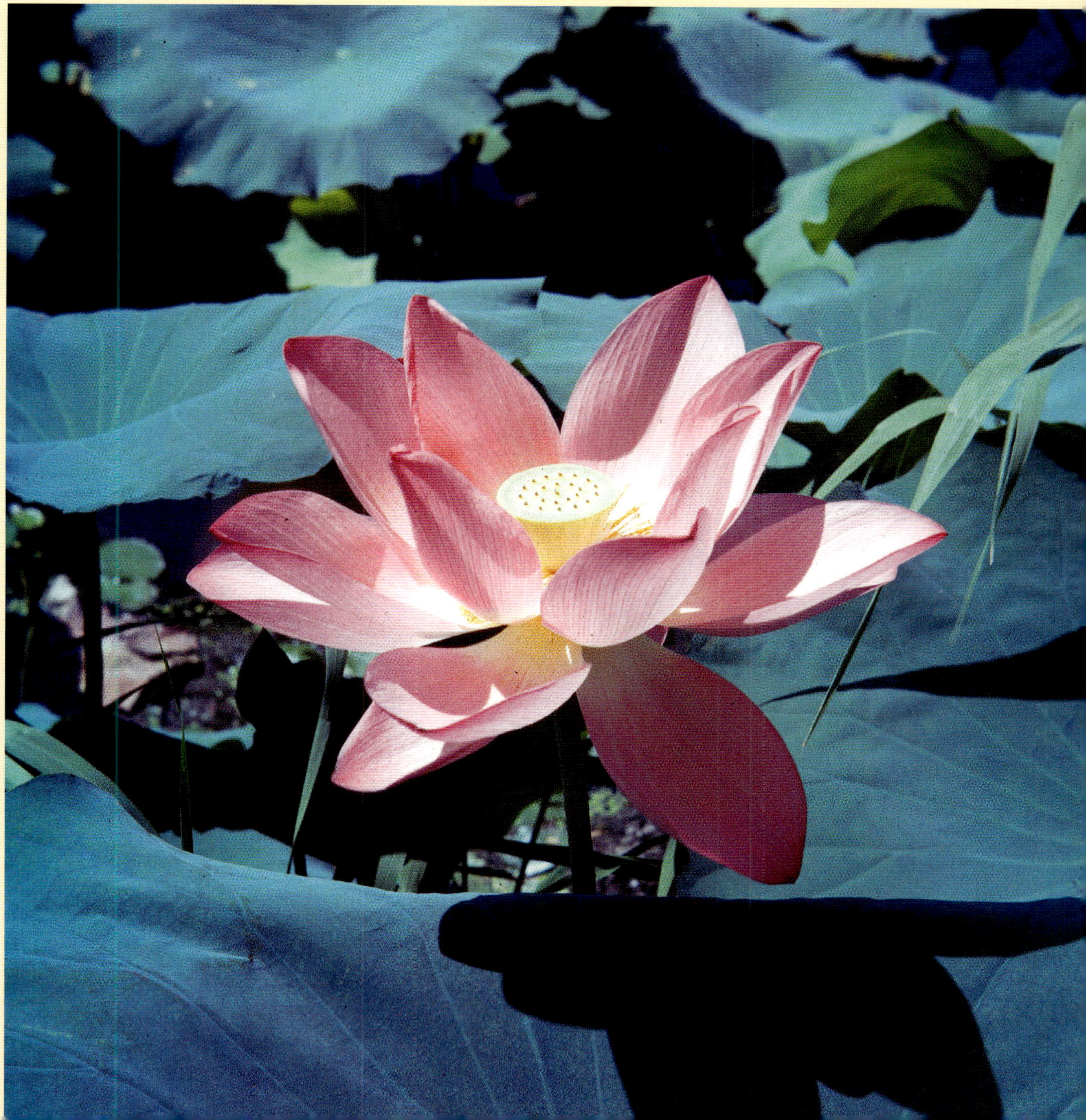

HATHA YOGA

Der Körper als Werkzeug

Hatha Yoga Pradipika
ha: Sonne; *tha*: Mond
Yoga: vereinen
Pradipika: Lämpchen
(Licht auf)

Unter dem Einfluss des Tantrismus (s. Kasten S. 33), dessen Vertreter zu Beginn des 6. Jahrhunderts die Idee entwickelten, dass alles, was ist, Ausdruck des Göttlichen sei – also auch der Körper – entstand ungefähr im 9. Jahrhundert der Hatha Yoga: der körperbezogene Übungsweg des Yoga. Auch hier ist grundlegende Erkenntnis das Ziel. Der Weg dahin führt jedoch erstmals nicht nur über Meditation, sondern auch über Körperübungen. Mit der Hatha Yoga Pradipika entstand eine Reihe praktischer Übungsanleitungen, die auch heute noch, wenngleich in abgewandelter Form, aktuell sind und von den meisten Yogis praktiziert werden. Hatha Yoga wurde damit zum Oberbegriff für alle körperlich orientierten Yogastile und steht für die Lenkung von Energien im Körper.

Männliche und weibliche Energie

Die männliche Energie wird durch die Form der Sonne symbolisiert (sanskr. *ha*) und wird mit Wärme, Motivation, Schwung, Entschlossenheit, Aktivität und der extrovertierten, den Verstand betonenden Seite des Menschen verbunden. Die weibliche Energie zeigt sich in Form des Mondes (sanskr. *tha*) und wird mit Kühle, Passivität, Fantasie und der gefühlsbetonten, liebevollen und intuitiven Seite des Menschen verbunden. Die Welt besteht zwar aus Dualismen, aber alles, was auf den ersten Blick gegensätzlich erscheint, erweist sich aus der Sicht der Hatha Yogis als zwei Seiten der gleichen Medaille und gehört zusammen. Deshalb zielt der Hatha Yoga darauf ab, beide Seiten zu vereinigen und zu harmonisieren.

Der energetische Körper

Der Hatha Yoga geht bei der Betrachtung des Körpers über die rein anatomische Struktur hinaus – und berücksichtigt, dass nicht nur die Ernährung, sondern auch alle Emotionen, Verletzungen, Gedanken und vieles mehr im Körper gespeichert werden und für Verspannungen und Energieblockaden sorgen. Diese Energieblockaden gilt es zu lösen, damit die Lebensenergie frei fließen kann. Hatha Yogis stellen daher Energiearbeit mit dem eigenen Körper in den Vordergrund ihrer Yoga-Praxis.

Im Hatha Yoga führt der Weg zur Erkenntnis erstmals nicht nur über Meditation, sondern auch über Körperübungen.

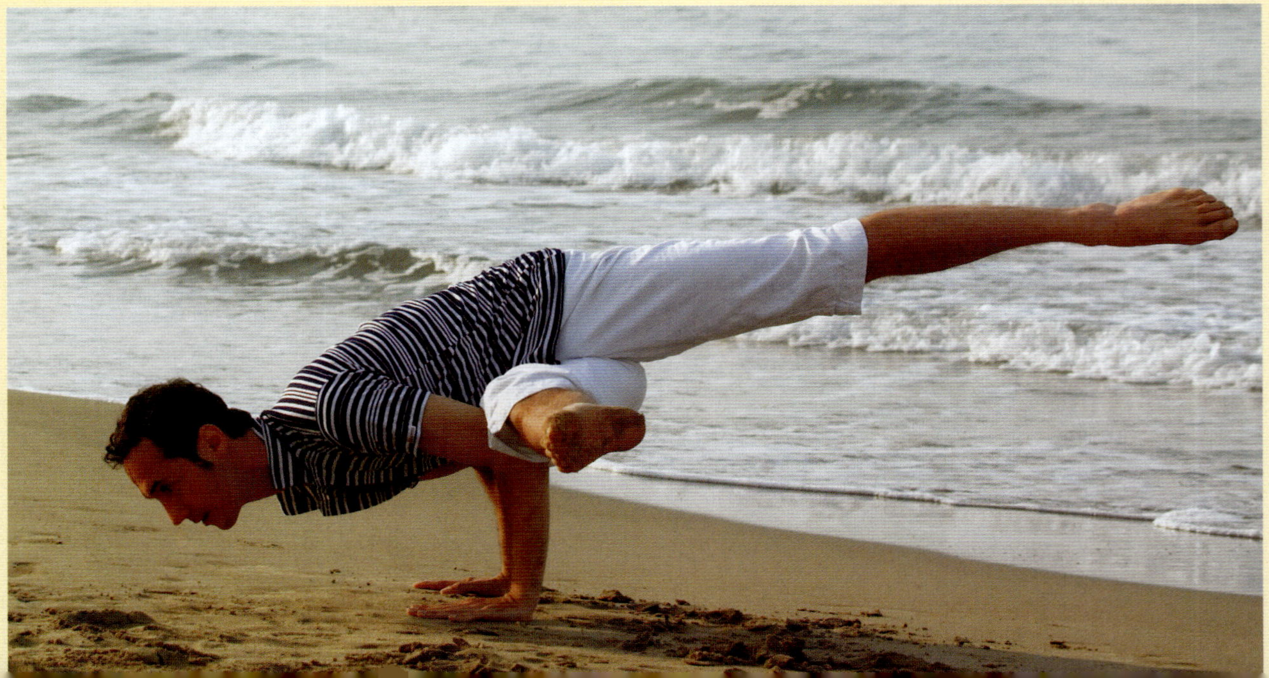

Aufbau des energetischen Körpers

Der energetische Körper besteht aus Prana (der Lebensenergie), Koshas (den Schichten des Körpers) und Nadis (den Energiekanälen), die Prana im Körper transportieren, sowie aus Chakren, den Energiezentren und Hauptknotenpunkten der Nadis (s. S. 34 ff.). Schulmedizinisch nachweisbar ist der energetische Körper nicht. Deshalb fällt es vielen Menschen (vor allem im Westen) insbesondere am Anfang schwer, sich die Existenz des energetischen Körpers vorzustellen. Das ist letztlich aber auch gar nicht erforderlich. Um mit der Körperenergie zu arbeiten, genügt den meisten die Vorstellung und Visualisierung von Bildern, die mit dem energetischen Körper verbunden sind, um sich auf bestimmte Stellen im Körper zu konzentrieren und die Energie dorthin zu lenken.

Tantrismus

Der Tantrismus ist eine religiöse Strömung, die seit dem 5. Jahrhundert einen bedeutenden Einfluss auf Hinduismus und Buddhismus ausübt. In den tantrischen Lehrtexten (Tantras) werden die Unterschiede zwischen Makro- und Mikrokosmos, Universal- und Einzelseele, Mann und Frau nicht als wirkliche Dualität angesehen und ihre „Erlösung“ als deren Wiedervereinigung zu dem ursprünglich ungeteilten Einen beschrieben.

Insbesondere im Westen wird der Tantrismus gern mit vergeistigten Sexpraktiken in Verbindung gebracht. In der Tat betrachten die Tantriker den Körper als heilig. Aber die körperlichen Rituale und Praktiken werden spirituell eingesetzt, um das kosmische Bewusstsein (Shiva) und die kosmische Energie (Shakti) im eigenen Körper zu vereinigen und damit zur höchsten Stufe der Glückseligkeit zu gelangen. Der Körper dient dabei als Brücke zur Vereinigung von Purusha und Prakriti (s. S. 18).

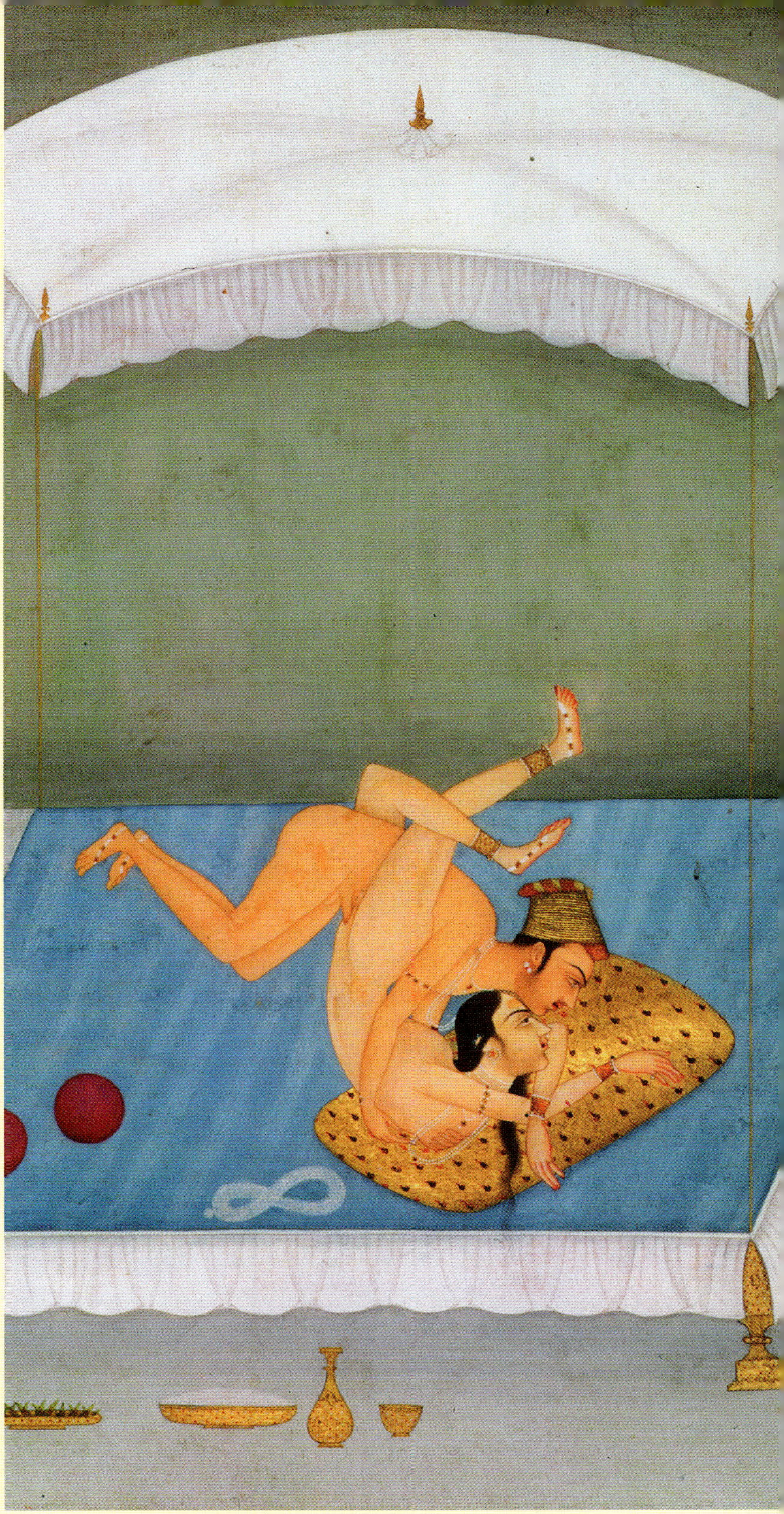

Auch wenn diese Stellung aus dem Kama Sutra durchaus an yogische Asanas erinnert und Tantrismus gerne mit vergeistigten Sexpraktiken in Verbindung gebracht wird, geht es im Tantrismus in erster Linie um die spirituelle Vereinigung der männlichen und weiblichen Energie.

Die Anatomie des Hatha Yoga:
Von Koshas, Prana und Nadis

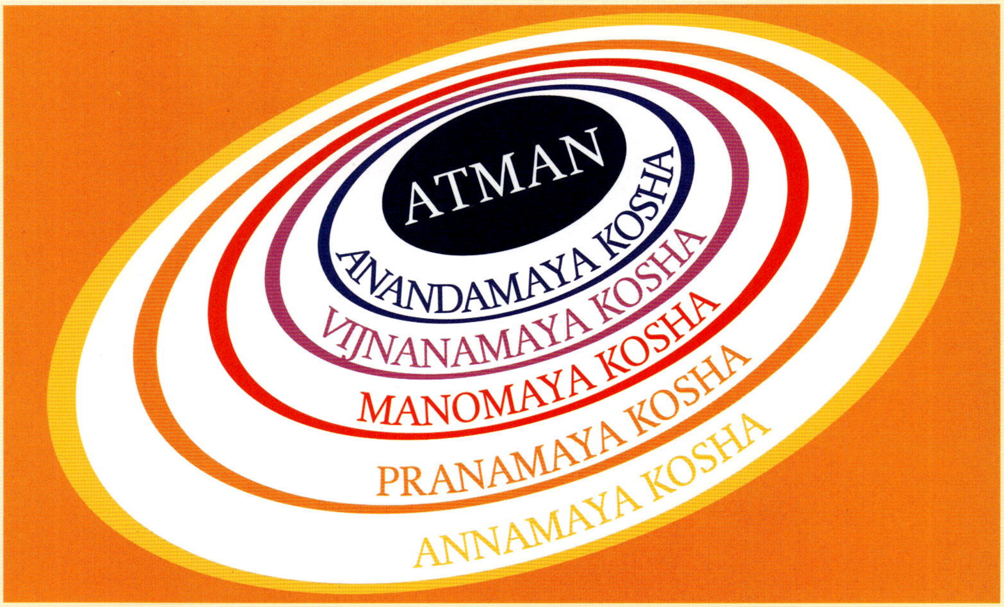

Schematische Darstellung der Koshas, der fünf Schichten des Körpers.

Koshas: Die fünf Schichten des Körpers

Der Hatha Yoga geht von fünf Schichten oder Ebenen des Körpers aus. Diese sind nicht voneinander getrennt, sondern gehen vom Groben ins Feine – gleichsam vom Äußeren ins Innere. Dies ist eines der ältesten Bilder des Körpers, das sich bereits in den Upanishaden findet.

Annamaya Kosha: Der physische Körper

Dies ist die einzige greifbare Schicht, die sich aus den fünf Elementen Erde, Feuer, Wasser, Luft und Raum zusammensetzt und den physischen Körper bildet.

Pranamaya Kosha: Der Energiekörper

Damit ist die vitale Ebene des Körpers gemeint, die sowohl den physischen und als auch geistigen Körper mit Energie versorgt. Grobstofflich betrachtet beinhaltet diese Schicht den Blutkreislauf, das Atemsystem und den Stoffwechselkreislauf; auf feinstofflicher Ebene sind damit alle Energiekanäle gemeint, die Prana im Körper transportieren. Pranamaya Kosha stellt die Brücke zwischen Körper und Geist dar; daher setzen die Übungen des Hatha Yoga auf dieser Ebene an, um den Geist und die emotionale Verfassung des Übenden zu beeinflussen.

Manomaya Kosha: Der Informationskörper

Diese Schicht ist das Instrument, das Informationen über die Sinneseindrücke sammelt, und ebenso der Sitz aller Wünsche, Bedürfnisse, Gefühle, Ängste und Erinnerungen. Hier funken sozusagen ständig unbewusste Botschaften zwischen den Körperschichten hin und her.

Vijnanamaya Kosha: Der Körper der Weisheit

Dies ist der Ort der Intelligenz, die in der Lage ist, zu beobachten und die Informationen, die Manomaya Kosha zur Verfügung stellt, zu unterscheiden, zu analysieren, zu reflektieren und zu interpretieren. Idealerweise werden auf dieser Bewusstseinsebene Entscheidungen getroffen, die zu einem bewussten Handeln führen.

Anandamaya Kosha: Der Glückseligkeitskörper

Im Zentrum der Koshas befindet sich die Glückseligkeit. Diese Bewusstseinsebene, welche die Essenz der individuellen Seele (Atman) birgt, erreicht derjenige, der mit sich und der Welt im Reinen ist und weder von Karma, Samskaras noch von den Kleshas beeinflusst wird.

Prana: Die Lebensenergie

Prana ist die im Körper zirkulierende Lebensenergie. Durch verschiedene Atemtechniken versucht der Hatha Yogi, im Zusammenspiel mit der körperlichen Praxis, Widerstände im Körper aufzuspüren. Mit den einzelnen Übungen lenkt er die Energie genau an diese Stellen, um Blockaden zu lösen. Er knipst also, bildlich gesprochen, das Licht an, um mehr zu sehen und spirituell auf eine höhere Ebene zu gelangen.

Nadis: Energiekanäle des Körpers

Als Nadis werden die Energiekanäle bezeichnet, die die Lebensenergie (Prana) im Körper transportieren. Der Überlieferung nach gibt es 72 000 Nadis, welche die Rishis (indische Weise) in tiefer Meditation erspürt haben. Die drei wichtigsten Nadis sind Sushumna, Ida und Pingala.

Sushumna: Sie fängt am Steißbein an und verläuft durch die Wirbelsäule entlang der Chakren bis zur hinteren Kopfmitte. Sie ist normalerweise nicht aktiv und hat nur einen geringen Energiestrom, da sie von Widerständen im Körper und Geist blockiert ist.

Ida & Pingala: Beide beginnen an der Basis der Wirbelsäule, schlängeln sich um die Wirbelsäule herum und kreuzen sich sechsmal unterhalb der Chakren bis zu den Nasenlöchern. Ida endet links und wird mit der weiblichen Energie verbunden; Pingala endet rechts und wird mit der männlichen Energie verbunden. Ida und Pingala verbinden die linke und rechte Körperhälfte miteinander.

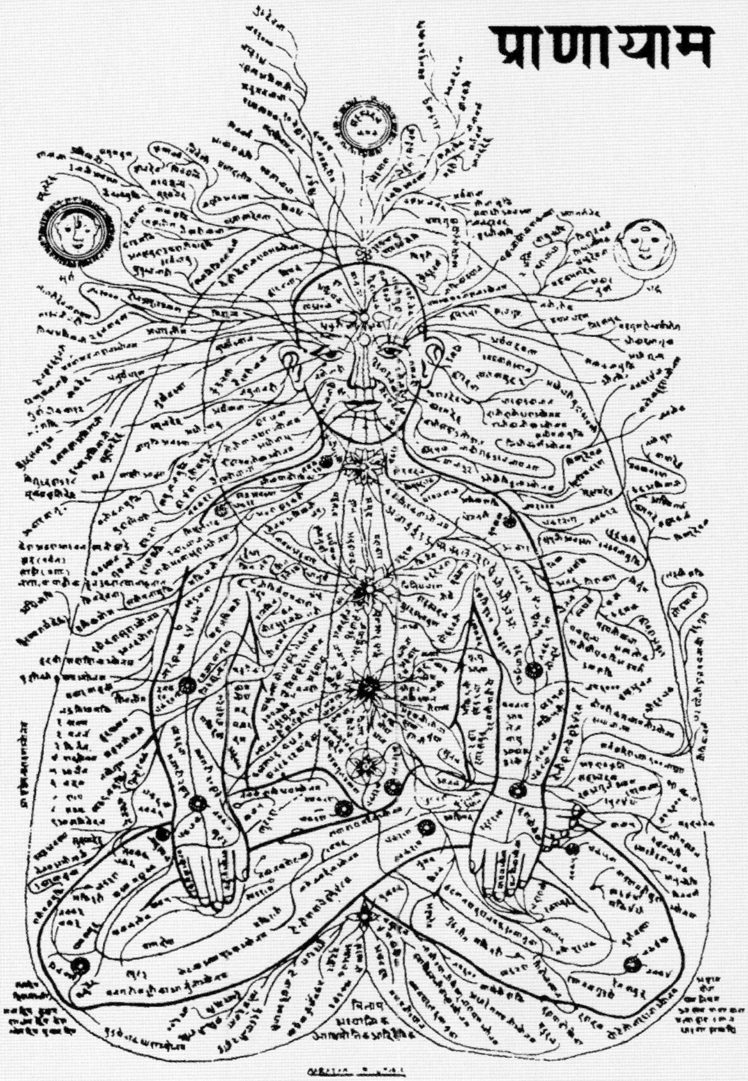

Diagramm der Nadis in Sanskrit: Der Überlieferung nach verlaufen 72 000 Energiekanäle durch den menschlichen Körper.

Aktivierung von Sushumna: Wenn Sushumna nicht aktiv ist, fließt die Energie abwechselnd durch diese beiden Nadis hindurch (und zwar im Wechsel von etwa 60–90 Minuten). Normalerweise ist der Energiefluss daher nicht ausgeglichen. Der Hatha Yogi strebt den Ausgleich von Ida und Pingala an, weil erst dann Sushumna deblockiert und aktiv wird. Kann die Energie durch Sushumna fließen, werden die Chakren aktiviert. Wenn es dort keine Blockaden gibt und der Energiestrom stark genug ist, schießt die Energie direkt bis ins letzte Chakra (in der Krone des Kopfes), in dem sich das universelle Bewusstsein mit dem individuellen Bewusstsein vereinigen kann.

Die Anatomie des Hatha Yoga:
Von Chakren und Kundalini

Chakren: Energiezentren des Körpers

Als Chakren werden die Energiezentren des Körpers bezeichnet (sieben an der Zahl), die sich wie Perlen auf einer Schnur entlang der Wirbelsäule bis zur Krone des Kopfes aufreihen. Jedem Chakra sind bestimmte Eigenschaften zugeordnet, die ineinandergreifen und je nach Lebensphase und -lage mehr oder weniger geöffnet sind. Chakra bedeutet soviel wie Rad, sodass man sich jedes Chakra wie eine Art Schwungrad vorstellen kann, das Energie von einer tieferen zur nächsthöheren Entwicklungsstufe transportiert.

Ein Zustand der Ausgeglichenheit ist erst dann erreicht, wenn alle Chakren offen sind, und die Energie frei von unten nach oben strömen kann. Das ist aber aufgrund von körperlichen und geistigen Blockaden, die sich in jedem der Chakren manifestieren können, in der Regel nicht der Fall. Die verschiedenen Techniken des Hatha Yoga dienen dazu, diese Blockaden zu überwinden.

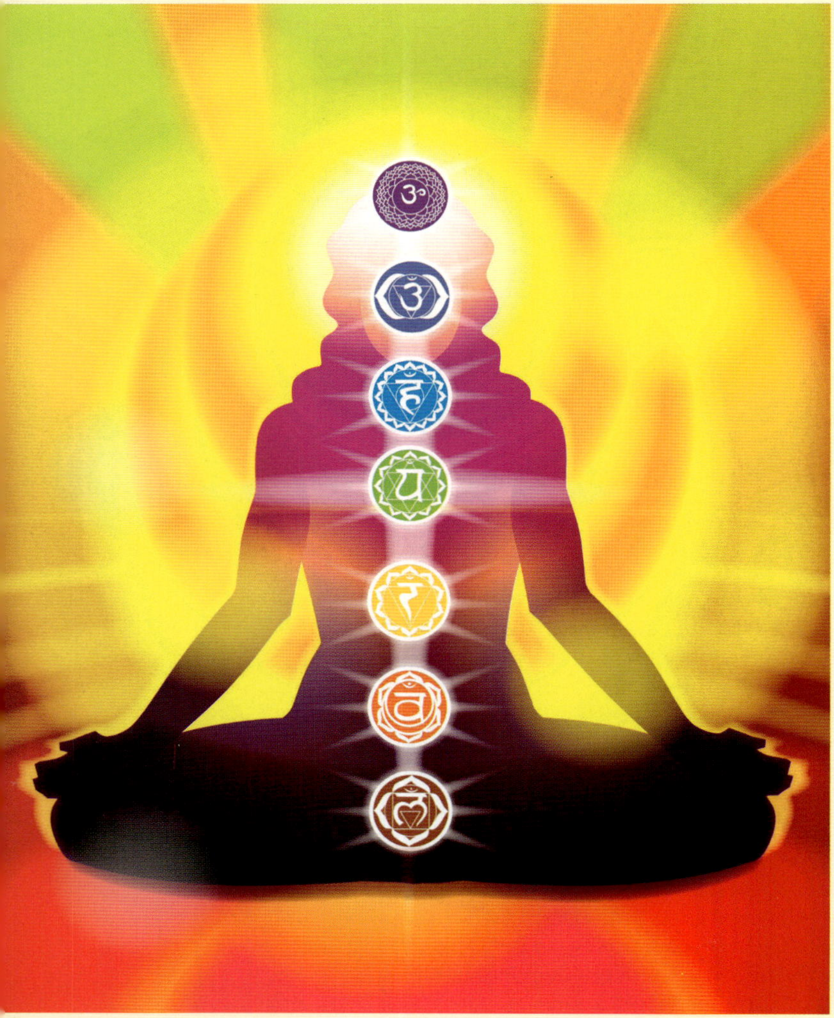

Die sieben Chakren, die Energiezentren des Körpers, ordnen sich entlang der Wirbelsäule an.

Kundalini, die Schlange, erwacht zum Leben

Der Überlieferung nach liegt Kundalini (sanskr.: Schlange) eingerollt an der Basis der Sushumna und blockiert deren Energiefluss. Durch einen ausgeglichenen Energiefluss in den beiden anderen Haupt-Nadis (s. S. 35) und aktiven Chakren erwacht Kundalini, rollt sich auf und gibt den Weg frei für die kosmische Energie (Shakti), die nun endlich die Sushumna hinaufschießen und sich mit dem kosmischen Bewusstsein (Shiva) vereinen kann. Shakti empfindet unendliche Wonne und tiefe Freude, endlich dort zu sein, wo sie zu Hause ist. Aufgrund dieses mythologischen Bildes wird der Hatha Yoga auch oft Kundalini Yoga genannt. Manche Yoga-Schulen beschäftigen sich ausdrücklich mit der Kundalini und bereiten mit ihren Übungen den Körper auf die emporsteigende Energie vor. Ziel ist es, die Chakren zu reinigen, damit die Kundalini ungehindert aufsteigen kann. Im modernen Yoga wird Kundalini auch mit dem sogenannten inneren Schweinehund verglichen, den es in der Praxis zu überwinden gilt, indem man sich immer wieder neue Widerstände oder Blockaden vornimmt und sich an ihnen „reibt".

Die Kundalini beschreibt die eingerollte Schlange. Wem es gelingt, diese Kraft in Bewegung zu setzen, wird ohne den geringsten Zweifel befreit.
(Hatha Yoga Pradipika III, 108)

Erkenntnis durch Konzentration auf die Chakren

Der Hatha Yogi versucht in seinen Übungstechniken durch Konzentration auf die Chakren herauszufinden, wo Minder- oder Negativausprägungen zu Blockaden und Schutzmechanismen führen. Wie jeder andere Yoga-Weg sucht auch der des Hatha Yoga, sich von diesen Blockaden zu befreien und ein ganzheitliches Bewusstsein der Einheit zu erreichen.

In der Praxis werden dabei die einzelnen Elemente, die den Chakren zugeordnet sind (siehe Tabelle), eingesetzt, um die Konzentration auf die Chakren zu stärken. So werden zum Beispiel die Farben visualisiert oder die Silben gesungen, um die Chakren, die man sich als Räder vorstellen kann, in Schwingung zu bringen.

Die sieben Chakren auf einen Blick

Jedem Chakra sind bestimmte Elemente zugeordnet, die bei der Konzentration auf die Energiezentren mit einbezogen werden können.

Chakra	Zuordnung	Wird verbunden mit …
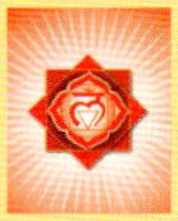 **1. Muladhara Chakra** „Halter der Wurzel" Basischakra Wurzelchakra	Sitz: Beckenboden Element: Erde Sinn: Geruchssinn Farbe: Rot Silbe/Buchstabe: Lam/U	… der Fähigkeit, sich im Leben verwurzelt zu fühlen. Stichworte: Stabilität, Familie, Kindheit, Urvertrauen, Basis, Gesellschaft, Konditionierungen, Existenzangst
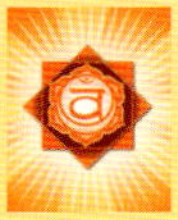 **2. Svadhishthana Chakra** „Ort des Selbst" Sakralchakra	Sitz: Unterleib Element: Wasser Sinn: Geschmackssinn Farbe: Orange Silbe/Buchstabe: Vam/O	… dem, was die eigene Identität ausmacht. Stichworte: Geschlecht, Sexualität, Kreativität, Dualismus, Fortpflanzung
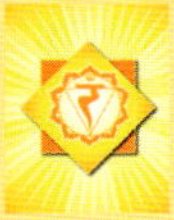 **3. Manipura Chakra** „Stadt der Juwelen" Solarplexuschakra Nabelchakra	Sitz: Oberbauch Element: Feuer Sinn: Sehsinn Farbe: Gelb Silbe/Buchstabe: Ram/OU	… dem, was das eigene Selbst ausmacht. Stichworte: Selbstbewusstsein, Selbstwert, Selbstvertrauen, Tatkraft, Entwicklung, Macht
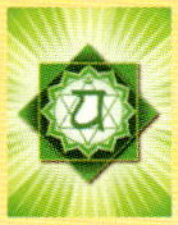 **4. Anahata Chakra** „Nicht-angeschlagener (mystischer) Ton" Herzchakra	Sitz: Brustraum Element: Luft Sinn: Tastsinn Farbe: Grün Silbe/Buchstabe: Yam/A	… allen emotionalen Themen. Stichworte: Liebe, Mitgefühl, Trauer, Schmerz, Hingabe, Wut, Hass, Freude
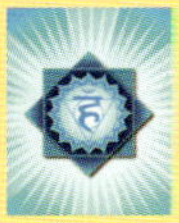 **5. Vishuddha Chakra** „das Lautere, Reine" Halschakra Kehlkopfchakra	Sitz: Hals Element: Äther Sinn: Hörsinn Farbe: Meeresblau Silbe/Buchstabe: Ham/I	… dem achtsamen Verarbeiten und der Interpretation der Sinneseindrücke. Stichworte: Authentizität, innere Haltung, Wille, Aufrichtigkeit, Kommunikation, Ausdruck von Energien
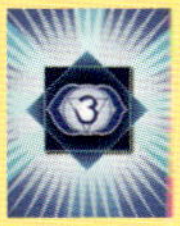 **6. Ajna Chakra** „Ort des Befehls" Stirnchakra Drittes-Auge-Chakra	Sitz: Stirnraum Element: Geisteskräfte (feinstofflich) Sinn: Gleichgewichtssinn Farbe: Dunkelblau Silbe/Buchstabe: OM/E	… der Fähigkeit, sich selbst zu erkennen, das Leben und sich selbst so zu sehen, wie es ist. Stichworte: Gehirnfunktionen, Verstand, Logik, Analyse, Reflexion, Kontemplation, Intuition, Selbsterkenntnis
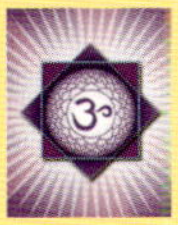 **7. Sahasrara Chakra** „Tausendblättriger Lotus" Kopfchakra Kronenchakra	Sitz: Krone des Kopfes Element: keine Zuordnung Sinn: keine Zuordnung Farbe: Violett Silbe/Buchstabe: Innerer Klang/M	… der Fähigkeit, mit sich selbst und allem im Einklang zu sein. Stichworte: Verbundenheit, wahres Sehen, innere und äußere Einheit, wahre Natur, wahres Selbst, Samadhi, Erleuchtung, Freiheit, Glückseligkeit, das Höchste, Verbindung mit Gott oder einer höheren Kraft

Die Übungstechniken des Hatha Yoga

Asana

Die Asana-Praxis, das Einüben der Körperpositionen, ist ein zentraler Punkt im Hatha Yoga. Die in der Hatha Yoga Pradipika beschriebenen Asanas wirken allesamt auf die Wirbelsäule, um die zentrale Energie zu stimulieren und zu lenken. Im Verlauf der Jahrhunderte entstand eine Vielzahl von Asanas, die ebenfalls alle das Augenmerk auf die Wirbelsäule richten. Mehr zum Thema Asanas s. S. 48 ff. und S. 232 ff.

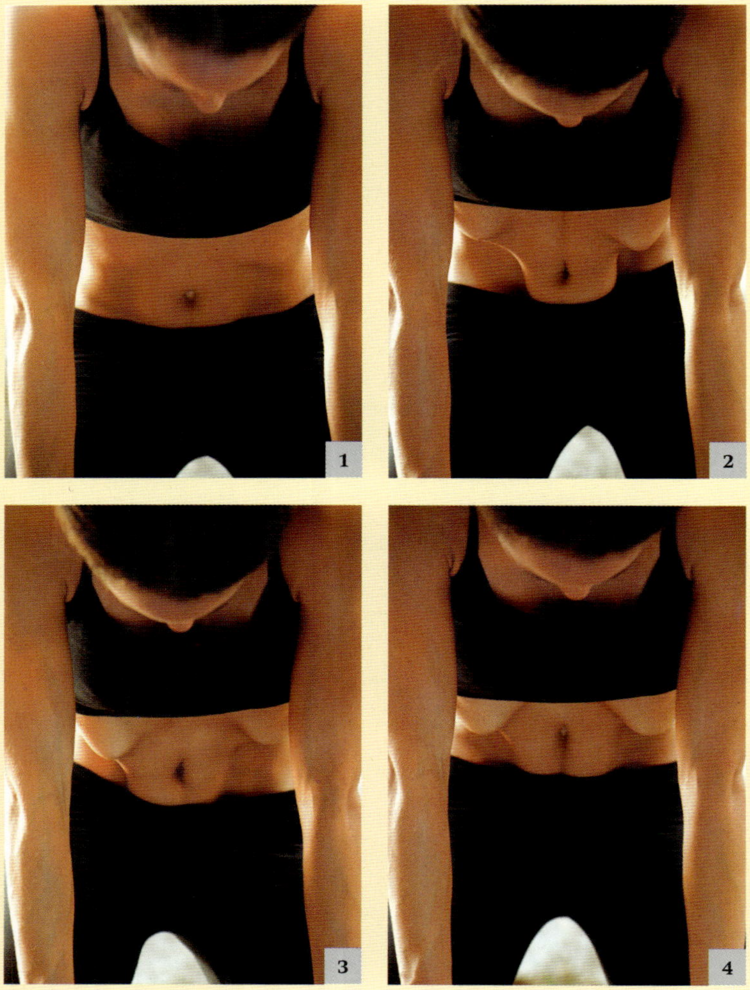

Es bedarf eines guten Lehrers und viel Übung, Nauli, die Reinigung der Verdauungsorgane, zu lernen. Die Verdauungsorgane werden wie in einer Schleuder im Bauchraum gedreht.

Ausgewogene Ernährung

In der Hatha Yoga Pradipika finden sich Ernährungsempfehlungen, die auch heute noch Bestand haben. Frisch, leicht verdaulich, maßvoll und abwechslungsreich soll die Ernährung sein: also eine ausgewogene Mischkost, die zudem noch freudig und in Ruhe genossen werden soll. Es gibt kein ausdrückliches Verbot, Fleisch oder Fisch zu essen, allerdings den Hinweis, dies sei für Yogis unpassend. Ob diese Empfehlung auf Ahimsa (Gewaltverzicht, s. S. *26* f.) zurückgeht oder auf die schlichte Tatsache, dass Fleisch schwerer zu verdauen ist als Gemüse, ist allerdings nicht dokumentiert.

Shat Karma Kriya: Reinigungsrituale

Die Reinigungsrituale werden ausgeübt, um den physischen Körper und die Energiekanäle, die Nadis, zu reinigen. Sie sind für westliche Übende teilweise recht ungewöhnlich und nur bedingt zur Nachahmung geeignet. Wer sie erlernen möchte, sollte sich von einem Lehrer einführen lassen, der diese Techniken selbst gut beherrscht.

Dhauti: innere Reinigung des Herzraums, des Magens und des Darms
Basti/Vasti: äußerliche Reinigung der Ausscheidungsorgane
Neti: Reinigung der Atemorgane
Trataka: Reinigung der Augen
Nauli: Reinigung der Verdauungsorgane
Kapalabhati: Reinigung des inneren Kopfraums und der Lungen

Bandhas – Verschlüsse des Körpers

Unter Bandhas versteht man Verschlüsse des Körpers (sanskr. *bandha*: Schloss, Siegel, Ventil), um die Energie im Körper zu halten und besser zu regulieren und zu steuern, kurz: um den Energiefluss zu optimieren. Mehr dazu, wie die Bandhas in der Praxis eingesetzt werden, s. S. 52 f.

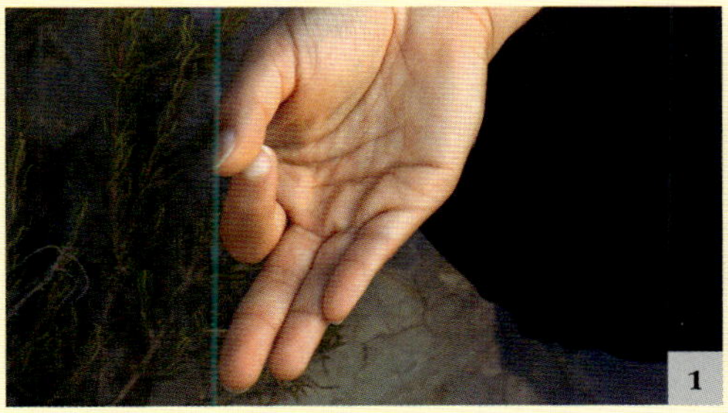

1

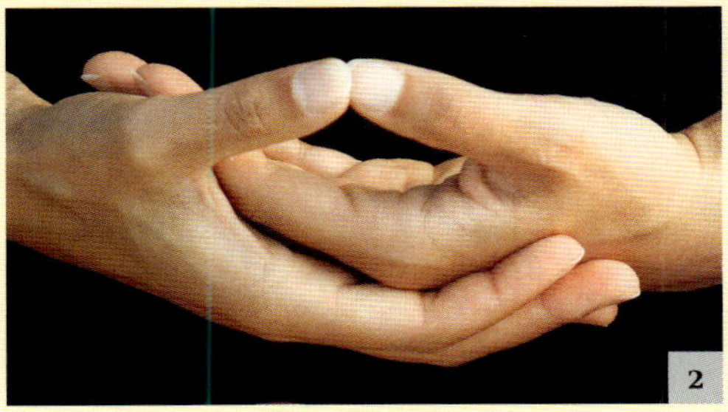

2

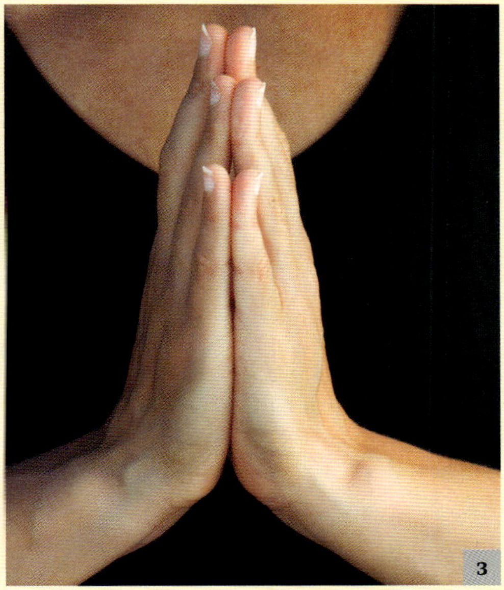

3

Aus der Vielzahl der Mudras hier eine kleine Auswahl der wichtigsten:

1. Jnana Mudra: Die Vereinigung des individuellen Selbst (Zeigefinger) mit dem Kosmos (Daumen).

2. Dhyana Mudra: Geste der Meditation. Es transformiert jede Anhaftung in klare Wahrnehmung.

3. Anjali Mudra: Das Mudra bedeutet Gabe, Opfergabe, Hingabe. Oft wird es mit dem Wort „Namaste“ verbunden: „Die Göttlichkeit in mir verbeugt sich vor der Göttlichkeit in dir“.

Mudras: Siegel des Körpers

Mudras sind Haltungen der Hände zur Konzentration auf den Energiefluss. Sie helfen, die Energie bewusst im Körper erfahrbar zu machen und zu lenken. Die unterschiedlichen Mudras haben darüber hinaus jeweils eine symbolische Bedeutung.

Pranayama und Meditation

Die Ausführungen des Hatha Yoga zu diesen Themen unterscheiden sich nicht wesentlich von Patanjalis achtgliedrigem Pfad – siehe daher hierzu S. 28 f. sowie die Kapitel Pranayama (S. 216 ff.) und Meditation (S. 224 ff.).

Lauschen auf den inneren Ton

Damit ist das Chanten von OM (s. Marginalspalte) gemeint, das in vielen verschiedenen Varianten gesungen werden kann. Oft wird es dreimal hintereinander angestimmt, um sich zu sammeln. Verbreitet ist auch das kontinuierliche Chanten von OM, das zuerst leise, dann lauter und wieder stetig leiser werdend gesungen wird, bis es vollkommen verstummt. Anschließend folgt die Konzentration auf den inneren Klang, eine innere Vibration, mit der die Energiebahnen gereinigt und Blockaden aufgelöst werden. Ziel ist es, Anahata Nadam, den Klang der Stille, zu hören.

Das Ziel: Samadhi

Ähnlich wie in Patanjalis achtgliedrigem Pfad ist Samadhi, die innere Freiheit, das Ziel der Hatha-Yoga-Übungen (s. S. 28). Die Hatha Yoga Pradipika beschreibt verschiedene Phänomene, die eintreten, wenn der Yogi befreit ist: Er ist „frei von allem Denken... kann Zeit transzendieren... kennt weder Geruch, noch Geschmack, noch Berührung noch Geräusch, noch sich selbst, noch andere... ist weder wach noch schläft er... kennt keine Hitze oder Kälte, Glück oder Unglück... schläft scheinbar im Wachzustand, ohne Ein- und Ausatmung... ist von keiner Waffe oder Macht dieser Welt verletzbar“.

Der Weg ist das Ziel

Diese Ausführungen mögen genügen, um an dieser Stelle deutlich zu machen, dass auch der Weg des Hatha Yoga, ähnlich wie Patanjalis achtgliedriger Pfad, nicht unbedingt für die Ungeduldigen geeignet ist; denn er stellt einen äußerst langwierigen Weg dar, um den Zustand von Samadhi zu erreichen. Dennoch ist jeder einzelne Schritt in seine Richtung dazu geeignet, sich unabhängiger von äußeren Umständen zu machen und immer größere innere Gelassenheit in der Begegnung mit der Welt und all ihren Erscheinungen zu entwickeln.

Die heilige Silbe OM

OM ist das heiligste Mantra und wird gleichermaßen von Yogis, Hindus und Buddhisten gesungen. OM ist der universelle Urklang. Im Sanskrit setzt sich OM aus den Buchstaben a und u, die in der Kombination zu o werden, und dem Nasallaut m zusammen. Es kursieren zahlreiche Bedeutungen dieser drei Buchstaben, meistens wird damit jedoch der Anfang, die Mitte und das Ende verbunden – und so die Silbe OM als Abbild der vollständigen Wirklichkeit in ihrer Vollkommenheit verstanden.

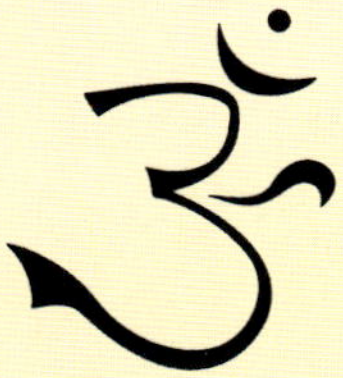

Auf einen Blick:

DIE HAUPTWEGE DES HISTORISCHEN YOGA

Satsang: (sanskr. *satya*: Wahrheit, *anga*: Glied) Eine Gemeinschaft von Menschen, die auf der Suche nach der Wahrheit sind. Es geht darum, sich mit Menschen zu umgeben, die Gutes tun und guttun, wahr und authentisch sind.

Die Geschichte des Yoga hat im Wesentlichen fünf Hauptwege hervorgebracht, die in der heutigen Praxis häufig miteinander kombiniert werden, da sie sich keineswegs widersprechen, sondern sich vielfach ergänzen.

Wege des Yoga in der Bhagavadgita

In der Bhagavadgita werden drei Yoga-Wege aufgezeigt, welche die Übungswege bis heute nachhaltig beeinflusst haben:

Bhakti Yoga: Der Weg der Hingabe führt über die Hingabe an etwas Höheres, welches das Leben bestimmt, in die Freiheit. Damit verbunden ist die Akzeptanz des eigenen Schicksals und die Vorstellung, dass alle Erfahrungen von etwas Höherem geleitet werden und dem eigenen Wohl dienen. Im Mittelpunkt dieses Weges stehen Liebe, Hingabe und Mitgefühl.

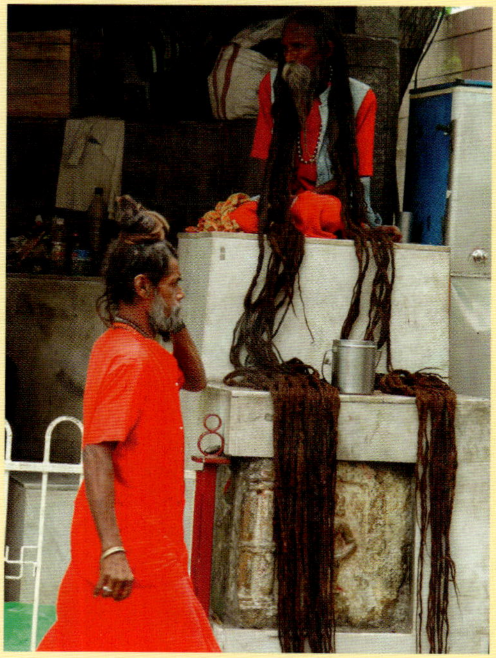

Egal, welcher Yoga-Weg eingeschlagen wird, er bedarf auf jeden Fall immer viel Geduld.

Eines der unterstützenden Mittel, den Bhakti-Yoga-Weg zu gehen, ist das Chanten, das Singen hingebungsvoller Gottesanrufungen und Lobgesänge, mit denen der Bhakti Yogi seine Ergebenheit an etwas Höheres zum Ausdruck bringt.

Karma Yoga: Der Weg des bewussten Handelns fußt auf dem Prinzip, unabhängig von Zuneigung und Vorlieben bewusst und selbstlos zu handeln. Ziel ist, Leid zu vermeiden oder zumindest, soweit es geht, zu mindern. Im Karma Yoga ist der Mensch nicht nur für jede seiner Handlungen – ob in Gedanken, Worten oder Taten – verantwortlich, sondern zugleich für alle Konsequenzen daraus. Das Dharma, die Aufgabe im Leben, ist zu erfüllen – unabhängig davon, was man dafür erhält.

Jnana Yoga: Der Weg der Weisheit wird mit Hilfe von Wissen, Verstand, Intellekt und Unterscheidungsvermögen beschritten. Zu Selbsterkenntnis gelangt der Jnana Yogi zum einen durch die geistige Suche nach Wahrheit, indem er die alten Schriften studiert und durch Selbstreflexion die Struktur des Geistes erkennt; zum anderen dringt er durch Meditation in Schichten jenseits des Intellekts vor und gelangt so zu weiteren intuitiven Erkenntnissen. Ein Jnana Yogi geht davon aus, permanent zu lernen – wobei alles ein Lehrer sein kann: die alten Schriften, Gurus (Lehrer) und Satsangs (Gemeinschaften Wahrheitssuchender) ebenso wie der gewöhnliche Alltag.

Raja Yoga:

Grundlage für diese auch Königsweg genannte Richtung sind die Sutras von Patanjali (s. S. 20 ff.). Der Raja Yogi folgt dem achtgliedrigen Pfad Patanjalis und schenkt insbesondere den letzten drei Gliedern besondere Bedeutung. Er besitzt mit seinem Geist, seinem Körper und seinem Atem Werkzeuge, um zu Selbsterkenntnis zu gelangen.

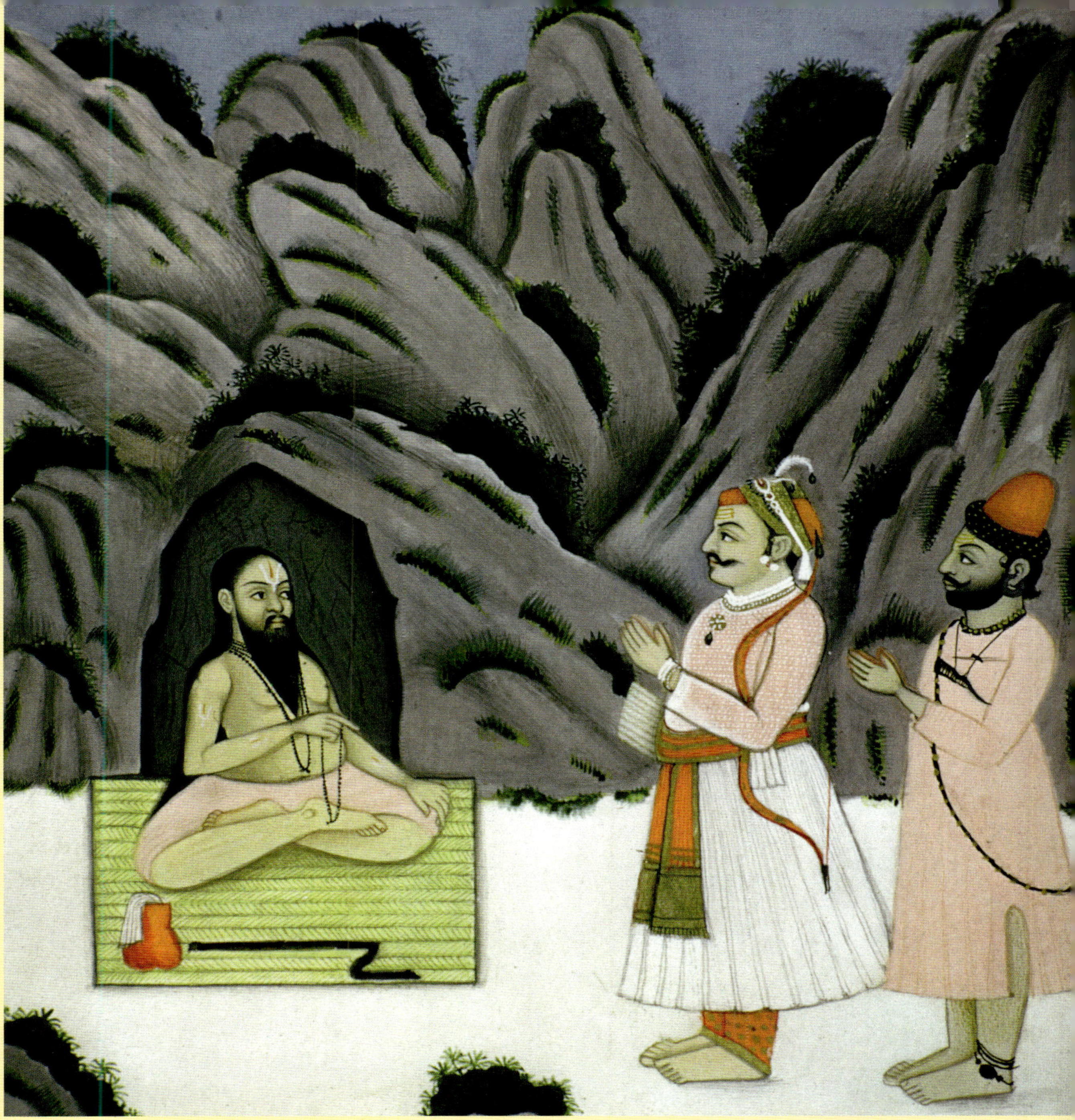

Hatha Yoga:

Der Weg der Körperlichkeit entstand unter dem Einfluss des Tantrismus (s. S. 33, Kasten) und führte erstmals nicht nur über Meditation und Selbsterkenntnis zur Begegnung mit dem Höchsten, sondern verstärkt über Körperübungen. Diese werden bis heute – wenngleich in abgewandelter Form – von den meisten Yogis praktiziert. Im Hatha Yoga dreht sich alles um Energiearbeit zur Lenkung des Energieflusses. Grundlagentext für diese Richtung ist die Hatha Yoga Pradipika (s. S. 32 ff.)

Früher zogen sich die weisen Yogis häufig für ein asketisches Leben aus einem normalen Leben zurück. Einige Yogis führen diese Tradition auch heute fort, die meisten Yoga-Praktizierenden integrieren ihren Weg jedoch in ihr normales Leben.

MODERNER YOGA

Yoga goes West

Ein Sadhu, ein heiliger Weiser, sitzt vor einem Internet-Café in Varanasi: Längst ist Yoga in der modernen Welt angekommen.

Bis ins 16. Jahrhundert hinein blieb in Indien Hatha Yoga sehr populär. Entwicklungen einer zunehmend streng-religiösen Ausrichtung im Hinduismus führten jedoch dazu, dass niedere Kastenangehörige sowie Frauen vom Übungsweg des Yoga ausgeschlossen wurden – mit der Folge, dass der Weg des Yoga nahezu vollkommen aus dem Leben der Inder verschwand. Dennoch blieb das Yoga-Wissen über Jahrhunderte hinweg erhalten und erlebte seit der 2. Hälfte des 19. Jahrhunderts eine weit über Indien hinaus wirkende Renaissance – zunächst vor allem durch religiöse Neuerungsbewegungen, welche die alten Yoga-Praktiken neu belebten. Einer der Wiederentdecker des Yoga wurde der indische Philosoph Sri Aurobindo Ghose (1872–1950), der mit seinem Konzept des „Integralen Yoga" eine dogmenfreie Verbindung zwischen allen Religionen zu schaffen suchte.

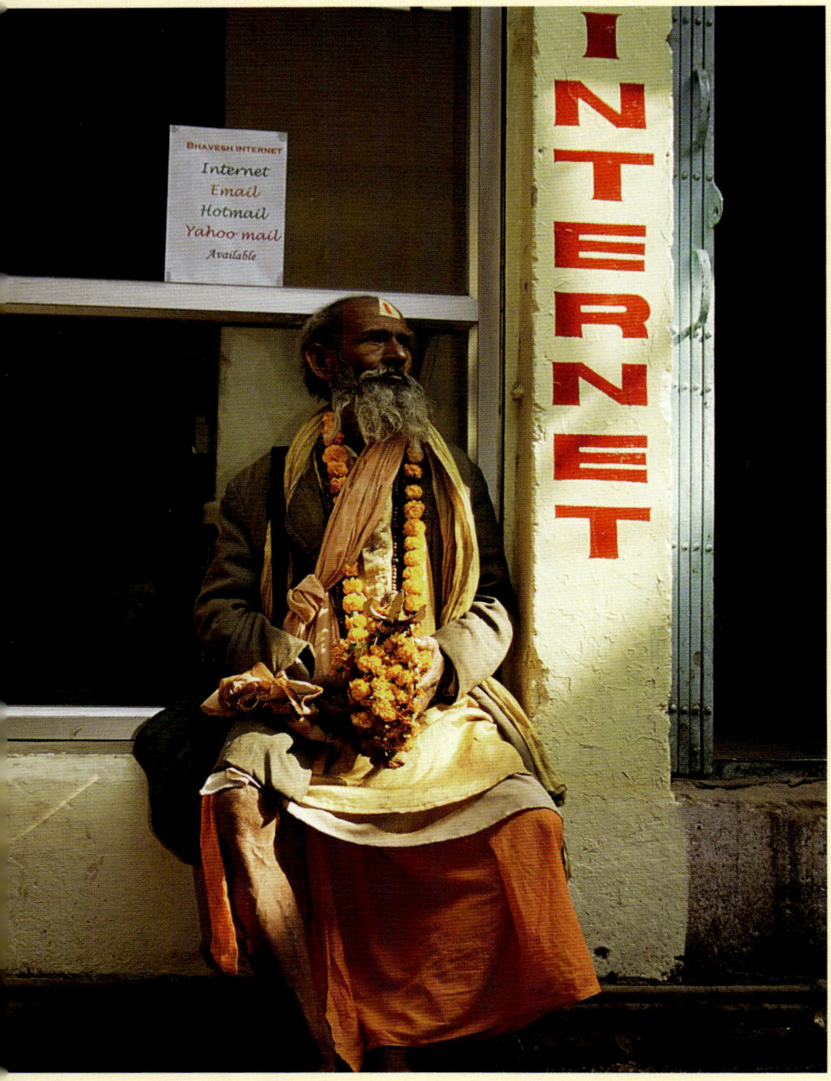

Erste Schritte in den Westen

Swami Vivekananda (1863–1902), einer der Begründer des Neuhinduismus, widmete sich zeitlebens dem Ziel, die vedischen Lehren auch im Westen bekannt zu machen. Das Jahr 1893, in dem Vivekananda eine Rede vor dem Weltparlament der Religionen in Chicago hielt, kann als Geburtsjahr des Yoga im Westen betrachtet werden: Hier stellte er die Praktiken des Yoga, welche die Rishis (indische Weise) auf der Suche nach einem zufriedenen und glücklichen Zustand über Tausende von Jahren entwickelt hatten, erstmals einem großen westlichen Auditorium vor. Seither war der Einzug des Yoga in den Westen nicht mehr aufzuhalten.

Die Modernisierer alter Traditionen

Neben zahlreichen anderen Yogis haben vor allem zwei weitere Inder den Yoga zu dem gemacht, wie er heute weltweit bekannt ist: Swami Sivananda Saraswati und T. Krishnamacharya.

Swami Sivananda Saraswati (1887–1963) entwickelte einen Yoga-Stil, der Karma, Jnana, Bhakti und Raja Yoga (s. S. 40 f.) miteinander vereinte. Mit dieser Kombination können – so Sivananda – alle Herausforderungen des Lebens gemeistert werden. Eine sanfte Asana-Praxis, um den Körper gesund zu halten, gehört ebenso dazu wie Meditation, um den Geist zu beruhigen.

Tirumalai Krishnamacharya (1888–1989) prägte wie kaum ein anderer den körperbetonten Yoga, der heute in zahlreichen Stilvarianten im Westen gelehrt und geübt wird. Schon als Kind erhielt er den ersten Yoga- und Sanskrit-Unterricht und ließ Studien des Sanskrit, der Logik und Grammatik, Ausbildungen in den verschiedenen philosophischen Systemen Indiens und in der ayurvedischen Heilkunst folgen. Seine Yoga-Kenntnisse vertiefte Krishnamacharya sieben Jahre lang im Himalaya bei seinem Lehrer Ramamohan Brahmachari. Auf dessen Wunsch verzichtete er anschließend auf eine Karriere als Gelehrter; stattdessen wurde er Yoga-Lehrer und gründete in Mysore eine Schule, wo er nach und nach auch Frauen und westliche Schüler unterwies. Zu seinen berühmtesten Schülern gehören B.K.S. Iyengar, Patthabi Jois und T.K.V. Desikachar (s. S. 44 f.). Krishnamacharya ging in Indien regelrecht auf Tournee, um einer großen Zahl von Menschen den Yoga – wieder – nahezubringen. Er gilt als unumstrittener „Godfather" des modernen Hatha Yoga – und alle später entwickelten körperbetonten Stile haben ihre Wurzeln im Yoga Krishnamacharyas.

Neben einer spirituellen Praxis stellte Krishnamacharya die Vorteile der Asana-Praxis in den Mittelpunkt seiner Lehre; dabei versuchte er nicht, den Menschen dem Yoga entgegenzuführen, sondern brachte jedem seiner Schüler auf individuellem Wege den Yoga nahe. Jeder seiner Schüler bekam ein auf ihn persönlich zugeschneidertes Übungsprogramm. Für Jugendliche etwa sah er eine Reihe von aufeinander aufbauenden, anspruchsvollen Übungssequenzen vor, die seine Schüler immer wieder neu herausforderten. Um die Konzentration seiner Schüler zu stärken, kombinierte er ihre Asanas mit Atemübungen und ließ die Sequenzen von einer Asana in die nächste fließend üben (siehe Vinyasa Yoga, S. 47 f.). So bereitete er diese Schüler auf eine spirituelle Entwicklung vor, die – trotz der Konzentration auf die Asana-Praxis – auch für Krishnamacharya das Ziel des Yoga blieb. Für Kranke hingegen setzte er gezielte Asana- und Atemübungen in Kombination mit ayurvedischen Heilbehandlungen ein, um bei den Schülern diese Hindernisse – denn Krankheit betrachtete er als Hindernis – auf dem Weg der spirituellen Entwicklung zu verringern und zu beseitigen.

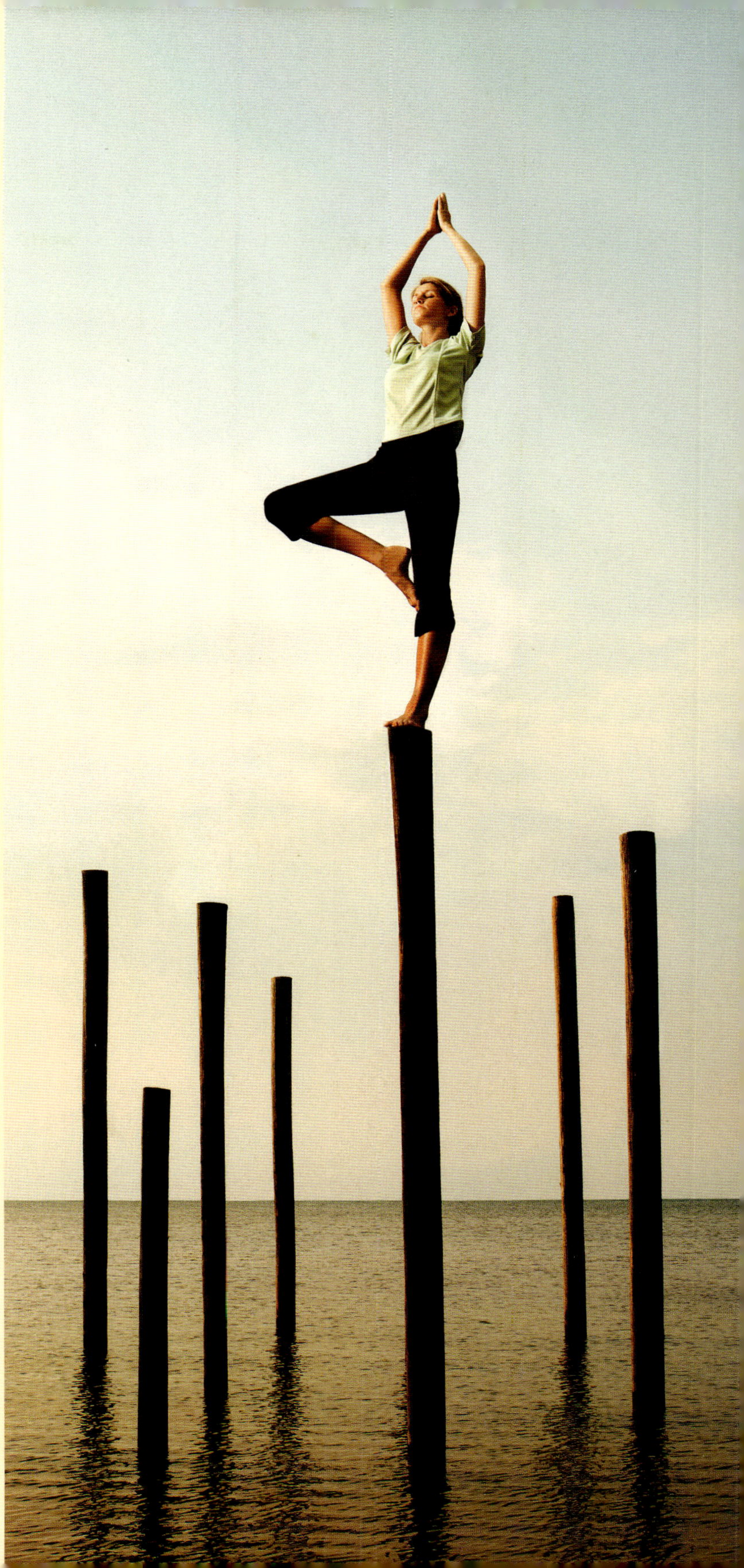

Die aktuellen Yoga-Stile

Die Begrifflichkeiten des modernen Yoga gleichen einem Dschungel und erscheinen vielen auf den ersten Blick verwirrend. Aber alle heute praktizierten Stile lassen sich auf die drei historischen Grundlagen – den religiös geprägten Yoga, den Yoga aus den Sutras des Patanjali und den Hatha Yoga – zurückführen. Alle schöpfen letztlich aus den gleichen Quellen und setzen lediglich unterschiedliche Schwerpunkte. In Anbetracht der Stilvielfalt sollen daher im Folgenden nur die bekanntesten vorgestellt werden.

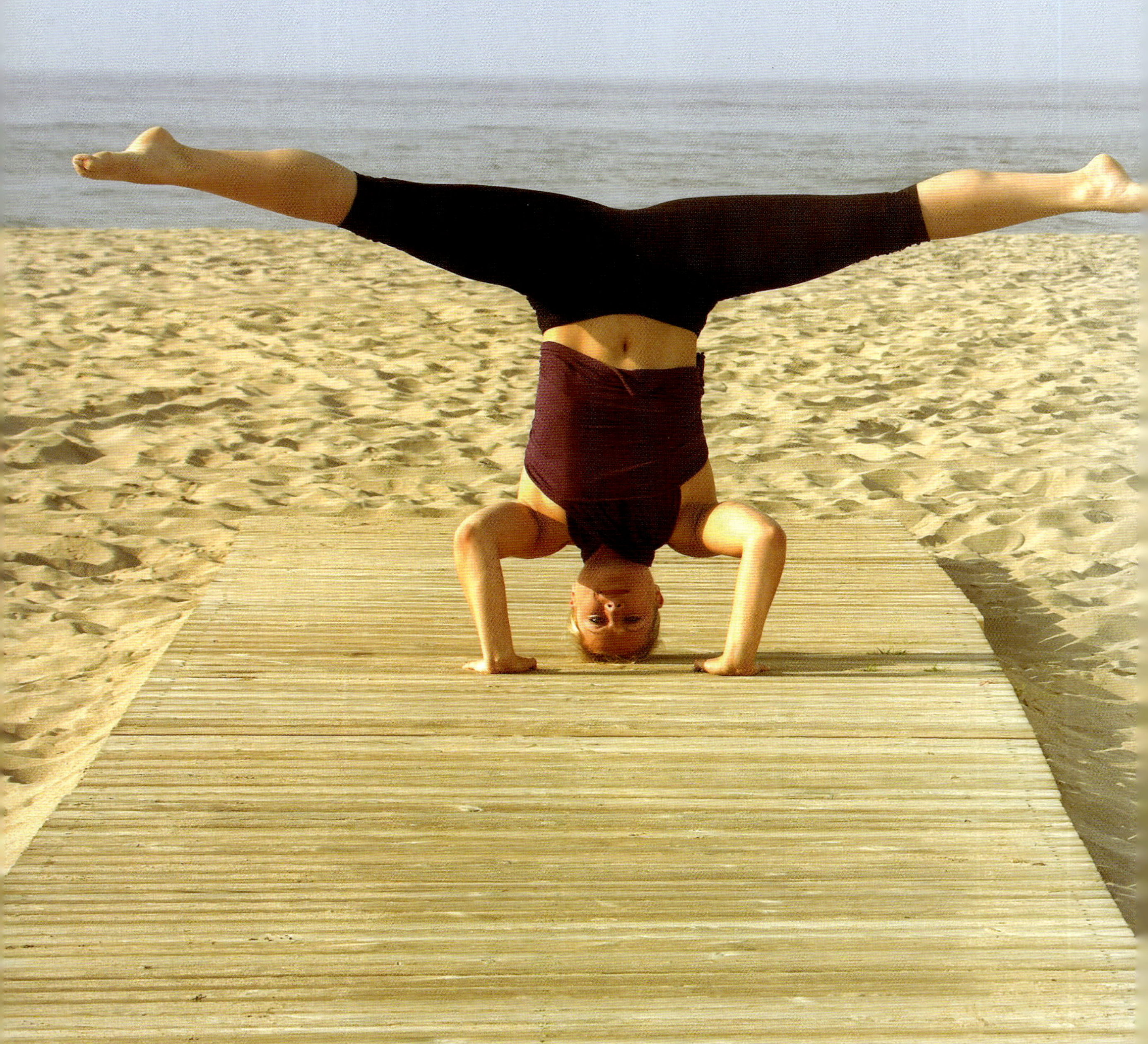

Sivananda Yoga

Swami Vishnudevananda (1927–1993, Indien) erhielt Ende der 1950er-Jahre von seinem Lehrer, Swami Sivananda Saraswati, den Auftrag, den Yoga in den Westen zu bringen. Er gründete das bis heute existierende „Sivananda Yoga Vedanta Center“ in Montreal (Kanada). Mittlerweile gibt es Sivananda-Zentren in der ganzen Welt, hauptsächlich in Nordamerika und Europa, in denen die fünf Pfeiler der Sivananda-Methode gelehrt werden: Asana-Praxis (häufig als klassischer Hatha-Yoga-Stil bezeichnet), verbunden mit Atemübungen, Tiefenentspannung, Vegetarismus und Meditation – verknüpft mit positivem Denken.

Integratives Yoga

Swami Satchidananda (1914–2002, Indien), ebenfalls ein Schüler Swami Sivananda Saraswatis, wurde Ende der 1960er-Jahre dadurch berühmt, dass er auf dem berühmten Rockfestival in Woodstock Tausende von auf Musik wartenden Zuhörern dazu animierte, die heilige Silbe OM zu chanten. Er gründete das „Integral Yoga Institute“ in Virginia (USA), dem weitere Ableger weltweit folgten. In den Eckpfeilern seines Stils übernahm er das Erbe seines Lehrers: sanfte Asana-Praxis, Atemübungen, Tiefenentspannung und Meditation.

Yoga in der Tradition von T. Krishnamacharya

T.K.V. Desikachar (* in den späten 1920er-Jahren, Indien), Sohn und engster Schüler Krishnamacharyas, leitet den „Krishnamacharya Yoga Mandiram“ in Chennai (vormals Madras, Indien), eine staatlich anerkannte Institution, in der auch heute indische und westliche Schüler ausgebildet werden. Der dort gelehrte Yoga greift den therapeutischen Ansatz Krishnamacharyas auf, in dem er sich an den Bedürfnissen des Übenden orientiert und die Asana- und Atemübungen entsprechend den Voraussetzungen, Bedingungen und Notwendigkeiten der jeweiligen Person ausgerichtet werden. Konsequenterweise erfolgt der Unterricht meist im Einzelunterricht.

Iyengar Yoga

B.K.S. Iyengar (*1918, Indien), auch er ein Schüler Krishnamacharyas und Desikachars Onkel, ist der Begründer des „Iyengar Memorial Yoga Institute“ in Pune (früher Poona, Indien). Iyengar Yoga ist einer der berühmtesten Yoga-Stile überhaupt und weltweit verbreitet. Es nimmt Elemente des therapeutischen Ansatzes auf, setzt jedoch weniger auf die individuelle Anpassung der Übungssequenzen als vielmehr auf die absolute Präzision bei der Ausübung einer Asana. Iyengar nimmt zahlreiche sogenannte Props (engl.: Requisiten) zu Hilfe – Blöcke, Gurte, Decken, Kissen, Stühle –, um die Schüler an eine Position heranzuführen und sie genauestens auszurichten. Erst wenn ein Schüler die Asana beherrscht, wird er in Atemübungen eingeführt. Der Yoga-Stil ist kraftvoll und betont körperorientiert.

Pattabhi Jois' Ashtanga Yoga

Pattabhi Jois (1915–2009, Indien), ebenfalls Krishnamacharya-Schüler, unterrichtet in dem von ihm ins Leben gerufenen „Ashtanga Yoga Research Institute“ in Karnataka (vormals Mysore, Indien) und übernahm vor allem Elemente des Vinyasa Yoga (siehe Vinyasa Yoga, S. 47 f. Kasten) und verfeinerte sie. Die Besonderheit des Ashtanga Yoga liegt in der präzisen Abfolge der von Pattabhi Jois entwickelten Körperübungen, die seither unverändert blieben. In einem solchen Übungsablauf – auch Serie genannt – bereitet jede Körperhaltung die nachfolgende vor. Es gibt eine Reihe von Serien, wobei die meisten Schüler allerdings kaum über die erste Serie hinauskommen. Die körperlich sehr anspruchsvollen Asanas werden kraftvoll, dynamisch und fließend geübt und mit Atemübungen kombiniert.

Ananda Yoga

Swami Kriyananda (*1926, Rumänien amerikanische Abstammung) entwickelte diesen auch Kriya Yoga genannten Stil, der auf Körper- und Atemübungen basiert, die sein Lehrer Yogananda (1893–1952, USA) bereits 1917 entwickelt hatte. Sie lenken den Energiefluss auf bestimmte Körperteile oder Organe, um den Schüler auf die Meditation und die geistige Schulung vorzubereiten.

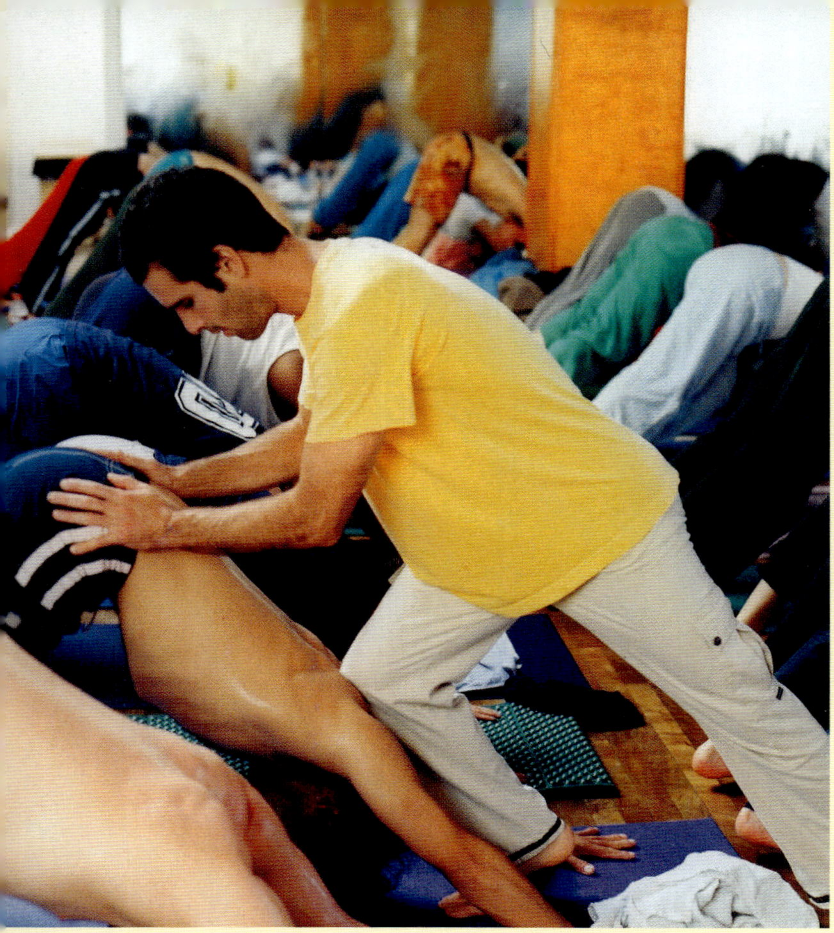

Bryan Kest, Begründer des Power Yoga, beim Unterricht.

Kripalu Yoga

Amrit Desai ist Urheber des Kripula Yoga, der die Asana-Praxis, die Atemübungen und den fließenden Stil Krishnamacharyas zur Grundlage hat. Er fordert allerdings die Schüler auf, die eigenen Stärken und Schwächen selbst zu erkennen. Zunächst wird die korrekte Ausführung der Asanas und die Koordination von Bewegung und Atem geübt. Dann werden die einzelnen Positionen über einen längeren Zeitraum gehalten, auch um zu lernen, gleichmütig in einer Position zu verweilen. In der dritten und letzten Stufe entwickeln Schüler ihre eigene Praxis: Die Abfolge und das Halten der Positionen erfolgt je nach Bedürfnis des Schülers.

Kundalini Yoga

Yogi Bhajan (1930-2004, Pakistan) entwickelte diesen Yoga-Stil in der religiösen Tradition des Sikhismus – einer seit Ende des 15. Jahrhunderts in Indien praktizierten Religion, deren Lehre eine Synthese zwischen dem Hinduismus und dem Islam darstellt. Die von ihm gegründete „Health, Happy, Holy Organisation" (3HO) in New Mexiko ist mittlerweile auf der ganzen Welt vertreten. Kundalini Yoga gilt als Yoga der Energie und zielt mit seinen Körper- und Atemübungen darauf ab, Kundalini, die Schlange, zu erwecken (s. S. 36). Karma Yoga, Mantra-Singen, vegetarischer Lebensstil sowie die therapeutische Anwendung von Yoga und Ayurveda gehören ebenso dazu.

Bikram Yoga

Bikram Choudhury (*1946, Indien) bezeichnet sich selbst gern als „Yogi für die Stars", da er als Lehrer einiger Hollywoodschauspieler bekannt wurde. Sein Markenzeichen ist der auf 30–35 °C aufgeheizte Raum, in dem eine körperlich anspruchsvolle Abfolge von 24 Asanas, verbunden mit Atemübungen, geübt wird.

Power Yoga

Bryan Kest (*1966, USA), ein Pattabhi-Jois-Schüler, machte den Namen Power Yoga berühmt. Weniger spirituell orientiert, zielt dieser Yoga-Stil mit einer sehr anspruchsvollen Asana-Praxis im Vinyasa-Stil darauf ab, sich selbst und seinen Körper zu akzeptieren. Zwar soll der Schüler in der Praxis an seine Grenzen herangehen, sie aber nicht überschreiten, sondern auf den eigenen inneren Lehrer hören, um so zu größtem gesundheitlichen Nutzen für Körper, Geist und Seele zu gelangen.

Jivamukti Yoga

Sharon Gannon und David Life (beide USA) entwickelten mit dem Jivamukti Yoga einen spirituellen Stil, der verschiedene Aspekte des Yoga kombiniert: das Studieren der Grundlagentexte, Bhakti Yoga (s. S. 40), Ahimsa (s. S. 26), Meditation und Nada Yoga, d. h. die Integration von Musik, Chanten und Kirtan (Mantra-Singen) sowie das Singen von OM in jeder Praxisstunde. Insbesondere Ahimsa spielt hier eine zentrale Rolle, sodass Vegetarismus, Tier- und Umweltschutz sowie ethisch-politischer Aktivismus mit einbezogen sind. Die Asana-Praxis im Vinyasa-Stil ist körperlich äußerst herausfordernd.

Vinyasa Yoga

Vinyasa Krama bedeutet so viel wie das bewusste Platzieren von einem Schritt. Das Ziel besteht darin, die unbewussten Räume zwischen bewusst erlebten Ereignissen mit Aufmerksamkeit und Bewusstsein zu füllen.

Das Konzept von Vinyasa Krama wurde erstmals von Krishnamacharya in die Asana-Praxis aufgenommen. Er wusste, dass zwischen bewussten Ereignissen die Gedanken abschweifen können: Zum Beispiel zwischen den einzelnen Asanas, indem die nächste Asana vorweggenommen wird, dabei der Weg dorthin jedoch nicht mehr wahrgenommen wird. Um dies zu verhindern und um jederzeit Bewusstsein, Zentriertheit und Präsenz zu erzielen, koordinierte Krishnamacharya die Bewegung mit Atemzügen und einem fließenden Übergang von einer Asana in die nächste, sodass eine Art „Meditation in Bewegung" entsteht. Durch eine sinnvolle Abfolge von Asanas werden Wirkungen auf Körper, Geist und Seele erzielt. Dieser Ansatz wurde im Ashtanga Yoga (s. S. 45) weitergeführt und fließt heute in zahlreichen Stilrichtungen mit ein, etwa im Power Yoga, Anusara Yoga und im Jivamukti Yoga.

Anusara Yoga

John Friend (*1959, USA) entwickelte neben einer anspruchsvollen Asana-Praxis im Vinyasa-Stil vor allen Dingen eine lebensbejahende Philosophie, die auf Harmonie und Freude ausgerichtet ist und grundsätzlich das Gute im Leben und in allen Menschen sucht.

Die Reise geht weiter

Beinahe täglich entstehen im Yoga neue Stile – mit immer neuen Schwerpunktsetzungen: Hormon Yoga, Nackt Yoga, Business Yoga, Acro Yoga (ein akrobatisch orientierter Yoga) ... um nur einige zu nennen. Yoga boomt regelrecht – und das auf der ganzen Welt! Auch ist er inzwischen zu einem nicht zu vernachlässigenden Wirtschaftsfaktor geworden: Es gibt Yoga-Ausbildungszentren, -Studios, -Seminare, -Workshops, -Kleidung, -Zubehör, Yogi-Lebensmittel und noch vieles mehr. Ein Ende der wachsenden Yoga-Welt ist nicht in Sicht. Immer mehr Menschen lernen die mannigfaltigen Vorteile des Yoga kennen und schätzen, da jeder seinen Stil, mit dem sich der Weg in die innere Freiheit beschreiten lässt, finden kann.

Workshop zu einem der neueren Trends – Acro Yoga – eine Mischung aus Akrobatik und Yoga.

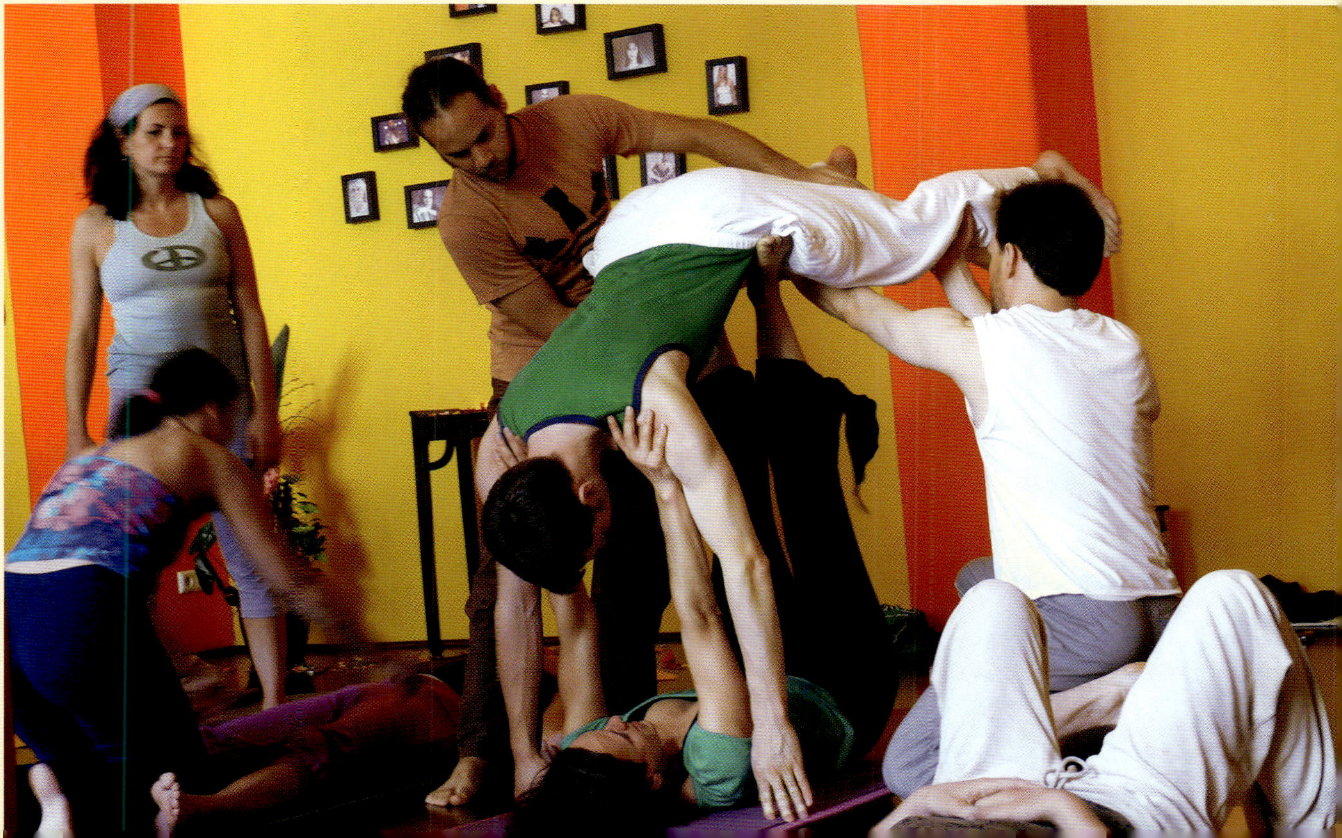

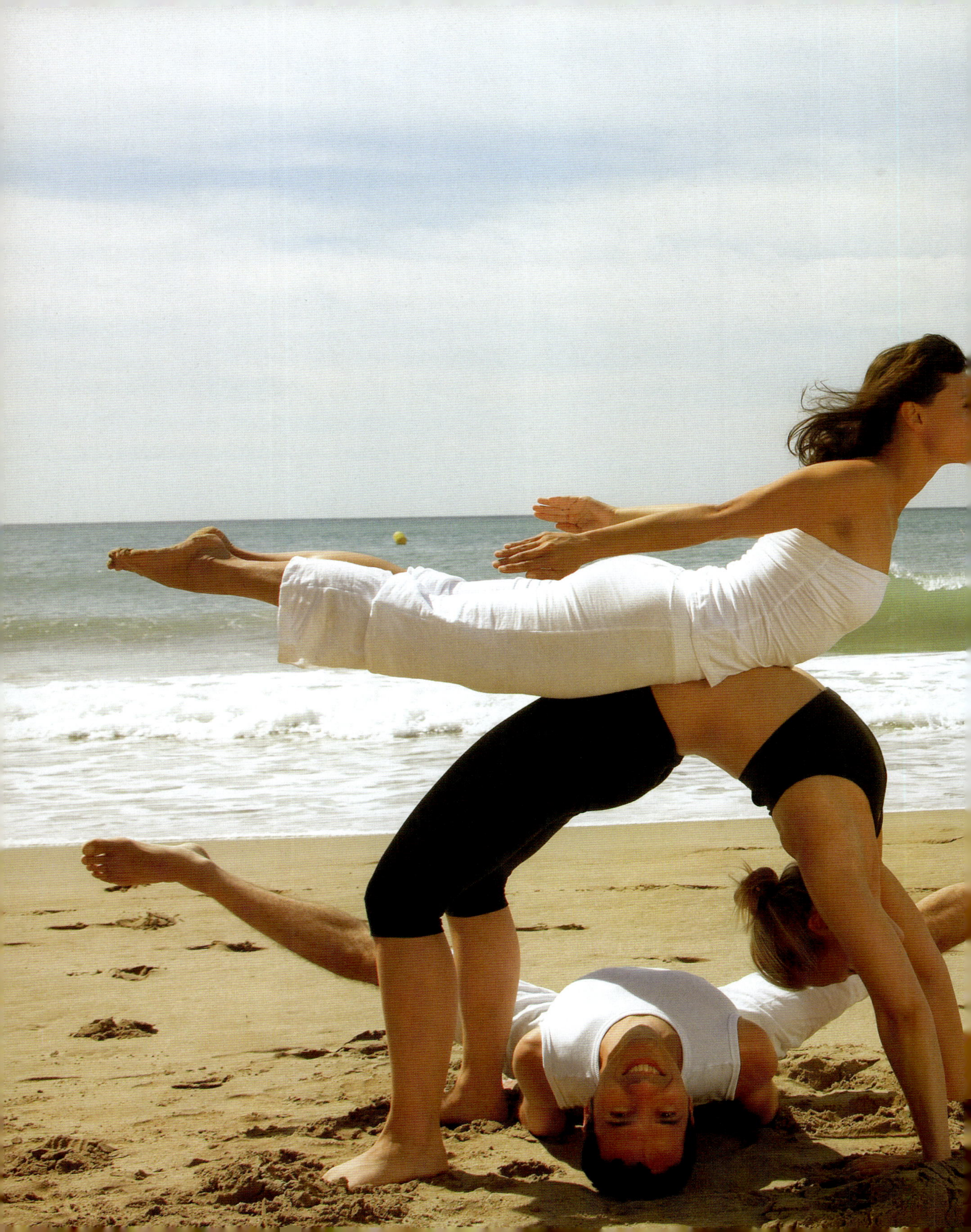

asanas
Körperhaltungen

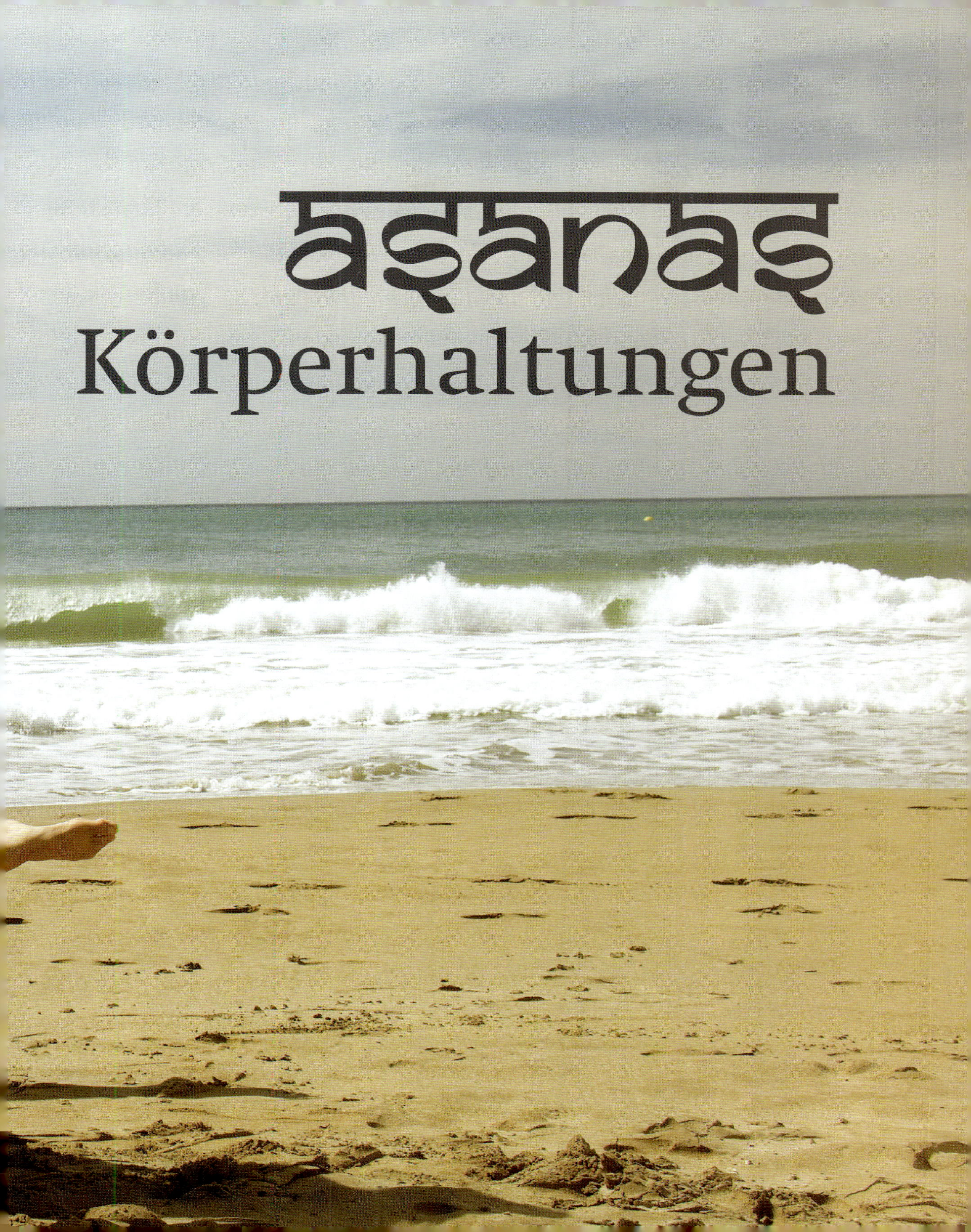

ERLÄUTERUNGEN ZU DEN ASANAS

Anzahl der Asanas

Die einzelnen Positionen, die bei der körperlichen Disziplin des Yoga eingenommen werden, werden als Asanas bezeichnet. Angeblich gibt es Tausende von Asanas, die im Laufe der Jahrhunderte und Jahrtausende von Yogis mit äußerst verschiedenen Schwerpunkten entwickelt und variiert wurden.

Die wahrscheinlich umfangreichste Darstellung enthält das Poster „The Master Chart of 908 Postures by Sri Dharma Mittra“ (s. Abbildung). Sri Dharma Mittra, einer der renommiertesten Yoga-Gurus weltweit, hat das Poster aus ursprünglich 1.350 Asanas, in denen er sich selbst fotografierte, zusammengestellt. 300 dieser Asanas hat er selbst entwickelt, wobei er sich „nur als einen Körper, durch den die Intuition geflossen ist“ bezeichnet. Bis heute experimentieren erfahrene Yogis mit immer neuen Körperhaltungen. Daher erheben die folgenden Kapitel keineswegs einen Anspruch auf Vollständigkeit. Für dieses Buch wurden vielmehr vorrangig solche Asanas ausgewählt, die heute in modernen Yoga-Schulen unterrichtet werden. Die Ausübung der Asanas mag je nach Stilrichtung im Detail variieren; dennoch vermittelt die Auswahl einen guten Gesamtüberblick.

Asana-Gruppen

Auf den folgenden Seiten werden die Asanas entsprechend ihren Schwerpunkten in die Kapitel „Sonnengruß“, „Stehende Positionen“, „Vorbeugen“, „Rückbeugen“, „Twists (Rotationsbewegungen)“, „Arm-Balancen“, „Umkehrhaltungen“, „Neutrale Positionen“ sowie „Positionen zur Entspannung“ zusammengefasst. Mischformen wurden in das Kapitel des jeweiligen Asana-Schwerpunkts eingegliedert. So sind etwa im Kapitel über Stehende Positionen vielfach auch Rück- oder Vorbeugen enthalten.

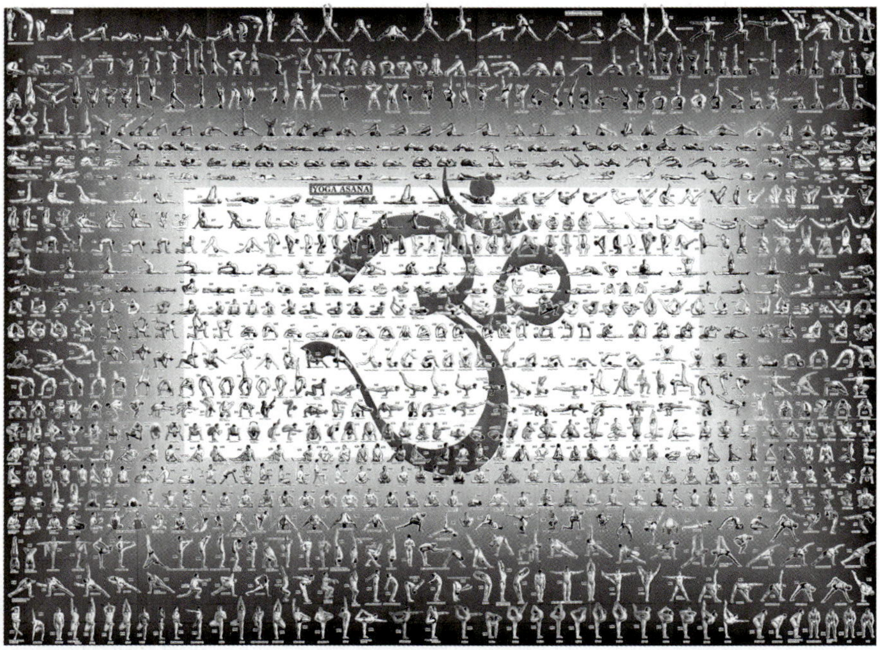

*Das Poster „The Master Chart of 908 Postures by Sri Dharma Mittra“ (*1939 in Brasilien, lebt und lehrt in New York City) hängt in vielen Yoga-Studios und Ashrams weltweit.*

Wirkung der Asanas

Eine korrekt ausgeübte Asana-Praxis wirkt sich insgesamt positiv auf die körperliche Stabilität, Kraft, Flexibilität und Ausgeglichenheit aus. Zudem bewirkt sie eine Stärkung des Herz-Kreislaufsystems sowie der Atmung. Darüber hinausgehende Wirkungen einzelner Asanas werden auf den jeweiligen Übungsseiten, psychologische Effekte in der Asana-Praxis zu Beginn eines jeden Unterkapitels beschrieben.

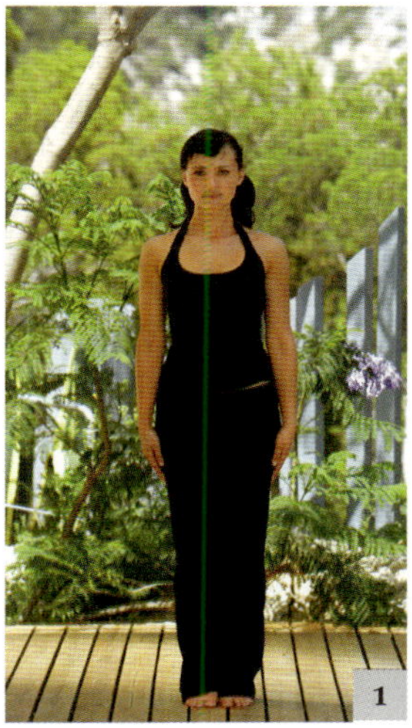

Neutrale Wirbelsäule

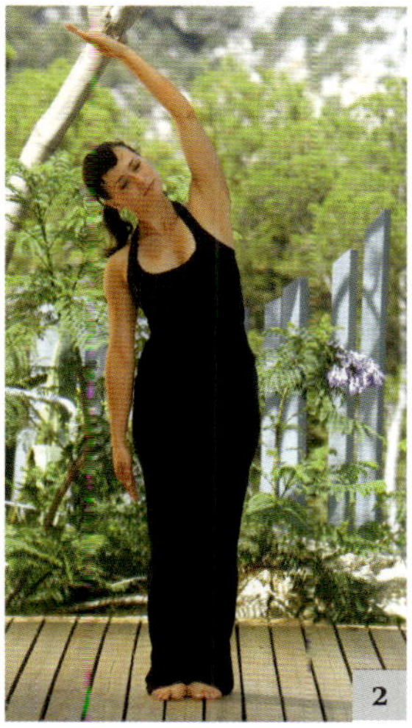

Seitbeuge

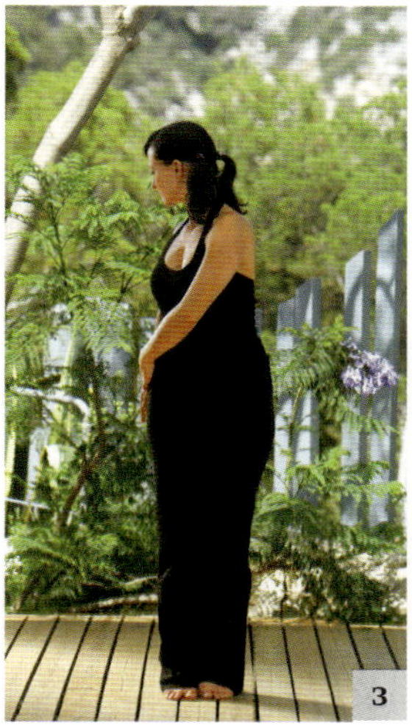

Rotationsbewegung/Twist

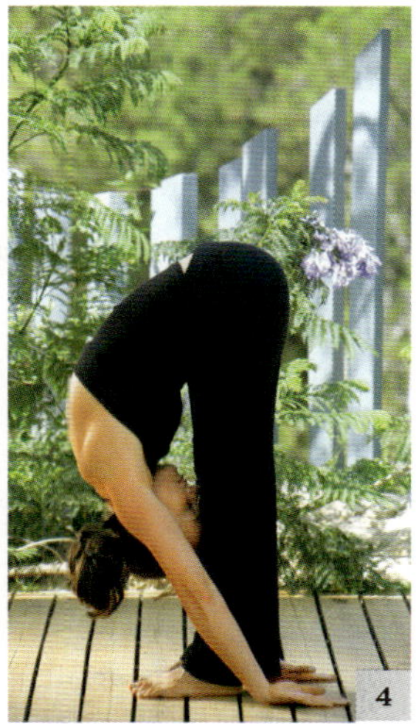

Vorbeuge

Ausrichtungsprinzipien

Im Wesentlichen orientiert sich die Ausrichtung in jeder Asana an der Bewegung bzw. Haltung der Wirbelsäule. Diese lässt sich nach fünf Hauptbewegungen unterscheiden:

1. Neutrale Wirbelsäule: Die Wirbelsäule ist neutral in ihrer natürlichen Krümmung ausgerichtet.
2. Seitbeuge: Die Wirbelsäule streckt sich zur Seite.
3. Rotationsbewegung oder Twist: Die Wirbelsäule dreht sich um die eigene Achse.
4. Vorbeuge: Die Wirbelsäule beugt sich aus dem Becken nach vorn. Die Körperrückseite wird gedehnt.
5. Rückbeuge: Die Wirbelsäule beugt sich aus der Brust nach hinten. Die Körpervorderseite wird gedehnt.

Stabilität und Leichtigkeit

Der Yogi versucht in jeder Asana gleichermaßen Stabilität und Leichtigkeit zu finden, d. h. stabil ausgerichtet und fest verwurzelt in der Asana zu verweilen und dabei gleichzeitig eine gewisse Leichtigkeit zu empfinden. Letztere ermöglicht ihm, die Position ohne eine über die eigenen Grenzen hinausgehende Anstrengung einzunehmen und zunächst kurz, dann mit zunehmender Praxis auch länger zu halten. Der maßgebliche Helfer dabei ist der eigene Atem. Solange man in einer Asana ruhig und gleichmäßig atmen kann, ist das Gefühl der Leichtigkeit gegeben. Deshalb wird der Atem auch als der innere Lehrer bezeichnet, auf den es stets und immer wieder neu zu hören gilt. Zu weiteren Helfern, die das Üben der Asanas erleichtern, siehe S. 52 f.

Nobody is perfect

Jede Asana ist von ihrer Natur aus „leer" – gleich schwer oder gleich leicht. Was dem einen schwer fällt, mag dem anderen leicht fallen. Jeder hat bestimmte Stärken und Schwächen, Vorlieben oder Abneigungen. Lassen Sie sich nicht entmutigen, sondern versuchen Sie, jeder Asana immer wieder neu und frisch zu begegnen. Und lassen Sie sich nicht von einer augenscheinlichen Komplexität und dem Schwierigkeitsgrad einer Asana abschrecken. „Nobody is perfect" und jeder hat irgendwann einmal angefangen. Üben Sie einfach kontinuierlich weiter.

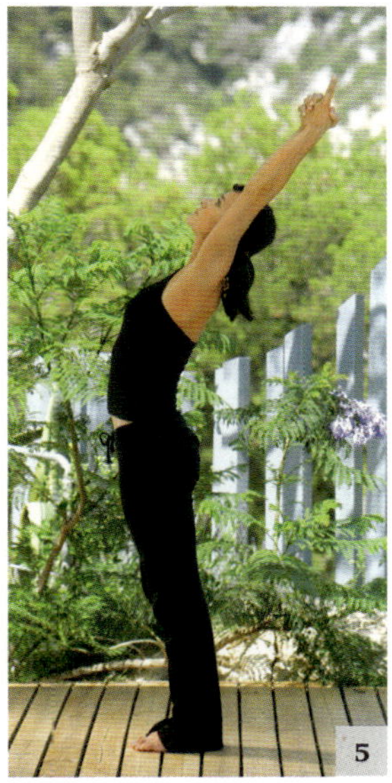

Rückbeuge

Zug und Gegenzug

Ein weiteres Prinzip in jeder Asana besteht in der Ausdehnung des Körpers durch einen Zug und einen Gegenzug. Je nach Asana sind unterschiedliche Körperteile davon betroffen: Mal pressen die Fersen im Stehen fest in den Boden und die Krone des Kopfes zieht nach oben, mal ziehen die Fersen im Sitzen nach vorn und die Sitzknochen nach hinten. Es geht aber immer darum, sich in die verschiedenen Richtungen zu dehnen, um so auch in den komplexesten Positionen Raum zu schaffen.

Helfer in den Asanas

Bandhas: Die Körperverschlüsse

Mit Bandha (sanskr.: fesseln, binden, halten) werden Körperverschlüsse bezeichnet, die wie ein Ventil die Energie im Körper regulieren und leiten. Um die Bandhas zu setzen und in der Asana wirkungsvoll als Unterstützung, ja sogar Stütze einzusetzen, bedarf es ein wenig Übung. Zum einen sind die Bandhas subtile Muskelkontraktionen und zum anderen bedarf es erhöhter Konzentration, um sie zu setzen und zu halten.

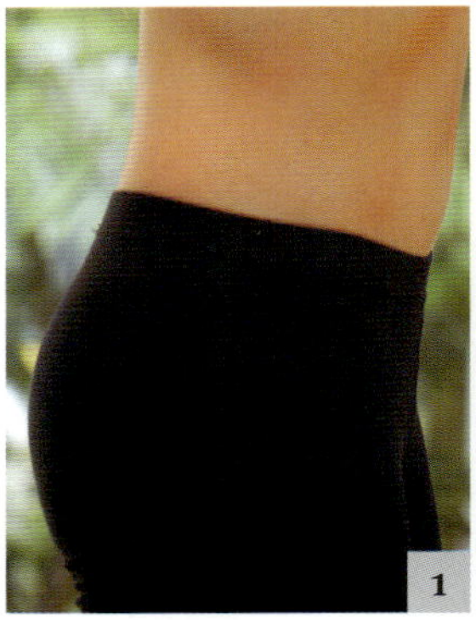

Mula Bandha: entspannt

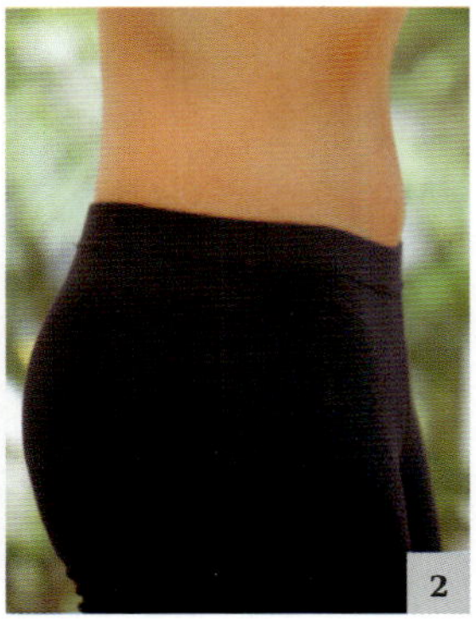

Mula Bandha: gesetzt

Mula Bandha

Mula Bandha (sanskr.: Wurzel, Basis) gibt Festigkeit und Stabilität. Außerdem verhindert es, dass das Becken nach hinten kippt und ein Hohlkreuz entsteht. Um Mula Bandha zu setzen, wird in der Einatmung der Beckenboden angespannt. Dabei zieht das Steißbein nach unten und vorn, wodurch das Kreuzbein nach unten gezogen und der untere Rücken lang wird. Dadurch werden die Lendenwirbel stabilisiert und Fehlhaltungen im unteren Rücken vermieden. Die Muskelkontraktion entsteht in erster Linie zwischen dem After und dem Geschlechtsorgan. Anfänglich hilft die Vorstellung, auf Toilette zu müssen, aber nicht zu können, wodurch alle Schließmuskeln aktiviert werden. Es entwickelt sich ein immer feineres Gefühl für die Kontraktion der Dammmuskeln.

Uddiyana Bandha

Uddiyana Bandha (sanskr.: emporfliegen) stabilisiert den mittleren und oberen Rücken. Dadurch werden Fehlhaltungen insbesondere im Brustwirbelbereich verhindert. Um Uddiyana Bandha zu setzen, wird der untere Bauch in der Ausatmung nach innen und der Bauchnabel nach oben gezogen. Dadurch entsteht ein leichtes Vakuum im Brustkorb sowie ein Sog nach oben; beides erzeugt eine gewisse Leichtigkeit.

Halten von Mula Bandha und Uddiyana Bandha

Um den Effekt von Stabilität und Leichtigkeit gleichermaßen zu erzielen, wird Mula Bandha in der Einatmung und Uddiyana Bandha in der Ausatmung gesetzt. Am Anfang ist es nicht leicht, die Konzentration aufrechtzuerhalten, die das Setzen der Bandhas erfordert, aber mit ein wenig Übung werden die Bandhas geradezu „in Fleisch und Blut" übergehen.

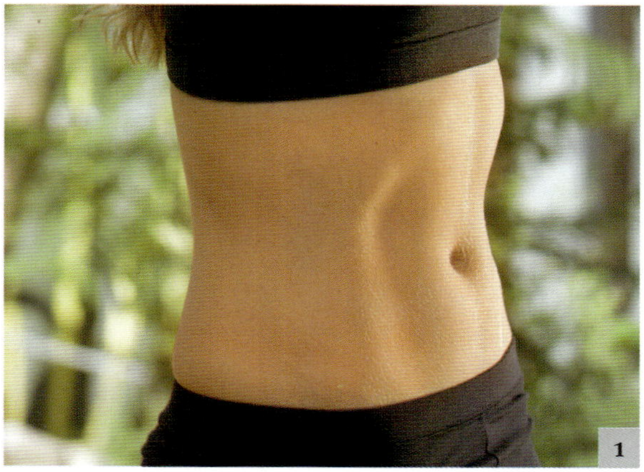

Uddiyana Bandha: entspannt

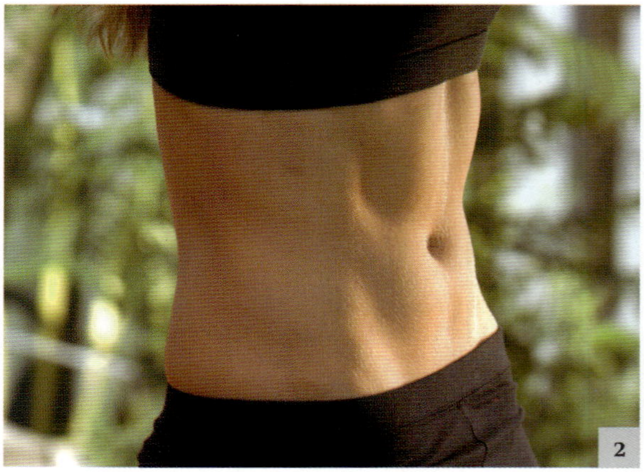

Uddiyana Bandha: gesetzt

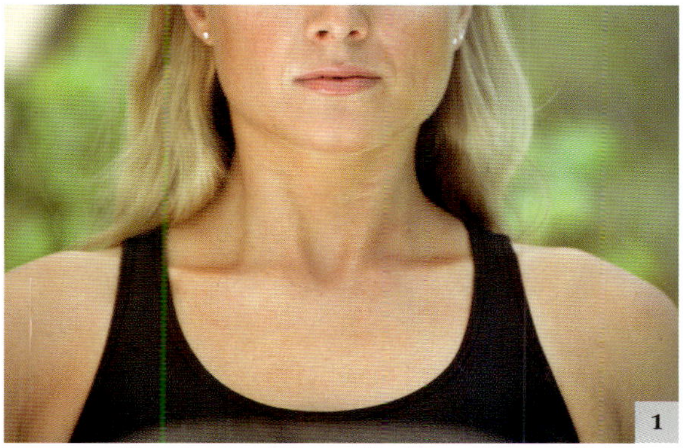

Jalandhara Bandha: entspannt

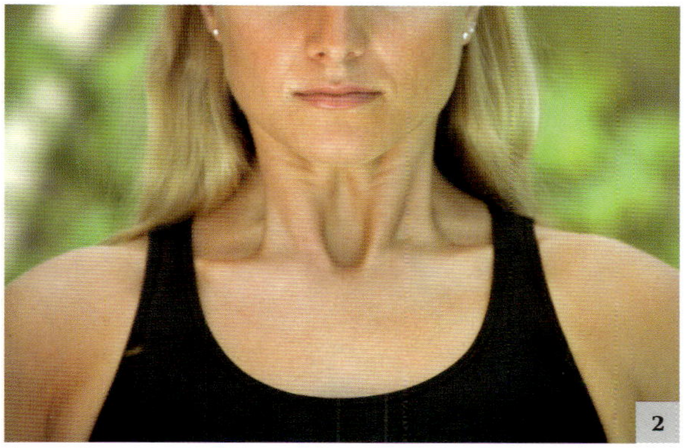

Jalandhara Bandha: gesetzt

Jalandhara Bandha

Jalandhara Bandha (sanskr.: Netz, Gewebe) reguliert den Energiestrom zwischen dem Herzen und dem Gehirn und verhindert einen Druck auf dem Herzen. Es wird hauptsächlich bei Atemübungen, insbesondere in der Atemverhaltung (s. Kapitel „Pranayama" S. 218 f.) gesetzt, indem die Nackenwirbel lang nach oben gezogen werden, das Kinn leicht abgesenkt und der Kehlkopf sanft nach innen gesogen wird.

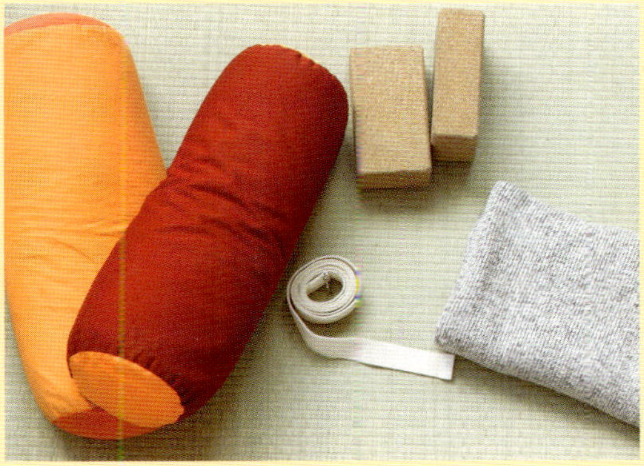

Hilfsmittel: Kissen, Blöcke, Gurt und Decke

Weitere Hilfsmittel

Ist der Boden zu weit entfernt oder zu hart, ist die Stabilität nicht gleichmäßig oder die Beweglichkeit noch nicht da, um sich korrekt auszurichten, dann bietet sich die Nutzung von Hilfsmitteln wie einem Gurt, Kissen, Block oder einer Decke an. Sie helfen in einzelnen Positionen dabei, sich korrekt auszurichten und ein Gefühl dafür zu entwickeln, worauf es in der Asana ankommt. Wie die Hilfsmittel genutzt werden können, wird bei der jeweiligen Asana beschrieben.

Namaste und Drishti: Verstärker der Konzentration

Namaste (sanskr.) bedeutet etwa: „Die Göttlichkeit in mir verbeugt sich vor der Göttlichkeit in dir, denn ich weiß, wir sind eins". Diese Geste dient vielfach als Begrüßung, Verabschiedung oder als Dank. Sie fördert aber auch die Konzentration in einer Asana.

Drishti (sanskr.: Blick) bezeichnet einen Konzentrationspunkt des Blicks. Dabei geht es nicht darum, den Blick auf ein tatsächliches Objekt zu richten, sondern vielmehr, die Bewegung mit der Blickrichtung zu unterstützen und das Bewusstsein vor Ablenkungen zu schützen: Der innere wie äußere Blick folgt der Bewegung.

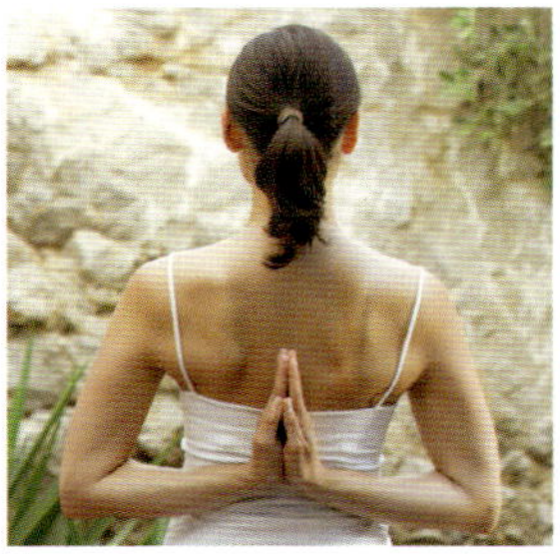

Namaste auf dem Rücken

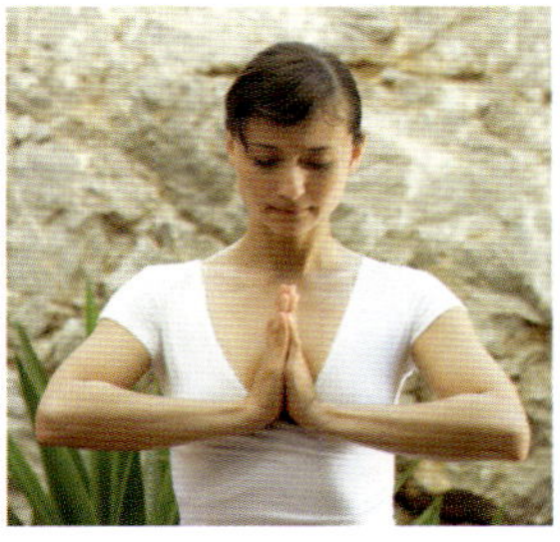

Namaste vor der Brust

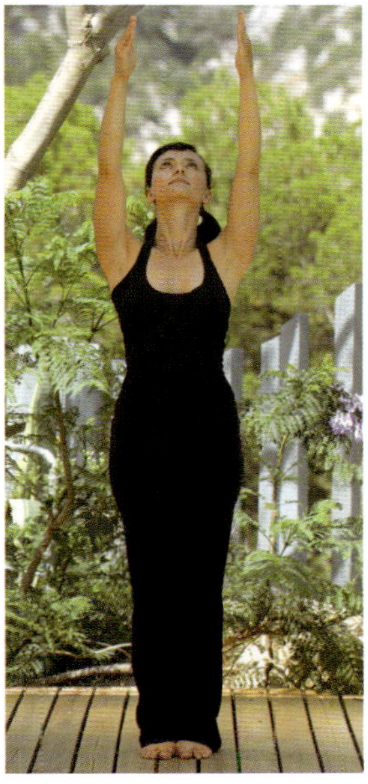

Drishti: Die Blickrichtung

Erläuterungen

Aufbau einer Asana-Seite

Erläuterungen zu den verschiedenen Stilelementen

Name der Asana in Sanskrit

Übersetzung der Asana

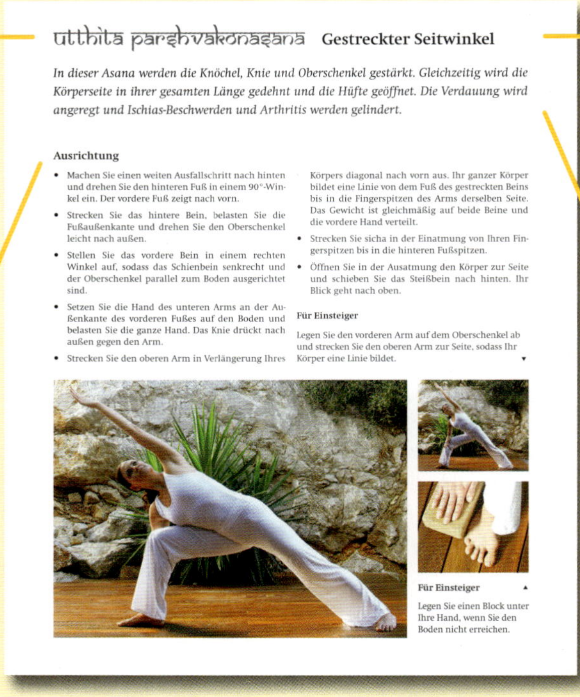

utthita parshvakonasana Gestreckter Seitwinkel

In dieser Asana werden die Knöchel, Knie und Oberschenkel gestärkt. Gleichzeitig wird die Körperseite in ihrer gesamten Länge gedehnt und die Hüfte geöffnet. Die Verdauung wird angeregt und Ischias-Beschwerden und Arthritis werden gelindert.

Ausrichtung

- Machen Sie einen weiten Ausfallschritt nach hinten und drehen Sie den hinteren Fuß in einem 90°-Winkel ein. Der vordere Fuß zeigt nach vorn.
- Strecken Sie das hintere Bein, belasten Sie die Fußaußenkante und drehen Sie den Oberschenkel leicht nach außen.
- Stellen Sie das vordere Bein in einem rechten Winkel auf, sodass das Schienbein senkrecht und der Oberschenkel parallel zum Boden ausgerichtet sind.
- Setzen Sie die Hand des unteren Arms an der Außenkante des vorderen Fußes auf den Boden und belasten Sie die ganze Hand. Das Knie drückt nach außen gegen den Arm.
- Strecken Sie den oberen Arm in Verlängerung Ihres Körpers diagonal nach vorn aus. Ihr ganzer Körper bildet eine Linie von dem Fuß des gestreckten Beins bis in die Fingerspitzen des Arms derselben Seite. Das Gewicht ist gleichmäßig auf beide Beine und die vordere Hand verteilt.
- Strecken Sie sicha in der Einatmung von Ihren Fingerspitzen bis in die hinteren Fußspitzen.
- Öffnen Sie in der Ausatmung den Körper zur Seite und schieben Sie das Steißbein nach hinten. Ihr Blick geht nach oben.

Für Einsteiger

Legen Sie den vorderen Arm auf dem Oberschenkel ab und strecken Sie den oberen Arm zur Seite, sodass Ihr Körper eine Linie bildet. ▾

Für Einsteiger ▴

Legen Sie einen Block unter Ihre Hand, wenn Sie den Boden nicht erreichen.

Die Wirkungsweise und Effekte der Asana werden ausführlich erläutert.

Jede Asana wird detailliert bebildert und ausführlich beschrieben. Besonderes Augenmerk wird auf die Ausrichtung in einer Position gelegt, damit sie von Anfang an richtig verstanden und korrekt geübt werden kann. Ebenso wird angegeben, wie die Atmung die Asana unterstützen kann.

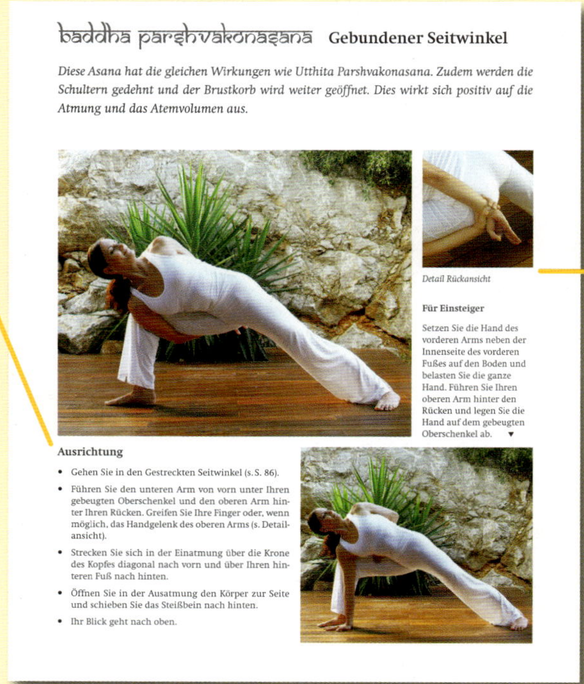

baddha parshvakonasana Gebundener Seitwinkel

Diese Asana hat die gleichen Wirkungen wie Utthita Parshvakonasana. Zudem werden die Schultern gedehnt und der Brustkorb wird weiter geöffnet. Dies wirkt sich positiv auf die Atmung und das Atemvolumen aus.

Detail Rückansicht

Für Einsteiger

Setzen Sie die Hand des vorderen Arms neben der Innenseite des vorderen Fußes auf den Boden und belasten Sie die ganze Hand. Führen Sie Ihren oberen Arm hinter den Rücken und legen Sie die Hand auf dem gebeugten Oberschenkel ab. ▾

Ausrichtung

- Gehen Sie in den Gestreckten Seitwinkel (s. S. 86).
- Führen Sie den unteren Arm von vorn unter Ihren gebeugten Oberschenkel und den oberen Arm hinter Ihren Rücken. Greifen Sie Ihre Finger oder, wenn möglich, das Handgelenk des oberen Arms (s. Detailansicht).
- Strecken Sie sich in der Einatmung über die Krone des Kopfes diagonal nach vorn und über Ihren hinteren Fuß nach hinten.
- Öffnen Sie in der Ausatmung den Körper zur Seite und schieben Sie das Steißbein nach hinten.
- Ihr Blick geht nach oben.

Fotos zu Details oder aus verschiedenen Perspektiven vertiefen das Verständnis für eine Asana.

Bei vielen Asanas werden einfachere Varianten für Einsteiger mit und ohne Hilfsmittel gezeigt, damit auch die Anfänger von den positiven Effekten der Positionen profitieren können.

ardha chandrasana Halbmond

Im Halbmond werden Bauch, Rücken, Po, Oberschenkel und Fußgelenke gestärkt. Die Asana kräftigt auch die Lendenwirbel und das Kreuzbein. Dadurch können Ischiasschmerzen gelindert werden. Der Gleichgewichtssinn wird gefördert, wodurch ein Gefühl der Standfestigkeit und Stabilität entsteht.

Ausrichtung (rechte Seite)

- Finden Sie einen festen Stand in Ihrem Standbein und verteilen Sie Ihr Gewicht auf den gesamten Fuß. Der Fuß zeigt gerade nach vorn.
- Setzen Sie die Hand wie ein Zelt ca. 30 cm vor Ihrem Standfuß auf, heben Sie das andere Bein ab und strecken Sie es gerade nach hinten.
- Pressen Sie das gestreckte Standbein fest in den Boden und drücken Sie das angehobene gestreckte Bein mit angezogener Fußspitze nach hinten. Der Fuß des angehobenen Beins ist parallel zum Boden ausgerichtet.
- Die Hüften sind weit geöffnet und beide Oberschenkel ziehen leicht nach außen.
- Der Oberkörper ist zur Seite geöffnet und bildet eine Linie mit dem angehobenen gestreckten Bein.
- Die Schultern sind entspannt und offen. Die Arme bilden eine vertikale Linie.
- Ziehen Sie sich in der Einatmung über die Krone des Kopfes nach vorn und über den angehobenen Fuß nach hinten. Das Steißbein zieht in Richtung der angehobenen Ferse.
- Drehen Sie sich in der Ausatmung weiter seitlich auf und ziehen Sie sanft mit dem oberen Arm nach oben und mit dem unteren Arm nach unten. Der untere Arm dient der Stabilität, trägt aber kaum Gewicht.
- Die Blickrichtung geht nach oben. Wenn Sie die Balance nicht halten können, blicken Sie nach unten.

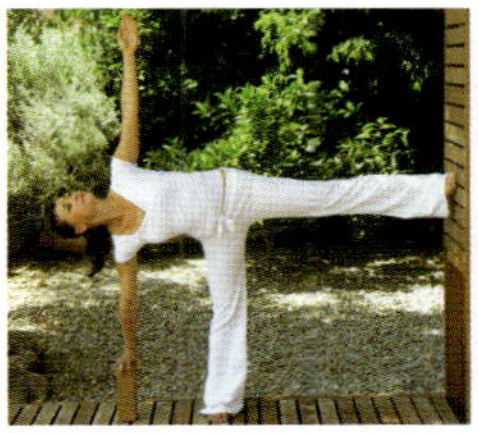

Für Einsteiger ▲

Setzen Sie die untere Hand auf einen Block und pressen Sie den nach hinten gestreckten Fuß fest gegen eine Wand.

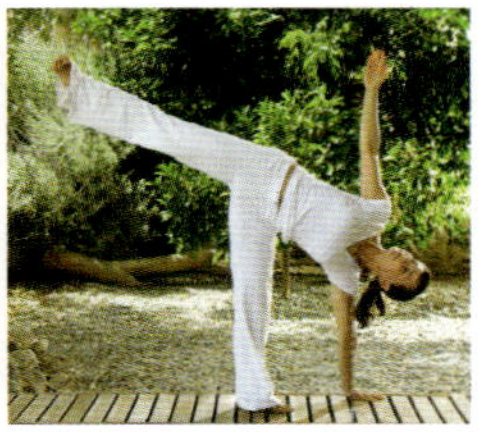

Für Fortgeschrittene ▲

Setzen Sie die vordere Hand flach auf dem Boden auf. Dadurch neigt sich Ihr Oberkörper weiter nach unten. Heben Sie das angehobene Bein höher, damit Ihr Bein und Ihr Oberkörper wieder eine Linie bilden.

Ebenso werden bei vielen Asanas Varianten für Fortgeschrittene vorgestellt, damit auch die Erfahrenen immer wieder neue Herausforderungen finden und so ihre Praxis vertiefen können.

Wo es sich anbietet, insbesondere bei komplexeren Asanas, wird Schritt für Schritt gezeigt und erläutert, wie man in die Position hineinkommt und wie die korrekte Ausrichtung in der Position ist.

dwi pada rajakapotasana Knöchel-auf-Knie-Haltung

Die Asana hat die gleichen Wirkungen wie Baddha Konasana (s. S. 106), öffnet und dehnt die Hüften und Knie aber noch intensiver. Hartnäckige Verspannungen in der Gesäßmuskulatur und in der Hüfte können mit etwas Übung in dieser Asana gelöst werden.

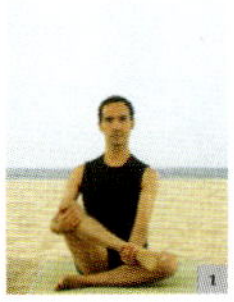

1

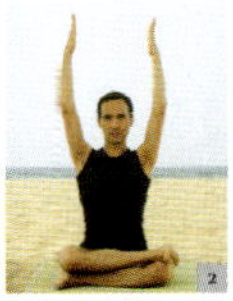

2

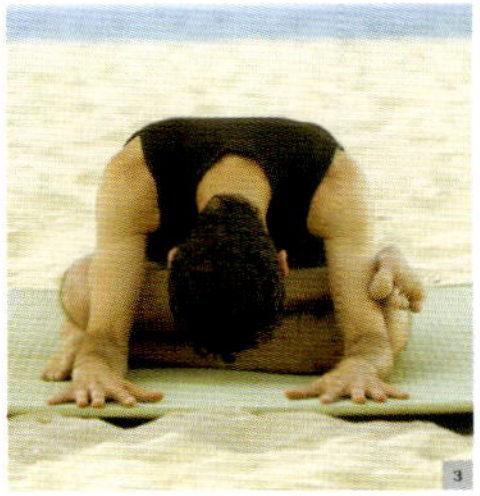

3

Ausrichtung Step-by-Step

1. Kommen Sie in einen aufrechten Sitz, winkeln Sie ein Bein an und legen Sie das Schienbein parallel vor sich. Winkeln Sie das andere Bein ebenfalls an und legen Sie dessen Knie auf den Innenknöchel und dessen Außenknöchel auf das Knie des unteren Beins.
2. Strecken Sie in der Einatmung die Arme nach oben und ziehen Sie die Wirbelsäule über die Krone des Kopfes lang.
3. Beugen Sie sich in der Ausatmung aus der Hüfte so weit wie möglich nach vorn und schieben Sie das Steißbein nach hinten. Der Rücken bleibt gerade. Legen Sie die Arme vor sich ab und entspannen Sie den Nacken.

- Behalten Sie die gleichmäßige Atmung bei und versuchen Sie, Ihre Hüfte so gut wie möglich zu entspannen.

▼ **Für Einsteiger**

a. Wenn die Hüften sich noch nicht so weit öffnen lassen, legen Sie die Schienbeine parallel voreinander.
b. Oder strecken Sie ein Bein aus, winkeln Sie das andere Bein an und legen Sie dessen Außenknöchel auf das untere Knie.
c. Wenn das Knie sich noch nicht auf den Innenknöchel des unteren Beins absenkt, legen Sie ein Kissen zwischen Knie und Knöchel.

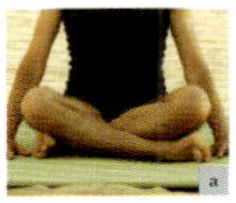

a

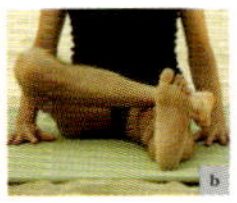

b

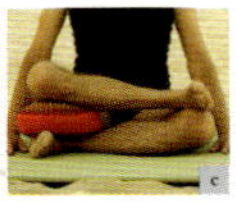

c

! Achten Sie darauf, dass die Schienbeine gerade vor Ihnen und parallel übereinander liegen.

Mit dem Ausrufezeichen werden besondere Aspekte der Asana unterstrichen, die es auf jeden Fall zu berücksichtigen gilt – sei es ein Tipp zum Üben, sei es, dass besondere Vorsicht geboten ist oder sei es, dass vorhergehende Positionen als Vorbereitung förderlich sind.

Mobilisation

Bevor Sie mit der Asana-Praxis beginnen, ist es wichtig, den Körper zu mobilisieren – vor allem aber die Gelenke und die Wirbelsäule. Es gibt zahlreiche Übungen, die den Körper lockerer werden lassen. Kombinieren Sie die folgenden Mobilisationsübungen nach Belieben und eigenen Bedürfnissen.

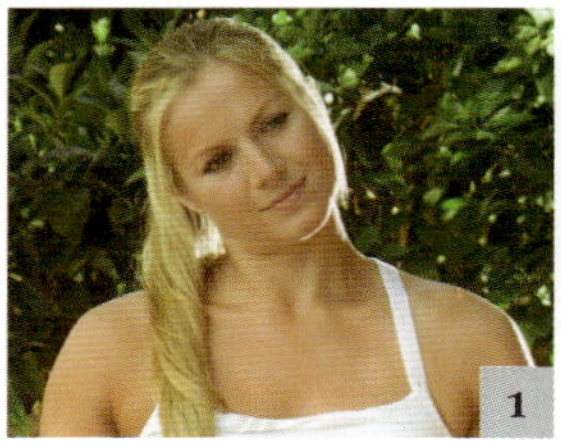
1

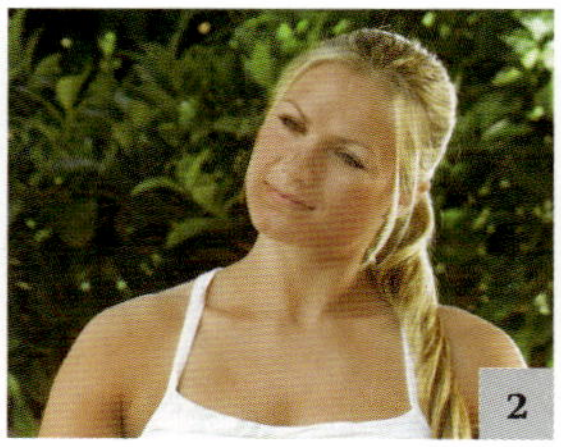
2

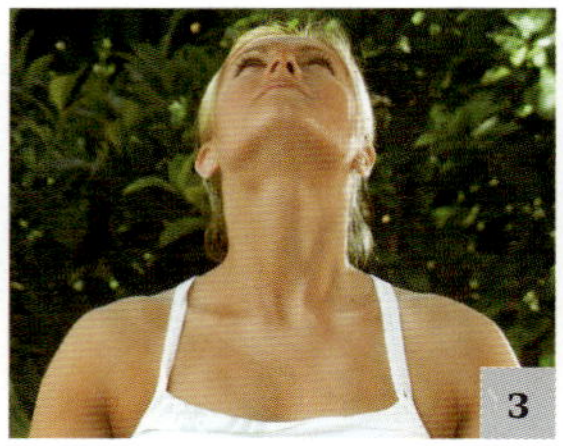
3

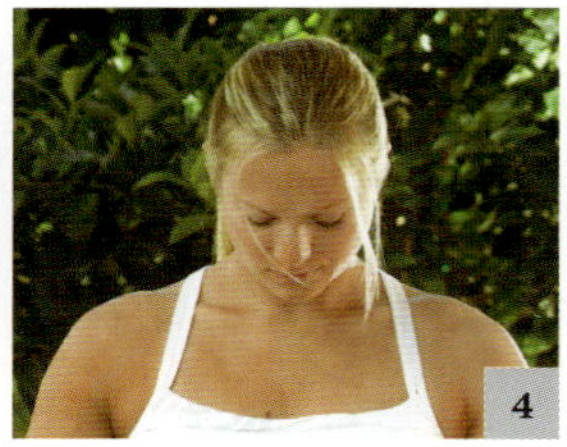
4

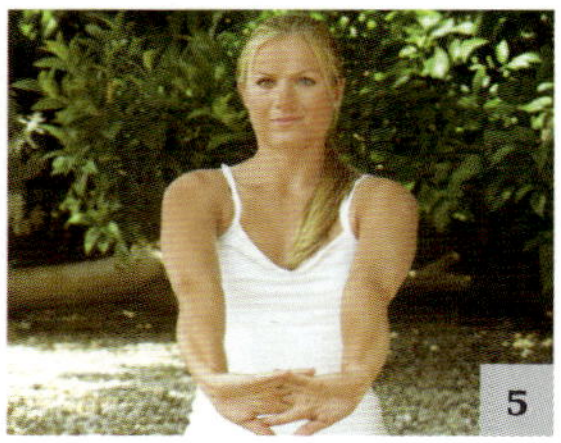
5

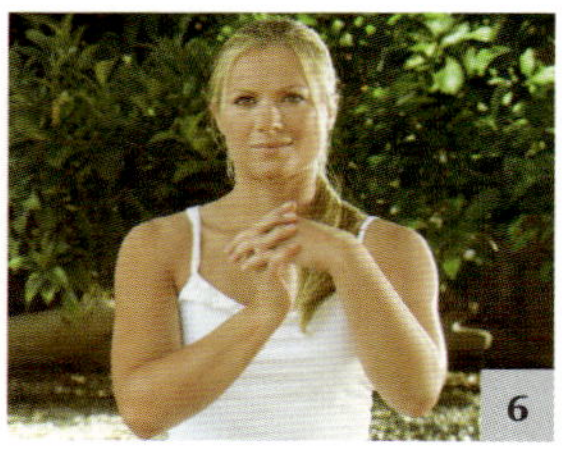
6

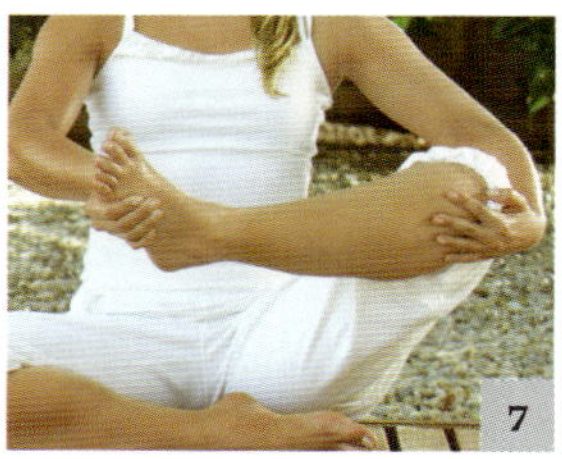
7

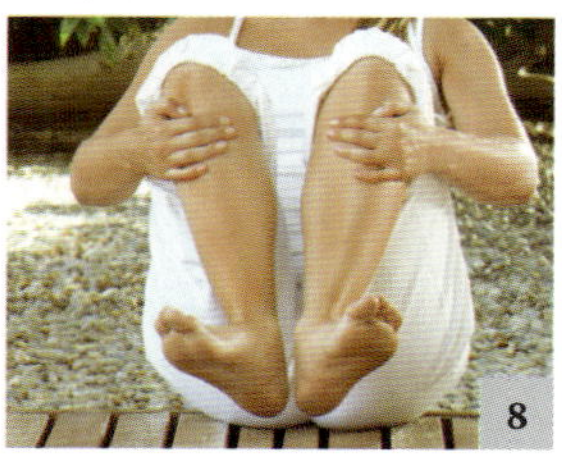
8

Gelenkmobilisation

Setzen Sie sich in eine bequeme Position, gegebenenfalls auf ein Kissen, sodass Sie die Wirbelsäule aufrecht ausrichten können.

1. Neigen Sie den Kopf sanft nach rechts.
2. Neigen Sie anschließend den Kopf nach links.
3. Lassen Sie den Kopf leicht nach hinten fallen, ohne dass dabei die Halswirbel abknicken.
4. Ziehen Sie den Nacken lang und senken Sie das Kinn zur Brust ab.
5. Falten Sie die Hände ineinander und strecken Sie die Arme nach vorn aus; die Arme rotieren dabei leicht nach innen.
6. Falten Sie die Hände bei gebeugten Armen ineinander und lassen Sie die Handgelenke in beide Richtungen sanft kreisen.
7. Nehmen Sie zunächst das eine Ihrer gebeugten Beine unter dem Knie und am Fuß in die Hände und ziehen Sie sanft einige Kreise; nehmen Sie beide Hände zum Knie und kreiseln Sie nur aus dem Kniegelenk heraus. Wechseln Sie anschließend das Bein.
8. Malen Sie mit Ihren angehobenen Füßen Kreise in die Luft und wechseln Sie anschließend die Richtung.
9. Ziehen Sie die Schultern so weit nach oben wie möglich.
10. Senken Sie die Schultern ganz nach unten ab.
11. Ziehen Sie die Schultern nach hinten, ohne dabei in ein Hohlkreuz zu kommen.
12. Ziehen die Schultern nach vorn, ohne dabei den Rücken rund zu machen.

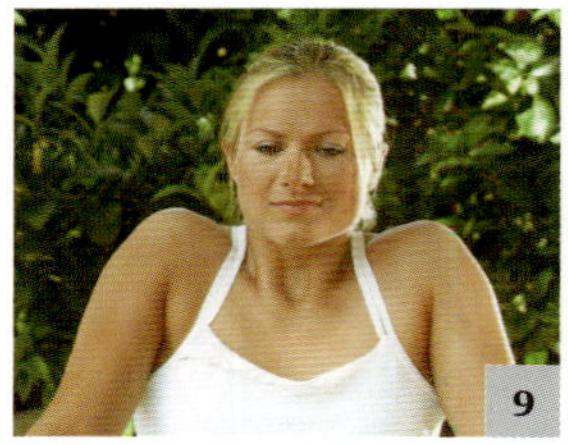
9

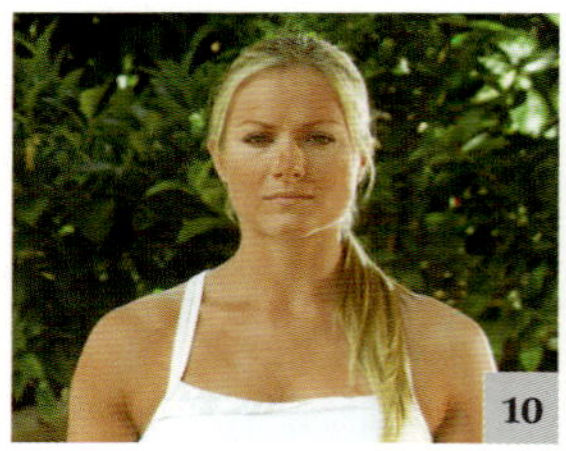
10

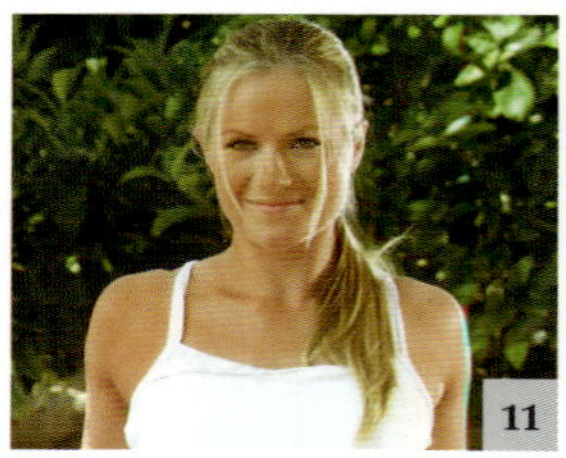
11

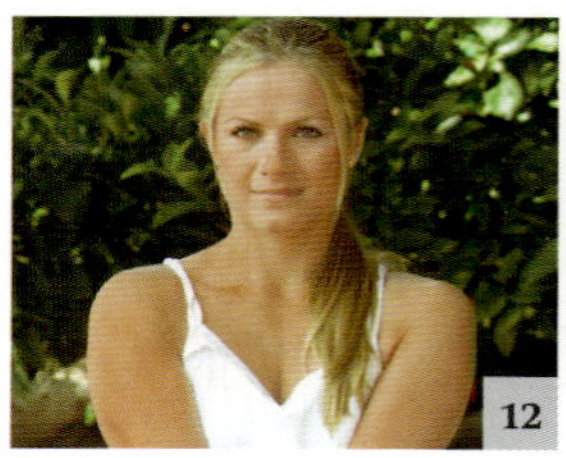
12

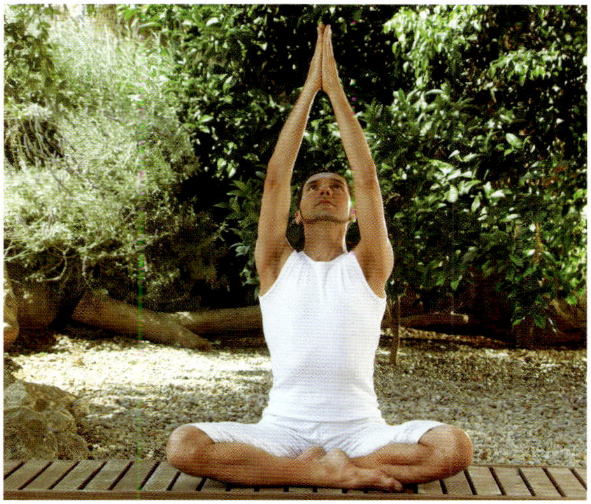

Setzen Sie sich bequem mit gekreuzten Beinen aufrecht hin, sodass Sie die Wirbelsäule gerade aufrichten können. Sollte dies unbequem sein, setzen Sie sich auf ein Kissen. Nehmen Sie in der Einatmung die Arme nach oben.

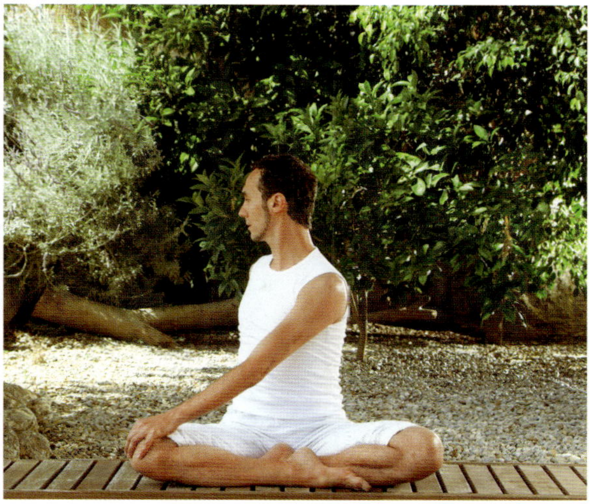

Drehen Sie sich in der Ausatmung auf die rechte Seite. Stützen Sie sich mit der rechten Hand nahe beim Steißbein auf, die linke Hand liegt locker auf dem rechten Oberschenkel. Forcieren Sie die Drehung nicht mit den Händen. Wechseln Sie die Seite und wiederholen Sie die Übung.

Wirbelsäulenmobilisation: Rotationsbewegung

Die Mobilisationsübungen auf dieser Seite zielen darauf ab, die Wirbelsäule auf einen Twist vorzubereiten. Die Rotationsbewegung erfolgt um die eigene Achse und auch hier bleibt die Wirbelsäule gerade. Die Hüften bleiben parallel ausgerichtet.

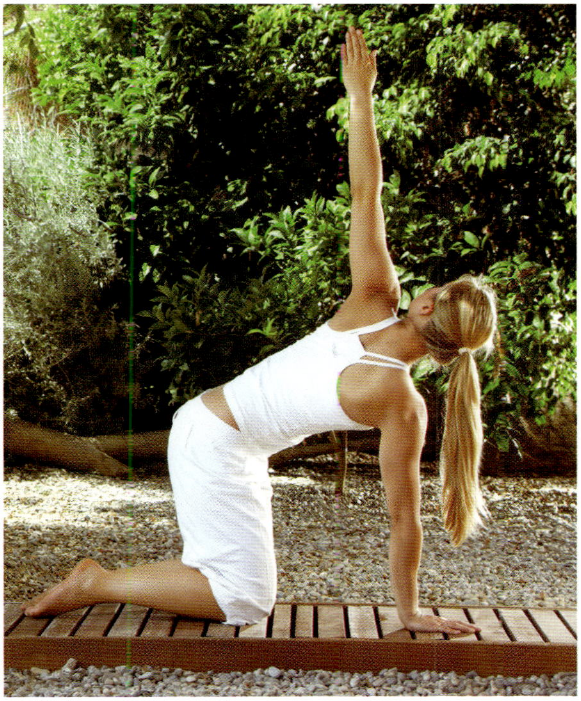

Kommen Sie in den Vierfußstand, d. h. auf die Hände und auf die Knie. Richten Sie Ihre Hüftgelenke über den Kniegelenken und Ihre Schultergelenke über den Handgelenken aus. Führen Sie in der Einatmung einen Arm seitwärts sanft nach oben.

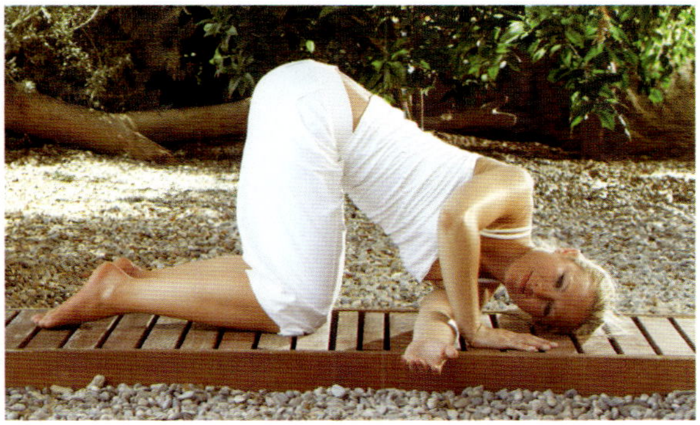

Führen Sie in der Ausatmung den ausgestreckten Arm unter die andere Körperseite und legen Sie die Schulter auf dem Boden und den Arm hinter der aufgestützten Hand ab. Wiederholen Sie diese Übung auf beiden Seiten einige Male.

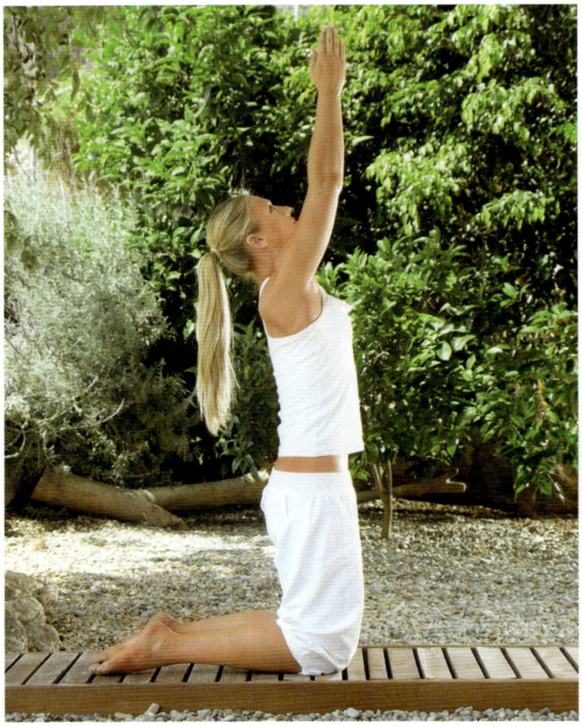

Mobilisation

Wirbelsäulenmobilisation: Streckung und Beugung

Mit diesen Mobilisationsübungen bereiten Sie die Wirbelsäule auf Vor- und Rückbeugen vor. Die Wirbelsäule wird in ihrer ganzen Länge gestreckt und gebeugt. Die Hüften bleiben parallel ausgerichtet.

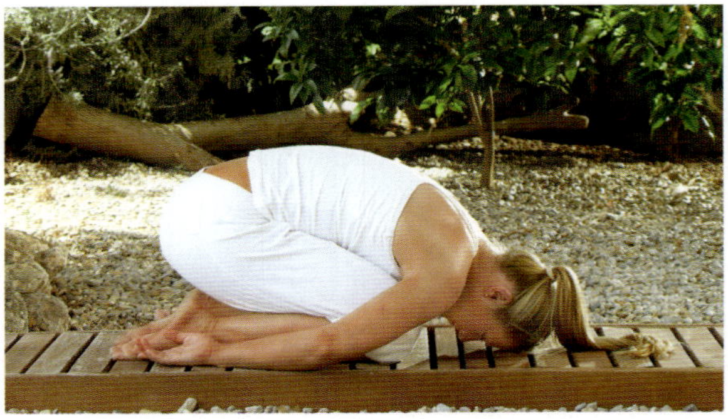

Kommen Sie in der Einatmung in den Kniestand und strecken Sie die Hände nach oben. Die Hüftgelenke sind über den Kniegelenken ausgerichtet. Strecken Sie sich aus den Brustwirbeln heraus nach oben und kippen Sie das Becken leicht nach vorn, um ein Hohlkreuz zu vermeiden.

Beugen Sie sich in der Ausatmung mit Ihrem Oberkörper über die Oberschenkel, setzen Sie sich auf die Fersen, neigen Sie die Stirn zum Boden und legen Sie die Arme (mit dem Handrücken zum Boden) nach hinten entlang des Körpers ab. Ziehen Sie den Nacken in der Verlängerung des runden Rückens lang und das Steißbein nach unten. Wiederholen Sie die Übung einige Male.

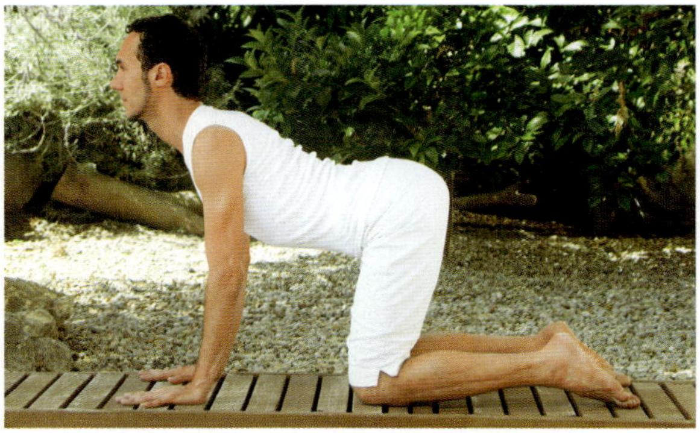

Kommen Sie in den Vierfußstand, d. h. auf die Hände und auf die Knie, und richten Sie die Schultergelenke über den Handgelenken und die Hüftgelenke über den Kniegelenken aus. Der Spann der Füße liegt auf. Ziehen Sie in der Einatmung die Wirbelsäule in die Länge und blicken Sie leicht nach oben.

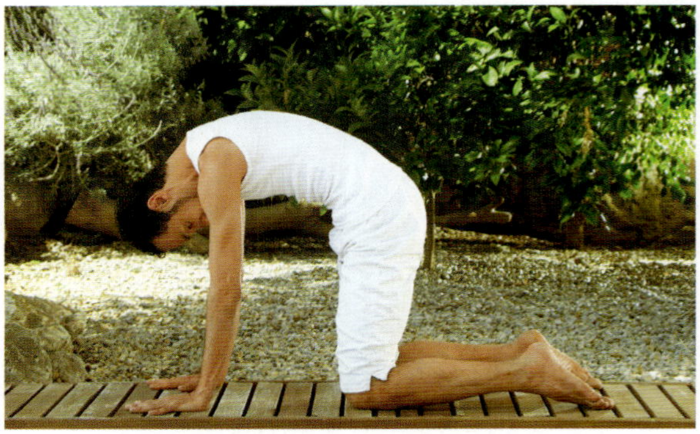

Runden Sie in der Ausatmung den Rücken in einen Katzenbuckel und ziehen Sie das Steißbein nach unten. Der Blick geht zum Körper hin, sodass die komplette Wirbelsäule eine Rundung erfährt. Wiederholen Sie die Übung einige Male.

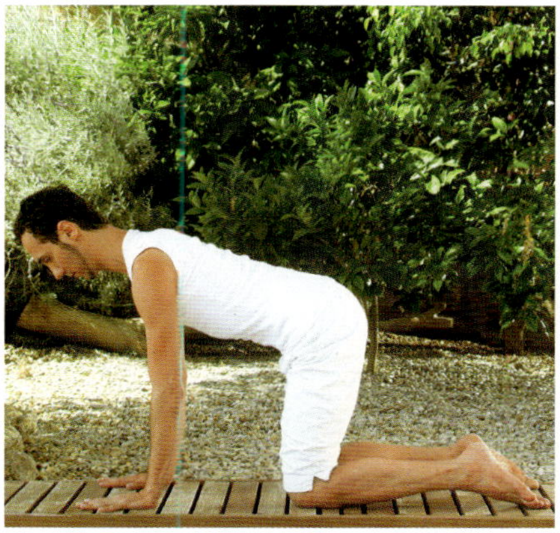

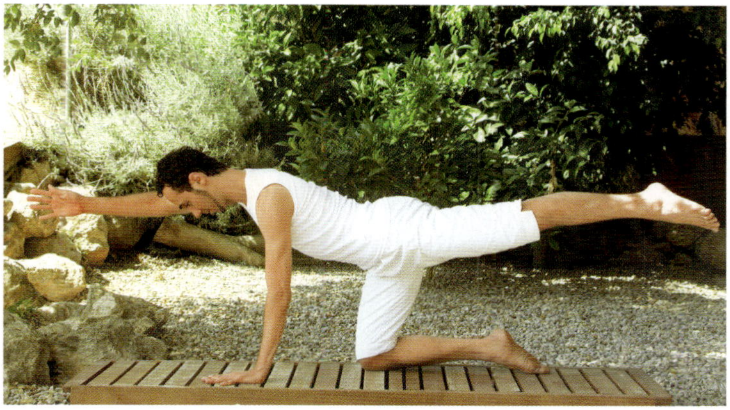

Kommen Sie in den Vierfußstand mit gerader Wirbelsäule. Richten Sie die Schultergelenke über den Handgelenken und die Hüftgelenke über den Kniegelenken aus.

Ziehen Sie in der Einatmung einen Arm nach vorn und das gegenüberliegende Bein nach hinten und halten Sie die Position einige Atemzüge lang. Ziehen Sie sich in der Einatmung über den Arm nach vorn und über das Bein nach hinten, sodass Sie sich diagonal sanft in die Länge ziehen. Der Nacken bleibt in der natürlichen Verlängerung der Wirbelsäule und der Blick geht nach unten. Wechseln Sie die Seite.

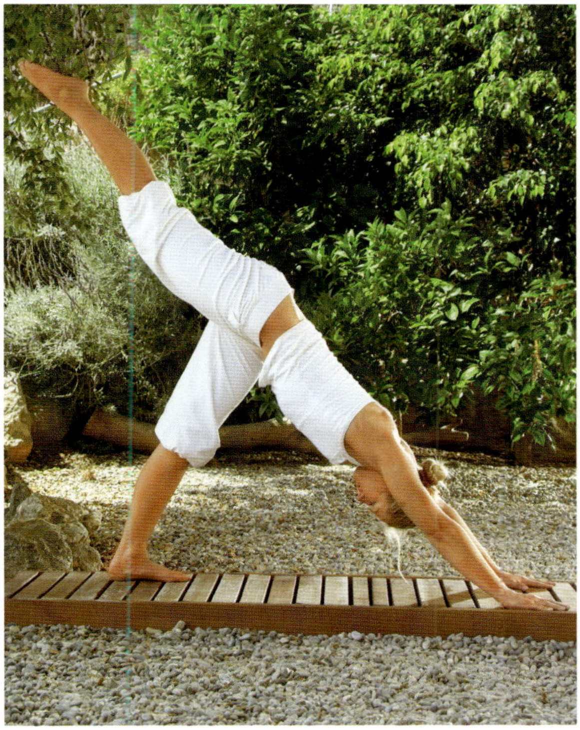

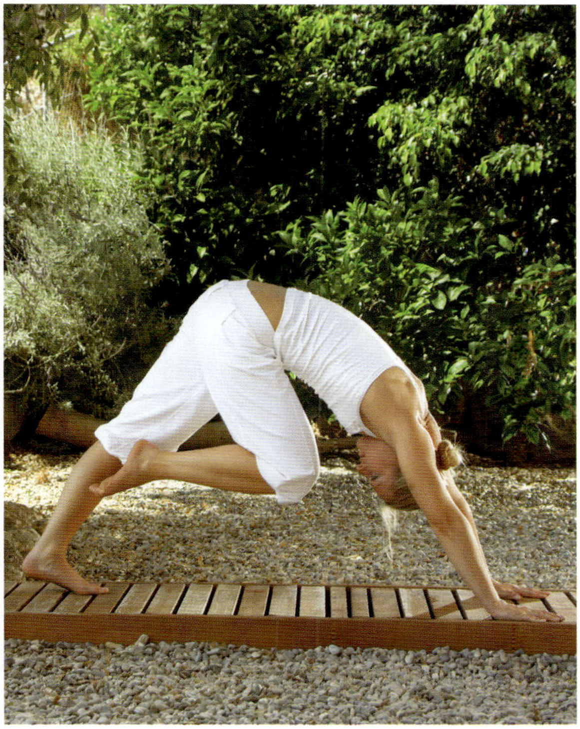

Führen Sie aus Adho Mukha Shvanasana (s. S. 67) in der Einatmung ein Bein nach oben und ziehen Sie sich von den Fingerspitzen bis zu den Zehen in die Länge. Drücken Sie sich mit den Armen aus den Schultern heraus und halten Sie die Hüften parallel.

Führen Sie in der Ausatmung das Knie in Richtung Nasenspitze und runden Sie dabei die gesamte Wirbelsäule. Der Nacken setzt die Rundung der Wirbelsäule fort, der Blick geht in Richtung Knie.

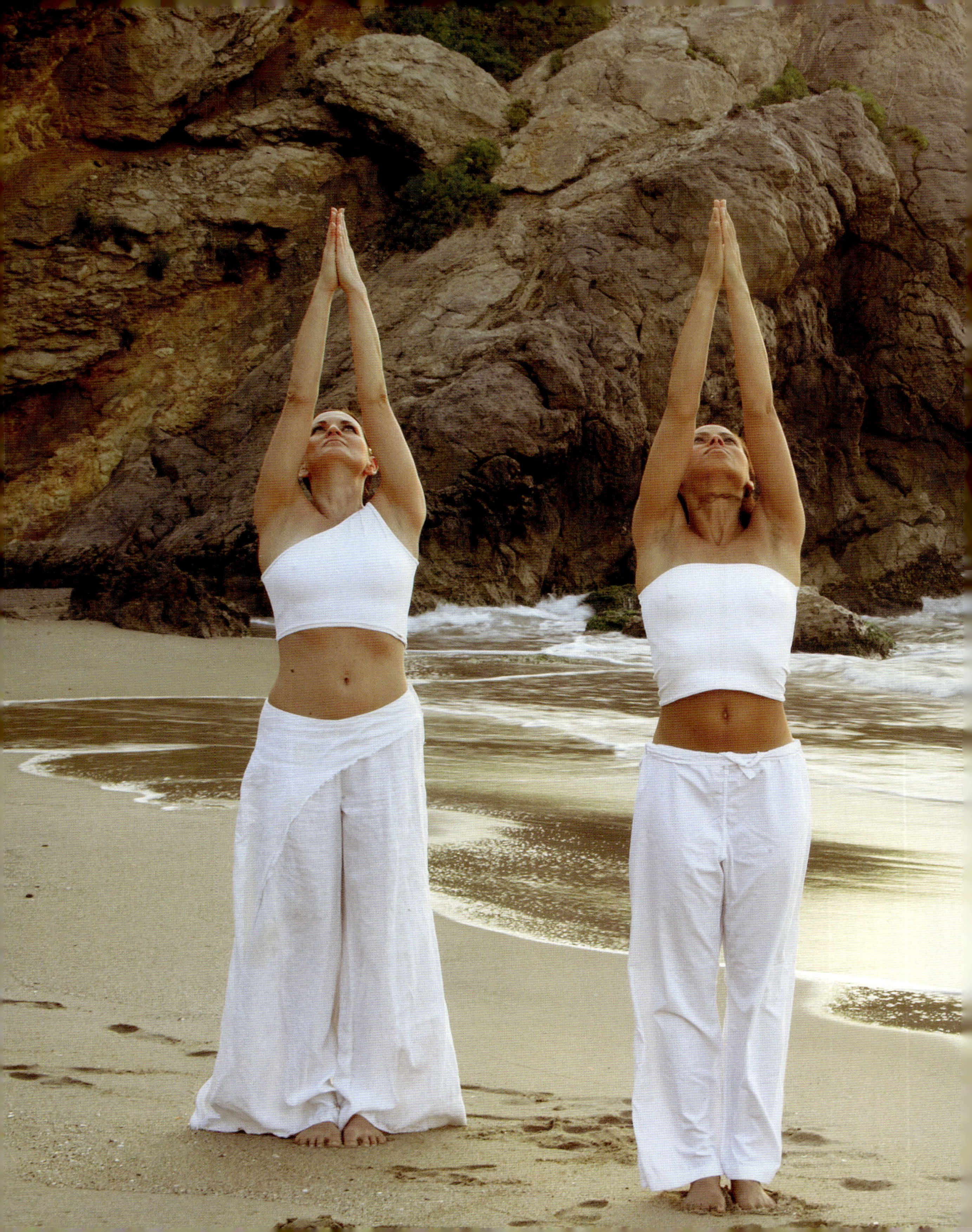

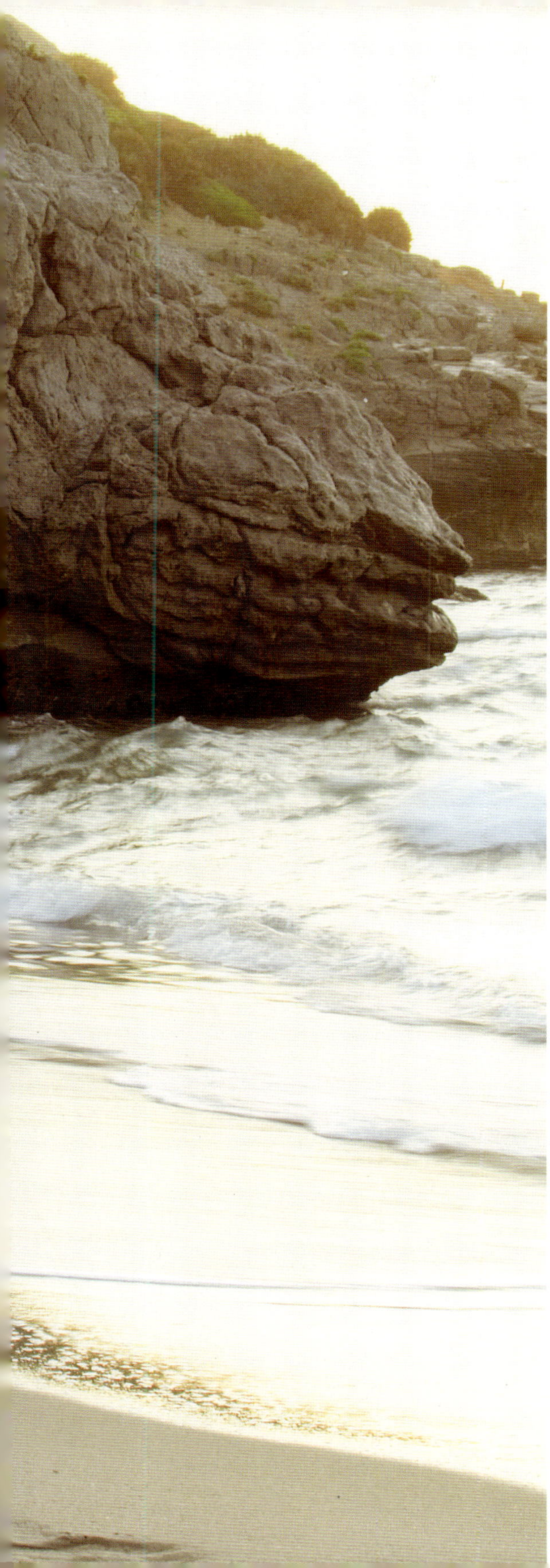

Sonnengruß

Der Sonnengruß (sanskr.: *surya namaskar*) besteht aus einer Abfolge von Körperübungen, die in Indien traditionell vor oder bei Sonnenaufgang ausgeführt wird. Er kann aber selbstverständlich zu jeder Tageszeit geübt werden und eignet sich besonders zum Aufwärmen am Anfang einer Yoga-Stunde. Die Wirbelsäule und alle Glieder, Muskeln, Sehnen und Bänder werden gestreckt und gedehnt, sodass der ganze Körper aktiviert wird. Die Übungen werden zügig hintereinander vollzogen und mit der Ein- und Ausatmung koordiniert. Viele wiederholen den Sonnengruß mehrfach mit steigendem Tempo, bis der Körper durch und durch aufgewärmt und für die weitergehende Asana-Praxis optimal vorbereitet ist.

Es gibt zahlreiche Variationen des Grußes an die Sonne, die jedoch alle zwei klassische Abfolgen – Surya Namaskar A und B – zur Grundlage haben. Diese werden auf den folgenden Seiten vorgestellt und erläutert.

surya namaskar a Sonnengruß A

Der Sonnengruß A ist eine klassische Abfolge im Yoga und beinhaltet Übungen, die leicht auswendig gelernt werden können. Er eignet sich hervorragend zum Aufwärmen vor einer Yoga-Stunde oder aber auch als kurze Übung zwischendurch, da der gesamte Körper aktiviert, gedehnt, gestreckt und gestärkt wird. Alle einzelnen Asanas des Sonnengrußes werden auf den folgenden Seiten im Detail beschrieben und erklärt.

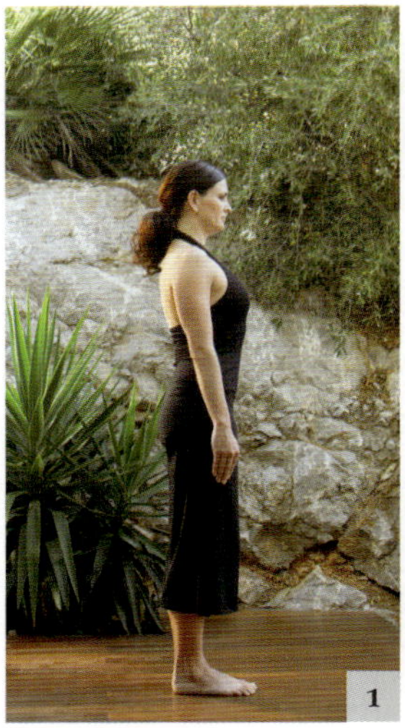

Ausgangsposition: Tadasana, s. S. 64

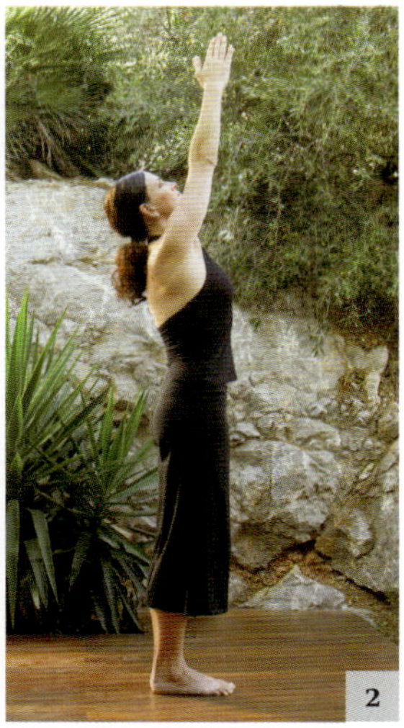

EA in Urdhva Hastasana, s. S. 64

Erläuterungen:

- Koordinieren Sie die einzelnen Asanas mit der Atmung und fließen Sie dynamisch von einer Haltung in die nächste.
- Aus den Bildunterschriften ersehen Sie, wann Sie einatmen und ausatmen (EA = einatmen, AA = ausatmen).
- Beginnen Sie einen Sekunden-Bruchteil vor der Bewegung mit dem Ein- bzw. Ausatmen.
- Atmen Sie genauso lange ein wie aus.
- Passen Sie die Bewegung der Länge Ihres Atems an, sodass eine Einheit zwischen Ihrer Bewegung und Ihrer Atmung entsteht.
- Üben Sie den Sonnengruß am Anfang langsam, um richtig warm zu werden.

Anfänglich ist der Sonnengruß eine echte Herausforderung, mit ein wenig Übung jedoch werden die Atemzüge ruhiger, gleichmäßiger und länger – und die Bewegungen geschmeidiger.

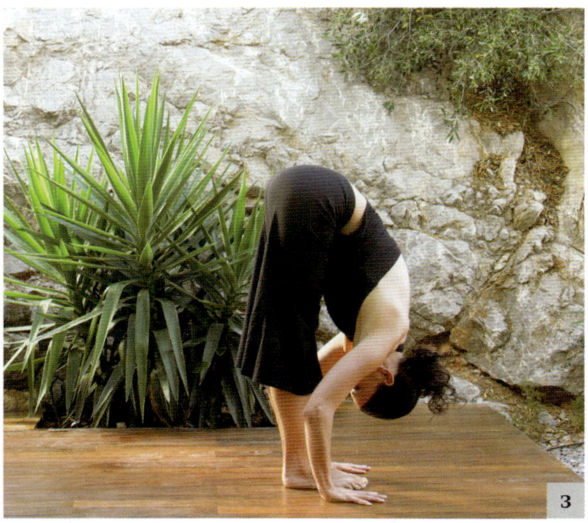

AA in Uttanasana, s. S. 65

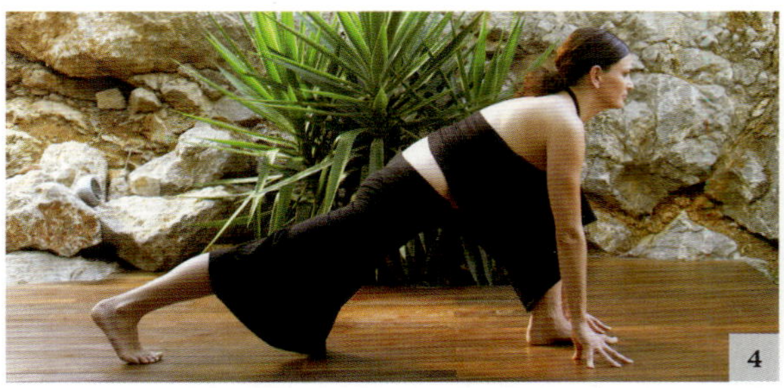

EA in den Ausfallschritt, s. S. 66

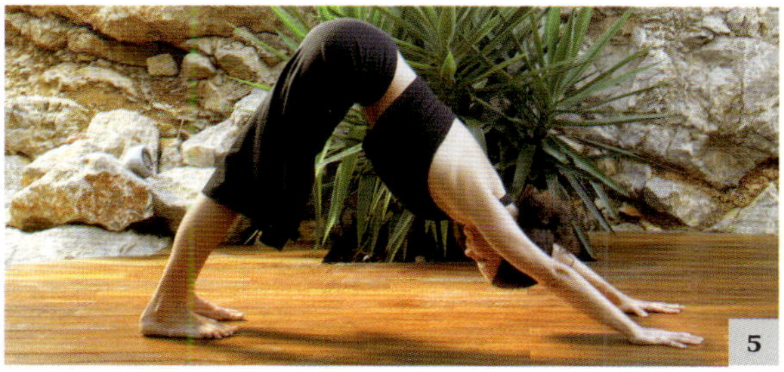

AA in Adho Mukha Shvanasana, s. S. 67

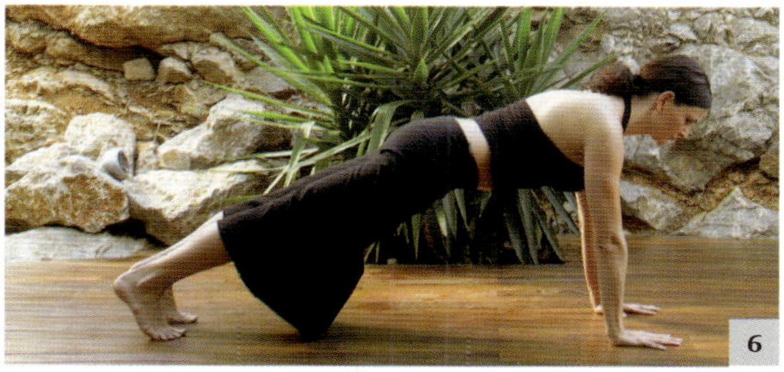

EA in die Schiefe Ebene, s. S. 68

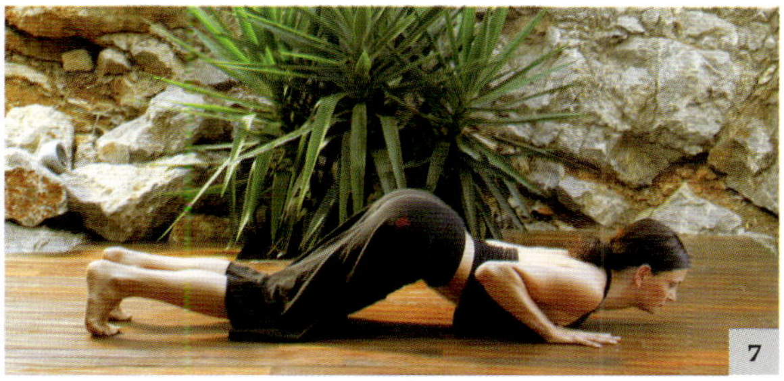

AA in Knie-Brust-Kinn, s. S. 69

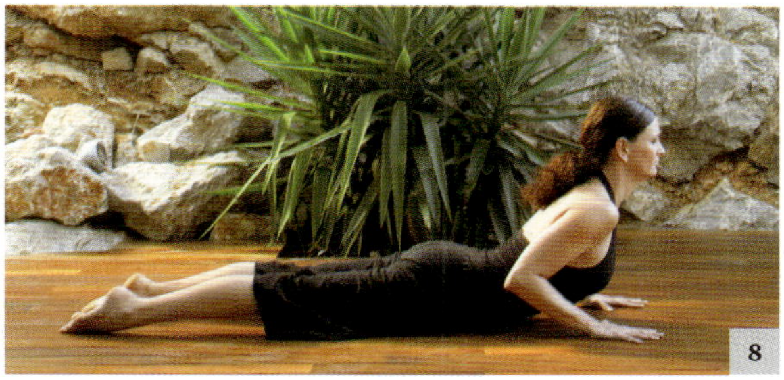

EA in Bhujangasana, s. S. 70

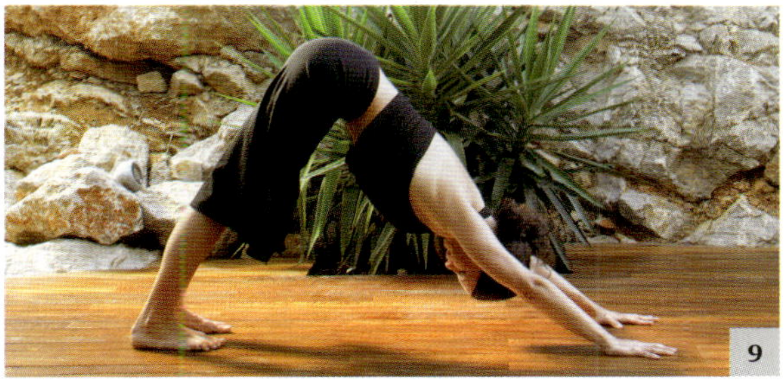

AA in Adho Mukha Shvanasana, s. S. 67

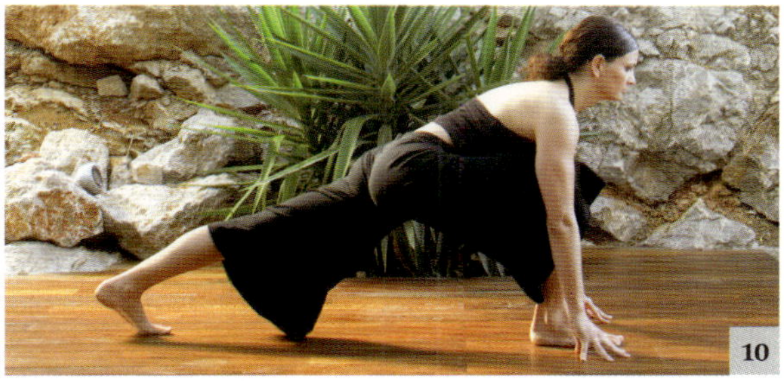

EA in den Ausfallschritt, s. S. 66

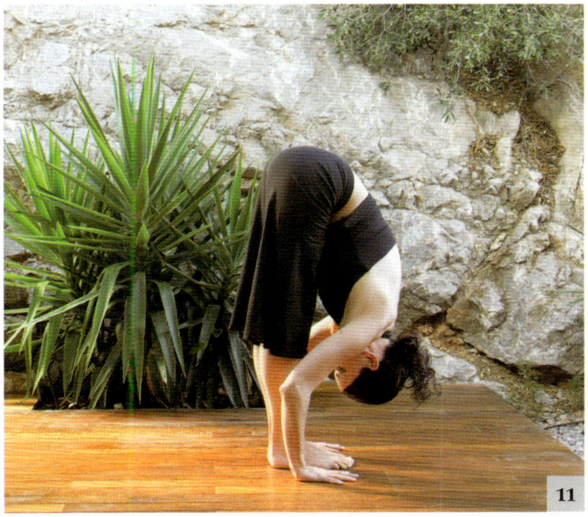

AA in Uttanasana, s. S. 65

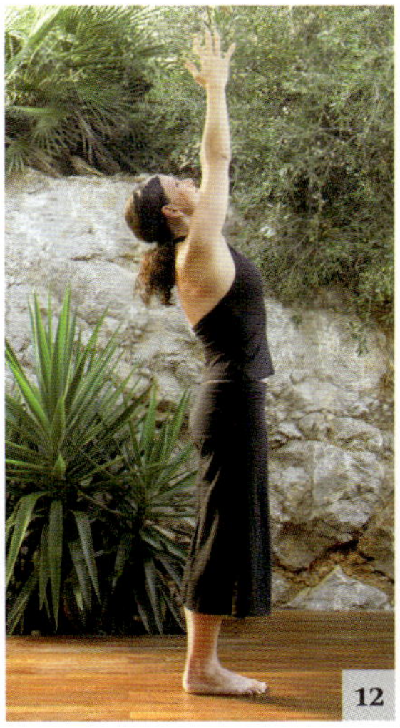

EA in Urdhva Hastasana, s. S. 64

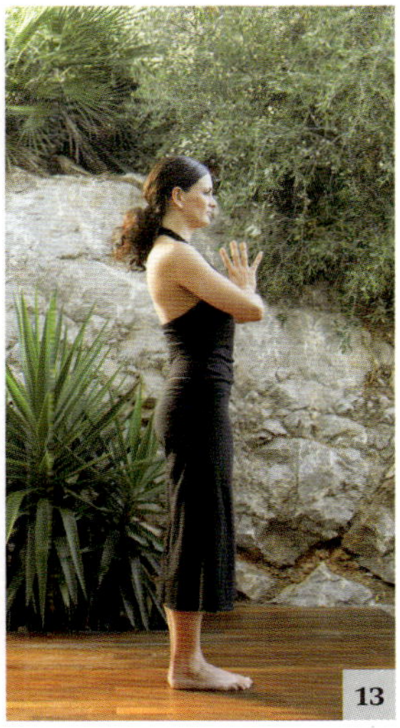

AA in Tadasana, s. S. 64

tadasana Bergposition
urdhva hastasana Hände nach oben

Ein gerader, aufrechter und fester Stand zeichnet Tadasana aus. Die Wirbelsäule wird gestreckt, die den Rumpf aufrichtende Muskulatur sowie die Bein-, Bauch- und Schultermuskulatur wird gestärkt. Das führt zu einer Verbesserung der gesamten Körperhaltung und schafft Bewusstsein für eine korrekte Ausrichtung der Wirbelsäule.

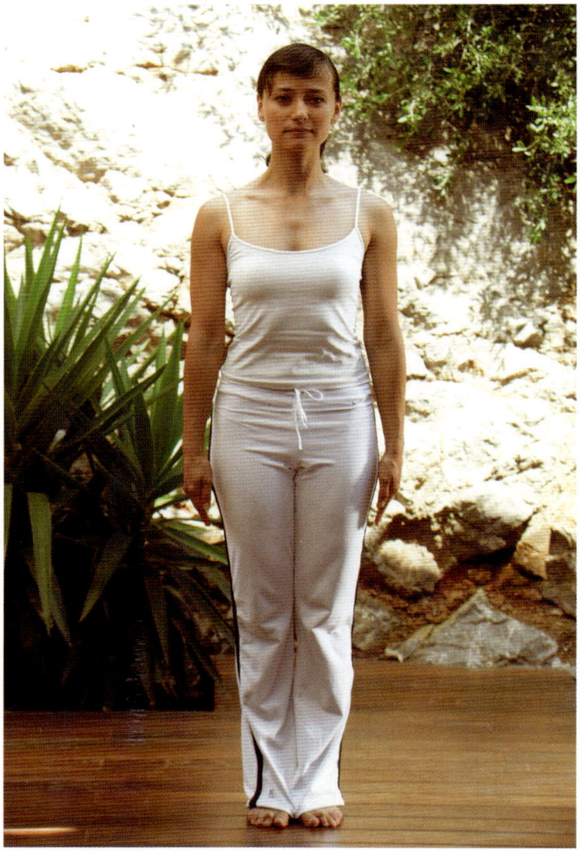

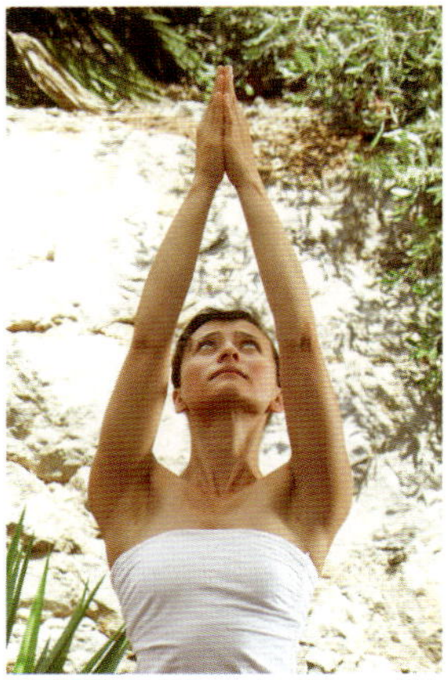

Urdhva Hastasana

Führen Sie in der Einatmung aus Tadasana die Hände über dem Kopf zusammen. Der Blick folgt Ihren Händen. Behalten Sie die Körperausrichtung von Tadasana bei; neben den Armen hebt sich nur der Kopf leicht und der obere Rücken beugt sich nicht nach hinten.

Tadasana finden

Das Ausrichtungsprinzip von Tadasana wird in fast allen Positionen angestrebt: Stabilität und Festigkeit in den Beinen, eine gerade ausgerichtete und gestreckte Wirbelsäule sowie, durch das Verlängern der Wirbelsäule über die Krone des Kopfes, insgesamt Leichtigkeit.

Ausrichtung

- Stellen Sie sich aufrecht hin und bringen Sie die Füße zusammen. Verteilen Sie Ihr Gewicht gleichmäßig und jeweils auf den gesamten Fuß. Stellen Sie die Zehen fest auf und spreizen Sie sie leicht.
- Ziehen Sie die Kniescheiben leicht hoch und spannen Sie die Oberschenkelmuskeln sanft an.
- Bringen Sie das Becken in eine neutrale Position. Das Steißbein zieht leicht nach unten, das Schambein nach oben.
- Ziehen Sie den Bauchnabel leicht nach innen, sodass die Bauchmuskulatur sanft angespannt ist.
- Strecken Sie die Wirbelsäule gerade nach oben und öffnen Sie die Schultern und Oberarme nach außen. Die Unterarme drehen Sie nach innen.
- Verlängern Sie den Nacken, indem Sie die Krone des Kopfes nach oben ziehen und das Kinn leicht zur Brust neigen.
- Die Blickrichtung geht nach vorn.

uttanasana Stehende Vorbeuge
urdhva uttanasana Vorbeuge mit geradem Rücken

In dieser Asana werden die Wirbelsäule und die hinteren Oberschenkelmuskeln gleichzeitig behutsam und intensiv gestreckt. Besonders der untere Rücken wird entlastet. Insgesamt beruhigt diese Haltung und hilft bei negativen Stimmungslagen. Zudem wird der Blutdruck reguliert, die Durchblutung des Gehirns gefördert sowie Bauch- und Rückenschmerzen werden gelindert.

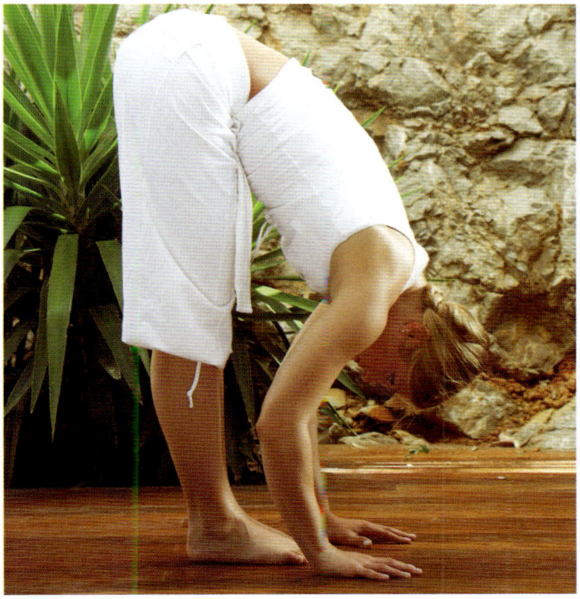

Ausrichtung

- Beugen Sie den Oberkörper aus der Hüfte nach vorn und ziehen Sie die hinteren Oberschenkelmuskeln und die Sitzknochen nach oben.
- Ziehen Sie die Schulterblätter weg von den Ohren in Richtung Hüfte.
- Legen Sie die Hände flach auf dem Boden auf, beugen Sie, wenn nötig, die Beine und ziehen Sie den Nacken und den unteren Rücken gerade in die Länge.
- Die Krone des Kopfes zieht in der Einatmung nach unten, der Oberkörper in der Ausatmung in Richtung Beine.
- Der Blick geht zu den Beinen.
- Gehen Sie in der Ausatmung in die Asana hinein und kommen Sie in der Einatmung wieder heraus.

▼ Urdhva Uttanasana

Kommen Sie aus Uttanasana in der Einatmung auf die Fingerspitzen oder auf einen Block und strecken Sie den Rücken gerade nach vorn. Diese Position ist auch gut als Einsteigervariante für Uttanasana geeignet.

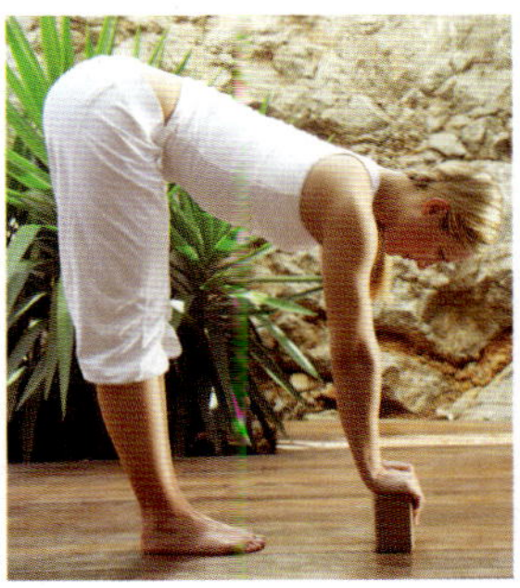

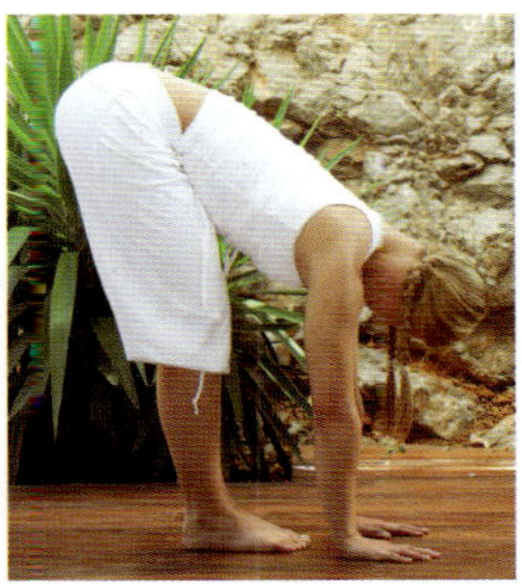

Für Fortgeschrittene ►

Setzen Sie die Hände auf der gleichen Höhe wie die Fersen auf, bringen Sie in der Ausatmung den Oberkörper auf die Oberschenkel und ziehen Sie die Nase zum Knie.

◄ Für Einsteiger

Wenn Sie die Hände nicht aufsetzen können, beugen Sie die Beine leicht.

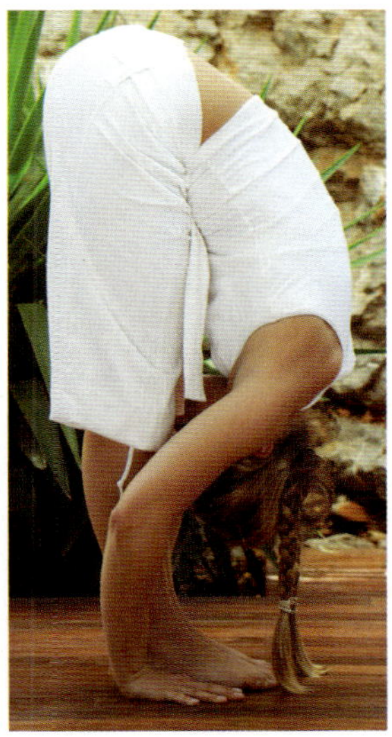

Ausfallschritt

Im Ausfallschritt werden die Wirbelsäule, der vordere Oberschenkelmuskel des gestreckten Beins und der hintere Oberschenkelmuskel des vorn gebeugten Beins lang gezogen und gedehnt. Die Hüftbeuger werden abwechselnd gedehnt und die Schulter wird geöffnet. Diese Asana, die keinen Sanskrit-Namen hat, dient in erster Linie zum Aufwärmen und als Übergang zwischen anderen Positionen.

Ausrichtung

- Beugen Sie das vordere Bein bis maximal 90°, richten Sie das Kniegelenk über dem Fußgelenk aus und strecken Sie das hintere Bein bis in die Ferse kraftvoll nach hinten.
- Setzen Sie beide Handflächen rechts und links von dem vorderen Fuß fest auf.
- Lassen Sie Ihr Kreuzbein nach unten sinken, wobei die Hüfte parallel ausgerichtet bleibt.
- Öffnen Sie Ihre Schultern, drehen Sie die Oberarme leicht nach außen und ziehen Sie den Nacken in Verlängerung der Wirbelsäule lang.
- Gehen Sie in der Einatmung in die Position hinein und in der Ausatmung wieder heraus.

Übergänge:

Aus Uttanasana (s. S. 65):

Setzen Sie in der Einatmung ein Bein gestreckt weit nach hinten auf, während Sie das vordere Bein anwinkeln. Die Hände lassen Sie rechts und links vom vorderen Fuß aufgesetzt.

Aus Adho Mukha Shvanasana (s. S. 67):

Ziehen Sie in der Einatmung den hinteren Fuß weit nach vorn zwischen die Hände. Greifen Sie gegebenenfalls mit einer Hand nach, falls Sie den Fuß nicht zwischen die Hände setzen können.

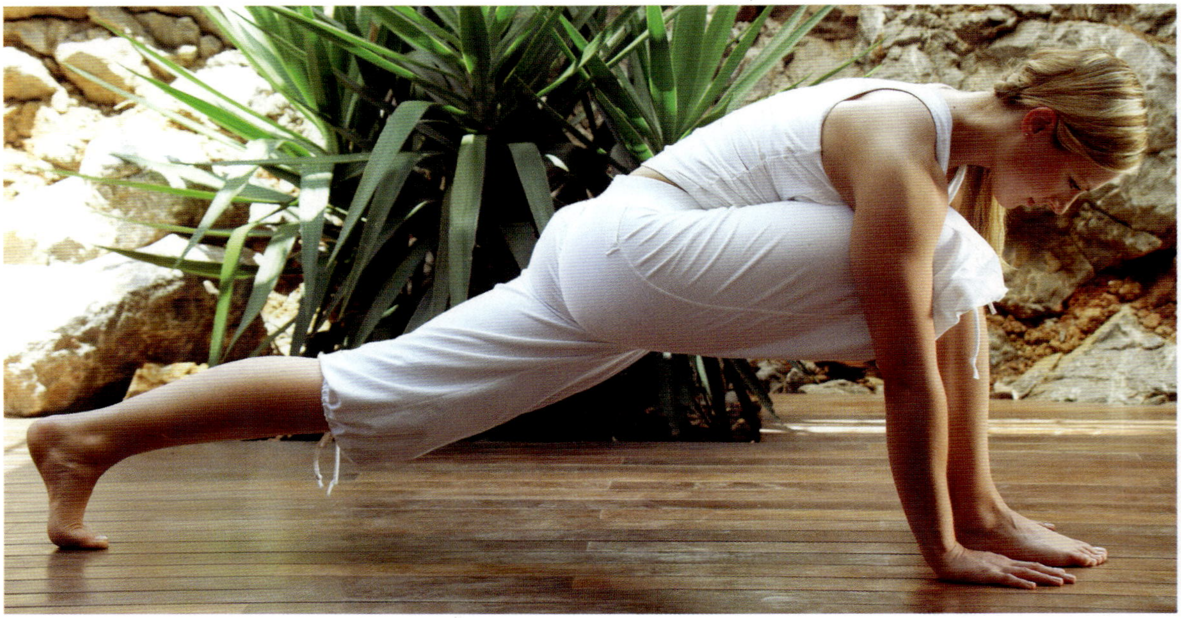

Adho Mukha Shvanasana Herunterschauender Hund

In Adho Mukha Shvanasana wird der gesamte Rücken gedehnt. Die Schultern öffnen sich und werden beweglicher. Gleichermaßen werden Beine, Fußgelenke, Arme sowie die Handgelenke gestärkt. Das Nervensystem wird stimuliert und versorgt den Körper mit frischer Energie.

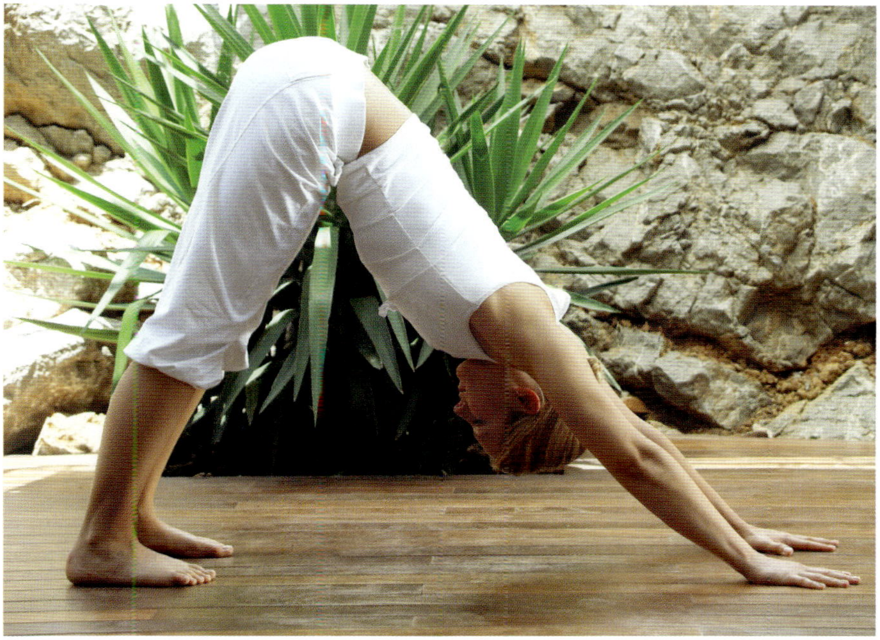

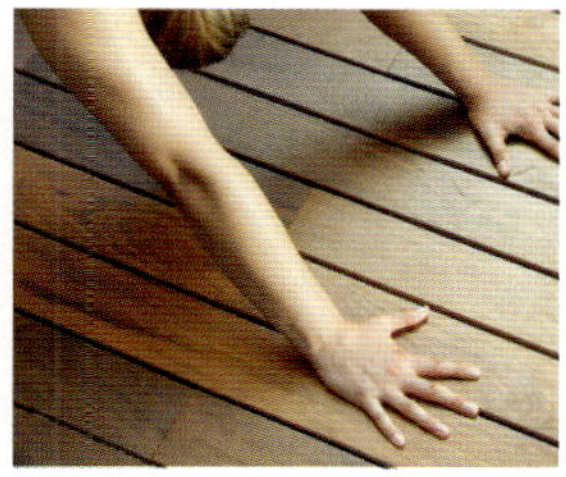

Detailansicht

Spreizen Sie die Hände und belasten Sie jeweils die gesamte Hand, indem Sie die Fingergelenke in den Boden pressen. Der Mittelfinger zeigt gerade nach vorn.

Ausrichtung

- Stellen Sie die Füße hüftgelenkweit auf.
- Richten Sie die Fußaußenkanten parallel zu den Längskanten der Matte aus und schieben Sie die Fersen nach hinten in Richtung Boden.
- Strecken Sie die Beine und drücken Sie die Oberschenkel nach hinten.
- Schieben Sie den Po, das Steißbein und die Gesäßknochen nach oben.
- Strecken Sie den Rücken gerade durch, vom Lendenwirbel bis zum Nacken.
- Öffnen Sie die Schultern und drehen Sie die Oberarme leicht nach außen, die Unterarme wenden sich dabei sanft nach innen (Hände s. Detailansicht).
- Entspannen Sie den Nacken und schauen Sie in Richtung Bauchnabel.
- Verteilen Sie Ihr Gewicht gleichmäßig auf Hände und Füße.
- Gehen Sie in der Ausatmung in die Asana und kommen Sie in der Einatmung wieder heraus.

Wenn Sie mit Ihren Fersen nicht den Boden berühren können, legen Sie eine Decke unter die Fersen. !

chatturanga dandasana Liegestütz

Die Asana kräftigt den gesamten Körper – von den Handgelenken über die Arme, die Bauch- und Rückenmuskulatur bis hin zu den Beinen. Gleichzeitig wird der Brustkorb geweitet. Sie wirkt gegen Lethargie und Müdigkeit und gibt ein Gefühl der Stärke und Frische.

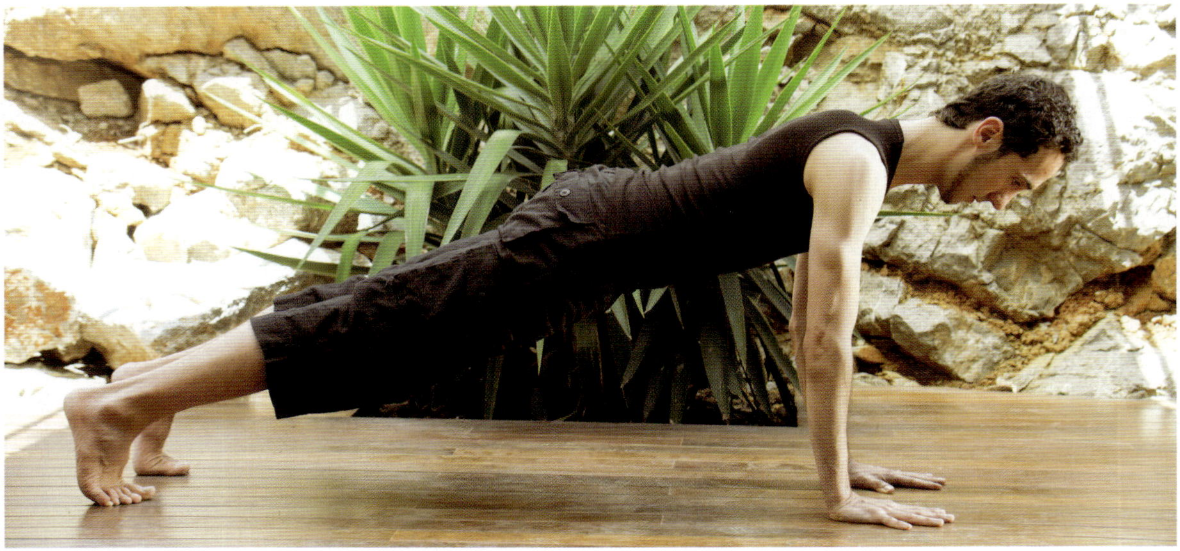

Ausgangsposition: Schiefe Ebene

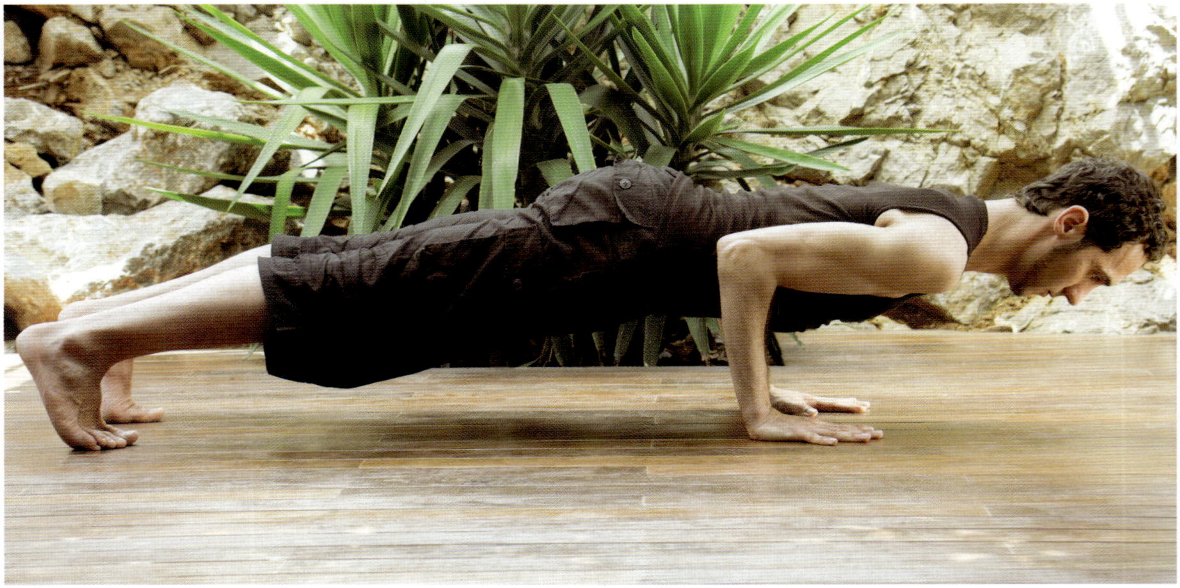

Ausrichtung (linke Seite)

- Gehen Sie in der Einatmung in die Schiefe Ebene, auch Brett genannt (Ausgangsposition).
- Spannen Sie die Beinmuskulatur an und ziehen Sie die Fersen nach hinten.
- Spreizen Sie die Finger, belasten Sie die gesamte Hand und strecken Sie die Arme. Das Schultergelenk befindet sich über dem Handgelenk. Drehen Sie die Oberarme leicht nach außen.
- Ziehen Sie in der Einatmung die Wirbelsäule lang. Der Nacken bleibt gerade in der Verlängerung der Wirbelsäule. Ihr Körper bildet eine gerade Linie.
- Senken Sie in der Ausatmung Ihren Körper mit Kraft ab. Spannen Sie den gesamten Körper an, insbesondere die Bauchmuskeln, damit Sie nicht im Rücken durchhängen.
- Die Oberarme bilden zusammen mit den Unterarmen einen 90°-Winkel. Pressen Sie die Oberarme dicht an die Rippen.
- Ziehen Sie die Schulterblätter nach hinten. Die Schultern bilden mit dem Ellbogen eine Linie.
- Richten Sie Ihren Blick zum Boden aus.

Für Einsteiger

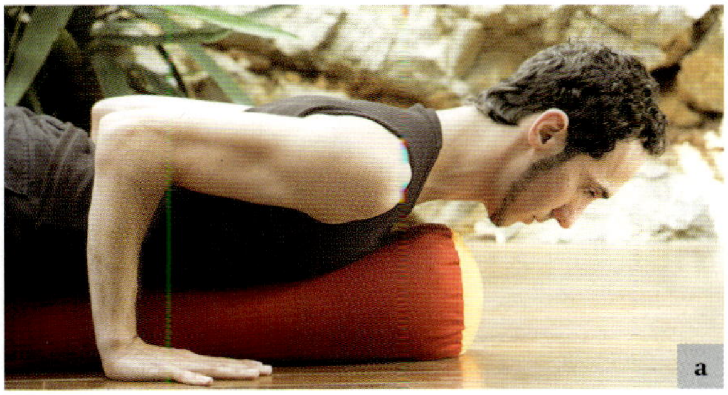

a. Chatturanga mit Kissen

Wenn Sie noch nicht genug Kraft in den Armen haben, legen Sie sich ein Kissen längs unter den Körper, das Ihr Gewicht abstützt. Dies ist eine gute Variante, um die korrekte Körper- und insbesondere Armstellung zu üben.

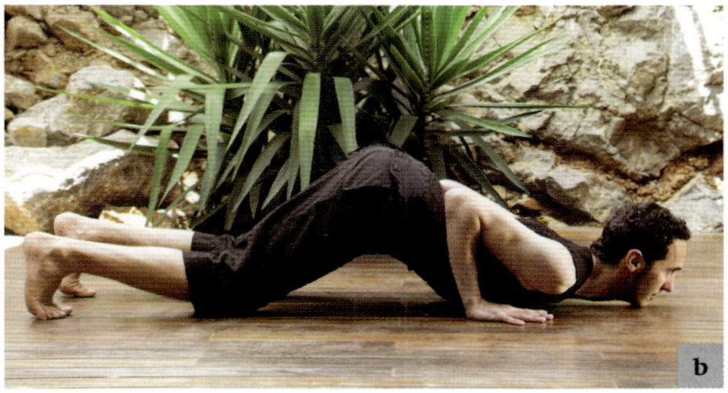

b. Knie-Brust-Kinn

Um Kraft in den Armen aufzubauen, aber auch zum Aufwärmen, bietet sich die Variante Knie-Brust-Kinn zum Üben an:

- Senken Sie zuerst die Knie, dann die Brust und dann das Kinn zum Boden ab.
- Schieben Sie das Becken nach oben und pressen Sie die Hände mit gespreizten Fingern fest in den Boden. Blicken Sie nach vorn.

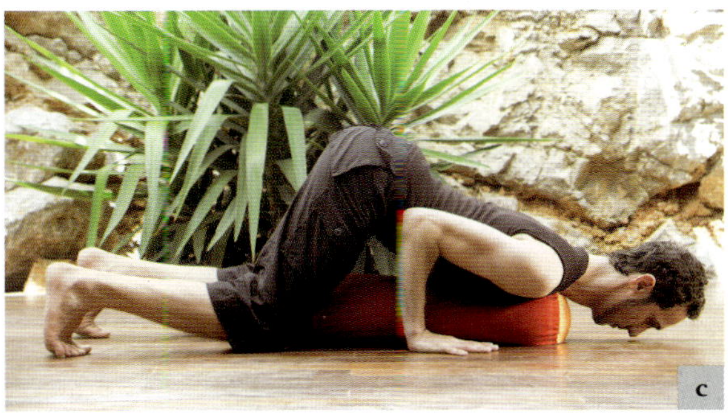

c. Knie-Brust-Kinn mit Kissen

Diese Variante eignet sich, um ein Gefühl für die korrekte Ausrichtung zu entwickeln, auch wenn die Kraft noch nicht da ist, um die Position zu halten.

Chatturanga Dandasana erfordert viel Kraft und Körperspannung. Ist die Stabilität im unteren Rücken noch nicht gegeben, kann es zu Rückenproblemen kommen. Üben Sie deshalb zuerst die Varianten.

bhujangasana Kobra

In dieser auch Schlange genannten Asana wird der Brustkorb geweitet und die Schulter gedehnt. Die Rückenmuskulatur und die Beine werden gestärkt. Die Wirbelsäule wird gekräftigt, insbesondere die Brustwirbel. Diese Haltung wirkt sich belebend auf Körper und Geist aus und löst Verspannungen im oberen Rücken.

Ausrichtung

- Legen Sie beide Füße mit dem Spann auf und pressen Sie sie in den Boden.
- Entspannen Sie den Po und pressen Sie die gestreckten Beine, die Hüfte und das Schambein in den Boden.
- Ziehen Sie in der Einatmung die Wirbelsäule lang und heben Sie das Brustbein sanft an.
- Platzieren Sie die Hände unterhalb der Schulter und „schieben" Sie leicht den Boden nach vorn.
- Halten Sie die Ellbogen eng am Körper und ziehen Sie sie sanft nach hinten.
- Richten Sie Ihren Blick geradeaus, ohne den Kopf in den Nacken zu legen.
- Gehen Sie in der Einatmung in die Position und kommen Sie in der Ausatmung wieder heraus.

Für Einsteiger

a. Wenn Ihr Rücken noch etwas steif ist, lassen Sie die Arme tiefer angewinkelt.

b. Oder Sie setzen die Hände weiter vor Ihnen auf und ziehen von hier aus das Brustbein hoch.

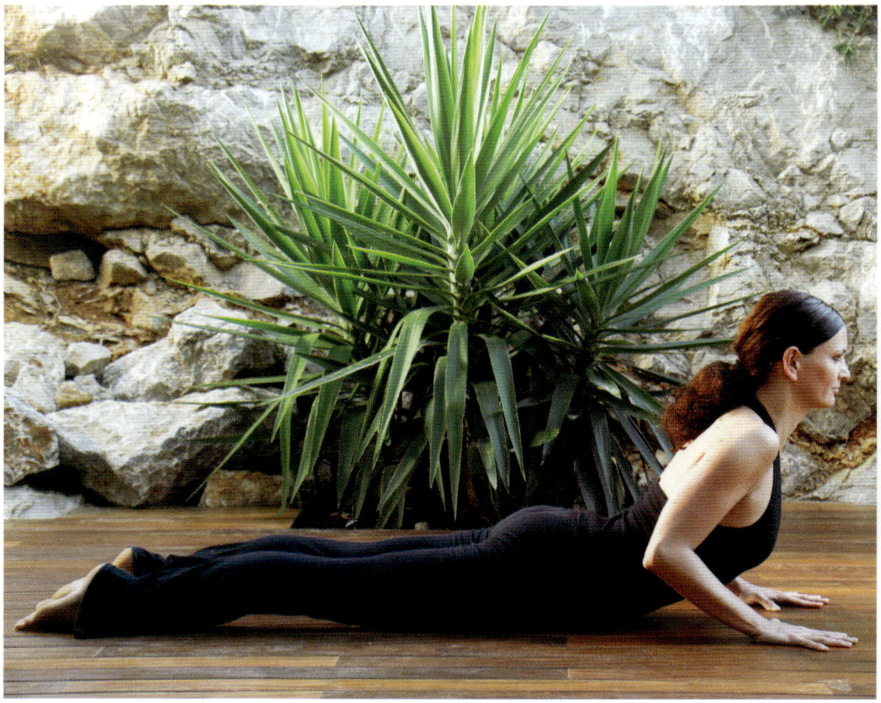

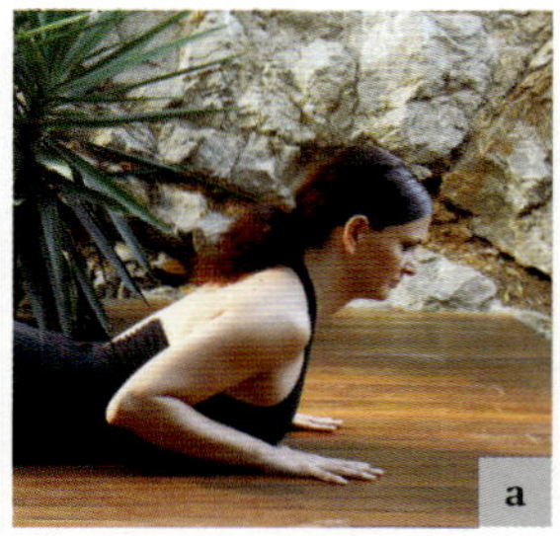

a

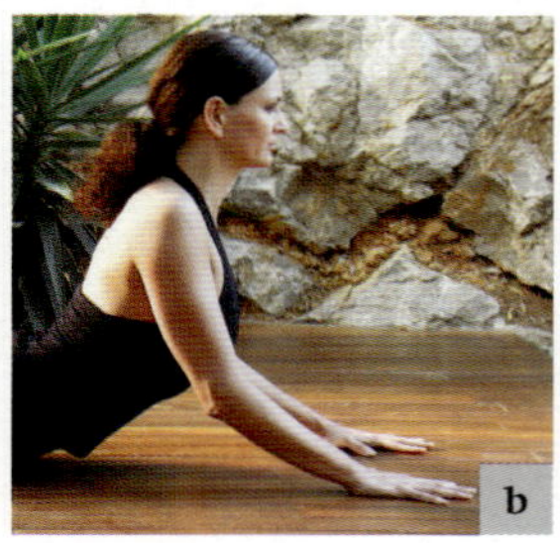

b

urdhva mukha shvanasana Heraufschauender Hund

In dieser Position wird der Brustkorb weit geöffnet und die Schultern werden gedehnt. Die Bauch- und Beinmuskulatur wird zudem gekräftigt und der gesamte Rücken wird beweglicher. Die Brustöffnung wirkt sich nicht nur positiv auf die Lungen, sondern auch auf die Stimmung aus.

Ausrichtung

- Legen Sie die Füße mit dem Spann auf, gerade nach hinten ausgerichtet, und pressen Sie sie fest in den Boden.
- Spannen Sie Ihre Bein- und Bauchmuskulatur an und ziehen Sie das Steißbein leicht nach unten. Heben Sie die Beine vom Boden ab, sodass nur noch der Spann den Boden berührt.
- Beugen Sie in der Einatmung den gesamten Oberkörper mit geöffneter Brust nach hinten und verteilen Sie die Rückbeuge auf die ganze Wirbelsäule.
- Kippen Sie das Becken leicht nach vorn, um ein Hohlkreuz zu vermeiden.
- Setzen Sie die Handgelenke genau unter den Schultergelenken auf und drücken Sie sich nach oben. Belasten Sie dabei Ihre gesamte Hand. Ihr Handgelenk und Ihr Arm bilden einen rechten Winkel.
- Drehen Sie die Schultern leicht nach außen und drücken Sie sich mit Kraft aus den Schultern.
- Drehen Sie die Oberarme nach außen und die Unterarme leicht nach innen.
- Blicken Sie nach oben, wobei der Nacken in der Verlängerung der Wirbelsäule bleibt.
- Gehen Sie in der Einatmung in die Position und kommen sie in der Ausatmung wieder heraus.

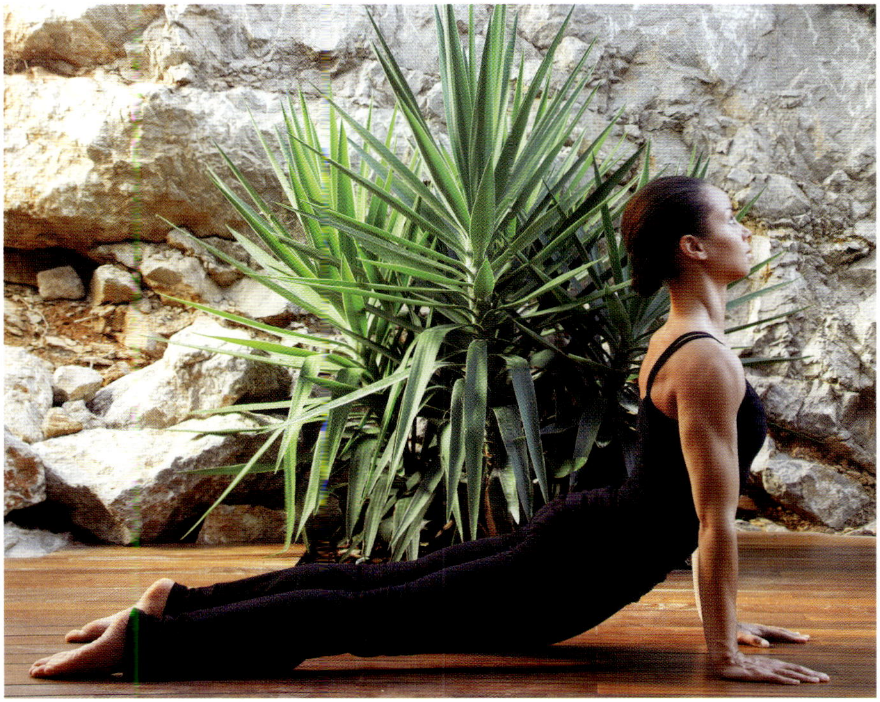

Übergang aus Chatturanga (s. S. 68)

Schieben Sie sich mit den Händen leicht nach hinten und rollen Sie auf den Spann Ihrer Füße. Ziehen Sie sich dann in der Einatmung nach vorn und oben. Die Beine berühren den Boden dabei nicht.

Der Heraufschauende Hund ist sehr intensiv. Üben Sie am Anfang deshalb die Kobra (s. S. 70).

Surya Namaskar B Sonnengruß B

Eine anspruchsvolle Variante des Sonnengrußes ist Surya Namaskar B. Er kann im Anschluss an den Sonnengruß A geübt werden (Erläuterungen zum Üben s. S. 62 f.). Fortgeschrittene wärmen sich auch gerne direkt mit dem Sonnengruß B auf.

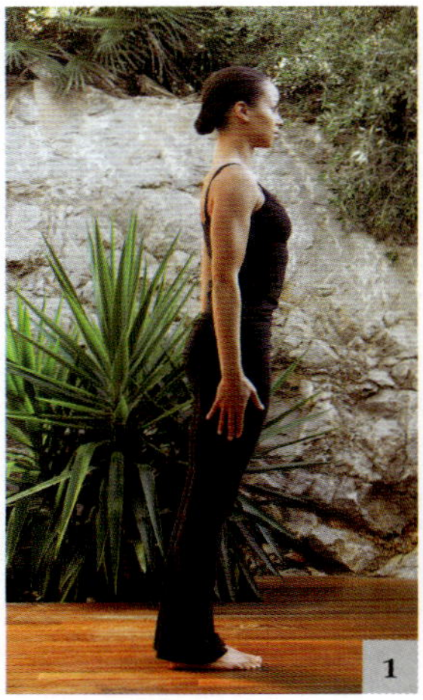

Ausgangsposition: Tadasana, s. S. 64

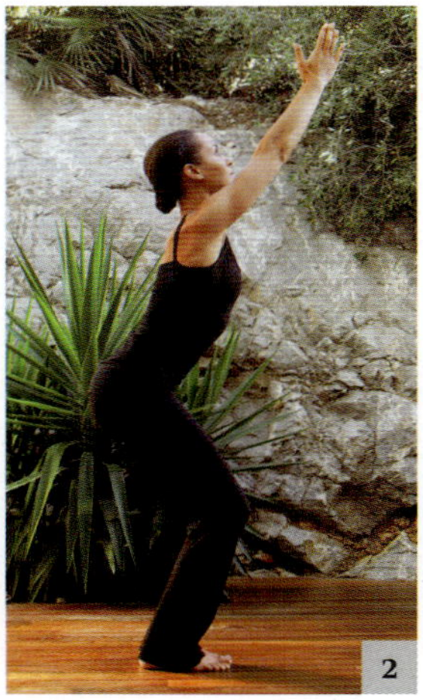

EA in Utkatasana, s. S. 81

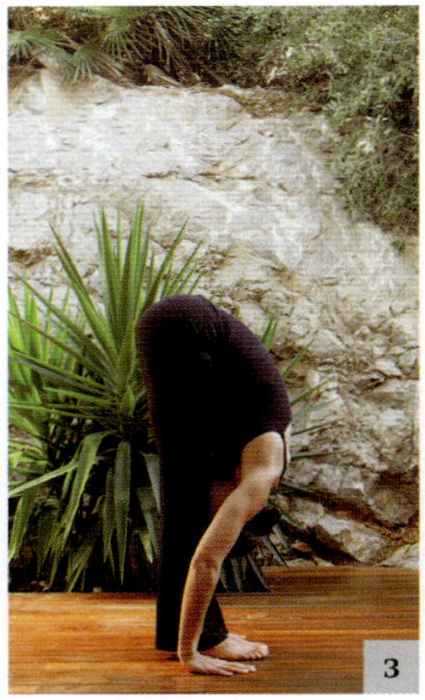

AA in Uttanasana, s. S. 65

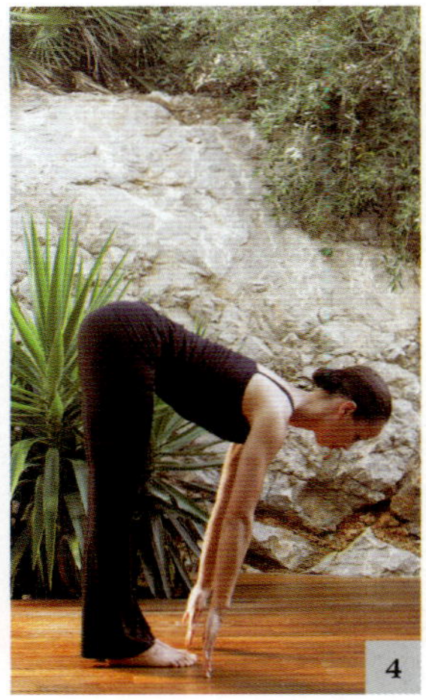

EA in Urdhva Uttanasana, s. S. 65

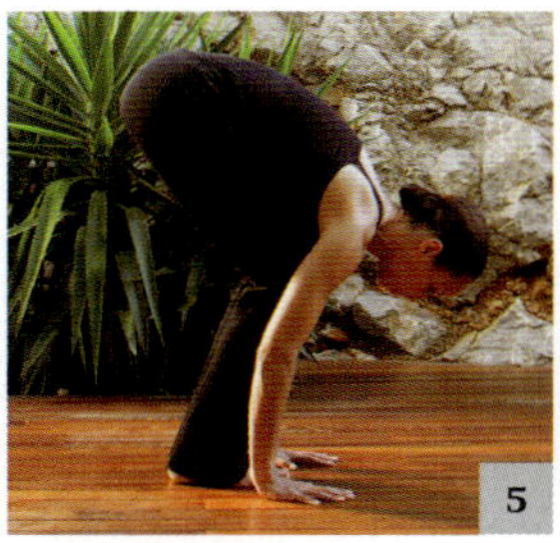

In Atemverhaltung Sprung in Chatturanga, s. S. 74

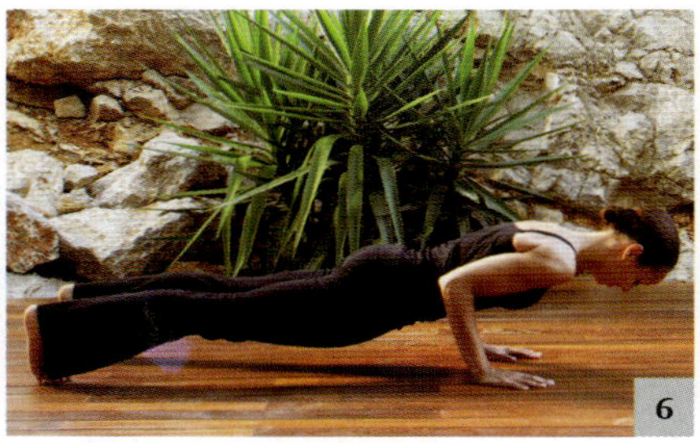

AA in Chatturanga, s. S. 68

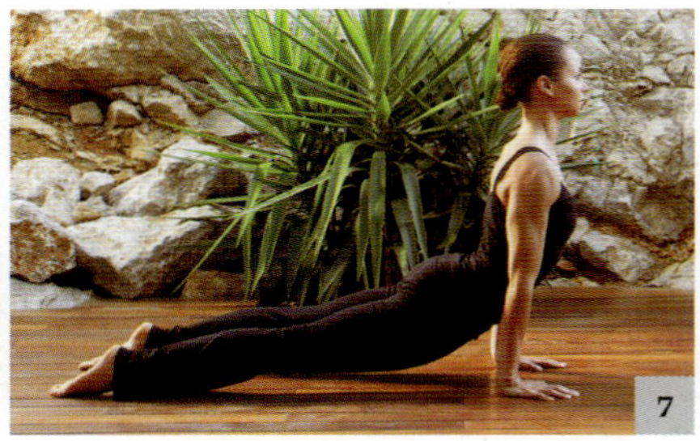

EA in Urdhva Mukha Shvanasana, s. S. 71

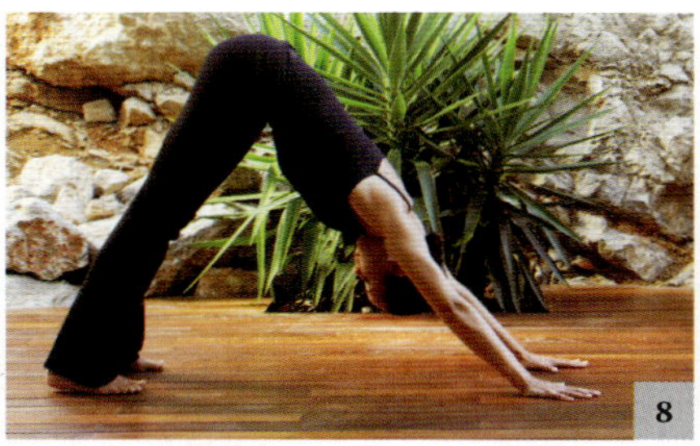

AA in Adho Mukha Shvanasana, s. S. 67

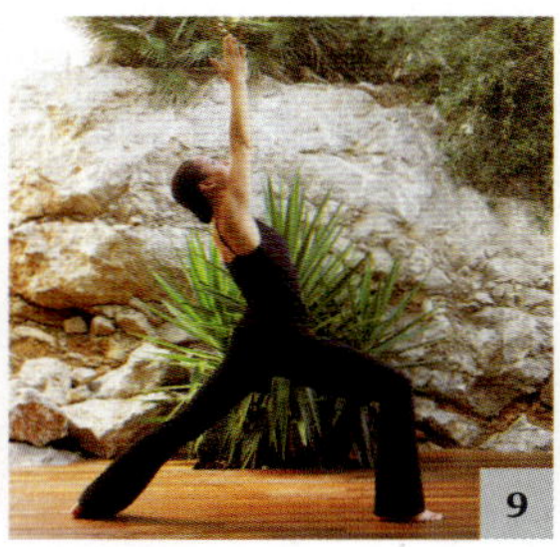

EA in Virabhadrasana I (rechtes Bein nach vorn), s. S. 78

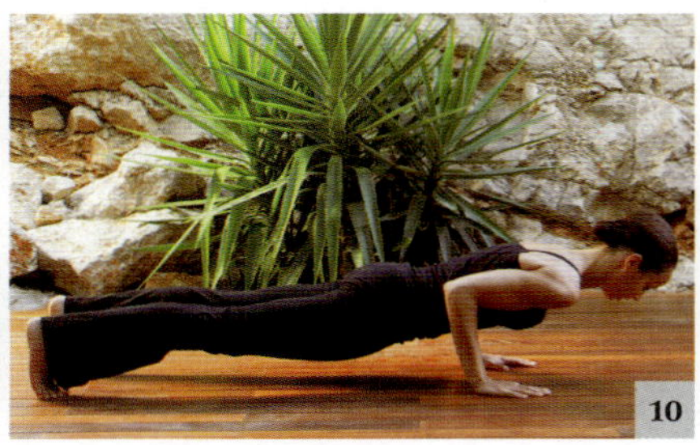

AA in Chatturanga, s. S. 68

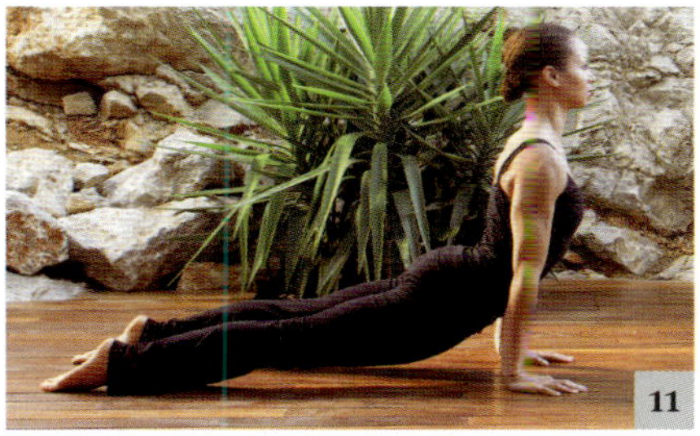

EA in Urdhva Mukha Shvanasana, s. S. 71

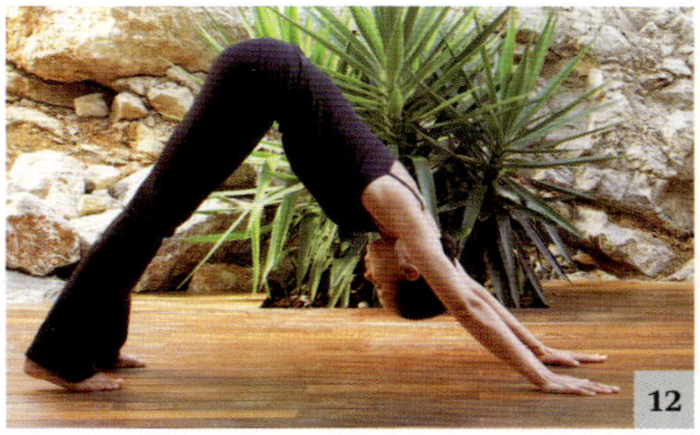

AA in Adho Mukha Shvanasana, s. S. 67

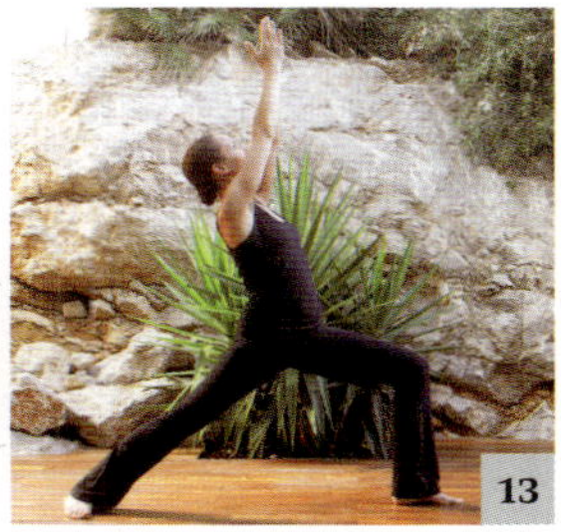

EA in Virabhadrasana I (linkes Bein vorn), s. S. 78

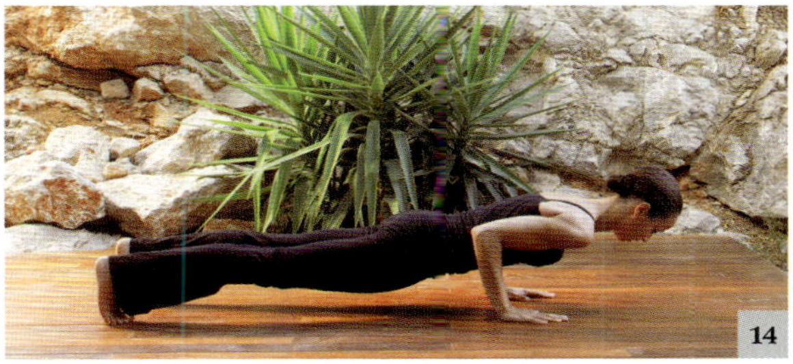

AA in Chatturanga, s. S. 68

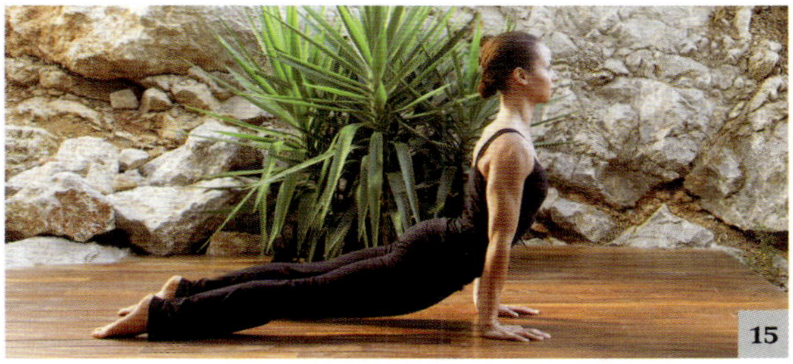

EA in Urdhva Mukha Shvanasana, s. S. 71

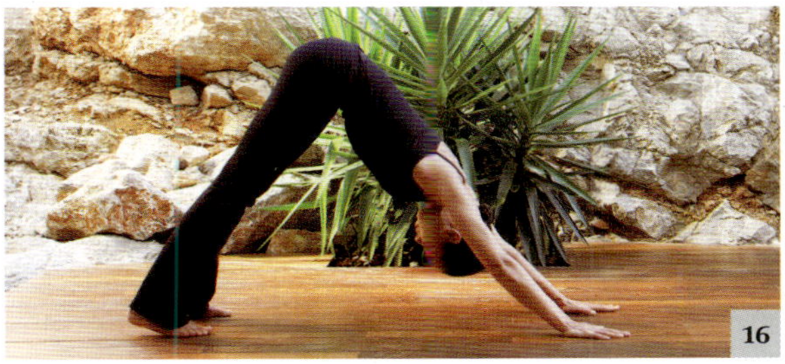

AA in Adho Mukha Shvanasana, s. S. 67

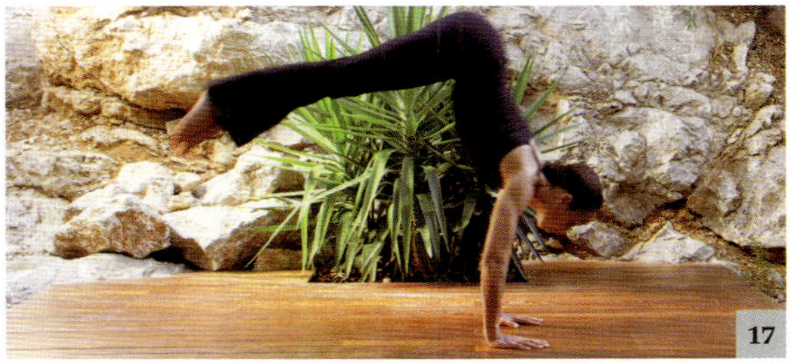

In Atemverhaltung Sprung in Urdhva Uttanasana, s. S. 75

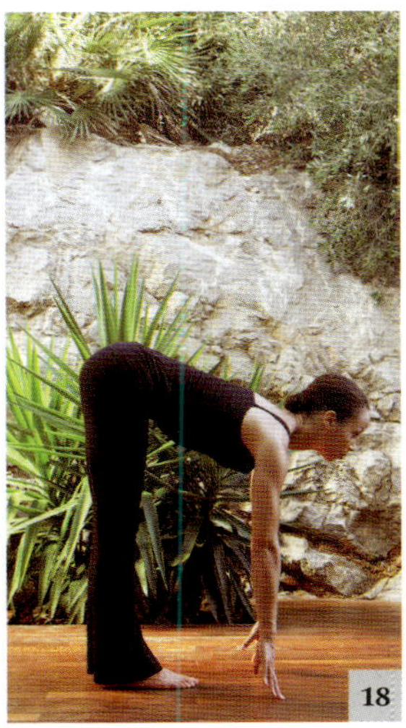

EA in Urdhva Uttanasana, s. S. 65

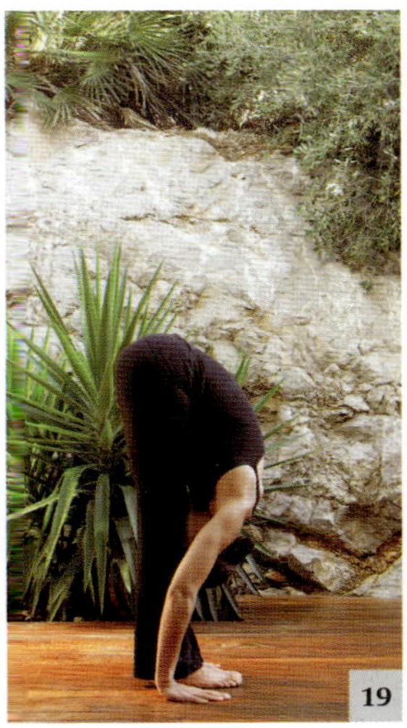

AA in Uttanasana, s. S. 65

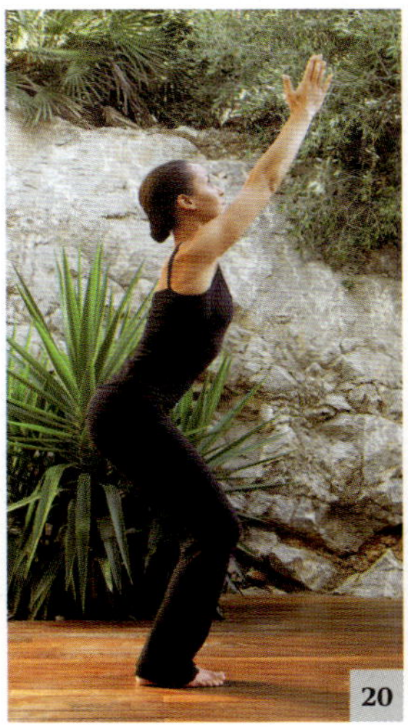

EA in Utkatasana, s. S. 81

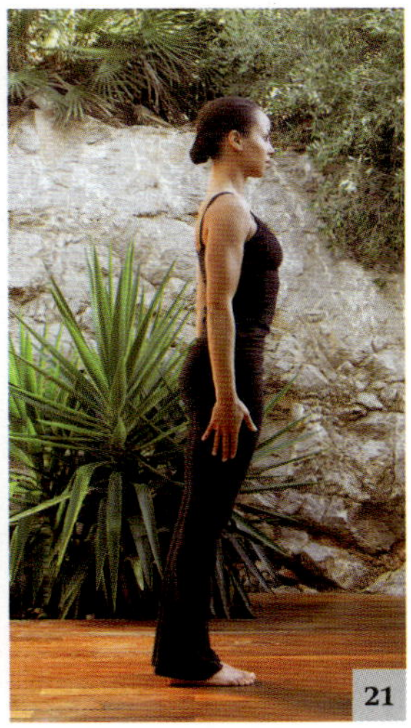

AA in Tadasana, s. S. 64

Sprung aus Urdhva Uttanasana in Chatturanga

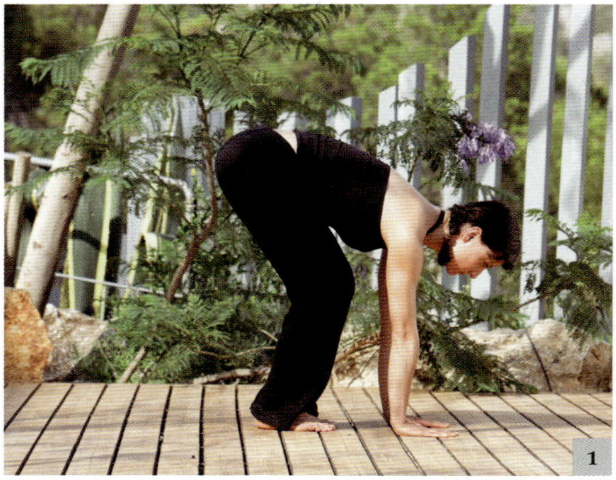

1

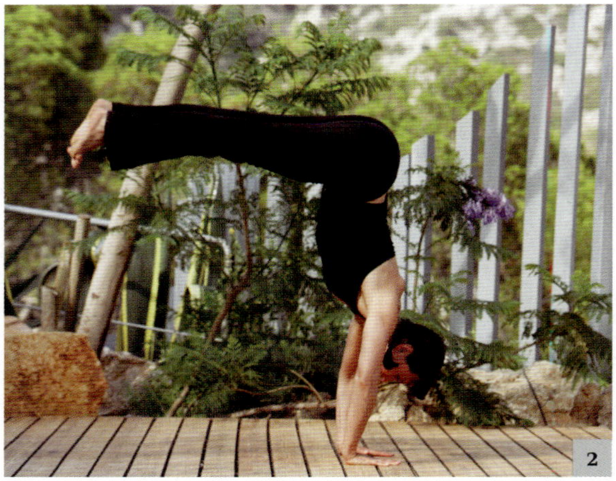

2

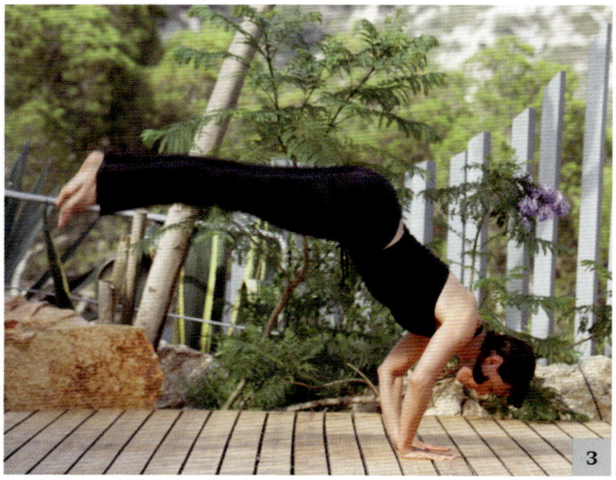

3

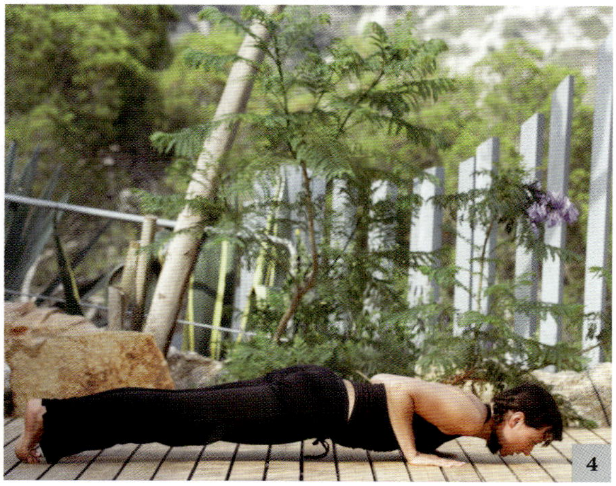

4

Sprung Step-by-Step

1. Atmen Sie in Urdhva Uttanasana (s. S. 65) ein, halten Sie den Atem kurz an und beugen Sie dabei die Beine. Setzen Sie die Hände flach auf und spreizen Sie die Finger weit auseinander. Verteilen Sie Ihr Gewicht gleichmäßig auf die ganze Hand.
2. Setzen Sie Mula Bandha (s. S. 52) und spannen Sie die Bauchmuskulatur an. Stoßen Sie sich mit Schwung aus den Beinen ab und ziehen Sie Ihr Gesäß soweit wie möglich nach oben, sodass Ihr Körper einen rechten Winkel bildet.
3. Von dort schieben Sie Ihre Beine mit Kraft zurück und halten die Spannung in Ihrem gesamten Körper aufrecht.
4. Landen Sie in den gebeugten Chatturanga-Armen und federn Sie das Aufkommen mit Ihrem gesamten Körper und nicht nur mit Ihrem Rücken ab. Halten Sie die Bein- und Bauchmuskeln fest angespannt, um zu verhindern, dass Sie im Rücken durchhängen und Ihre Wirbelsäule das Gewicht auffangen muss. Atmen Sie in Chatturanga (s. S. 68 f.) aus.

Sprung aus Adho Mukha Shvanasana in Urdhva Uttanasana

Sprung Step-by-Step

1. Atmen Sie in Adho Mukha Shvanasana (s. S. 67) aus, halten Sie den Atem kurz an und beugen Sie die Beine. Schauen Sie nach vorn.
2. Setzen Sie Uddiyana Bandha (s. S. 52). Verlagern Sie das Gewicht auf Ihre Hände und stoßen Sie sich mit Kraft aus den Beinen nach oben und vorn ab. Ziehen Sie das Gesäß soweit wie möglich nach oben, sodass Ihr Körper einen rechten Winkel bildet.
3. Ziehen Sie nun die gestreckten Beine zum Körper. Ihre Arme bleiben gestreckt.
4. Landen Sie mit den Füßen so nah wie möglich bei Ihren Händen und atmen Sie in Urdhva Uttanasana (s. S. 65) ein.

Sprünge sollten Sie erst mit etwas Praxiserfahrung üben; denn sie erfordern eine präzise Ausrichtung und eine gewisse Körperbeherrschung. Neben der richtigen Technik bedarf es zudem einer recht kräftigen Arm-, Bein- und Bauchmuskulatur. Wenn Sprünge falsch ausgeübt werden, können sie insbesondere im Lendenwirbelbereich zu Rückenproblemen führen. Tasten Sie sich langsam und mit Geduld an die Sprünge heran.

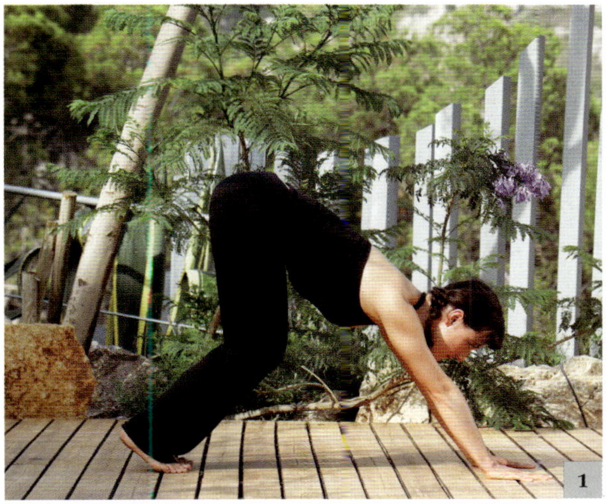

1

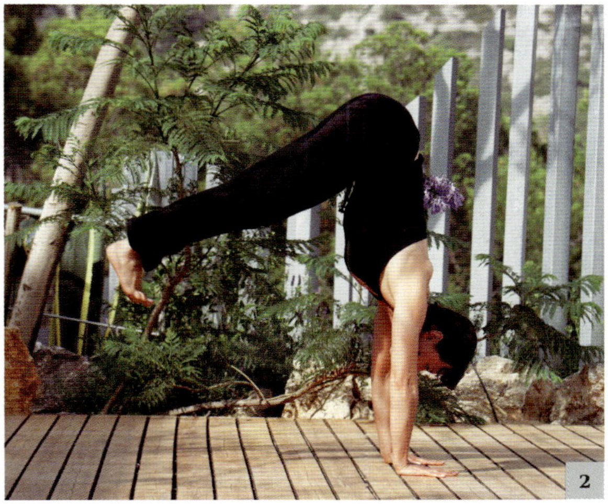

2

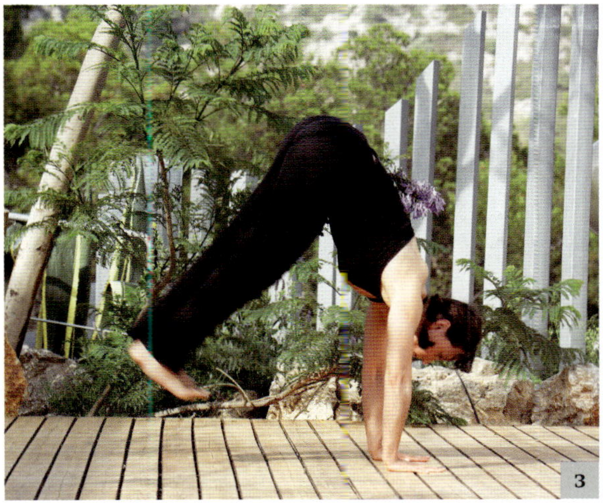

3

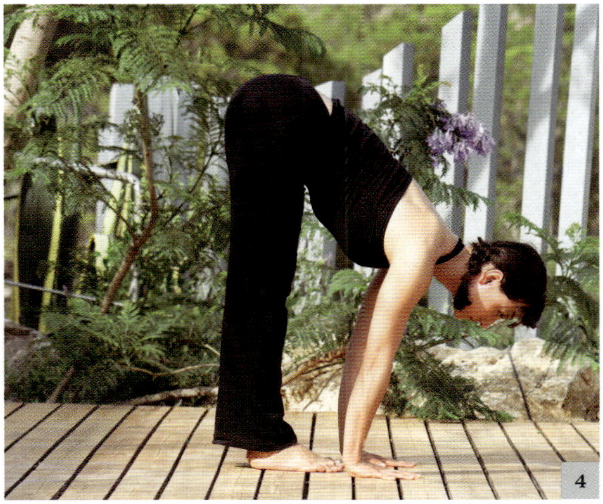

4

Sonnengruß

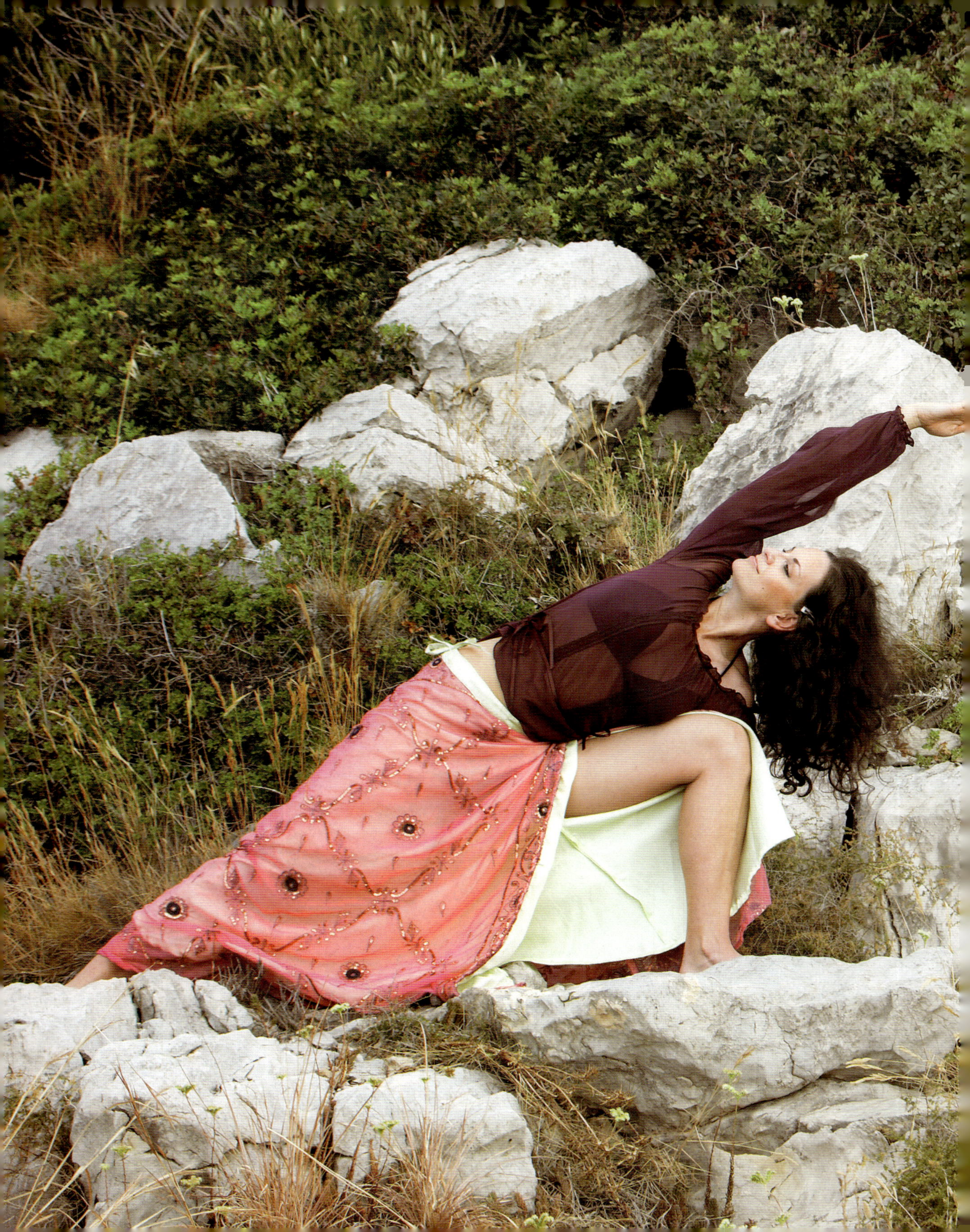

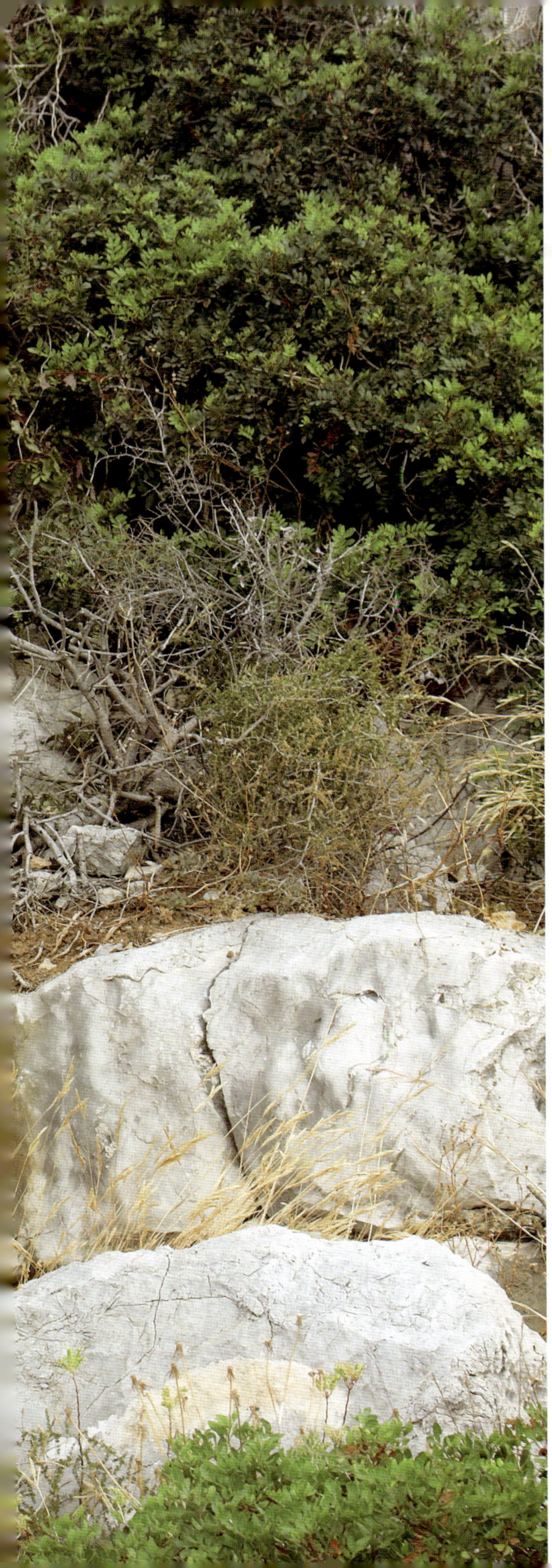

Stehende Positionen

Stehende Positionen werden in der Regel nach dem Sonnengruß geübt – wenn der Körper schon ein wenig durchgewärmt ist. Sie bereiten ihn auf tiefer gehende Asanas vor, erzeugen Hitze und bauen Energie auf.

Physiologisch betrachtet stärken stehende Positionen die Fuß- und Beinmuskulatur sowie deren Gelenke. Darüber hinaus kräftigen sie die rumpfaufrichtende Muskulatur und fördern die Blutzirkulation. Sie erweitern den Atemraum und damit das Atemvolumen.

Auf emotionaler Ebene fördern stehende Positionen das Empfinden der Erdung und Standfestigkeit und damit das Gefühl, „mit beiden Beinen fest im Leben zu stehen". Des Weiteren werden Ausdauer und Durchhaltevermögen gestärkt, wodurch Gefühle der Stärke, des Selbstbewusstseins und der inneren Sicherheit wachsen.

virabhadrasana i Krieger I

Im Krieger I, manchmal auch Held genannt, werden die Beinmuskulatur, die Fußknöchel sowie die Knie gestärkt. Die Rückenmuskulatur wird gekräftigt, die Schultern und der Nacken werden gelockert. Diese Asana vermittelt Stabilität und lindert ein Steifheitsgefühl im Rücken.

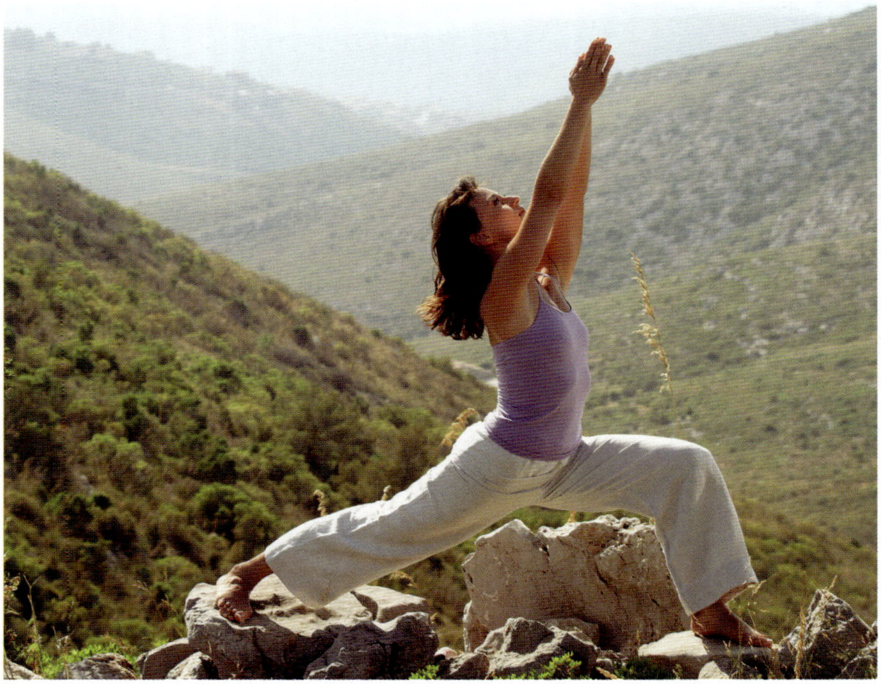

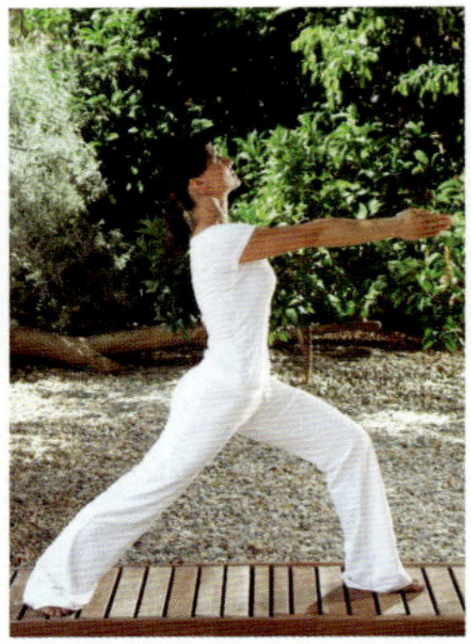

Für Einsteiger ▲

Verkleinern Sie den Schritt und senken Sie die Arme, wenn Sie nicht ausreichend Flexibilität und Kraft spüren. Achten Sie dabei darauf, dass das Kniegelenk über dem Fußgelenk ausgerichtet bleibt.

Ausrichtung

- Setzen Sie in einem weiten Schritt nach hinten die Fersen beider Füße so auf, dass sie sich auf einer Linie befinden. Der hintere Fuß ist in einem Winkel von ca. 45° eingedreht und der vordere Fuß zeigt gerade nach vorn.
- Strecken Sie das hintere Bein und belasten Sie die Außenkante des hinteren Fußes, sodass sich das Fußgewölbe leicht anhebt.
- Beugen Sie das vordere Bein in einen rechten Winkel und richten Sie das Kniegelenk über dem Fußgelenk aus.
- Richten Sie die Hüften so weit wie möglich nach vorn und parallel aus.
- Richten Sie Ihren Brustkorb nach vorn aus und verlängern Sie sich in der Einatmung aus den Brustwirbeln nach oben. Ziehen Sie dabei Ihr Brustbein nach oben.
- In der Ausatmung ziehen Sie Ihr Steißbein nach unten und sinken tiefer in die Position.
- Richten Sie Ihre Schultern über den Hüften aus und verstärken Sie die Verlängerung des Rückens durch einen sanften Zug mit den Armen nach oben. Die Arme bleiben im Blickfeld und die Schultern entspannt.
- Der Blick geht leicht nach oben.

virabhadrasana ii Krieger II

Im Krieger II werden Arm-, Bein- und Rückenmuskulatur, die Fußknöchel sowie die Knie gestärkt. Die Hüfte wird geöffnet und die Gesäßmuskulatur ist angespannt. Die Unterleibsorgane werden gekräftigt. Der weit geöffnete Brustkorb ermöglicht außerdem eine tiefe Atmung, die sich positiv auf das Atemvolumen auswirkt.

Ausrichtung

- Setzen Sie in einem weiten Schritt nach hinten die Fersen beider Füße so auf, dass sie sich auf einer Linie befinden. Der hintere Fuß ist in einem Winkel von ca. 90° eingedreht und der vordere Fuß zeigt gerade nach vorn.
- Strecken Sie das hintere Bein und belasten Sie die Außenkante des hinteren Fußes, sodass sich das Fußgewölbe leicht anhebt.
- Beugen Sie das vordere Bein in einen rechten Winkel und richten Sie das Kniegelenk über dem Fußgelenk aus.
- Öffnen Sie die Hüften so weit wie möglich und drehen Sie beide Oberschenkel nach außen.
- Richten Sie Ihren Oberkörper genau über der Hüfte aus, sodass er sich weder nach vorn noch nach hinten neigt.
- Strecken Sie Ihre Arme kraftvoll parallel zum Boden nach vorn und nach hinten aus. Die Schultern bleiben entspannt. Ziehen Sie sich in der Einatmung über die Fingerspitzen nach vorn und nach hinten auseinander.
- In der Ausatmung ziehen Sie Ihr Steißbein nach unten und lassen die Hüfte tiefer in die Position sinken.
- Ihr Kopf ist nach vorn gedreht, der Blick geht zur vorderen Hand.

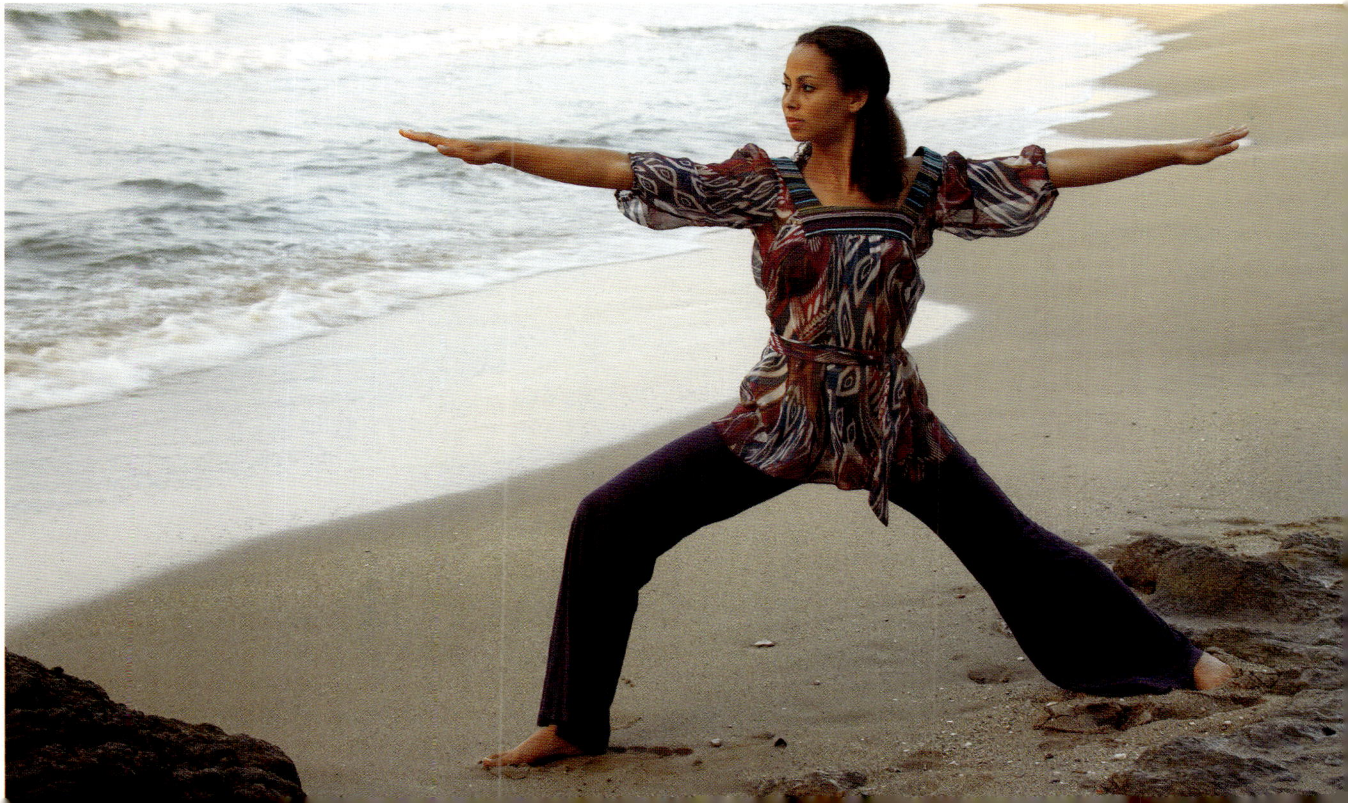

shakti warior Friedvoller Krieger

Diese Asana wird auch häufig Umgekehrter Krieger genannt, gängiger ist aber die Bezeichnung Friedvoller Krieger. Er stärkt die Beinmuskulatur, verbessert die Flexibilität in der Wirbelsäule, dehnt die Seiten des Oberkörpers und öffnet die Hüften.

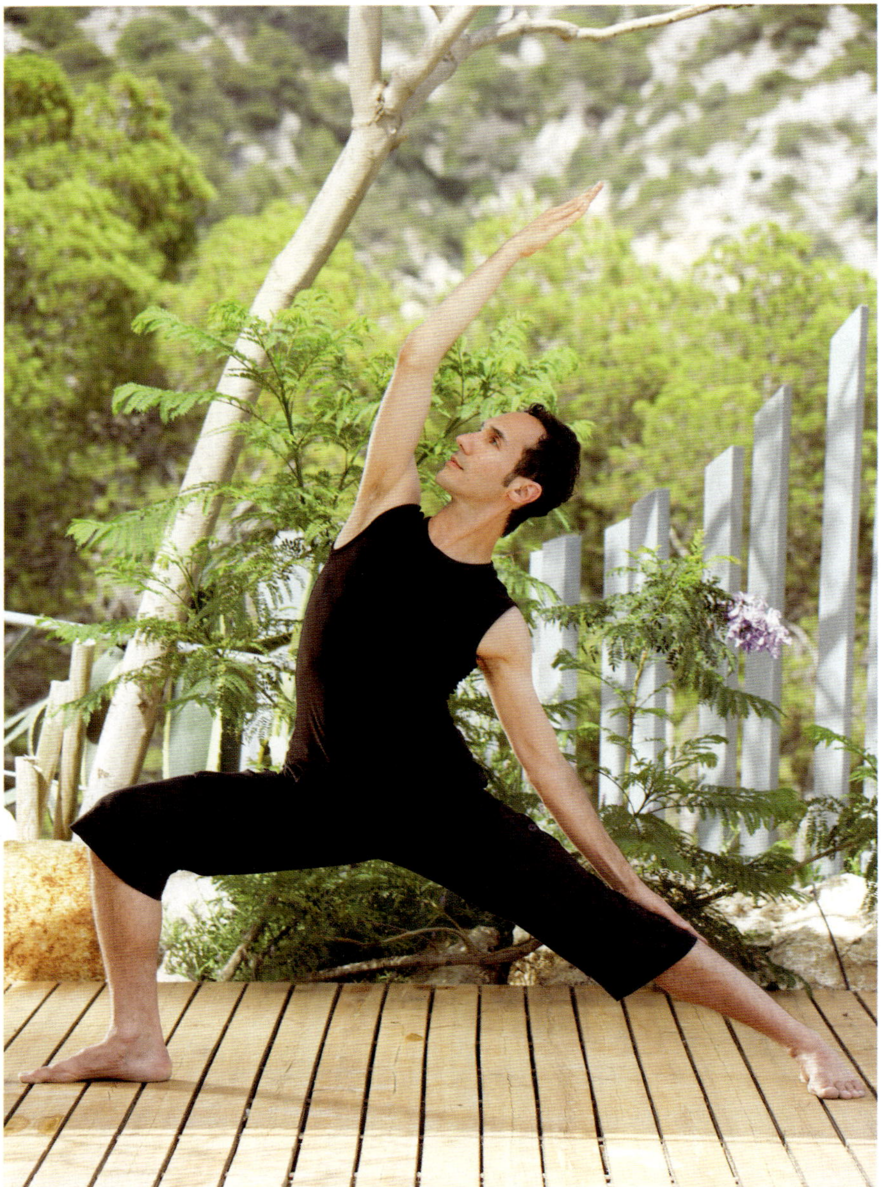

Ausrichtung

- Nehmen Sie die Grundhaltung von Krieger II ein (s. S. 79).
- Führen Sie den vorderen Arm nach oben, sodass Sie eine angenehme Dehnung in der einen Körperseite spüren, ohne auf der andere Seite einzuknicken.
- Ziehen Sie den hinteren Arm so weit wie möglich an Ihrem hinteren Bein entlang nach unten.
- Ziehen Sie sich in der Einatmung aus der Wirbelsäule lang und in der Ausatmung lassen Sie sanft die Hüften tiefer sinken.
- Der Blick geht leicht nach oben.

utkatasana Machtvolle Haltung

In Utkatasana, auch Stuhlposition genannt, wird der gesamte Unterkörper gestärkt. Die Beinmuskulatur und die Fußknöchel werden gekräftigt und die Waden gedehnt. Durch die Öffnung des Brustkorbs wird die Brustmuskulatur gedehnt und die Schultern werden gelockert. Das Zwerchfell hebt sich sanft, wodurch das Herz leicht massiert wird.

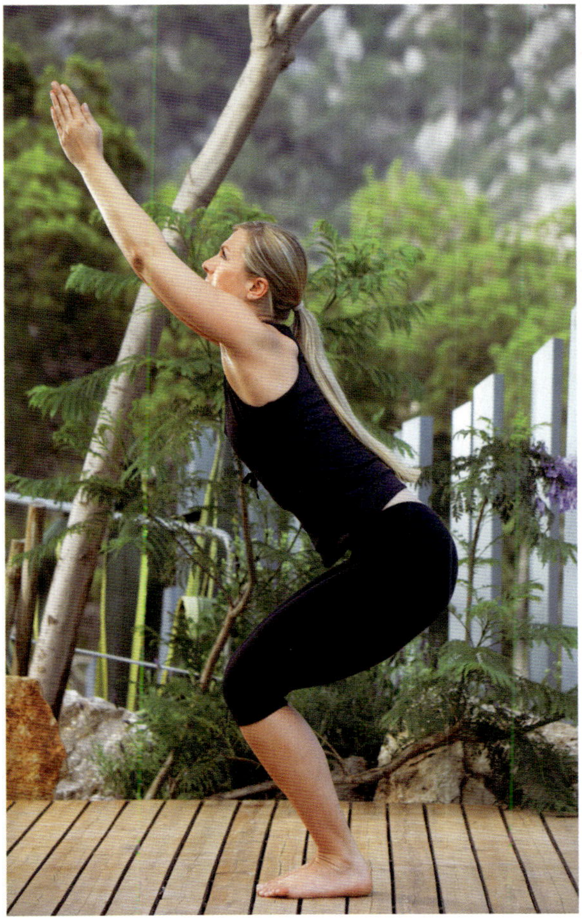

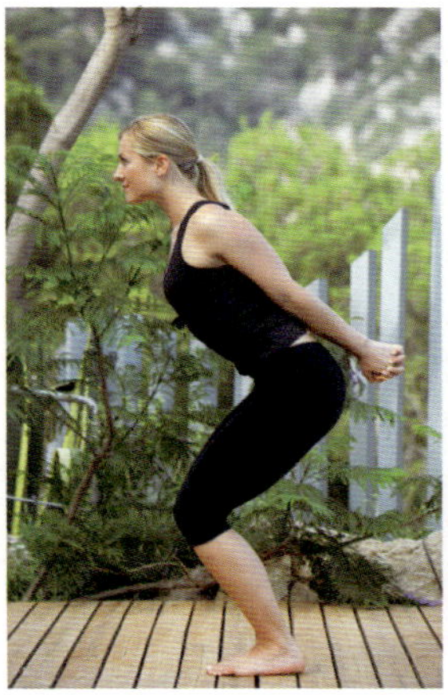

Variation ▲

Falten Sie die Hände hinter dem Rücken. Dadurch verstärken Sie zum einen die Brustöffnung und zum anderen werden Ihre Schultern angenehm gedehnt.

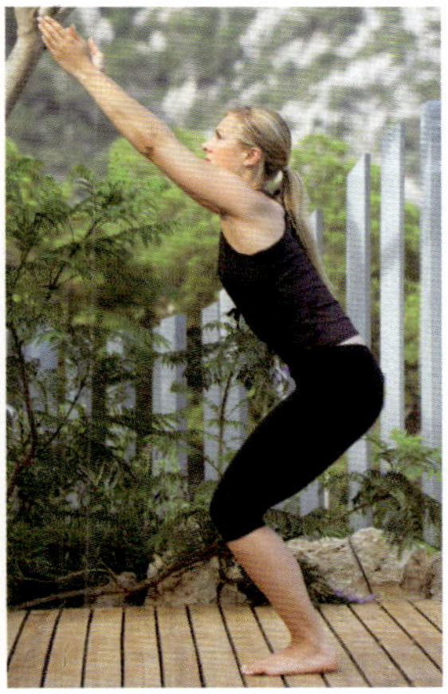

Für Einsteiger ▲

Beugen Sie die Beine nicht ganz so tief, wenn Ihnen die Kraft in den Oberschenkeln noch fehlt.

Ausrichtung

- Beugen Sie die Beine. Halten Sie die Fußknöchel zusammen und verlagern Sie das Gewicht etwas auf die Ferse. Pressen Sie die Knie sanft zusammen, um sie auf einer Höhe zu halten. Dadurch bleibt Ihre Hüfte ebenfalls parallel.
- Heben Sie die Arme nach oben und legen Sie, wenn möglich, die Handflächen aufeinander. Drehen Sie die Oberarme leicht nach außen.
- Die Krone des Kopfes zieht nach oben und der Nacken ist ein wenig nach hinten gebeugt. Ihr Blick geht leicht nach oben und ist auf die Hände gerichtet.
- Verlängern Sie sich in der Einatmung aus den Brustwirbeln und ziehen Sie das Brustbein sanft nach oben. Die Schultern bleiben geöffnet und entspannt, die Schulterblätter ziehen sanft nach hinten und unten.
- Senken Sie in der Ausatmung das Steißbein ab und gehen Sie tiefer in die Position.

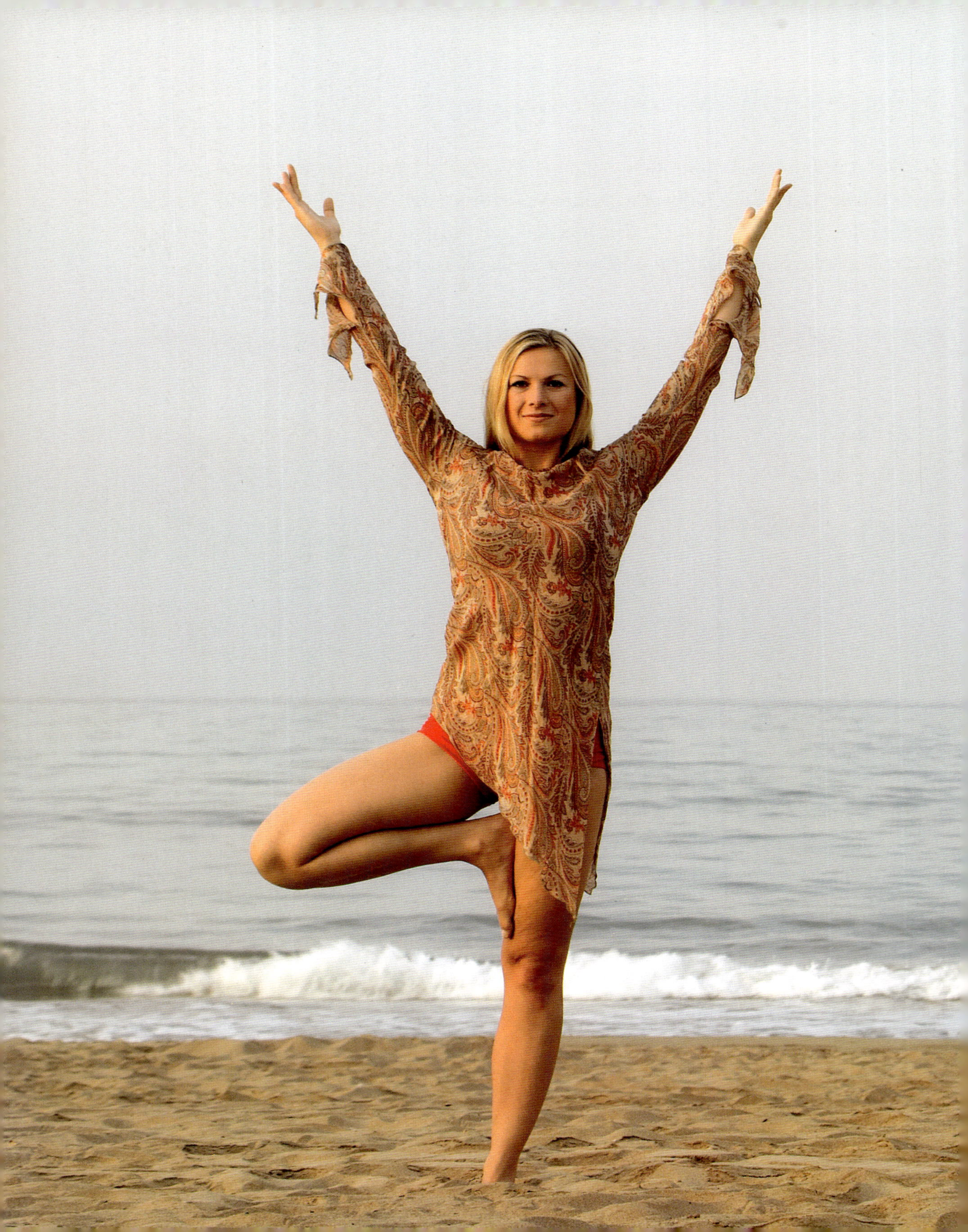

Vriksasana Baum

Diese Asana kräftigt neben der gesamten Beinmuskulatur insbesondere die Muskulatur, Gelenke und Knöchel der Füße. Sie stärkt außerdem die Schultern und die Rückenmuskulatur. Die Hüften werden geöffnet. Zudem wird das Gleichgewicht gefördert und ein Gefühl der Stabilität und Ausgeglichenheit vermittelt.

Ausrichtung (linke Seite)

- Finden Sie einen festen Stand in Ihrem Standbein und belasten Sie den gesamten Fuß.
- Heben Sie das andere Bein und setzen Sie die Fußsohle auf der Innenseite des Standbein-Oberschenkels ab. Pressen Sie die Fußsohle fest in den Oberschenkel.
- Strecken Sie die Arme seitlich nach oben aus. Die Schultern bleiben entspannt.
- Verlängern Sie in der Einatmung Ihre Wirbelsäule über die Krone des Kopfes nach oben, während Ihr Standbein fest in den Boden presst.
- Ziehen Sie in der Ausatmung Ihr Steißbein leicht nach unten, während Sie die Länge in der Wirbelsäule halten.

Für Fortgeschrittene ▸

Neigen Sie einen Arm zu Ihrem angewinkelten Bein, während Sie den anderen Arm sanft zur gleichen Seite ziehen. Auf diese Art dehnen Sie die ganze Körperseite und fördern zusätzlich Ihren Gleichgewichtssinn. Wenn Sie eine weitere Herausforderung suchen, üben Sie Vriksasana mit geschlossenen Augen.

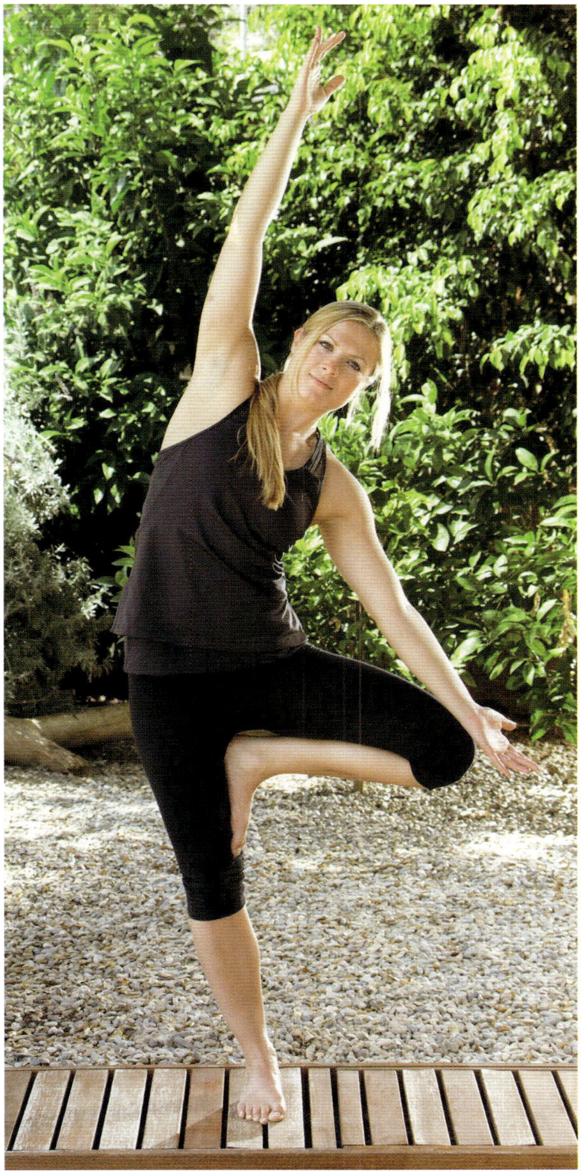

Für Einsteiger ▸

Wenn Sie die Fußsohle noch nicht auf dem Oberschenkel absetzen können, setzen Sie sie auf der Wade ab, keinesfalls jedoch auf dem Knie, da die Kniegelenke sensibel sind und Sie in dieser Position nur wenig Stabilität haben.

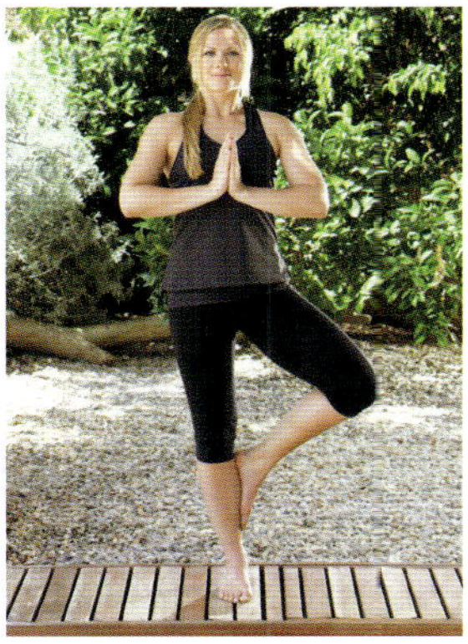

garudasana Adler

In dieser Asana wird die Bein- und Gesäßmuskulatur gleichermaßen gekräftigt und gedehnt, insbesondere die der Füße und Waden. Außerdem werden die Schultern gedehnt und die Flexibilität in den Armen und Beinen wird gesteigert. Zudem wird das Gleichgewicht gefördert und ein Gefühl der Stabilität und Ausgeglichenheit vermittelt.

Ausrichtung Step-by-Step

1. Finden Sie einen stabilen Stand in Ihrem Standbein und belasten Sie den ganzen Fuß. Beugen Sie Ihr Standbein leicht und „wickeln" Sie das andere Bein um Ihr Standbein, indem Sie den Oberschenkel auf dem Standbein ablegen, die Knie möglichst auf eine Höhe bringen und das Schienbein hinter die Wade Ihres Standbeins bringen. Klemmen Sie Ihren Fuß an der Wade fest.
2. Richten Sie den Oberkörper auf und legen Sie den gleichen Arm wie das gewickelte Bein in die Ellbogenbeuge des anderen.
3. Wickeln Sie die Arme so umeinander, dass Sie die Handflächen aufeinander legen können und Ihre Daumen zum Gesicht zeigen.
   - Verlängern Sie sich in der Einatmung über die Krone des Kopfes nach oben und pressen Sie gleichzeitig mit Ihren Füßen fest in den Boden.
   - Senken Sie in der Ausatmung Ihr Steißbein, während Sie die Länge in der Wirbelsäule halten.

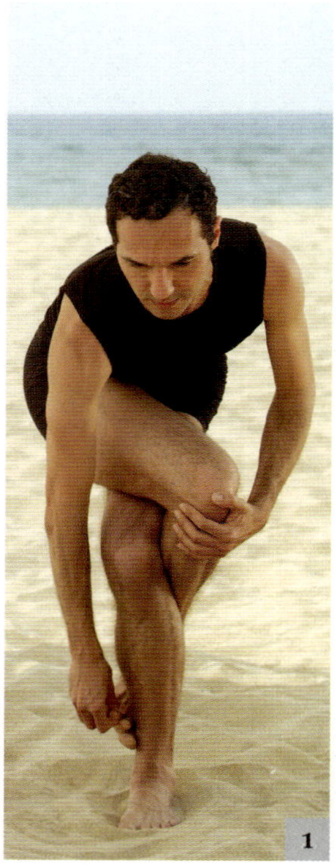
1

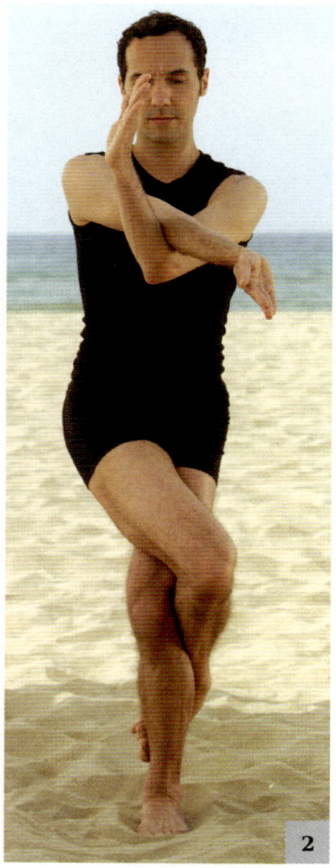
2

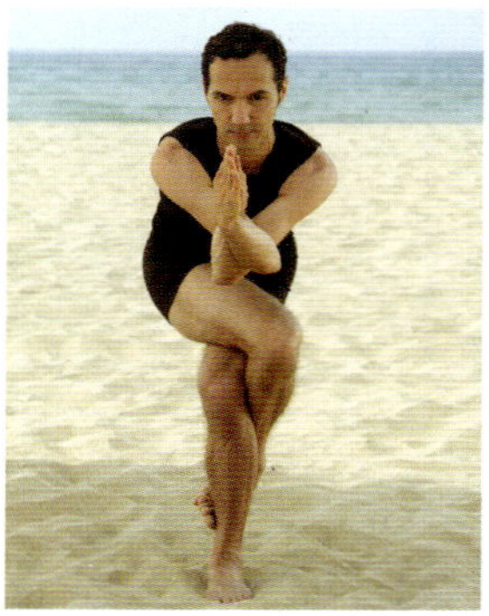

Variation

Um die Dehnung in der Schulter und im Gesäß zu verstärken, ziehen Sie sich in der Einatmung nochmals lang und beugen Sie sich mit langer Wirbelsäule in der Ausatmung vor.

Für Einsteiger: Können Sie Ihr Schienbein noch nicht hinter die Wade bringen, legen Sie den Fuß an der Außenseite des Standbeins ab. Reicht die Flexibilität in der Schulter noch nicht aus, richten Sie die Handflächen nicht aufeinander, sondern untereinander aus.

Für Fortgeschrittene: Üben Sie, sowohl Beine als auch Arme zeitgleich umeinander zu wickeln.

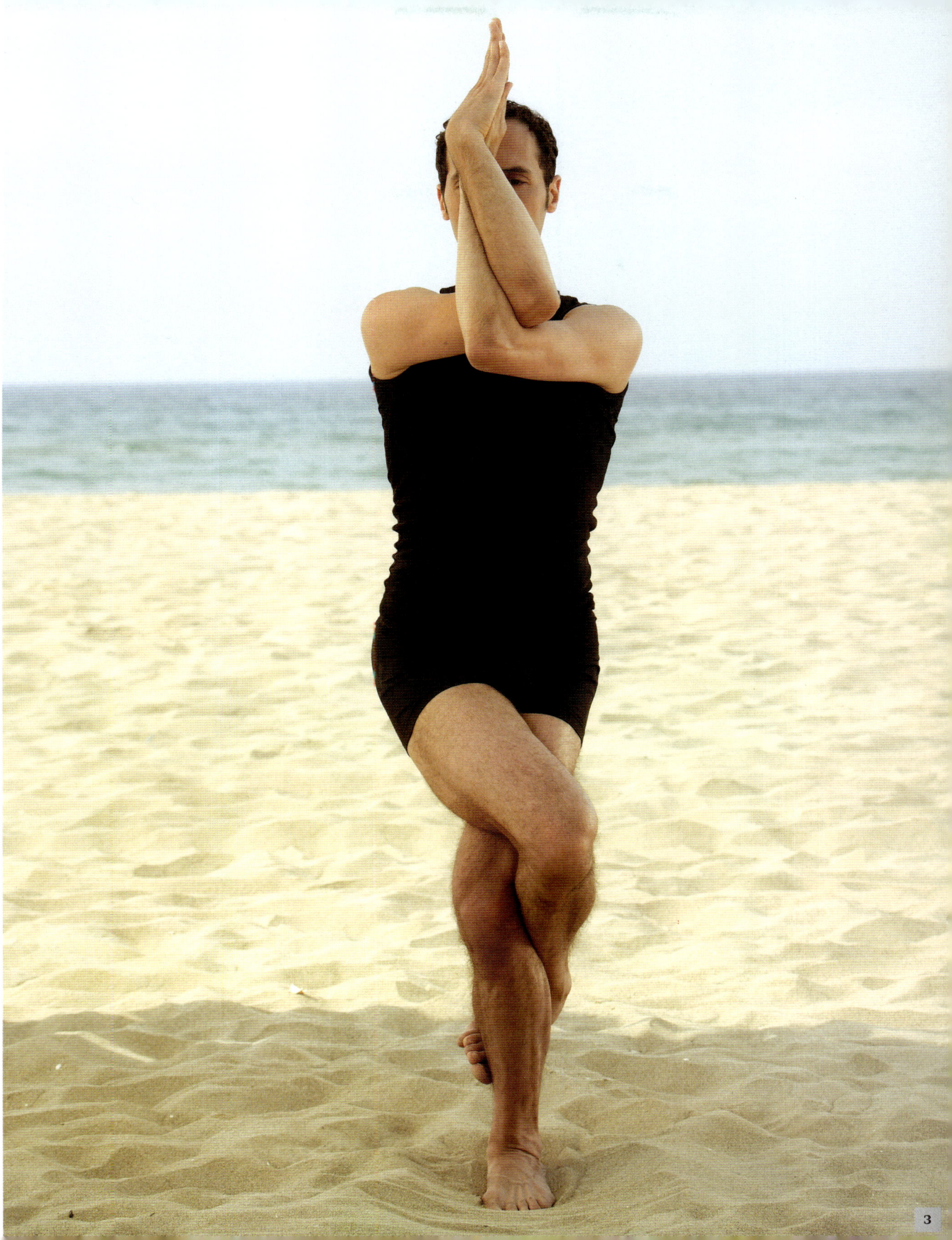

utthita parshvakonasana Gestreckter Seitwinkel

In dieser Asana werden die Knöchel, Knie und Oberschenkel gestärkt. Gleichzeitig wird die Körperseite in ihrer gesamten Länge gedehnt und die Hüfte geöffnet. Die Verdauung wird angeregt und Ischias-Beschwerden und Arthritis werden gelindert.

Ausrichtung

- Machen Sie einen weiten Ausfallschritt nach hinten und drehen Sie den hinteren Fuß in einem 90°-Winkel ein. Der vordere Fuß zeigt nach vorn.
- Strecken Sie das hintere Bein, belasten Sie die Fußaußenkante und drehen Sie den Oberschenkel leicht nach außen.
- Stellen Sie das vordere Bein in einem rechten Winkel auf, sodass das Schienbein senkrecht und der Oberschenkel parallel zum Boden ausgerichtet sind.
- Setzen Sie die Hand des unteren Arms an der Außenkante des vorderen Fußes auf den Boden und belasten Sie die ganze Hand. Das Knie drückt nach außen gegen den Arm.
- Strecken Sie den oberen Arm in Verlängerung Ihres Körpers diagonal nach vorn aus. Ihr ganzer Körper bildet eine Linie von dem Fuß des gestreckten Beins bis in die Fingerspitzen des Arms derselben Seite. Das Gewicht ist gleichmäßig auf beide Beine und die vordere Hand verteilt.
- Strecken Sie sich in der Einatmung von Ihren Fingerspitzen bis in die hinteren Fußspitzen.
- Öffnen Sie in der Ausatmung den Körper zur Seite und schieben Sie das Steißbein nach hinten. Ihr Blick geht nach oben.

Für Einsteiger

Legen Sie den vorderen Arm auf dem Oberschenkel ab und strecken Sie den oberen Arm zur Seite, sodass Ihr Körper eine Linie bildet. ▼

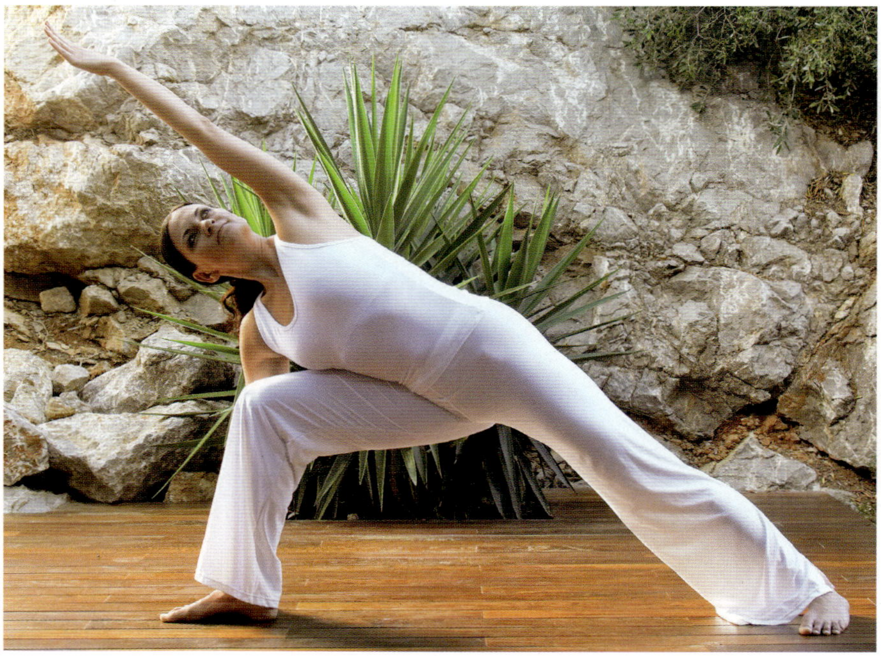

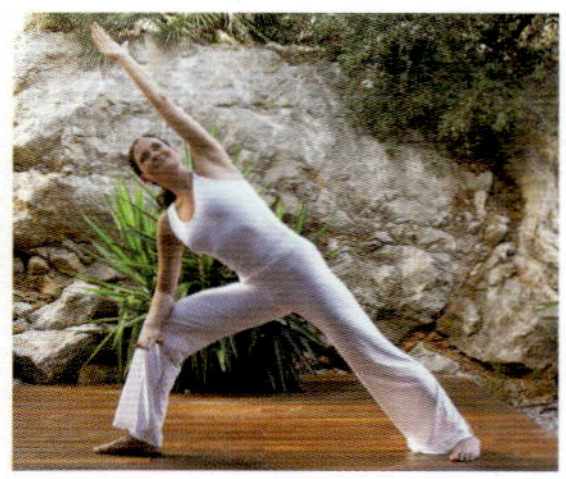

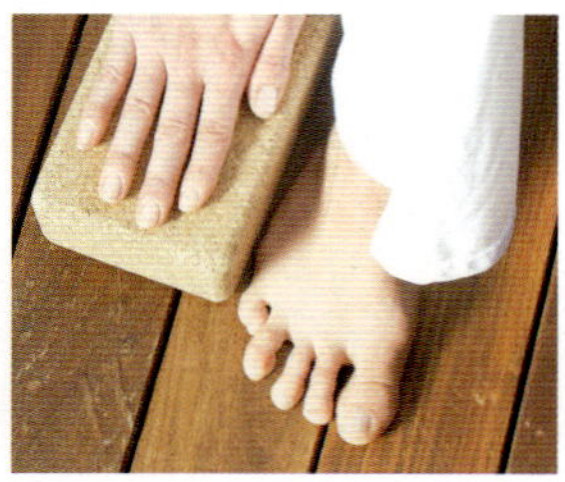

Für Einsteiger ▲

Legen Sie einen Block unter Ihre Hand, wenn Sie den Boden nicht erreichen.

baddha parshvakonasana Gebundener Seitwinkel

Diese Asana hat die gleichen Wirkungen wie Utthita Parshvakonasana. Zudem werden die Schultern gedehnt und der Brustkorb wird weiter geöffnet. Dies wirkt sich positiv auf die Atmung und das Atemvolumen aus.

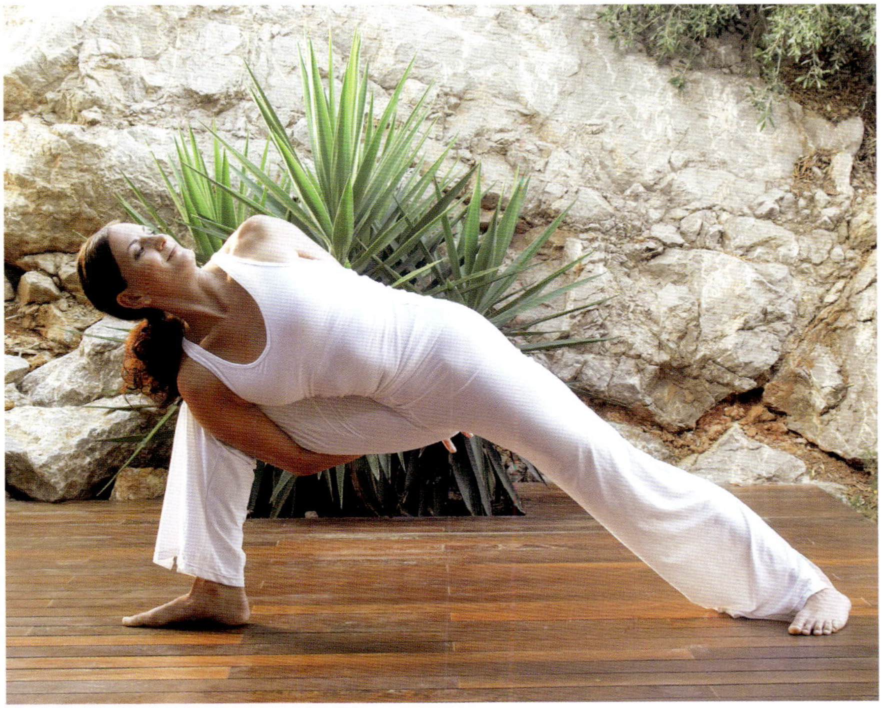

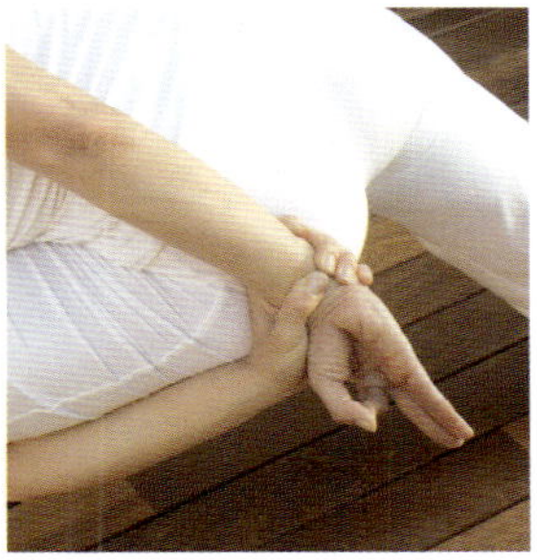

Detail Rückansicht

Für Einsteiger

Setzen Sie die Hand des vorderen Arms neben der Innenseite des vorderen Fußes auf den Boden und belasten Sie die ganze Hand. Führen Sie Ihren oberen Arm hinter den Rücken und legen Sie die Hand auf dem gebeugten Oberschenkel ab. ▼

Ausrichtung

- Gehen Sie in den Gestreckten Seitwinkel (s. S. 86).
- Führen Sie den unteren Arm von vorn unter Ihren gebeugten Oberschenkel und den oberen Arm hinter Ihren Rücken. Greifen Sie Ihre Finger oder, wenn möglich, das Handgelenk des oberen Arms (s. Detailansicht).
- Strecken Sie sich in der Einatmung über die Krone des Kopfes diagonal nach vorn und über Ihren hinteren Fuß nach hinten.
- Öffnen Sie in der Ausatmung den Körper zur Seite und schieben Sie das Steißbein nach hinten.
- Ihr Blick geht nach oben.

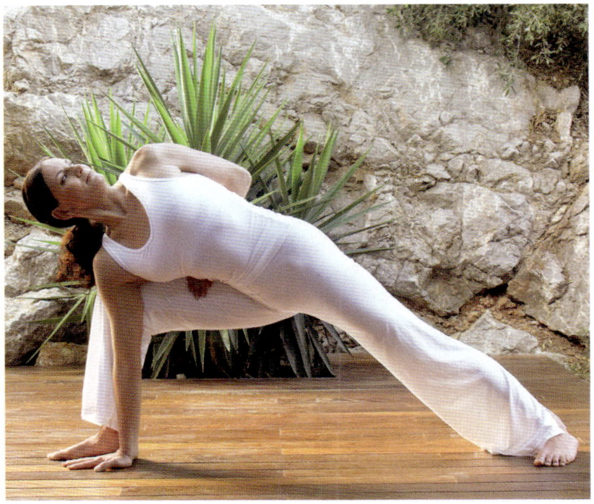

utthita trikonasana Dreieck

Diese Asana stärkt die Beinmuskulatur und die Fußknöchel. Ebenso öffnet sie die Hüften und stabilisiert den Rücken, wodurch sie hilft, Rückenschmerzen zu lindern. Zudem löst sie Verspannungen in der Brust, den Schultern und dem Becken. Die Öffnung des Brustraums führt zu einem größeren Atemvolumen.

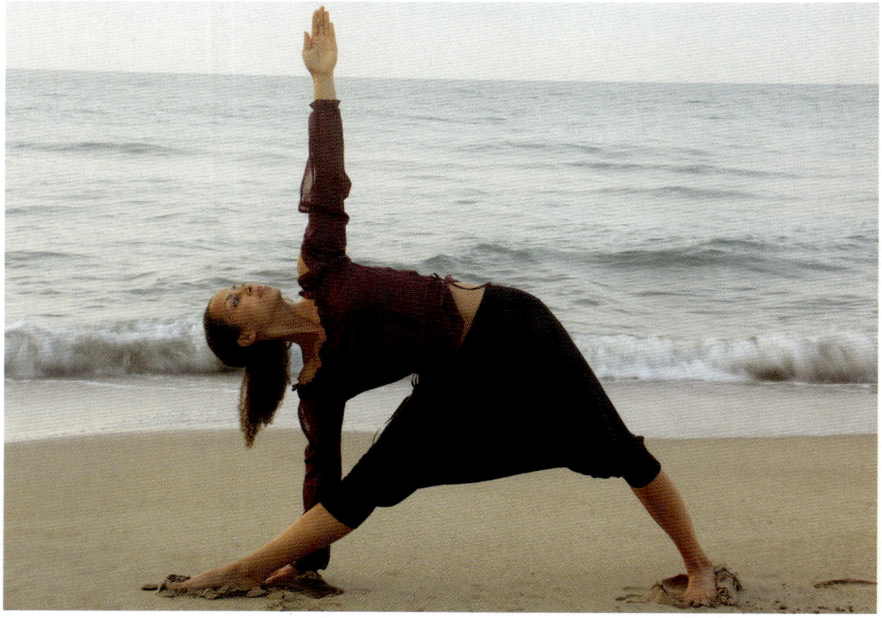

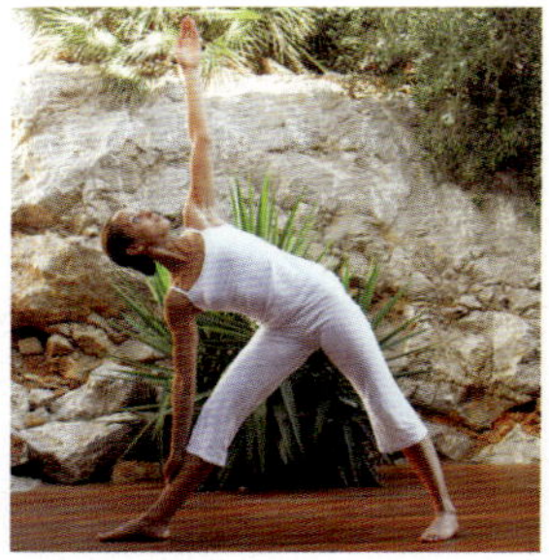

Für Einsteiger ▲

Setzen Sie die Hand auf Ihrer Fessel oder Ihrer Wade ab, wenn Sie mit ihr noch nicht den Boden berühren können.

Wenn Sie Nackenprobleme haben, schauen Sie nicht nach oben, sondern einfach nach unten zum vorderen Fuß.

Ausrichtung

- Richten Sie die Fersen beider Füße in einem weiten Schritt in einer Linie aus. Der vordere Fuß zeigt nach vorn, der hintere ist in einem Winkel von ca. 45° eingedreht.
- Strecken Sie beide Beine, ziehen Sie die Kniescheiben sanft nach oben und drehen Sie die Oberschenkel leicht nach außen. Verteilen Sie das Gewicht auf beide Beine und pressen Sie die Außenkante des hinteren Fußes in den Boden.
- Die Hüfte ist seitlich geöffnet, wobei die vordere Hüfte nach vorn und die hintere Hüfte nach hinten zieht.
- Ziehen Sie sich seitlich über das vordere Bein lang und setzen Sie die flache Hand neben die Außenkante Ihres vorderen Fußes.
- Strecken Sie den anderen Arm nach oben. Die Schultern bleiben entspannt. Die beiden Arme bilden eine vertikale Linie.
- Strecken Sie sich in der Einatmung über die Krone des Kopfes lang nach vorn und pressen Sie die Außenkante des hinteren Fußes fest in den Boden.
- Drehen Sie sich in der Ausatmung seitlich auf und schieben Sie die untere Hüfte nach vorn und die obere Hüfte nach hinten sowie das Steißbein nach hinten zur hinteren Ferse.
- Beide Seiten des Oberkörpers sind lang gestreckt.
- Der Blick geht nach oben.

baddha trikonasana Gebundenes Dreieck

Diese Asana hat die gleichen Wirkungen wie Utthita Trikonasana (s. S. 88). Zudem werden die Schultern gedehnt und der Brustkorb wird weiter geöffnet. Dies wirkt sich positiv auf die Atmung und das Atemvolumen aus.

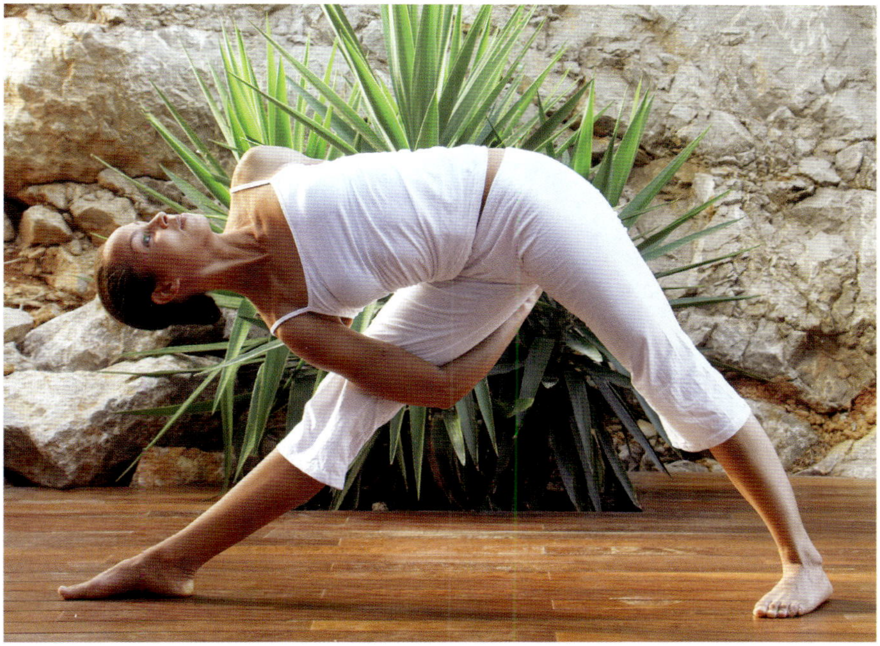

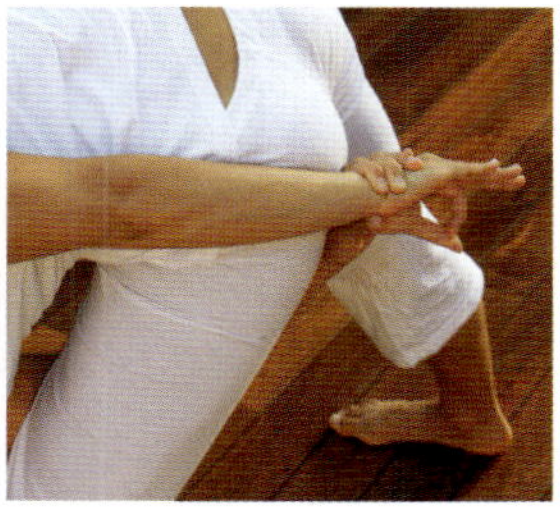

Detail Rückansicht

Für Einsteiger

Setzen Sie die Hand des vorderen Arms auf Ihrer Wade auf, führen Sie Ihren oberen Arm hinter den Rücken und legen Sie die Hand auf dem Oberschenkel ab. ▼

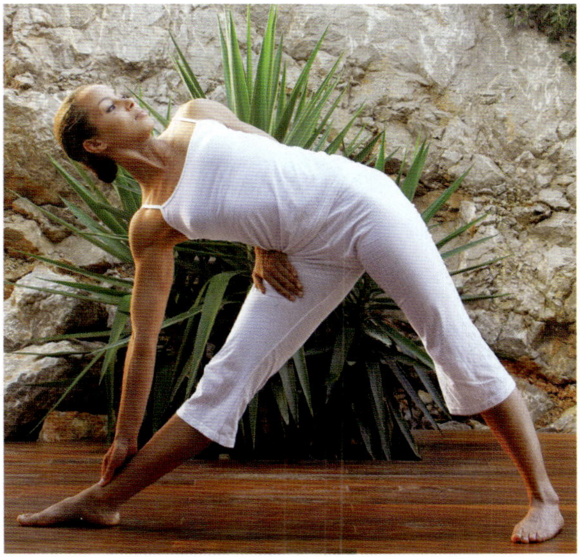

Ausrichtung

- Gehen Sie in das Dreieck (s. S. 88).
- Führen Sie den unteren Arm unter Ihren vorderen Oberschenkel und den oberen Arm hinter Ihren Rücken. Greifen Sie Ihre Finger oder, wenn möglich, das Handgelenk des oberen Arms (s. Detailansicht).
- Strecken Sie sich in der Einatmung über die Krone des Kopfes nach vorn und über Ihren hinteren Fuß nach hinten.
- Drehen Sie in der Ausatmung den Körper seitlich weiter auf und schieben Sie das Steißbein nach hinten.
- Ihr Blick geht nach oben.

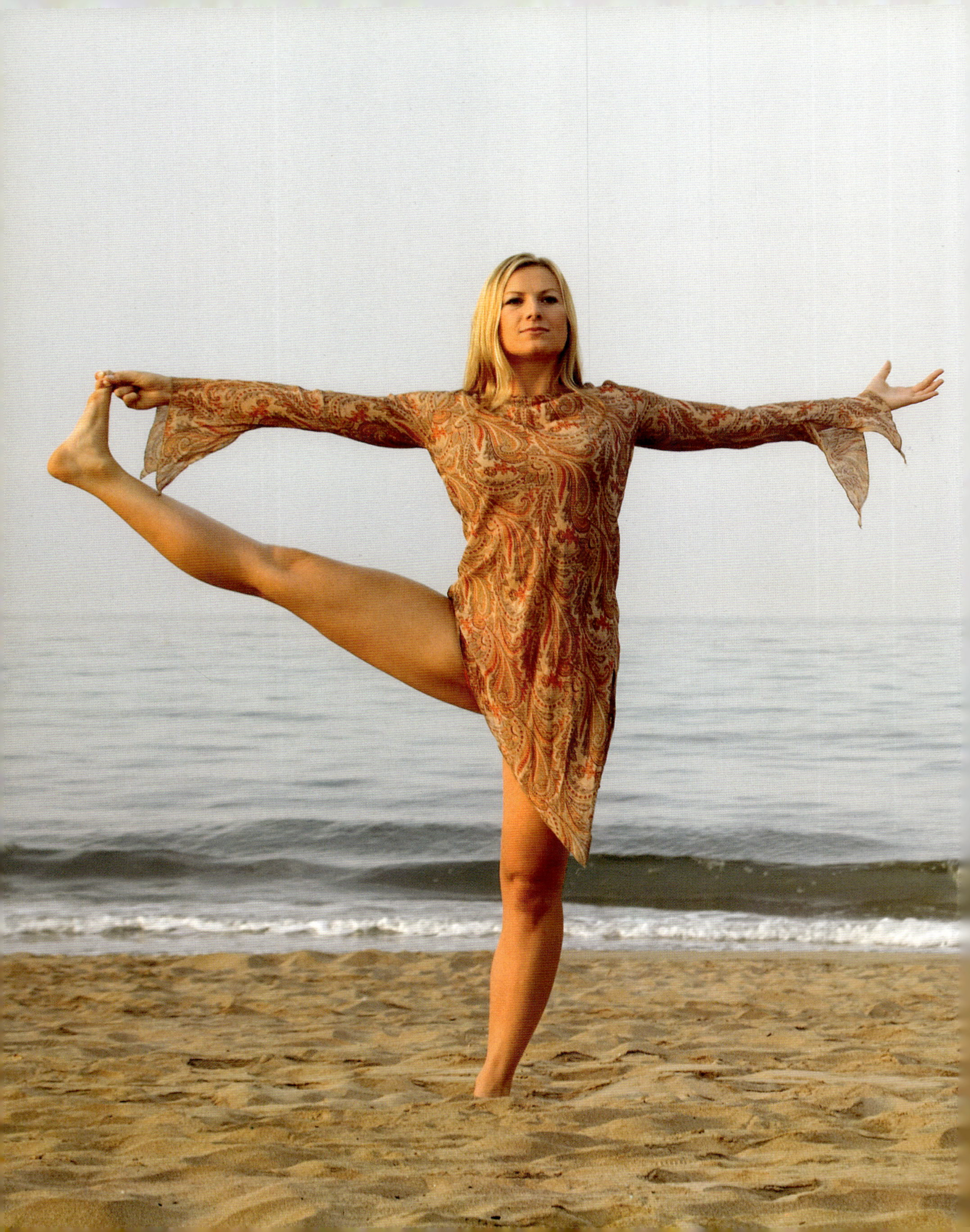

utthita hasta padangushthasana Hand-Zeh-Haltung

In dieser Asana werden die Beinmuskulatur sowie die Gelenke im Bein gestärkt. Der hintere Oberschenkelmuskel wird gedehnt. Zudem fördert diese Position den Gleichgewichtssinn und vermittelt ein Gefühl der Standfestigkeit und Ausgeglichenheit.

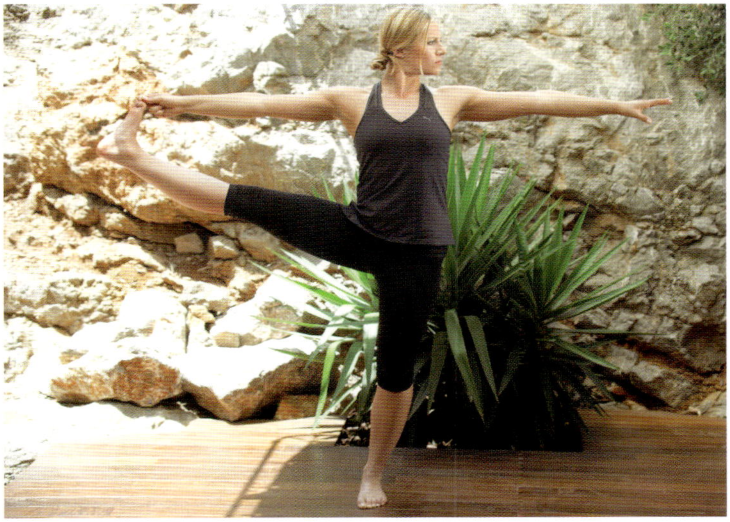

Utthita Hasta Pandangushthasana zur Seite

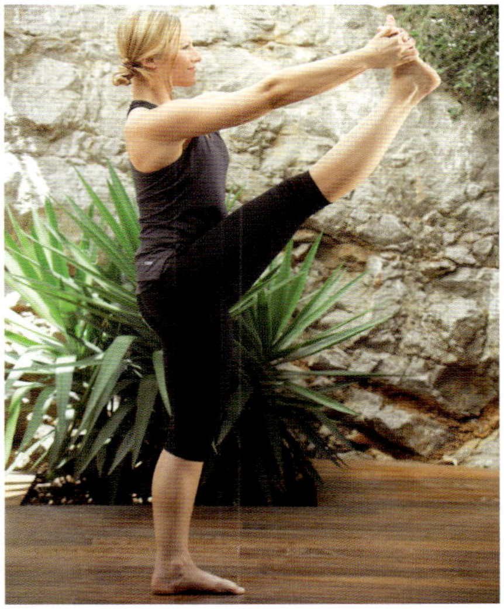

Utthita Hasta Pandangushthasana nach vorn

Ausrichtung

- Finden Sie einen festen Stand in Ihrem Standbein und verteilen Sie Ihr Gewicht auf den ganzen Fuß.
- Beugen Sie das andere Bein, greifen Sie den großen Zeh oder den Fuß und strecken Sie das Bein nach vorn oder zur Seite gerade aus.
- Die Hüften bleiben parallel ausgerichtet.
- Richten Sie in der Einatmung den Oberkörper gerade auf, ziehen Sie sich über die Krone des Kopfes nach oben und pressen Sie den Fuß des Standbeins fest in Boden. Heben Sie dabei das Brustbein leicht an.
- Ziehen Sie in der Ausatmung das Bein sanft näher zum Körper hin und schieben Sie das Steißbein nach unten.
- Die Blickrichtung geht nach vorn bzw. zur anderen Seite.

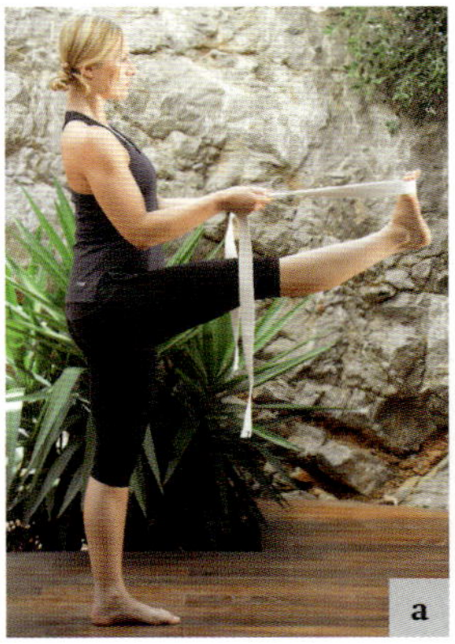

a

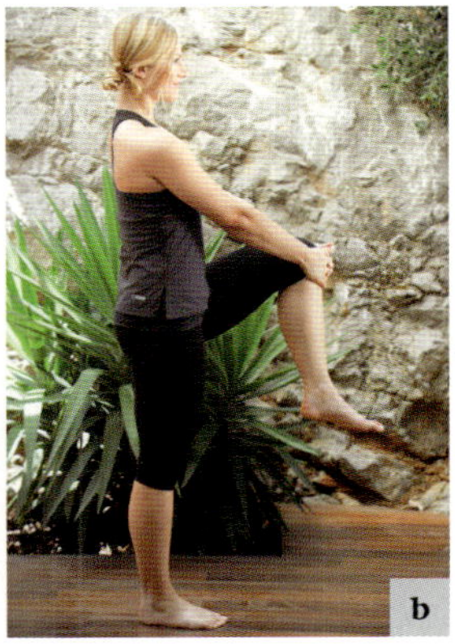

b

Für Einsteiger ▲

a. Benutzen Sie einen Gurt, wenn Sie den Fuß mit Ihrer Hand nicht fassen können. So können Sie auch die Haltung zur Seite üben.

b. Oder beugen Sie das angehobene Bein und stabilisieren Sie es mit beiden Händen. Auch diese Variante können Sie seitlich üben.

ardha chandrasana Halbmond

Im Halbmond werden Bauch, Rücken, Po, Oberschenkel und Fußgelenke gestärkt. Die Asana kräftigt auch die Lendenwirbel und das Kreuzbein. Dadurch können Ischiasschmerzen gelindert werden. Der Gleichgewichtssinn wird gefördert, wodurch ein Gefühl der Standfestigkeit und Stabilität entsteht.

Ausrichtung (rechte Seite)

- Finden Sie einen festen Stand in Ihrem Standbein und verteilen Sie Ihr Gewicht auf den gesamten Fuß. Der Fuß zeigt gerade nach vorn.
- Setzen Sie die Hand wie ein Zelt ca. 30 cm vor Ihrem Standfuß auf, heben Sie das andere Bein ab und strecken Sie es gerade nach hinten.
- Pressen Sie das gestreckte Standbein fest in den Boden und drücken Sie das angehobene gestreckte Bein mit angezogener Fußspitze nach hinten. Der Fuß des angehobenen Beins ist parallel zum Boden ausgerichtet.
- Die Hüften sind weit geöffnet und beide Oberschenkel ziehen leicht nach außen.
- Der Oberkörper ist zur Seite geöffnet und bildet eine Linie mit dem angehobenen gestreckten Bein.
- Die Schultern sind entspannt und offen. Die Arme bilden eine vertikale Linie.
- Ziehen Sie sich in der Einatmung über die Krone des Kopfes nach vorn und über den angehobenen Fuß nach hinten. Das Steißbein zieht in Richtung der angehobenen Ferse.
- Drehen Sie sich in der Ausatmung weiter seitlich auf und ziehen Sie sanft mit dem oberen Arm nach oben und mit dem unteren Arm nach unten. Der untere Arm dient der Stabilität, trägt aber kaum Gewicht.
- Die Blickrichtung geht nach oben. Wenn Sie die Balance nicht halten können, blicken Sie nach unten.

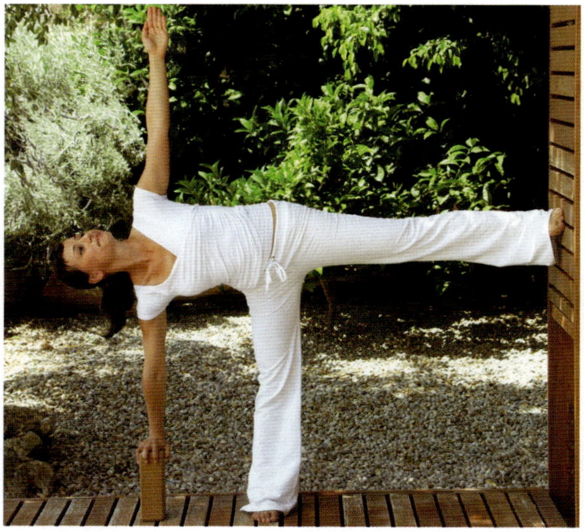

Für Einsteiger ▲

Setzen Sie die untere Hand auf einen Block und pressen Sie den nach hinten gestreckten Fuß fest gegen eine Wand.

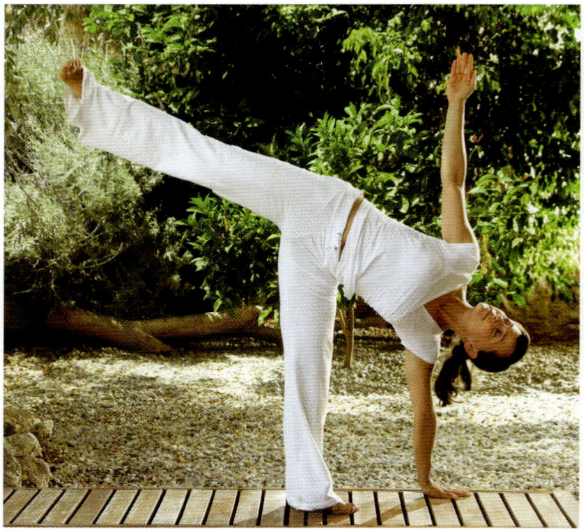

Für Fortgeschrittene ▲

Setzen Sie die vordere Hand flach auf dem Boden auf. Dadurch neigt sich Ihr Oberkörper weiter nach unten. Heben Sie das angehobene Bein höher, damit Ihr Bein und Ihr Oberkörper wieder eine Linie bilden.

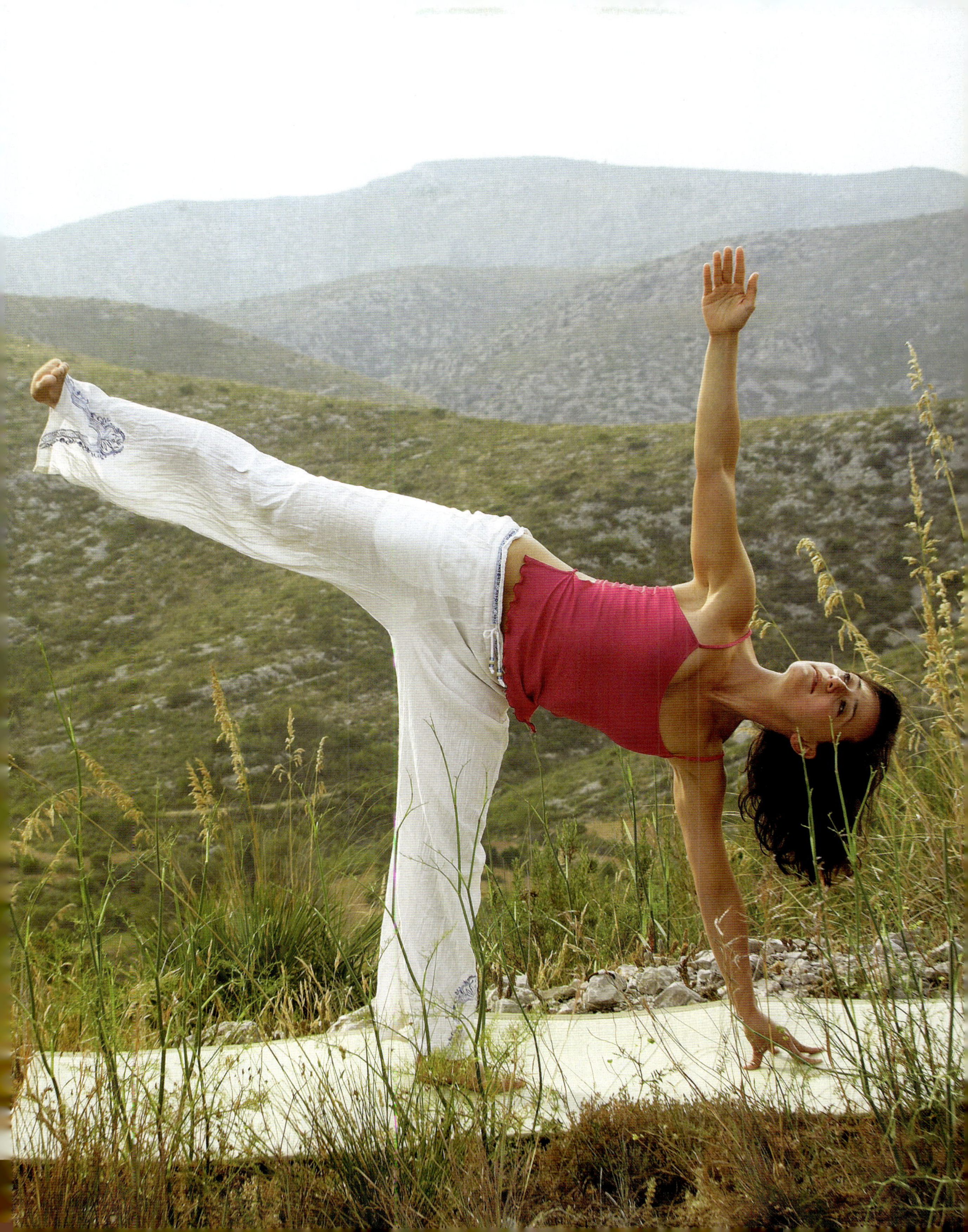

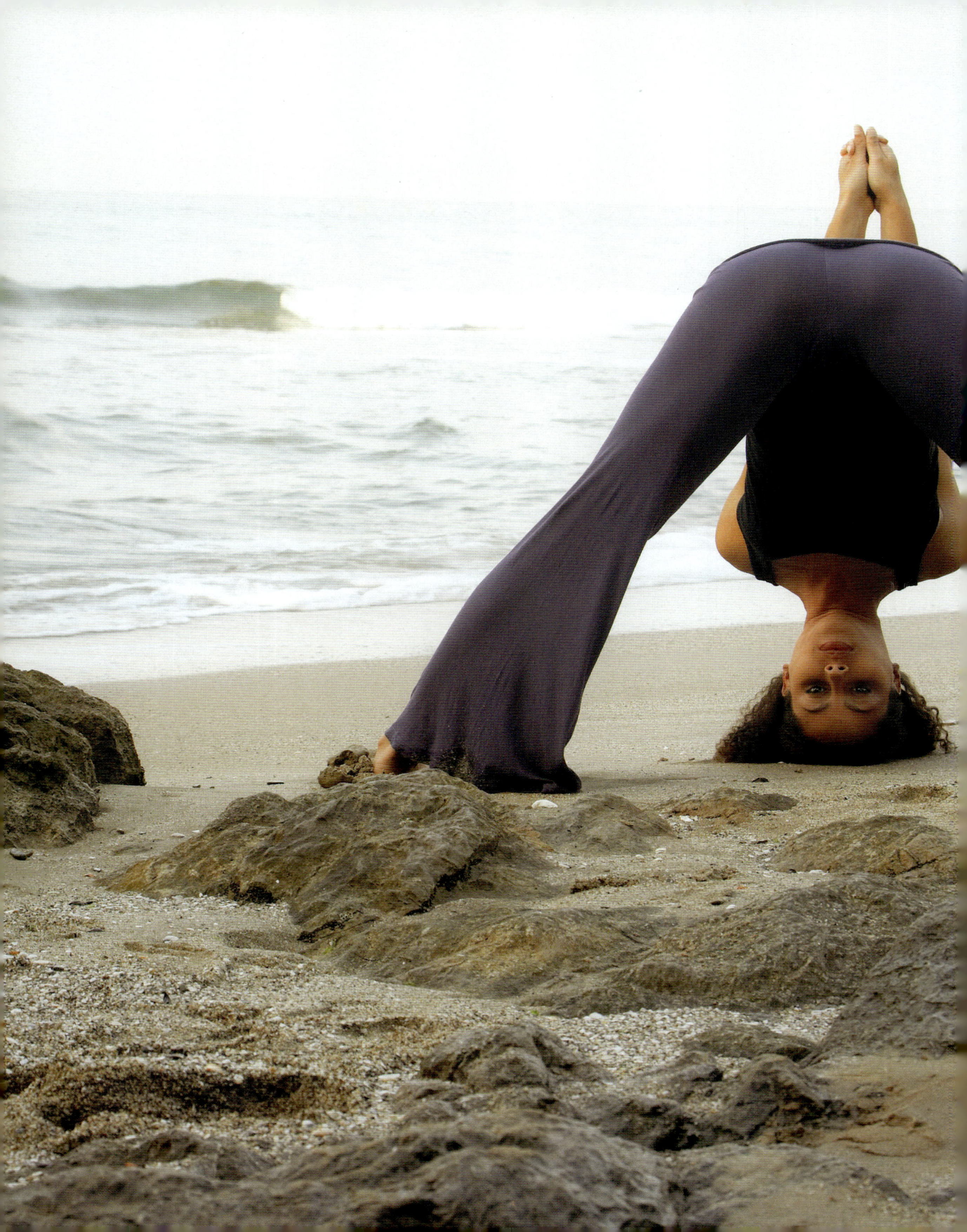

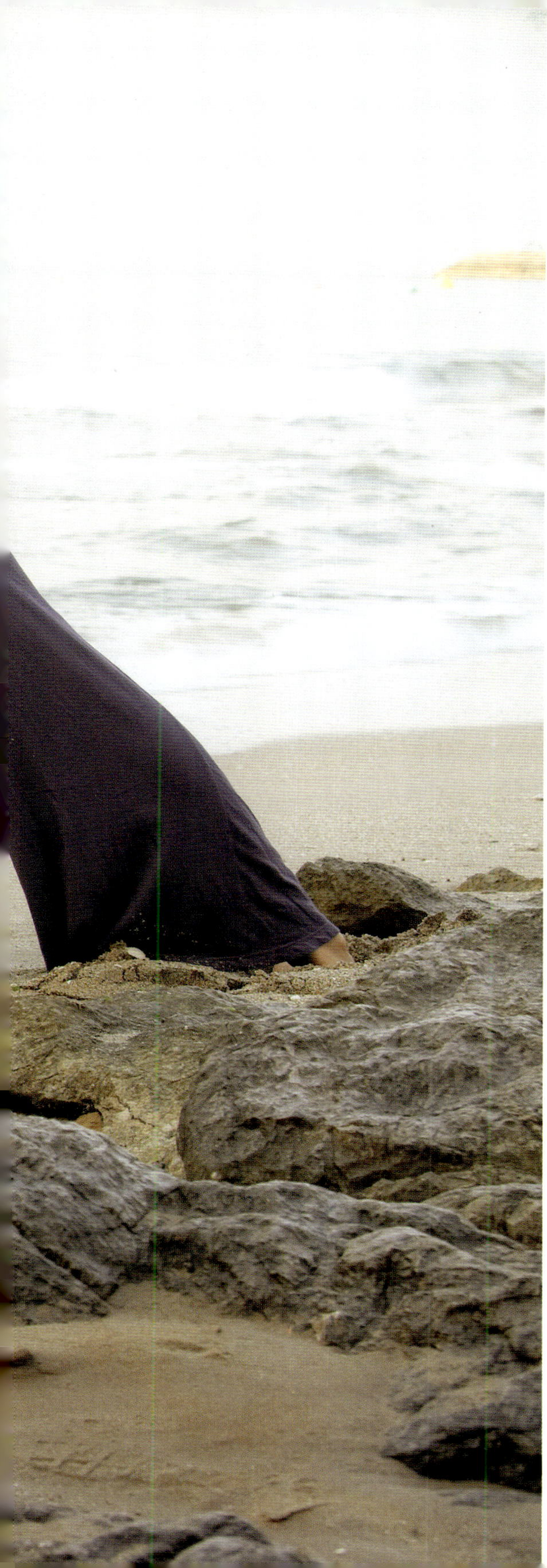

Vorbeugen

Viele Menschen verbringen, ob bewusst oder unbewusst, einen Großteil ihres Tages in einer leicht vorgebeugten Haltung. Vorbeugen entsprechen daher am ehesten einer gewohnten Haltung im Alltag. Sie entstehen meist aus einem runden Rücken; diese Haltung ist dem Rücken und dem Wohlbefinden jedoch nicht dienlich. Korrekt ausgeführte Vorbeugen hingegen sind eine Wohltat für die Wirbelsäule.

Physiologisch betrachtet wird die gesamte Körperrückseite gedehnt, während die Oberschenkelvorderseiten die Spannung halten. Vorbeugen schaffen Platz in der Taille, den Leisten, im Bauch und vor allem im unteren Rücken.

Auf emotionaler Ebene sind Vorbeugen in erster Linie beruhigend – wie eine kleine innere Einkehr – und fördern die Fähigkeit, sich zu entspannen und loszulassen. Häufig kommt es in Vorbeugen auch zu einem Blick in die Vergangenheit. Dann können verschüttete Emotionen hervortreten, sodass mitunter Widerstände und der Impuls, möglichst schnell aus der Vorbeuge herauszukommen, auftreten. Behutsamkeit mit sich selbst und die stetige Beobachtung des Atems helfen, diese Widerstände zu überwinden, und führen zu Entspannung pur.

padangushthasana Hand-zum-Zeh-Position
padahastasana Hand-unter-Fuß-Position

Die Wirkungen der beiden Asanas sind die gleichen: Die Bauch- und Verdauungsorgane werden gestärkt, wodurch Magen-Darm-Beschwerden gelindert werden können. Die Lendenwirbel und das Kreuzbein werden entspannt; dies kann sich lindernd auf Rückenschmerzen auswirken. Beide Positionen wirken beruhigend und entspannen, wobei Padahastasana etwas tiefer in die Vorbeuge geht.

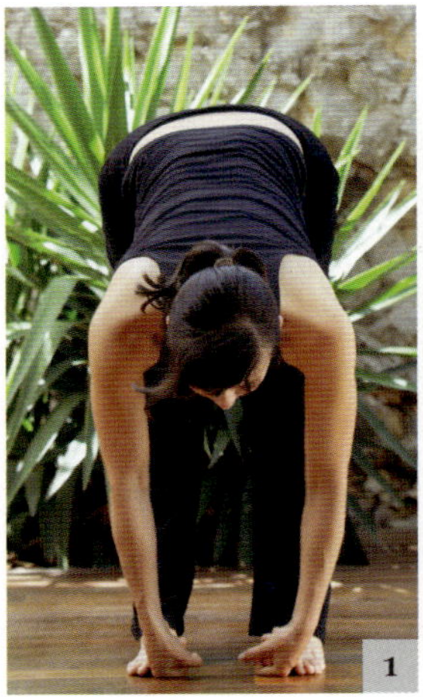

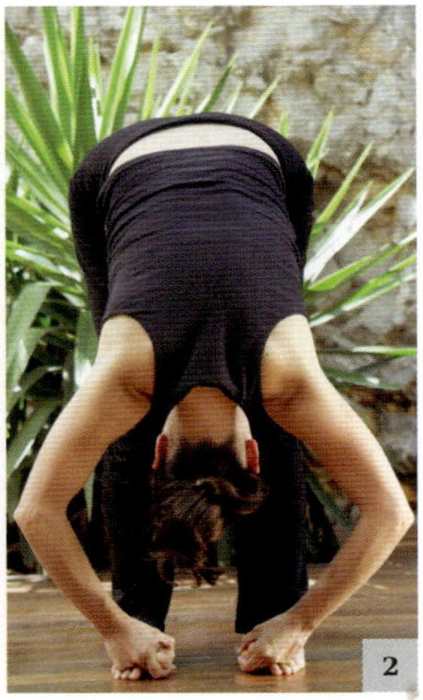

◀ Padangushthasana

Ausrichtung Step-by-Step

1. Beugen Sie sich aus dem Stand nach vorn und greifen Sie jeweils mit Mittel- und Zeigefinger Ihre großen Zehen. Ziehen Sie sich in der Einatmung aus dem unteren Rücken über die Krone des Kopfes nach vorn lang und schieben Sie die Gesäßknochen und das Steißbein nach oben.
2. Beugen Sie sich in der Ausatmung aus der Hüfte weiter in Richtung der Beine, beugen Sie die Arme nach außen und ziehen Sie den Oberkörper so nah wie möglich zu Ihren Oberschenkeln. Der Blick geht zu den Beinen.

Padahastasana ▶

Ausrichtung Step-by-Step

1. Beugen Sie sich aus dem Stand mit gebeugten Beinen nach vorn und legen Sie Ihre Hände unter die Füße. Ziehen Sie sich in der Einatmung aus dem unteren Rücken über die Krone des Kopfes nach vorn lang und schieben Sie die Gesäßknochen und das Steißbein nach oben.
2. Beugen Sie sich in der Ausatmung aus der Hüfte weiter in Richtung Beine, strecken Sie die Beine und ziehen Sie den Oberkörper so nah wie möglich zu Ihren Oberschenkeln. Der Blick geht zu den Beinen.

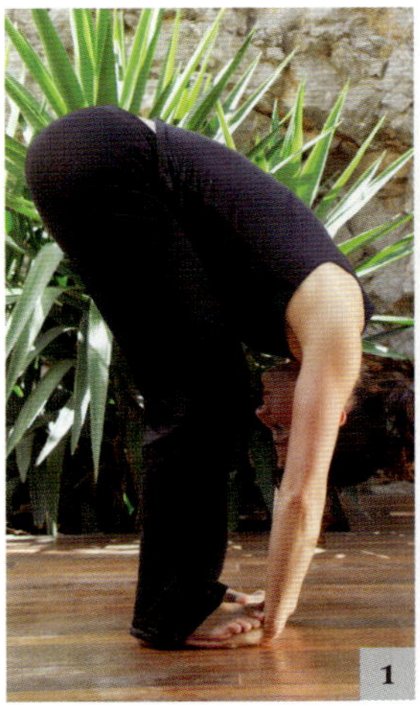

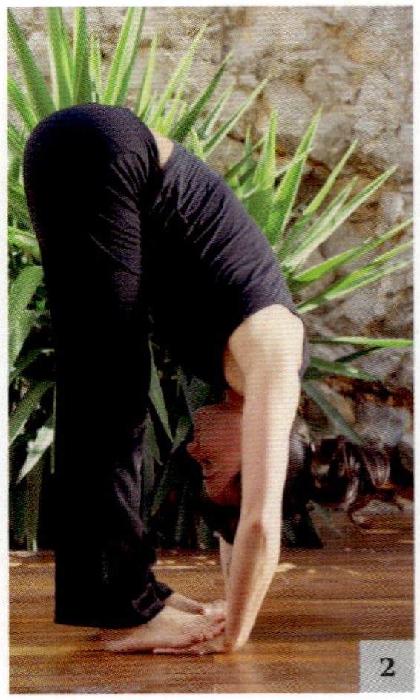

eka pada adho mukha shvanasana
Grätsche im Herunterschauenden Hund

Diese Asana kräftigt die gesamte Arm-, Bein- und Gesäßmuskulatur. Zugleich werden die Oberschenkelrückseiten und die Waden abwechselnd gedehnt. Die Schulter- und Nackenmuskulatur wird entspannt. Die Position erfordert einen stabilen Gleichgewichtssinn und etwas Kraft; zugleich wirkt sie entlastend auf den Rücken.

Ausrichtung

- Kommen Sie in den Herunterschauenden Hund (s. S. 67). Strecken Sie ein Bein gerade nach oben aus, wobei die Hüften parallel nach vorn ausgerichtet bleiben.
- Ziehen Sie sich in der Einatmung über den angehobenen Fuß und über die Krone des Kopfes in die Länge und pressen Sie die Hände in der Ausatmung fest auf den Boden. „Schieben“ Sie dabei den Boden nach vorn weg.
- Der Blick geht nach unten.

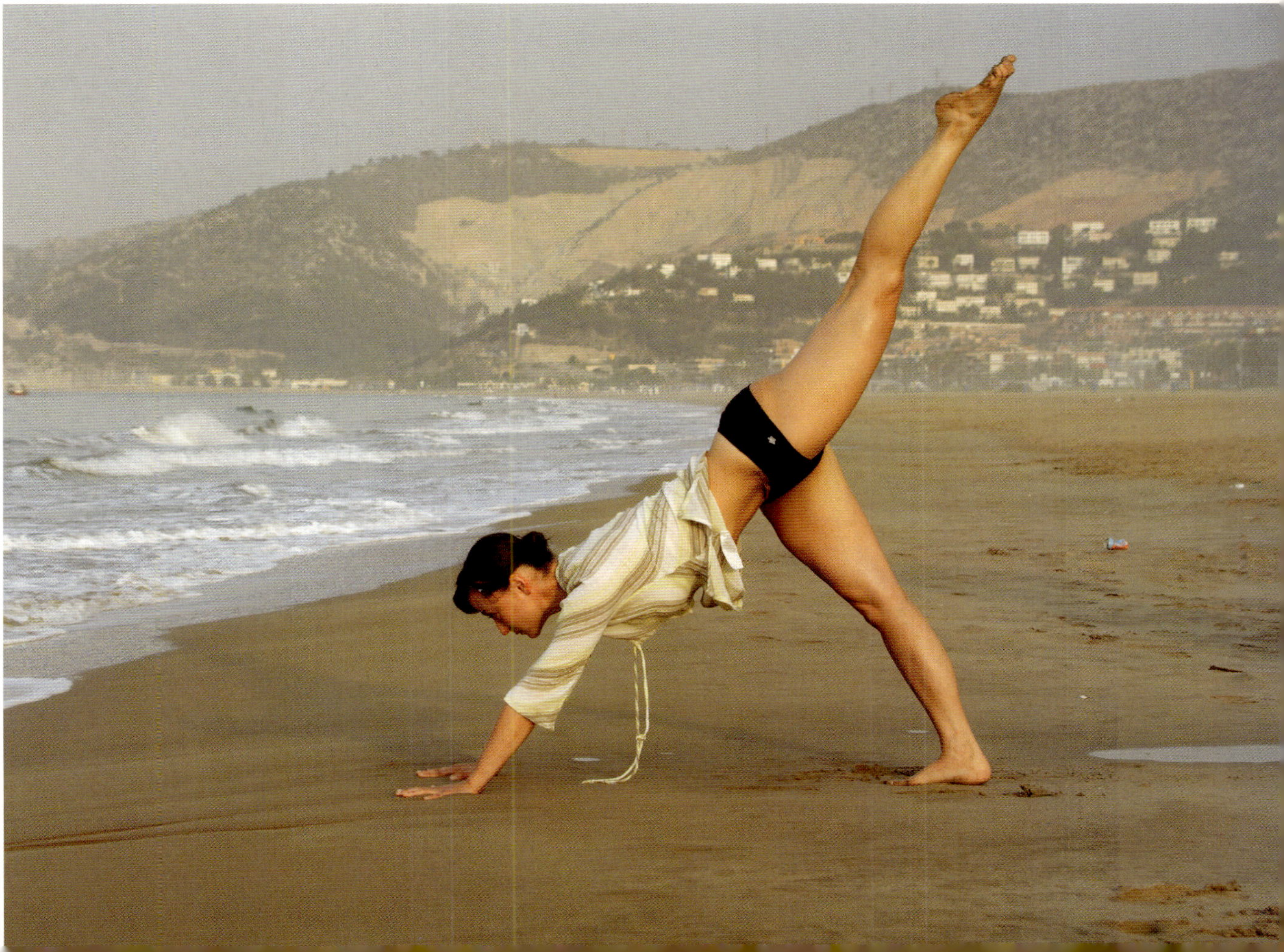

parshvottanasana **Brust-Bein-Dehnung**

In dieser Asana werden die Vorderseiten der Beine gekräftigt und die Rückseiten intensiv gedehnt. Außerdem lockert sie die Steifheit in den Beinen, den Hüftmuskeln und -gelenken. Wirbelsäule und Schultern werden entspannt, sodass die Asana insgesamt entspannend auf den Rücken wirkt.

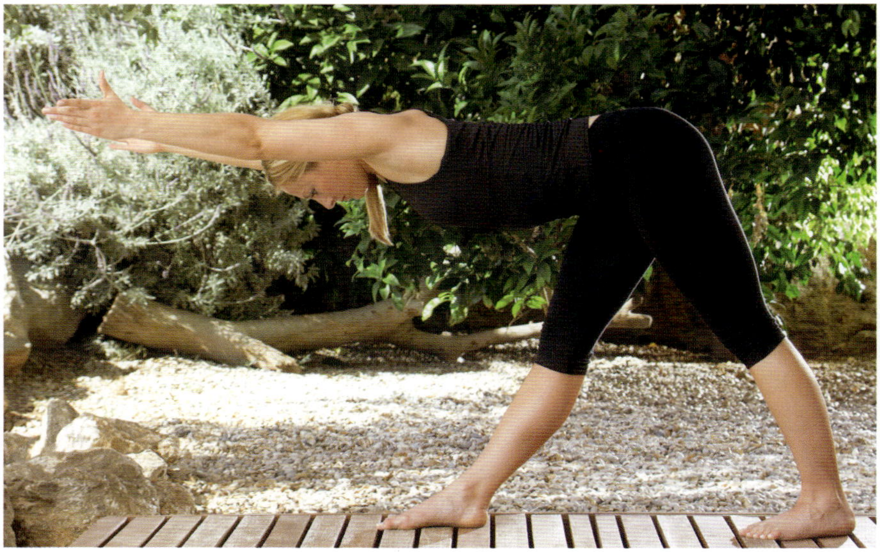

Ausgangsposition ▲

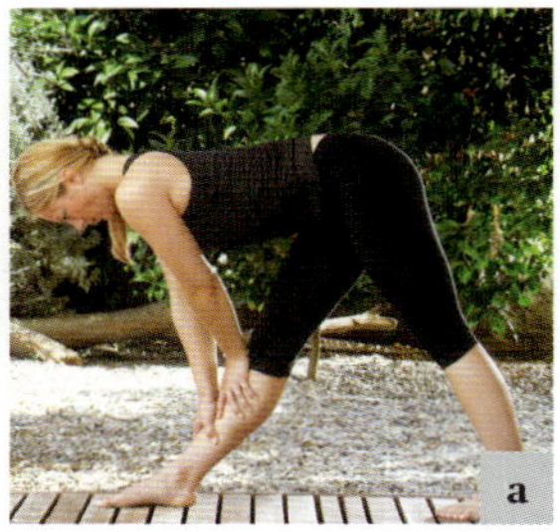

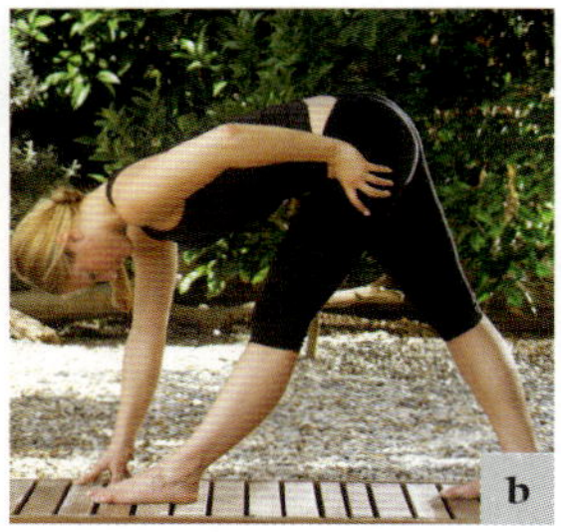

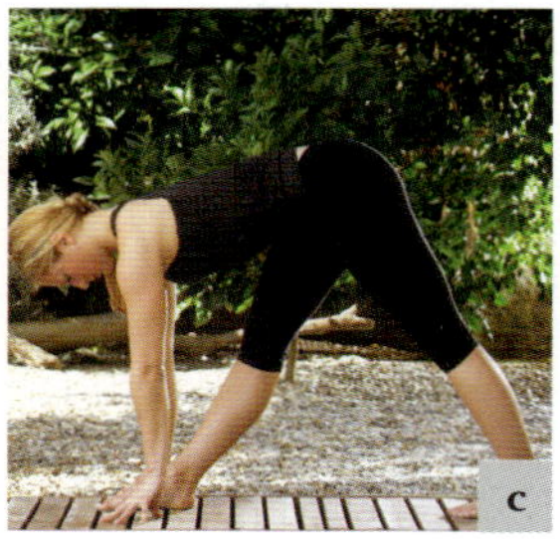

Ausrichtung (rechte Seite)

- Machen Sie einen ca. 1 m großen Schritt nach hinten und richten Sie beide Füße und die Hüften nach vorn aus. Die Beinmuskulatur bleibt angespannt.
- Beugen Sie sich in der Ausatmung auf halbe Höhe nach vorn. Strecken Sie in der Einatmung die Arme nach vorn und ziehen Sie sich aus dem unteren Rücken lang, indem Sie die Krone des Kopfes nach vorn ziehen, das Brustbein leicht anheben und das Steißbein nach hinten schieben (s. Ausgangsposition).
- Beugen Sie sich in der Ausatmung aus der Hüfte heraus in Richtung Oberschenkel und schieben Sie das Steißbein und die Gesäßknochen nach oben.
- Nehmen Sie die Hände in Namaste auf den Rücken (s. S. 53) oder greifen Sie den jeweils gegenüberliegenden Ellbogen.
- Führen Sie die Nase in Richtung Knie und entspannen Sie den Nacken. Der Blick geht zum Bein.

Variieren Sie die Schrittlänge, um eine möglichst intensive, aber immer noch angenehme Dehnung herbeizuführen. **!**

Für Einsteiger ▲

a. Setzen Sie die Hände auf Ihrem Schienbein ab und üben Sie das Vorbeugen aus dem unteren Rücken.

b. Wenn Sie Variante a beherrschen, setzen Sie die dem vorderen Bein gegenüberliegende Hand auf dem Boden auf und schieben Sie mit der anderen Hand die vordere Hüfte sanft zurück.

c. Oder Sie setzen beide Hände auf dem Boden auf, wenn Sie dabei einen geraden Rücken beibehalten können.

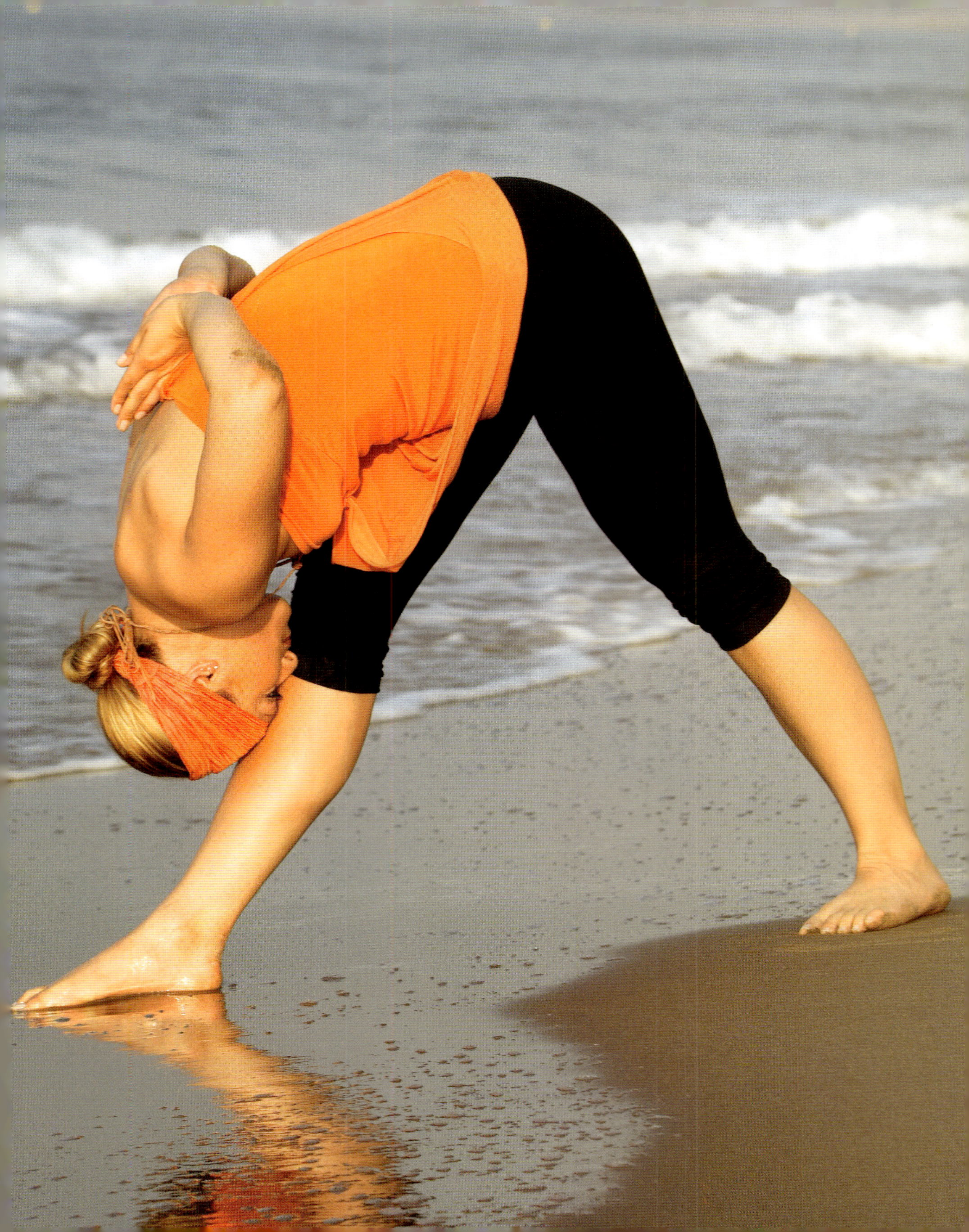

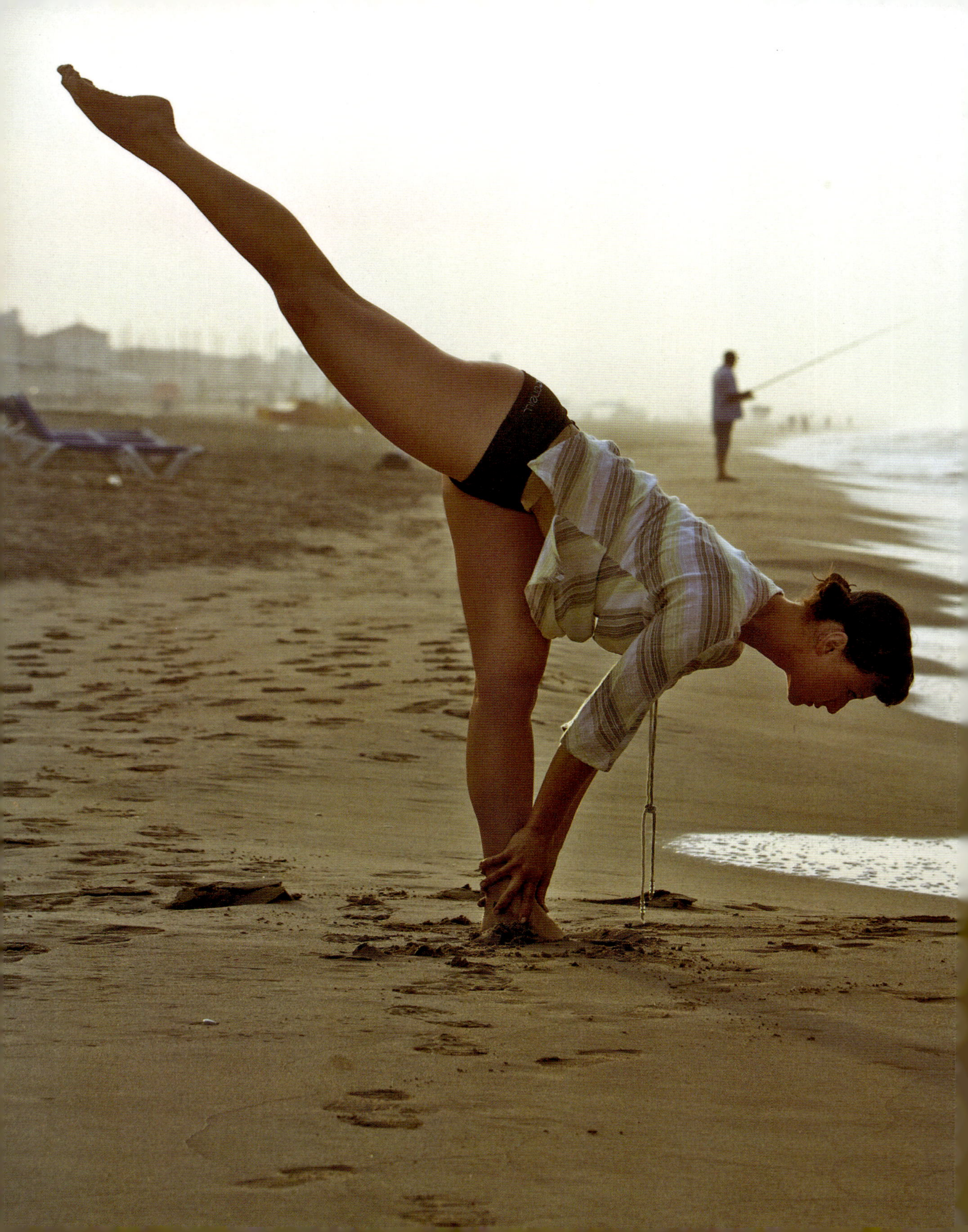

urdhva prasarita ekapadasana Stehende Grätsche

Diese Asana kräftigt die Fuß-, Bein- und Gesäßmuskulatur. Zugleich werden sowohl die Vorder- als auch Rückseiten des Oberschenkels abwechselnd intensiv gedehnt. Die Schulter- und Nackenmuskulatur wird entspannt. Obwohl die Position einen guten Gleichgewichtssinn und Kraft in den Beinen erfordert, wirkt sie insgesamt entlastend auf den Rücken.

Ausrichtung (linke Seite)

- Finden Sie einen festen Stand im Standbein, beugen Sie sich in der Ausatmung nach vorn und strecken Sie ein Bein so hoch und gerade wie möglich nach hinten aus. Die Hüften bleiben parallel nach vorn ausgerichtet. Führen Sie beide Hände mit gestreckten Armen zum Fuß des Standbeins.
- Verlängern Sie in der Einatmung Ihren unteren Rücken, ziehen Sie sich über die Krone des Kopfes lang nach vorn und über die Ferse des angehobenen Beins nach oben.
- Beugen Sie sich in der Ausatmung aus der Hüfte weiter nach vorn und bringen Sie Ihren Oberkörper so nah wie möglich an den Oberschenkel des Standbeins.
- Der Blick geht nach unten.

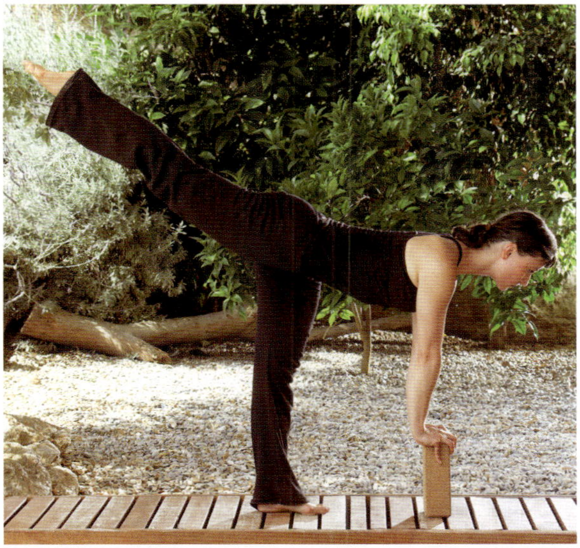

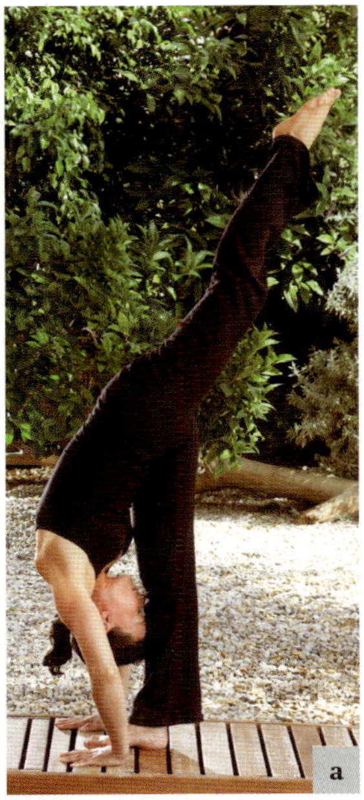

a

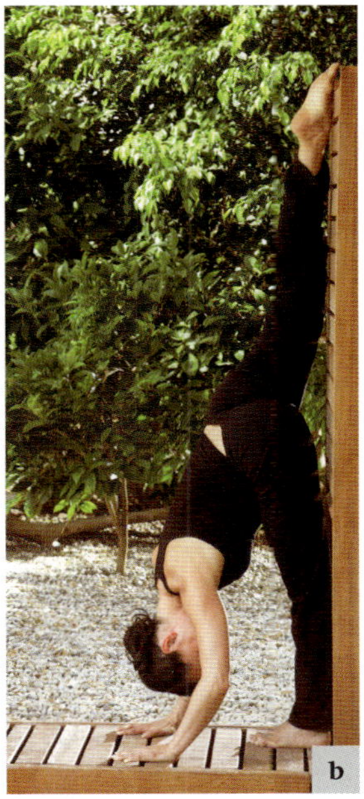

b

Für Einsteiger ▲

Setzen Sie Ihre Hände parallel zu den Schultern vor sich auf einen Block auf. Wenn Sie weiter gehen wollen, setzen Sie beide Hände auf dem Boden auf. Versuchen Sie anschließend, eine Hand zum Fuß des Standbeins zu führen, während Sie sich mit der anderen stabilisieren.

◄ Für Fortgeschrittene

a. Heben Sie das hintere Bein höher an und bringen Sie Ihren Oberkörper so nah wie möglich an den Oberschenkel des Standbeins, bis Ihre Nase bei geradem Rücken das Bein erreicht. Der Blick geht zum Bein.

b. Um die Dehnung der Vorder- und Rückseite der Oberschenkel zu intensivieren, können Sie die Stehende Grätsche auch an der Wand üben, um ein Gefühl dafür zu entwickeln, wann Ihre Beine in einer vertikalen Linie sind. Der Blick geht zum Bein.

prasarita padottanasana

Vorbeuge in weiter Grätsche (stehend)

Diese Asana bewirkt eine Kräftigung der vorderen und äußeren Oberschenkelmuskulatur. Die innere und hintere Oberschenkelmuskulatur wird gleichermaßen intensiv gedehnt und die Kniemuskulatur gestärkt. Die Verdauungsorgane werden stimuliert, wodurch die Verdauung reguliert wird. Der gesamte Rücken wird entlastet.

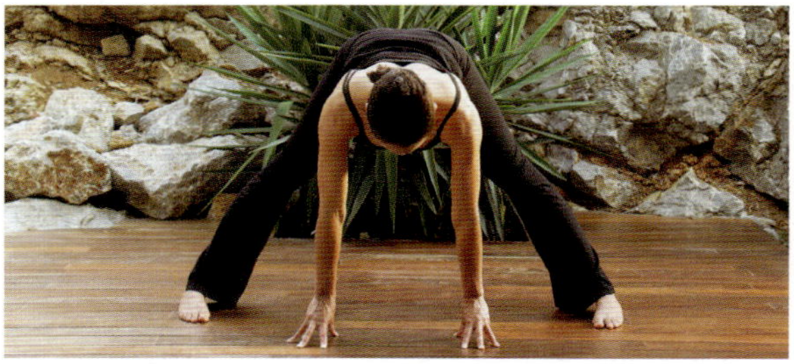

Ausgangsposition

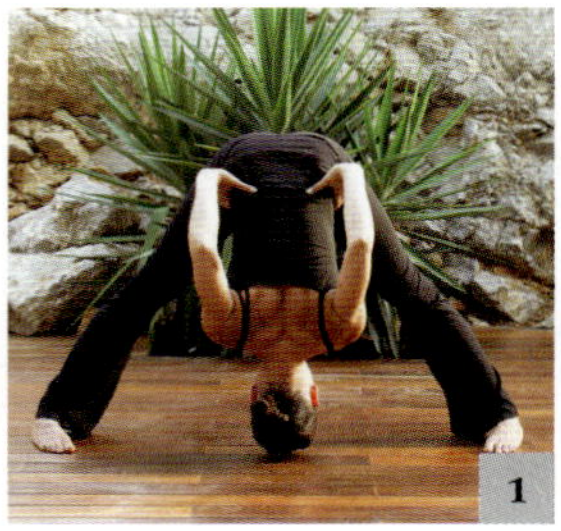

1

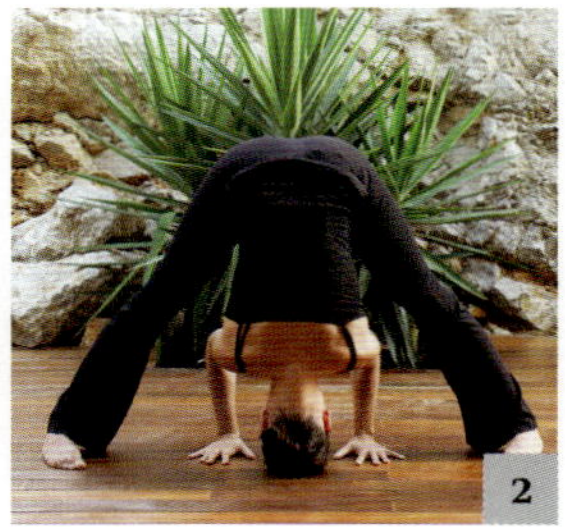

2

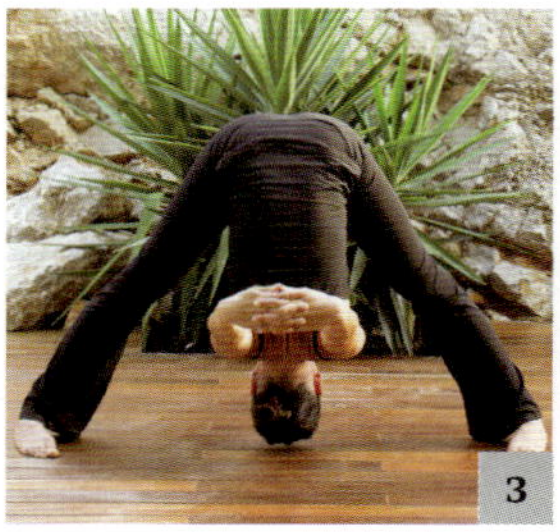

3

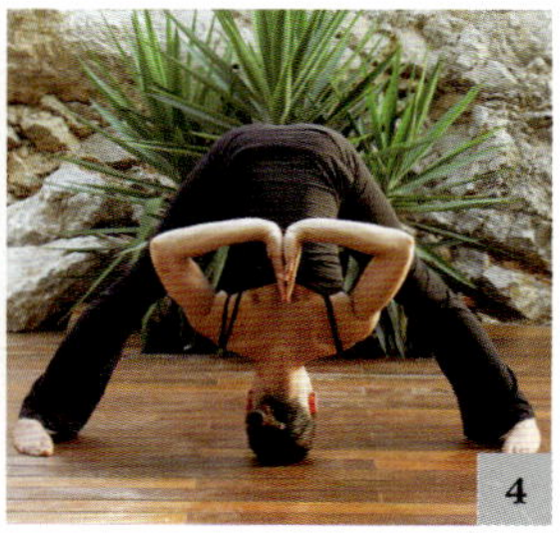

4

Sollten Sie den Kopf problemlos auf den Boden bekommen, verkleinern Sie den Schritt. Da in dieser Asana der Kopf kein Gewicht trägt, stellt sie eine gute Alternative zum Kopfstand dar, wenn Sie Nackenprobleme haben und diesen nicht üben können.

Ausrichtung

- Gehen Sie in eine weite Grätsche, stellen Sie die Außenkanten der Füße parallel zum Mattenrand auf bzw. drehen Sie die großen Zehen leicht nach innen.
- Beugen Sie sich in der Ausatmung parallel zum Boden nach vorn und setzen Sie die Hände unter Ihren Schultern auf. Beide Beine bleiben angespannt (s. Ausgangsposition).
- Ziehen Sie in der Einatmung Ihre Wirbelsäule über die Krone des Kopfes lang.
- Beugen Sie sich in der Ausatmung aus der Hüfte nach vorn. Ziehen Sie die Krone des Kopfes nach unten in Richtung Boden und schieben Sie das Steißbein und die Gesäßknochen nach oben.
- Behalten Sie in den verschiedenen Armhaltungen stets eine gleichmäßige Atmung bei.

Zyklus verschiedener Armhaltungen

1. Setzen Sie Ihre Hände an die Hüften und unterstützen Sie damit die Beugung aus der Hüfte.
2. Wandern Sie mit den Händen zwischen den Füßen nach hinten und winkeln Sie dabei die Ellbogen an.
3. Falten Sie die Hände hinter dem Rücken und strecken Sie die Arme parallel zum Boden nach vorn.
4. Kommen Sie mit den Händen auf dem Rücken in Namaste (s. S. 53).
5. Greifen Sie mit den Händen jeweils die Fußknöchel.

Der Nacken bleibt in jeder dieser Positionen entspannt und trägt kein Gewicht.

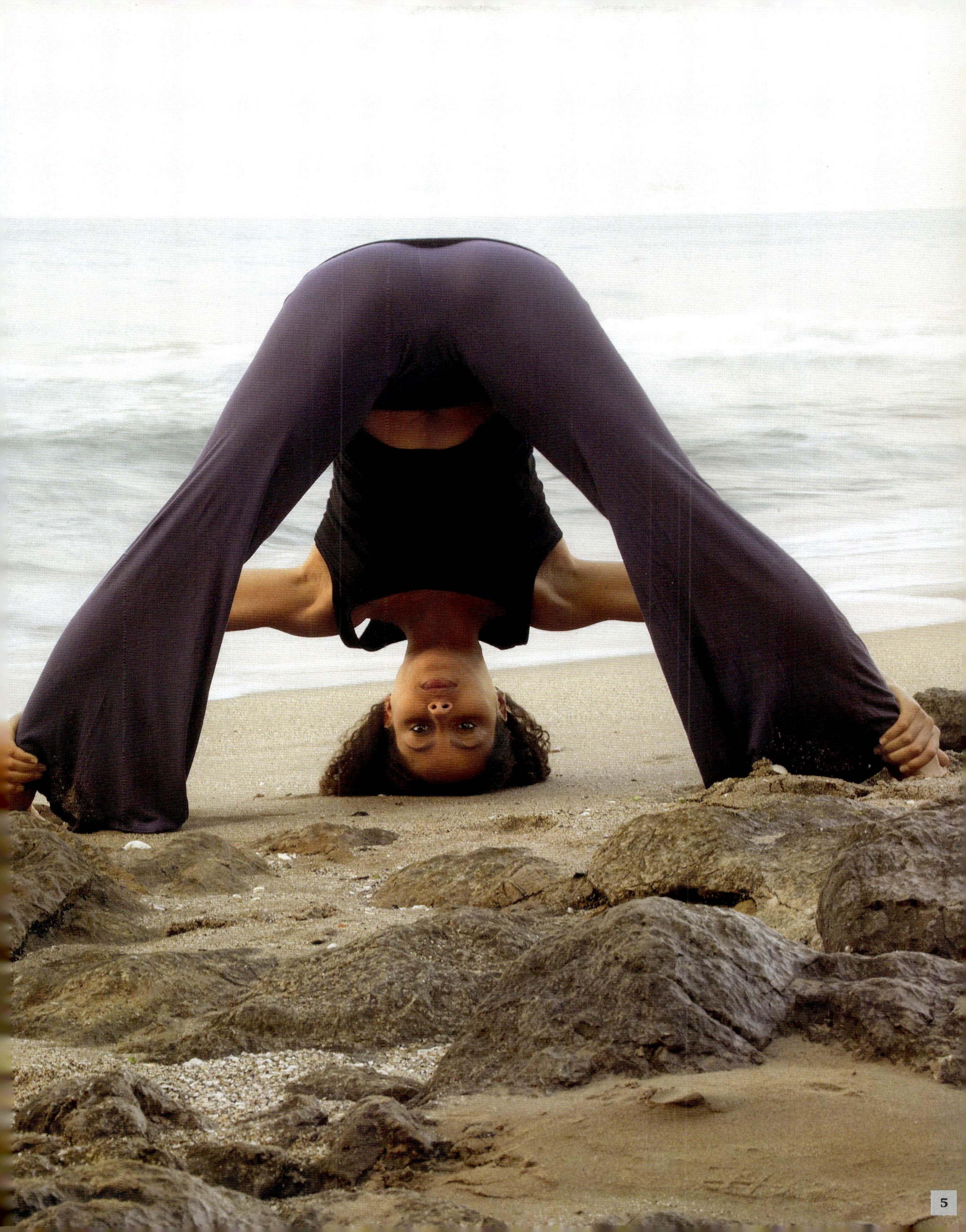

gomukhasana Kuhgesicht

In dieser Position werden die Hüften, die Beine und besonders die Knie flexibel und geschmeidig. Zugleich werden die Schultern intensiv gedehnt und geöffnet. Der Brustraum wird erweitert und die gesamte Wirbelsäule gestreckt.

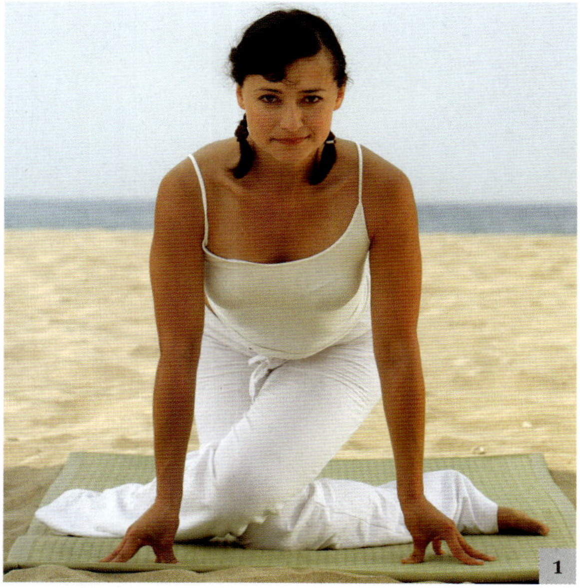
1

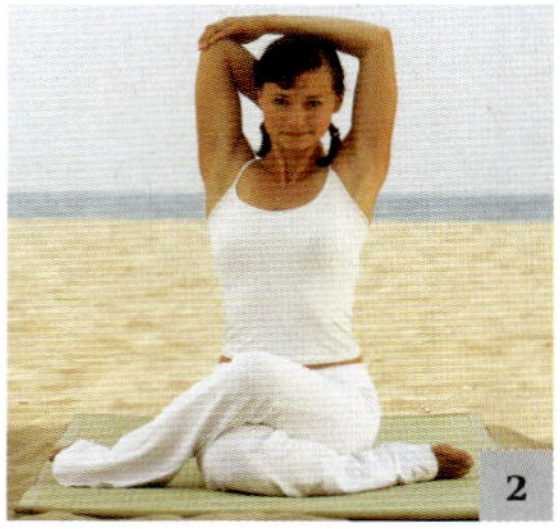
2

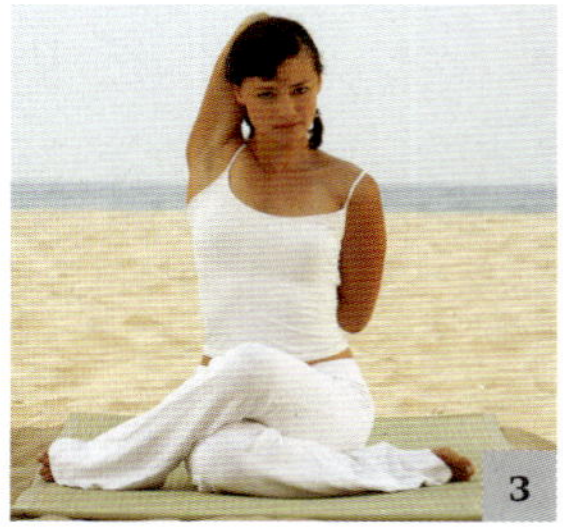
3

Für Einsteiger ▼

a. Legen Sie sich ein Kissen zwischen die Knie oder setzen Sie sich mit beiden Sitzhöckern auf einen Block, wenn Sie in dieser Position noch nicht bequem zwischen Ihren Beinen sitzen können.

b. Benutzen Sie einen Gurt, wenn Sie Ihre Hände hinter dem Rücken noch nicht zusammenführen können.

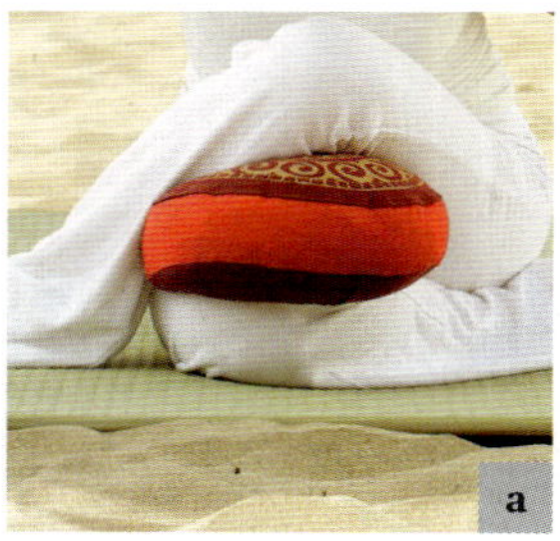
a

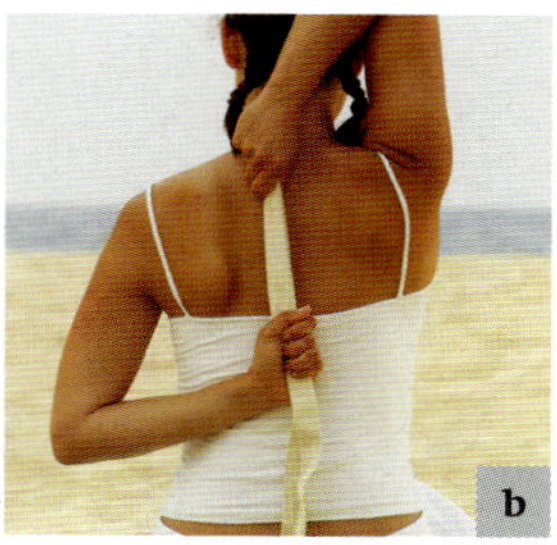
b

Ausrichtung Step-by-Step

1. Kommen Sie auf Hände und Knie und schlagen Sie die Beine so übereinander, dass ein Knie genau vor dem anderen liegt. Der Spann der Füße liegt auf dem Boden auf.
2. Senken Sie das Gesäß zwischen Ihren Beinen ab und führen Sie den Arm, der dem oberen Knie gegenüberliegt, angewinkelt so weit hinter Ihren Körper, dass die Handfläche zwischen Ihre Schultern reicht. Schieben Sie sie sanft mit der anderen Hand am Ellbogen nach.
3. Führen Sie den anderen Arm von unten, am Brustkorb vorbei hinter den Körper und greifen Sie die Fingerspitzen oder das Handgelenk des oberen Arms. Ziehen Sie sich in der Einatmung über die Krone des Kopfes aus der Wirbelsäule heraus lang nach oben.
4. Beugen Sie sich in der Ausatmung aus der Hüfte heraus nach vorn und schieben Sie das Steißbein nach unten. Der Rücken bleibt gerade. Drücken Sie mit Ihrem Kopf sanft gegen den Arm, um die Schulteröffnung zu halten.

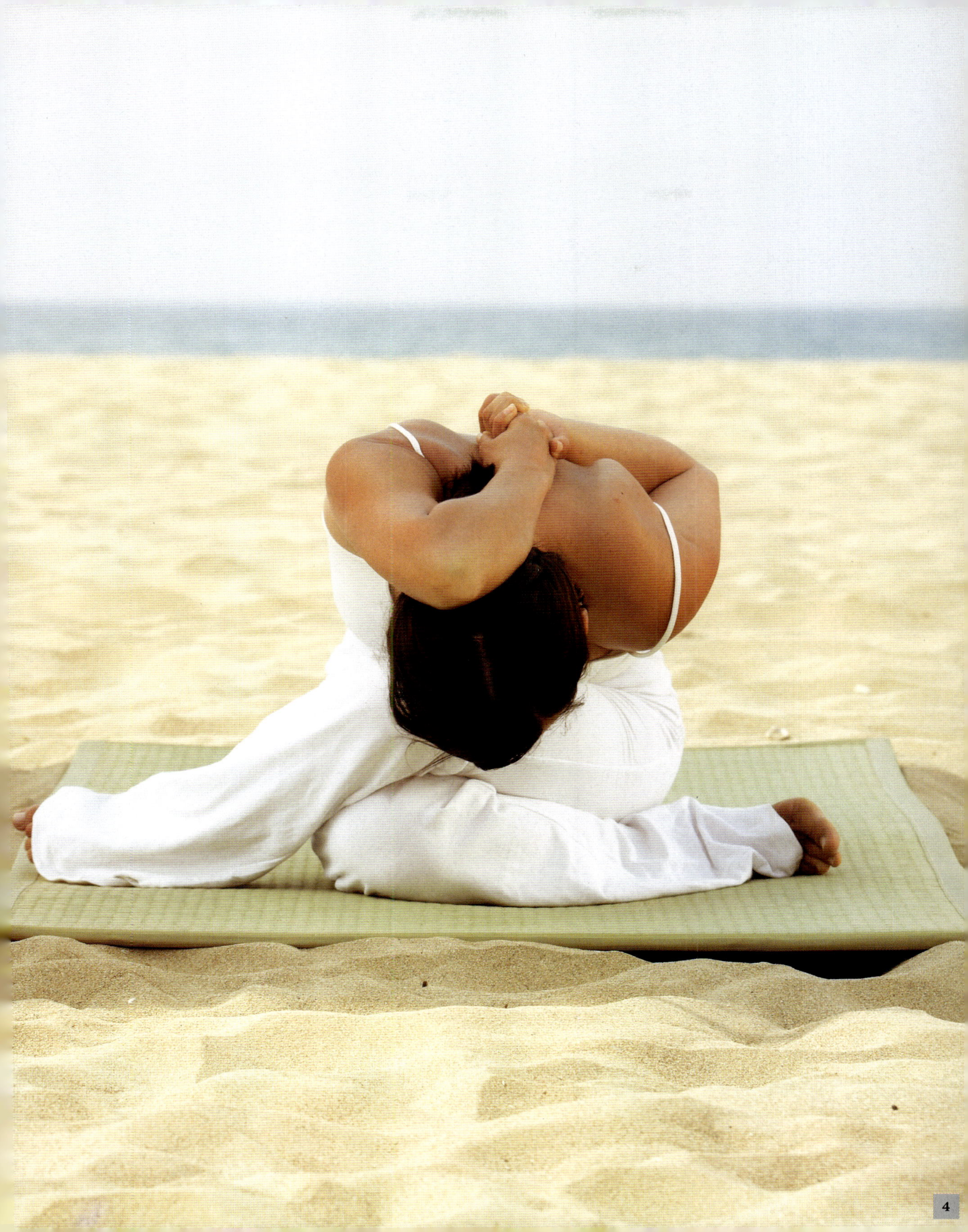

baddha konasana Schusterhaltung

In dieser Asana werden Becken, Bauch, Po und Rücken – insbesondere der untere Rücken – gedehnt. Zudem wird die Funktionsweise der Nieren, Prostata und Blase gefördert, wodurch Erkrankungen der Harnwege gelindert werden können. Bei Frauen fördert sie eine regelmäßige Menstruation.

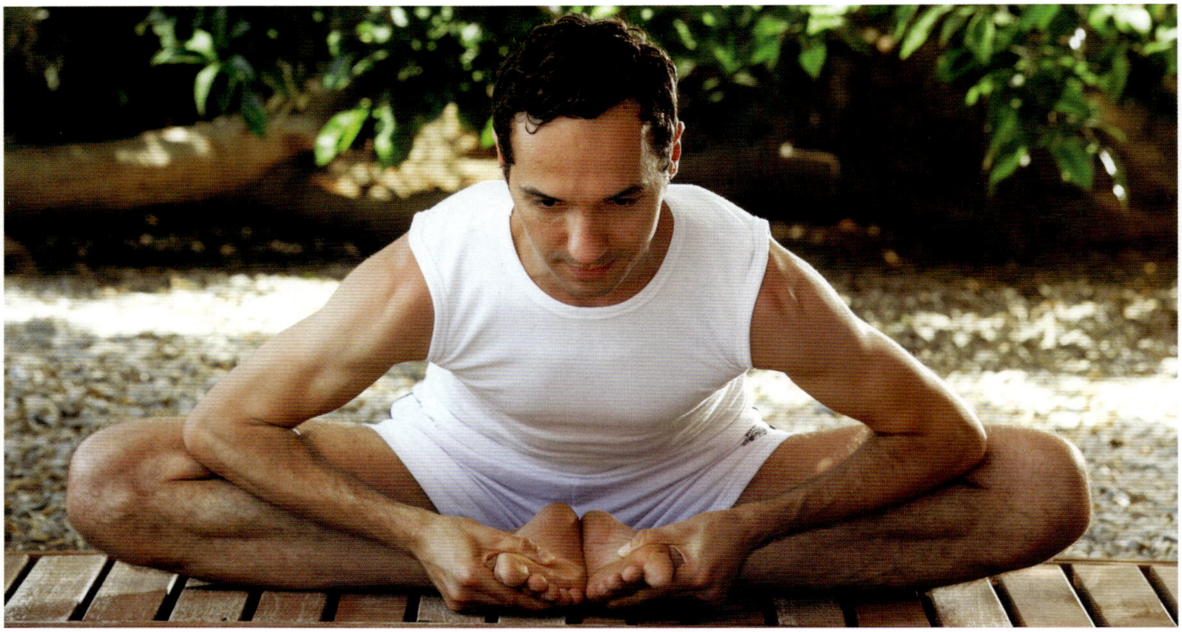

Ausrichtung

- Setzen Sie sich aufrecht hin und ziehen Sie die Knie zum Oberkörper. Lassen Sie die Knie zu den Seiten absinken und ziehen Sie die Fersen so nah wie möglich ans Schambein.
- Öffnen Sie die Fußsohlen nach oben und pressen Sie sanft mit den Armen gegen die Oberschenkel, um die Hüften weiter zu öffnen. Die Oberschenkel ziehen nach außen und unten.
- Ziehen Sie in der Einatmung Ihre Wirbelsäule über die Krone des Kopfes in die Länge.
- Beugen Sie sich in der Ausatmung aus der Hüfte nach vorn und schieben Sie Ihr Steißbein nach hinten. Ziehen Sie den Bauchnabel zu den Füßen und pressen Sie sanft mit den Ellbogen Ihre Knie weiter in Richtung Boden.

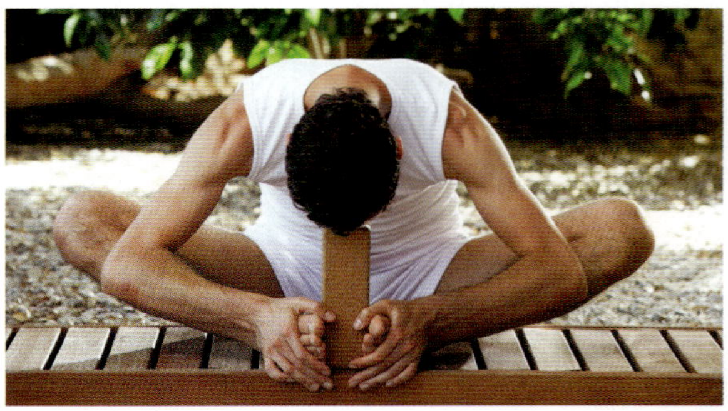

Für Einsteiger ▲

Setzen Sie einen Block zwischen Ihre Füße und legen Sie den Kopf darauf ab. Sie können auch Kissen unter Ihre Knie legen oder sich auf einen Block oder ein Kissen setzen.

dwi pada rajakapotasana Knöchel-auf-Knie-Haltung

Die Asana hat die gleichen Wirkungen wie Baddha Konasana (s. S. 106), öffnet und dehnt die Hüften und Knie aber noch intensiver. Hartnäckige Verspannungen in der Gesäßmuskulatur und in der Hüfte können mit etwas Übung in dieser Asana gelöst werden.

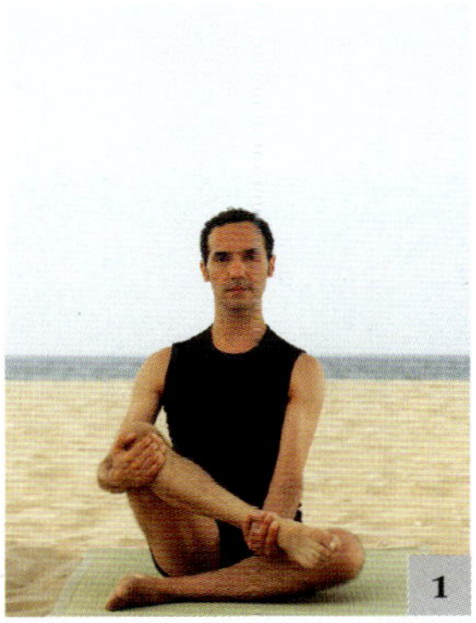

1

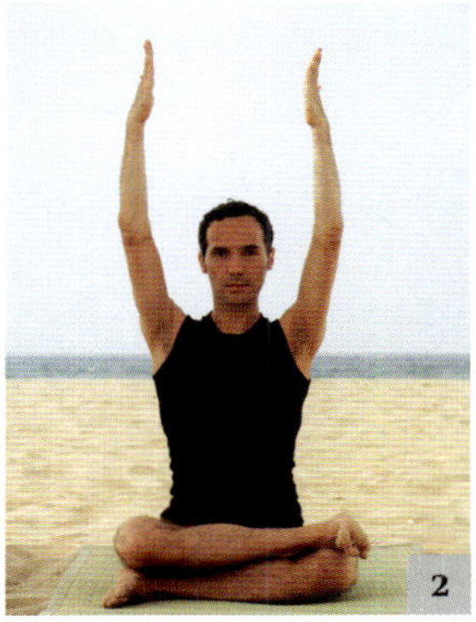

2

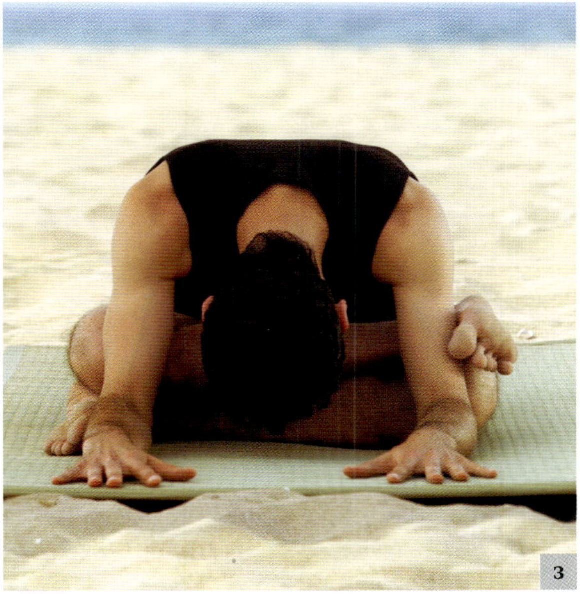

3

Ausrichtung Step-by-Step

1. Kommen Sie in einen aufrechten Sitz, winkeln Sie ein Bein an und legen Sie das Schienbein parallel vor sich. Winkeln Sie das andere Bein ebenfalls an und legen Sie dessen Knie auf den Innenknöchel und dessen Außenknöchel auf das Knie des unteren Beins.
2. Strecken Sie in der Einatmung die Arme nach oben und ziehen Sie die Wirbelsäule über die Krone des Kopfes lang.
3. Beugen Sie sich in der Ausatmung aus der Hüfte so weit wie möglich nach vorn und schieben Sie das Steißbein nach hinten. Der Rücken bleibt gerade. Legen Sie die Arme vor sich ab und entspannen Sie den Nacken.

- Behalten Sie die gleichmäßige Atmung bei und versuchen Sie, Ihre Hüfte so gut wie möglich zu entspannen.

▼ **Für Einsteiger**

a. Wenn die Hüften sich noch nicht so weit öffnen lassen, legen Sie die Schienbeine parallel voreinander.

b. Oder strecken Sie ein Bein aus, winkeln Sie das andere Bein an und legen Sie dessen Außenknöchel auf das untere Knie.

c. Wenn das Knie sich noch nicht auf den Innenknöchel des unteren Beins absenkt, legen Sie ein Kissen zwischen Knie und Knöchel.

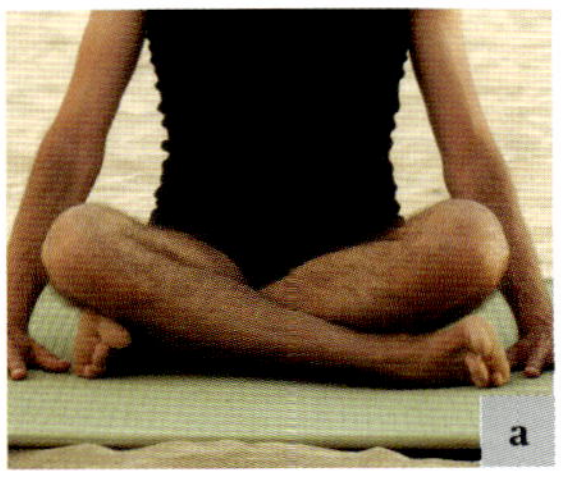

a

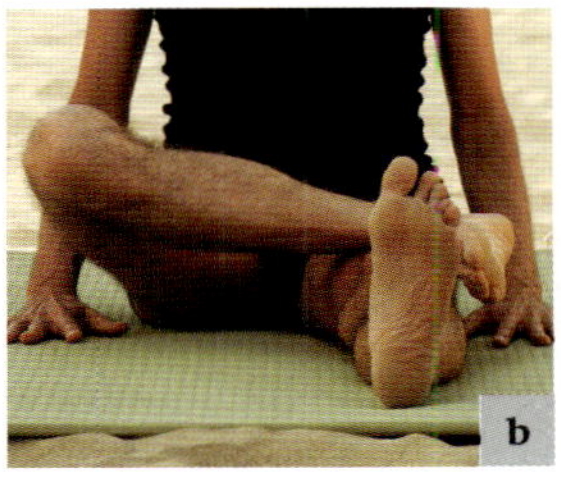

b

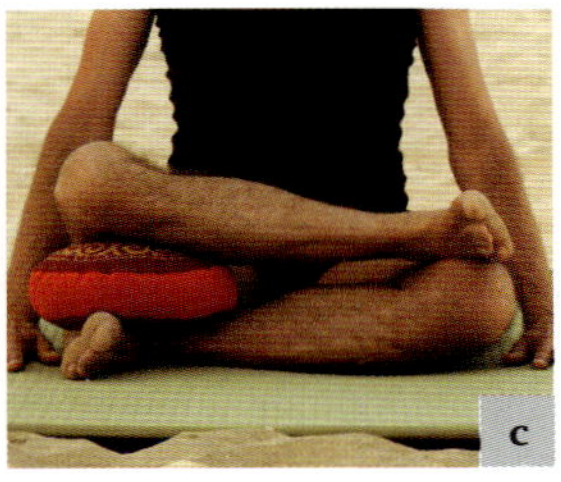

c

Achten Sie darauf, dass die Schienbeine gerade vor Ihnen und parallel übereinander liegen.

Vorbeugen

upavishtha konasana

Vorbeuge in weiter Grätsche (sitzend)

Diese Asana bewirkt eine Kräftigung der vorderen und äußeren Oberschenkelmuskulatur. Die innere und hintere Oberschenkelmuskulatur wird gleichermaßen intensiv gedehnt und die Kniemuskulatur gestärkt. Das Becken wird gut durchblutet, was sich lindernd auf Ischiasprobleme und Menstruationsbeschwerden auswirken kann.

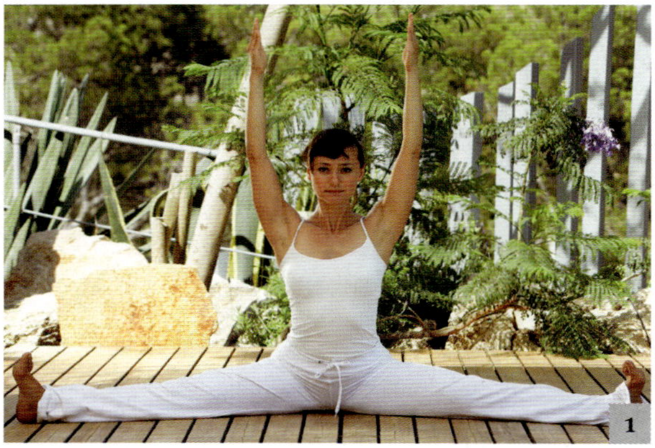
1

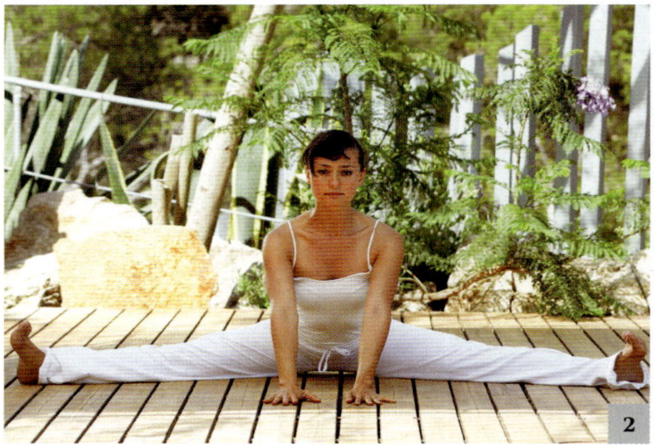
2

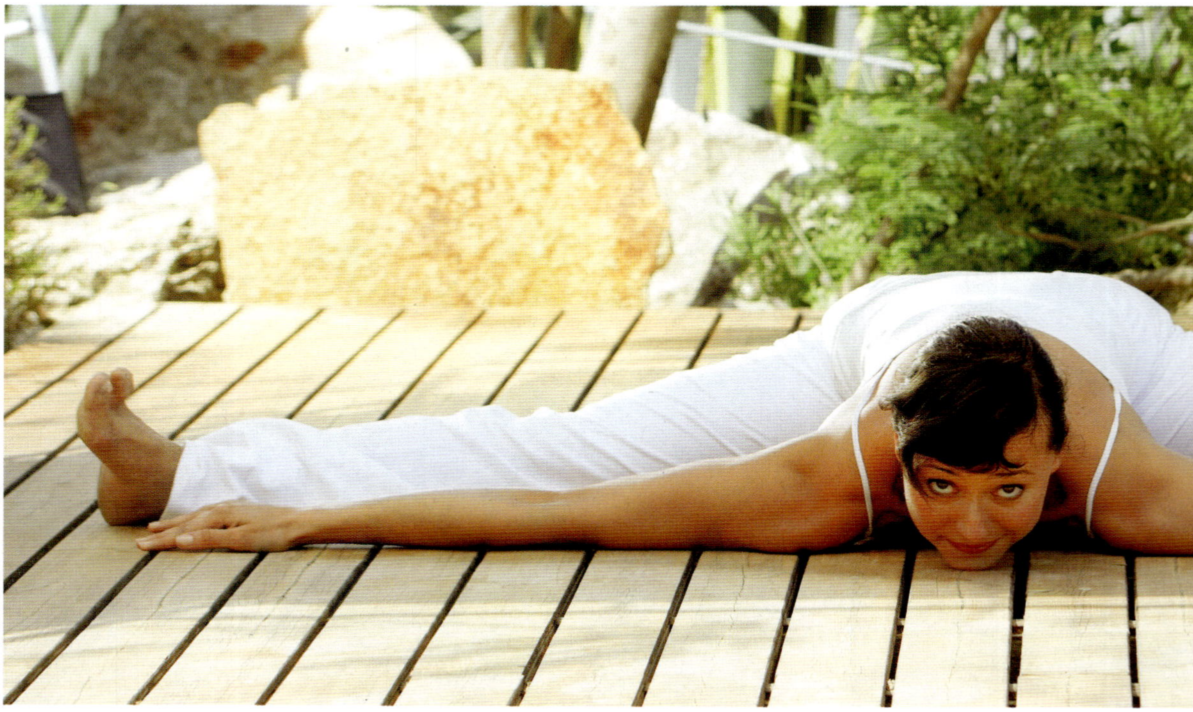

Für Einsteiger ►

a. Setzen Sie sich auf ein Kissen, um das Becken gerade aufzurichten. Noch einfacher wird es, wenn Sie zusätzlich die Beine leicht anwinkeln.

b. Legen Sie ein Kissen vor sich und senken Sie Ihren Oberkörper darauf ab, wenn Sie Ihr Kinn noch nicht zum Boden absenken können.

c. Beugen Sie sich nur soweit nach vorn, solange Sie den Rücken gerade halten können.

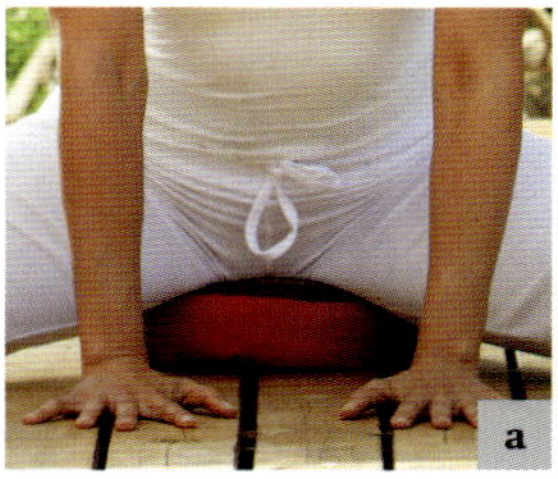
a

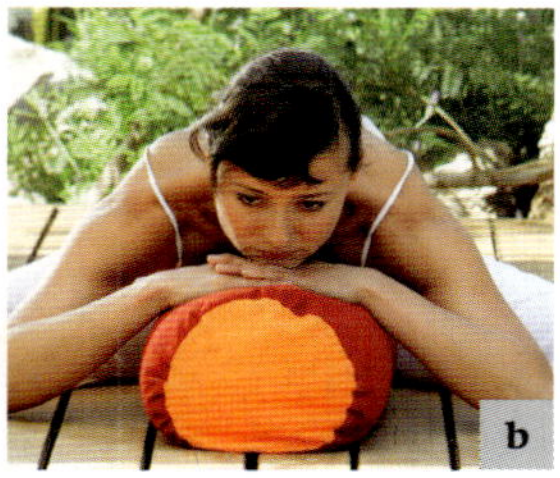
b

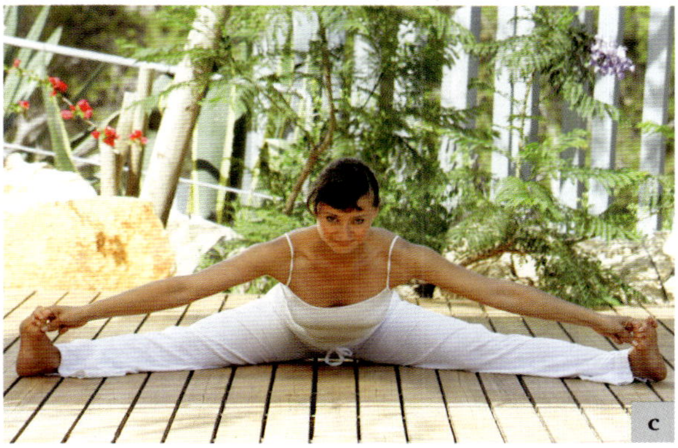
c

Ausrichtung Step-by-Step

1. Setzen Sie sich in eine weite Grätsche, spannen Sie die Beinmuskulatur an und strecken Sie in der Einatmung die Arme nach oben. Ziehen Sie dabei die Wirbelsäule über die Krone des Kopfes lang. Das Becken und der Rücken sind gerade aufgerichtet.
2. Beugen Sie sich in der Ausatmung mit geradem Rücken so weit wie möglich nach vorn und setzen Sie die Hände ab. Schieben Sie dabei das Steißbein nach hinten.
3. Ziehen Sie sich in der Einatmung nochmals lang und senken Sie in der Ausatmung das Kinn zum Boden ab. Der Rücken bleibt dabei gerade. Strecken Sie Ihre Arme parallel zu den Beinen aus.

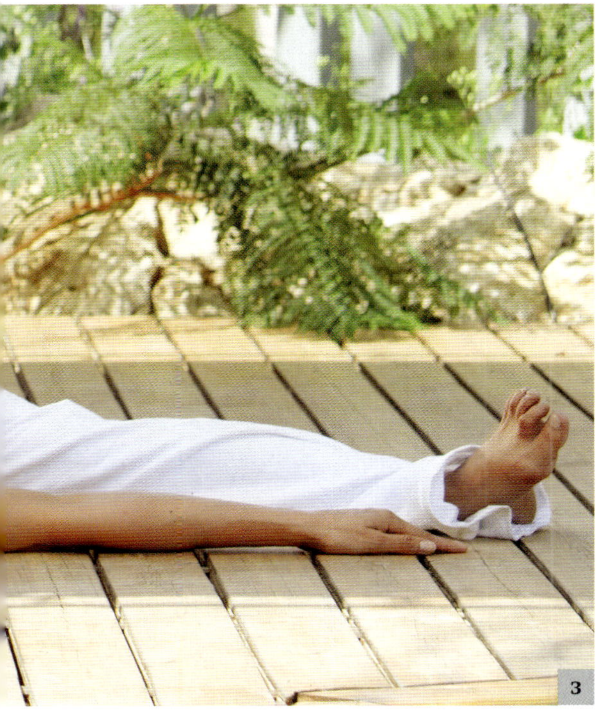
3

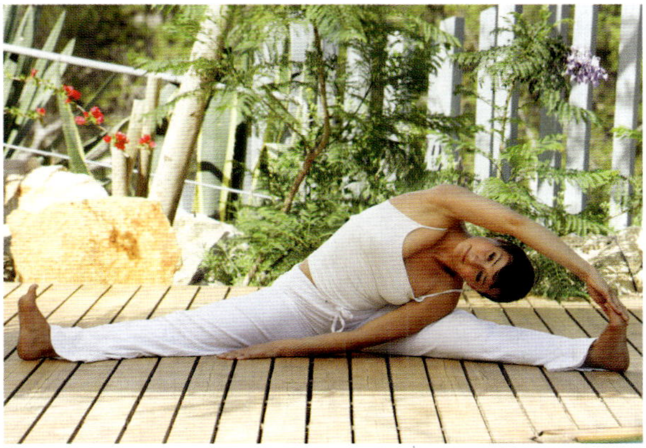

Variation ▲

Bringen Sie in der Einatmung Ihre Schulter so nah wie möglich ans Knie und drehen Sie sich in der Ausatmung zur Seite auf. Greifen Sie mit der anderen Hand nach Ihren Zehen. Diese Variation ist eine Seitbeuge und dehnt intensiv die Körperseiten.

pashchimottanasana Den Westen dehnen

In dieser Asana werden der gesamte Rücken und insbesondere die hinteren Oberschenkelmuskeln und die Gesäßmuskeln gedehnt. Die Bauchorgane werden gekräftigt, die Verdauung wird reguliert. Die Wirbelsäule wird durch die Streckung gestärkt und das Herz wird massiert, sodass die Position gleichermaßen eine beruhigende und vitalisierende Wirkung hat.

Ausrichtung

- Setzen Sie sich aufrecht mit gestreckten Beinen hin. Spannen Sie die Beine mit angezogenen Fersen an und strecken Sie in der Einatmung die Arme nach oben. Ziehen Sie die Wirbelsäule durch die Krone des Kopfes lang. Das Becken bleibt aufgerichtet und der Rücken gerade (s. Ausgangsposition).
- Beugen Sie sich in der Ausatmung aus der Hüfte nach vorn und schieben Sie dabei das Steißbein nach hinten. Der Rücken, insbesondere der untere, bleibt so gerade wie möglich.
- Greifen Sie mit den Händen die Fußaußenkanten und ziehen Sie sie sanft nach außen, während der Daumen auf das Gelenk des großen Zehs drückt. Als Alternative stellen Sie einen Block hinter Ihre Füße und greifen mit den Händen um den Block. Legen Sie den Oberkörper auf den Oberschenkeln ab, entspannen Sie den Nacken und strecken Sie den Kopf sanft zu den Beinen hin.

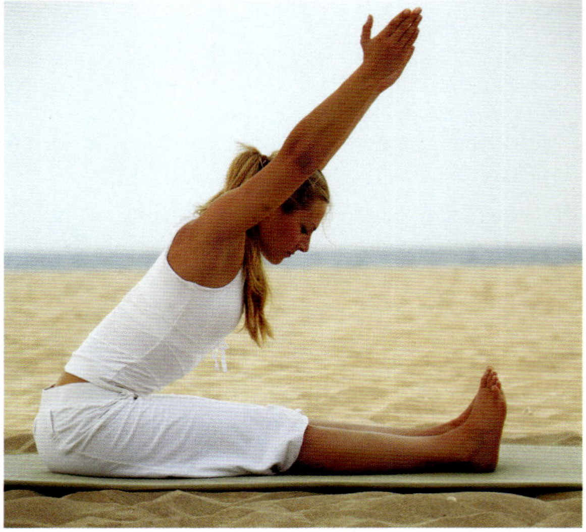

Ausgangsposition

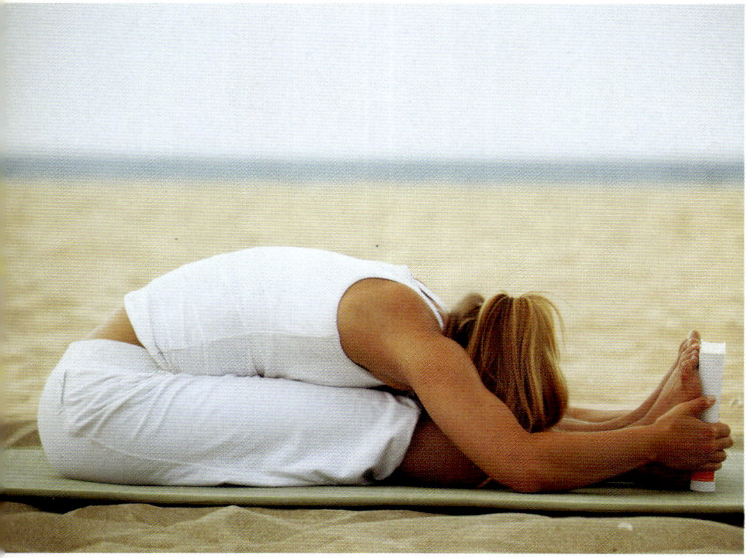

Für Einsteiger ▶

a. Setzen Sie sich auf ein Kissen, wenn Sie das Becken nicht gerade aufrichten können. Winkeln Sie, wenn nötig, zusätzlich die Beine an.

b. Benutzen Sie einen Gurt, wenn Sie mit Ihren Händen nicht die Füße fassen können.

c. Legen Sie Ihren Kopf auf einem Kissen ab, wenn Sie ihn noch nicht auf den Beinen ablegen können.

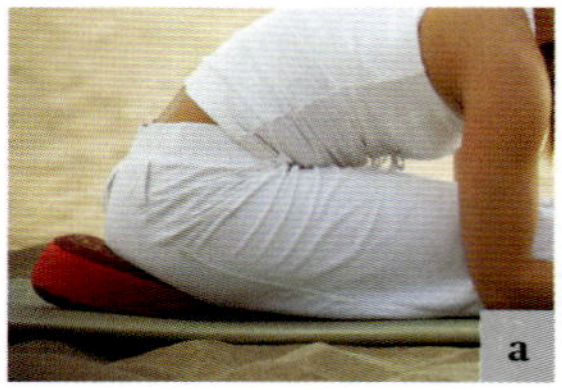

a

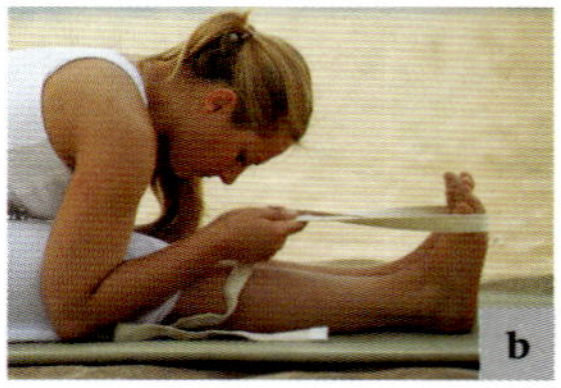

b

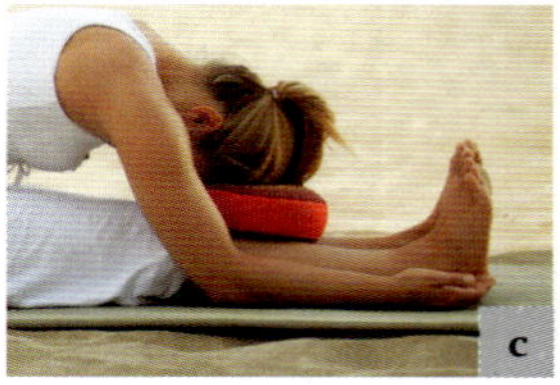

c

Eka pada rajakapotasana Variation Königstaube

Diese Asana bewirkt eine intensive Hüftöffnung und eine Dehnung der Vorderseite des Oberschenkelmuskels sowie des Hüftbeugers. Die Bauchorgane werden sanft massiert. Insgesamt wirkt diese Position trotz intensiver Dehnung beruhigend und hat etwas Hingebungsvolles. Daher eignet sie sich besonders gut, um Stress und Anspannung abzubauen.

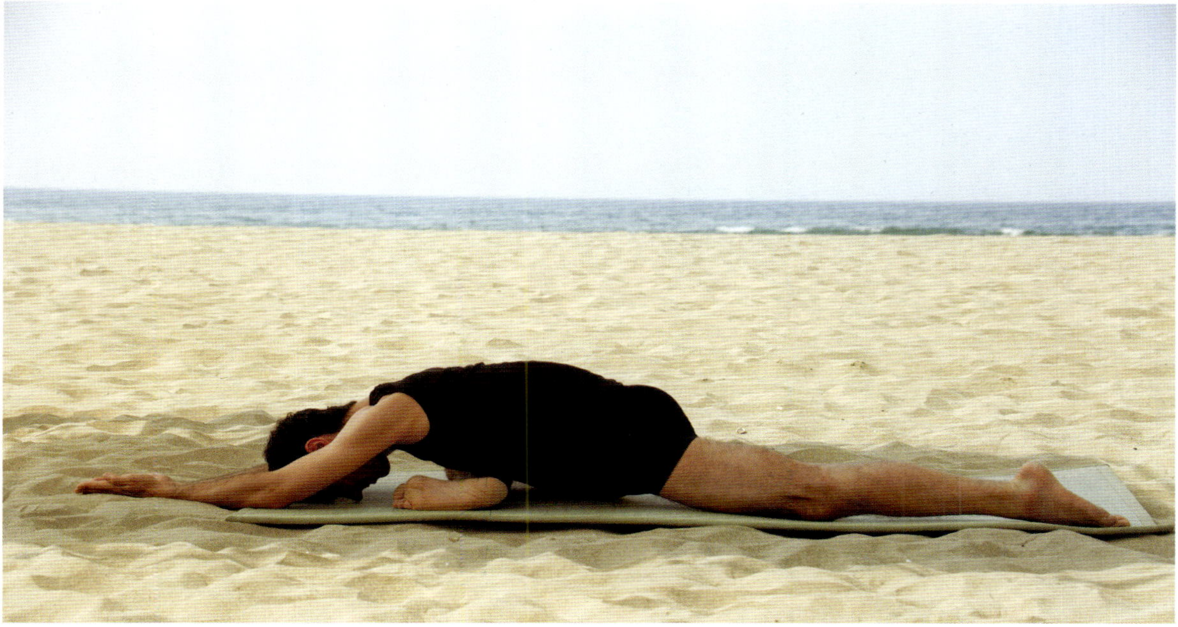

Ausrichtung

- Setzen Sie sich mit angewinkelten Beinen aufrecht hin und führen Sie ein Bein ausgestreckt nach hinten; dabei liegt der Fußspann auf. Bringen Sie das vordere Bein so weit wie möglich in einen rechten Winkel; hier liegt ebenso der Fußspann auf. Beide Hüften sind auf dem Boden.
- Setzen Sie Ihre Hände neben Ihre Hüften auf, pressen Sie sie in der Einatmung in den Boden und ziehen Sie die Wirbelsäule über die Krone des Kopfes lang (s. Ausgangsposition).
- Beugen Sie sich in der Ausatmung mit geradem Rücken nach vorn und schieben Sie das Steißbein nach hinten. Legen Sie die Stirn auf dem Boden ab und strecken Sie die Arme mit den Handflächen nach oben entspannt nach vorn.

Für Einsteiger

Wenn die Hüfte Ihres vorderen Beins vom Boden abhebt, legen Sie ein Kissen darunter, damit die Hüften parallel ausgerichtet sind. ▼

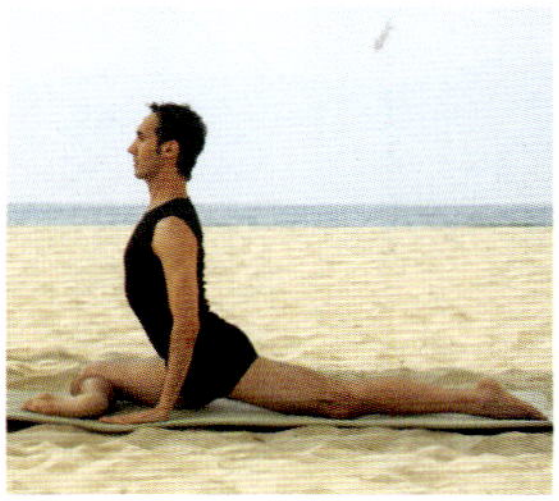

Ausgangsposition

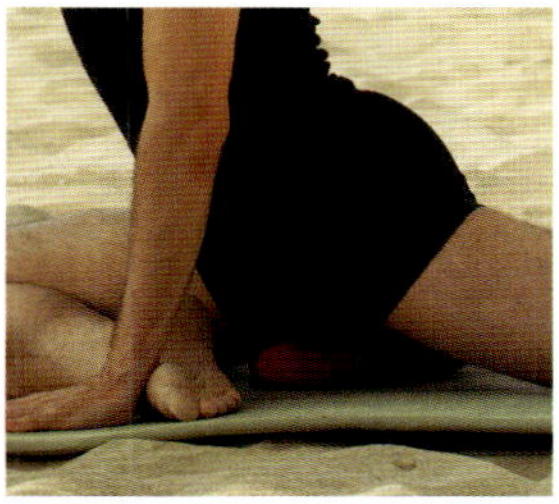

Vorbeugen

Marichyasana A

Dem Weisen Marichi gewidmet

Diese Asana dehnt die Schultern sowie die hintere Oberschenkel- und Gesäßmuskulatur. Durch das Zusammenziehen der Bauchorgane werden diese massiert und gut durchblutet. Der untere Rücken wird gestärkt und der obere Rücken sowie die Nackenmuskulatur werden entspannt.

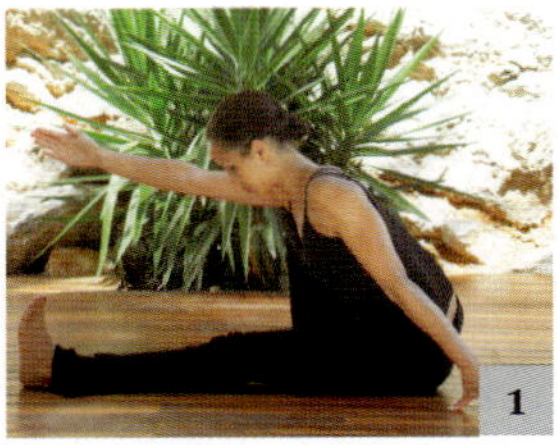
1

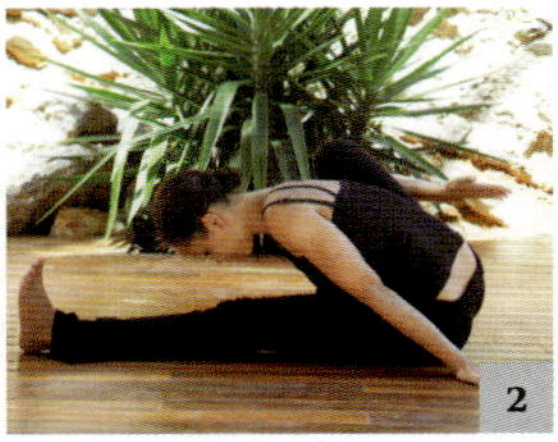
2

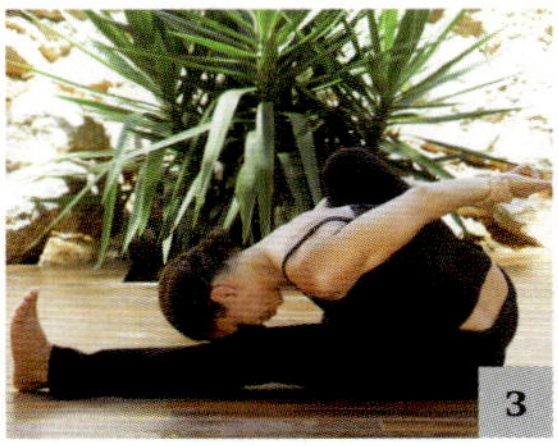
3

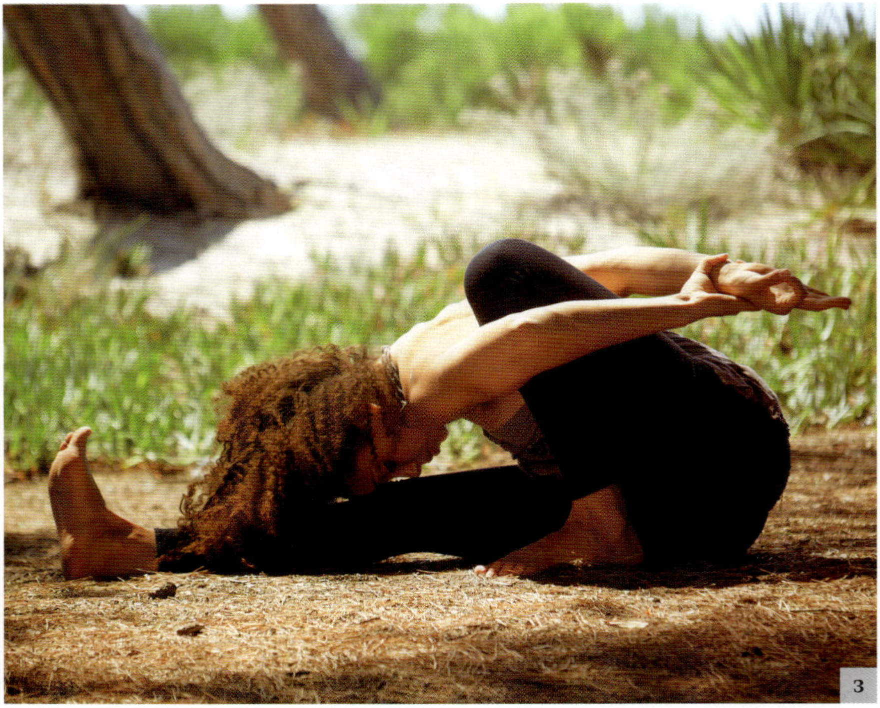
3

Ansicht andere Seite

Ausrichtung Step-by-Step

1. Setzen Sie sich aufrecht mit gestreckten Beinen hin. Winkeln Sie ein Bein an und setzen Sie den Fuß eine Handbreit neben dem ausgestreckten Oberschenkel so nah wie möglich an Ihrem Gesäß auf. Das ausgestreckte Bein bleibt angespannt. Strecken Sie in der Einatmung den gegenüberliegenden Arm diagonal nach vorn und ziehen Sie die Wirbelsäule lang.
2. Drehen Sie in der Ausatmung den Arm um das angewinkelte Knie und führen Sie ihn hinter Ihren Rücken. Ziehen Sie sich in der Einatmung nochmals lang.

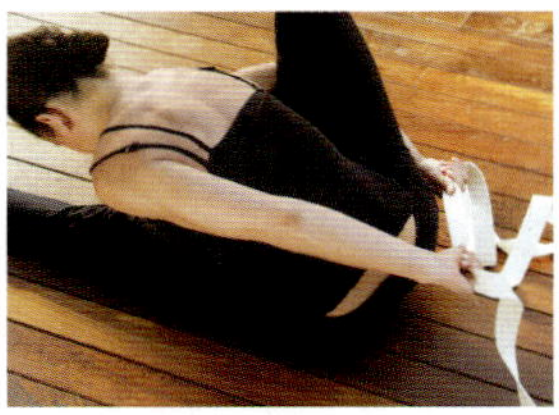

◀ **Für Einsteiger**

Wenn Sie die Hände hinter dem Rücken noch nicht zusammenführen können, benutzen Sie einen Gurt.

3. Drehen Sie in der Ausatmung den anderen Arm ebenfalls hinter den Rücken und führen Sie beide Hände zusammen. Beugen Sie sich dabei aus der Hüfte mit geradem unterem Rücken nach vorn in Richtung Knie des ausgestreckten Beins.

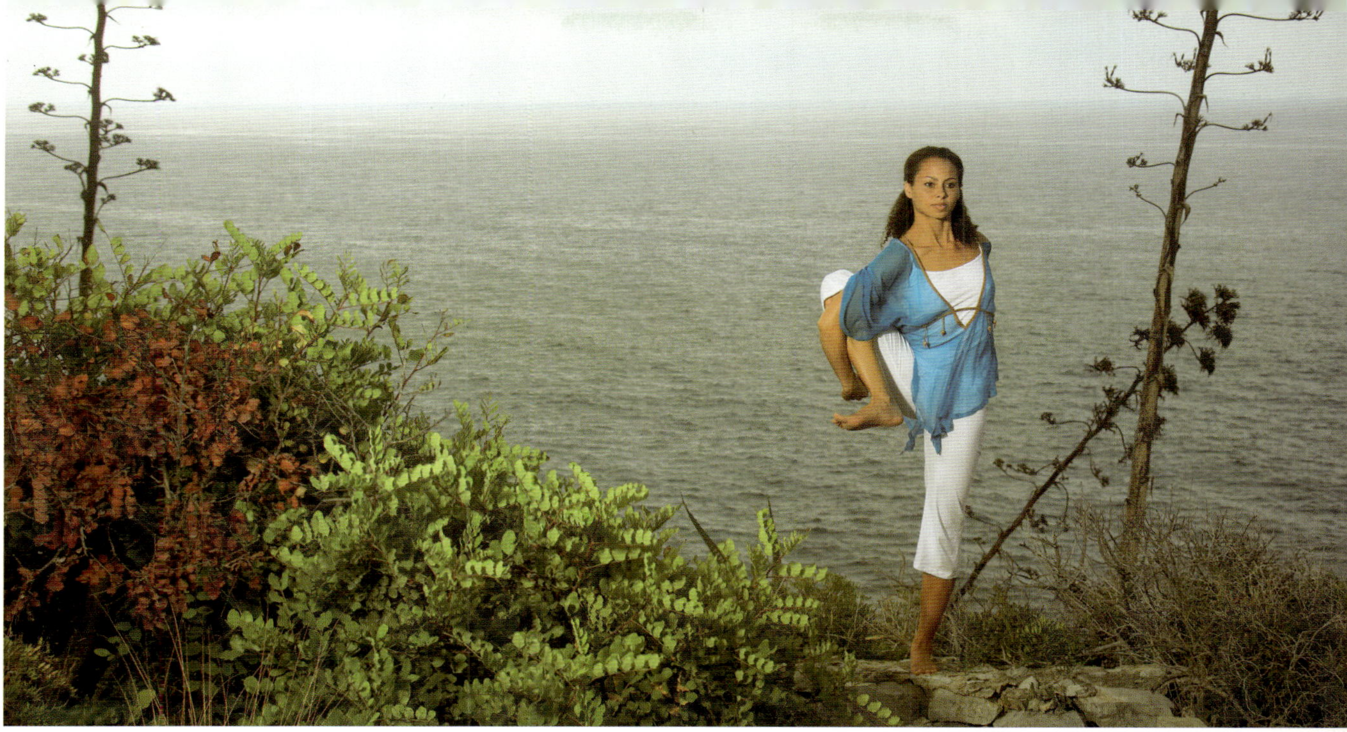

Variante Marichyasana A im Stehen

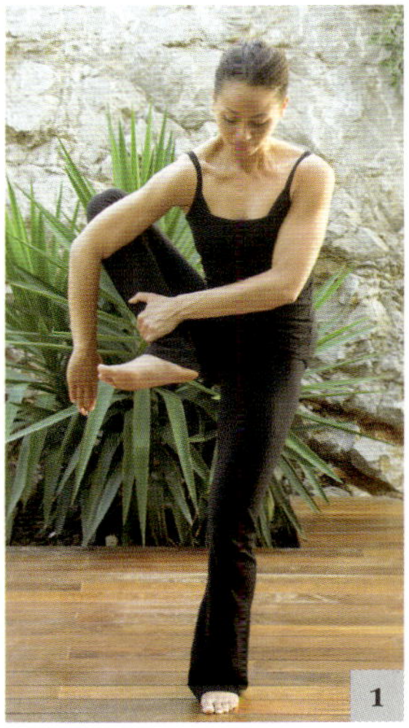

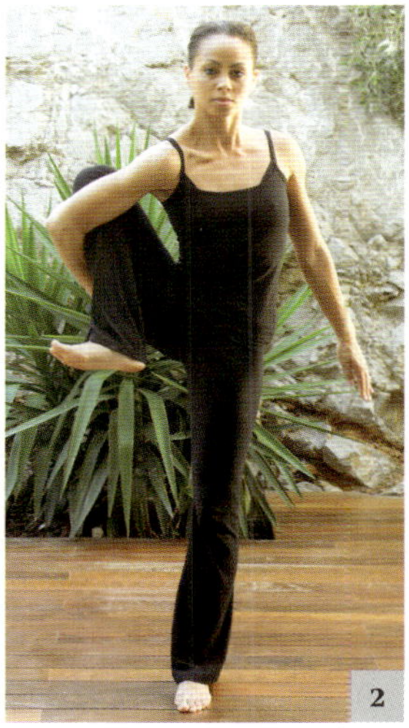

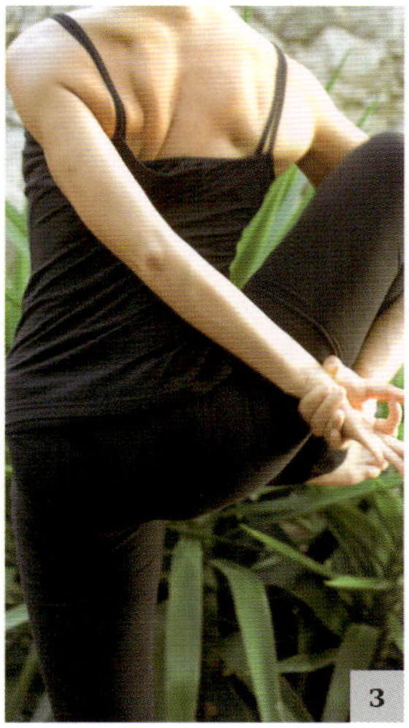

Rückansicht

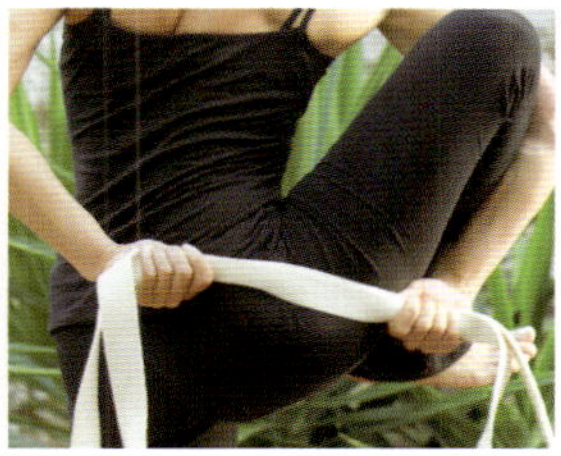

Für Einsteiger ▲

Wenn Sie die Hände hinter dem Rücken noch nicht zusammenführen können, benutzen Sie einen Gurt.

Marichyasana A im Stehen ist keine Vorbeuge im eigentlichen Sinn; da ihre Grundlagen jedoch auf der Marichyasana A basieren, wird sie an der Stelle gezeigt und erklärt.

Variation Marichyasana A im Stehen

Ausrichtung Step-by-Step

1. Finden Sie einen festen Stand im Standbein. Winkeln Sie in der Einatmung ein Knie an und ziehen Sie es seitlich so hoch wie möglich neben Ihren Oberkörper.
2. Drehen Sie in der Ausatmung den Arm derselben Seite ein und führen Sie ihn um das angehobene Knie herum nach hinten. Pressen Sie in der Einatmung mit Ihrem Standfuß fest in den Boden und ziehen Sie die Wirbelsäule über die Krone des Kopfes lang.
3. Führen Sie in der Ausatmung den anderen Arm hinter den Rücken und bringen Sie die Hände zusammen.

supta padangushthasana Hand-Fuß-Haltung (liegend)

In dieser Asana werden die Beinrück- und Beininnenseiten sowie die Gesäßmuskulatur gedehnt. Ischiasbeschwerden und Steifheit in den Beinen und in der Hüfte können gelindert werden. Der untere Rücken wird entspannt, was sich positiv bei Rückenschmerzen auswirkt.

Ausrichtung

- Legen Sie sich flach auf den Boden. Winkeln Sie in der Einatmung ein Bein an und greifen Sie den Fuß oder den großen Zeh.
- Spannen Sie beide Beine an, strecken Sie in der Ausatmung das angewinkelte Bein und ziehen Sie es sanft so nah wie möglich an Ihren Oberkörper heran. Ziehen Sie dabei die Fersen an und schieben Sie sie nach hinten bzw. nach oben.
- Der gesamte Rücken, insbesondere der untere, sowie Schultern und Kopf bleiben am Boden.
- Die Blickrichtung geht schräg nach oben.

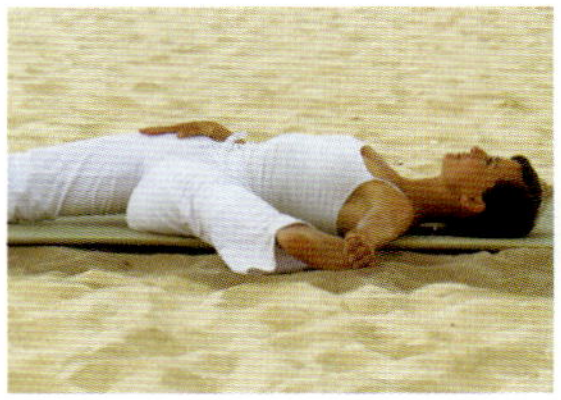

Variation zur Seite ▲

Lassen Sie das hochgestreckte Bein in der Ausatmung so weit wie möglich zur Seite sinken. Die Hüfte bleibt dabei auf dem Boden.

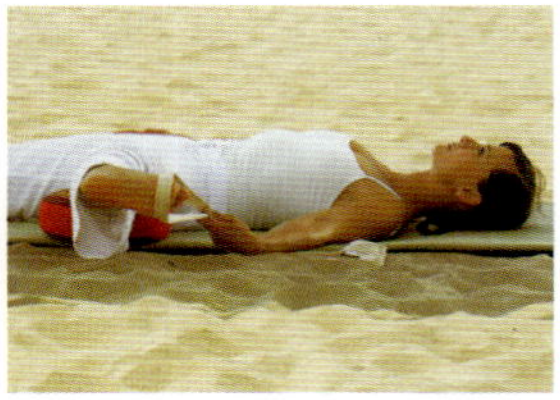

Variation zur Seite für Einsteiger ▲

Benutzen Sie einen Gurt und stabilisieren Sie das seitliche Bein mit einem Kissen, wenn Sie es noch nicht zum Boden absenken können.

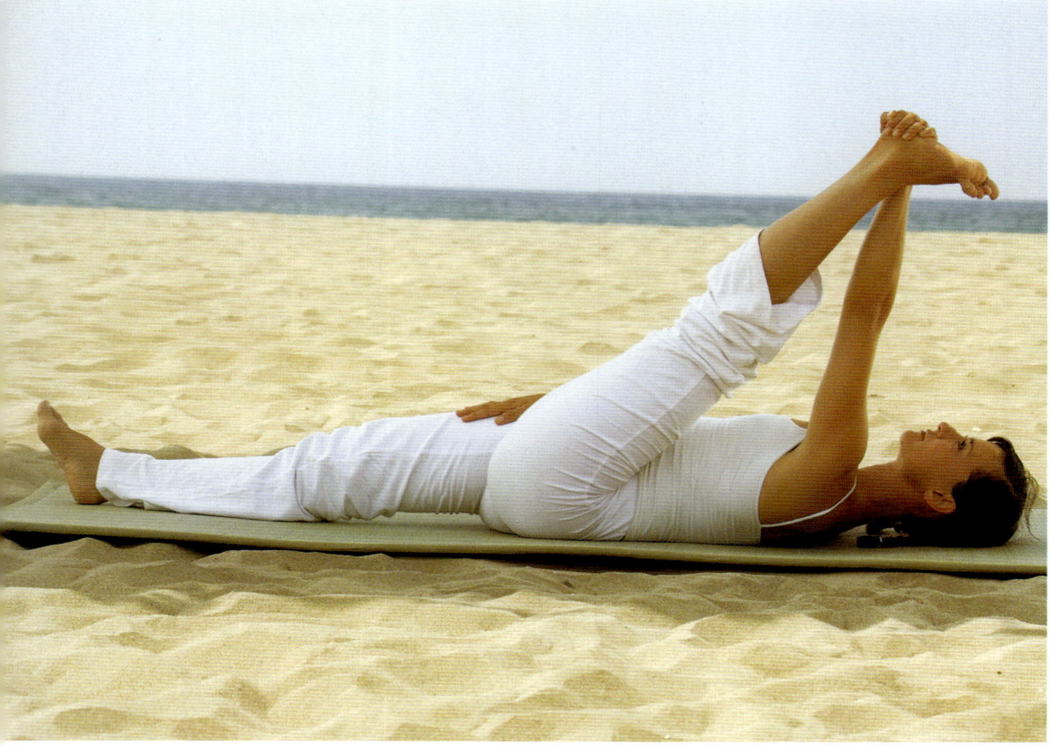

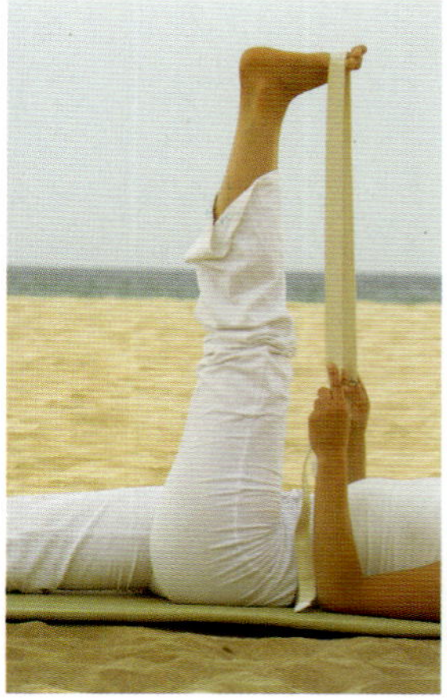

Für Einsteiger ▲

Benutzen Sie einen Gurt, wenn Sie das Bein noch nicht strecken können. Lassen Sie dabei beide Ellbogen am Boden.

◄ *Supta Padangushthasana nach oben*

Janu Shirshasana Knie-Kopf-Haltung

Diese Asana bewirkt eine intensive Dehnung der hinteren Oberschenkelmuskulatur und eine Öffnung der Hüfte. Die Bauch- und Verdauungsorgane werden massiert, wodurch die Verdauung unterstützt wird. Rücken- und Nackenmuskulatur werden entspannt.

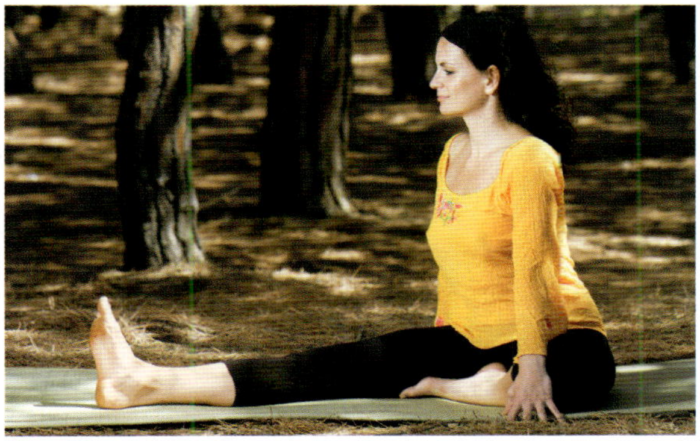

Ausgangsposition

Ausrichtung

- Setzen Sie sich aufrecht auf den Boden und winkeln Sie ein Bein zur Seite an. Legen Sie den Fuß an die Innenseite des ausgestreckten Beins so nah wie möglich an das Schambein.
- Spannen Sie das ausgestreckte Bein an und schieben Sie die angezogene Ferse nach vorn. Verlängern Sie sich in der Einatmung aus dem unteren Rücken über die Krone des Kopfes (s. Ausgangsposition).
- Drehen Sie sich in der Ausatmung leicht in Richtung des ausgestreckten Beins und beugen Sie sich mit geradem unterem Rücken aus der Hüfte nach vorn.
- Schieben Sie dabei das Steißbein nach hinten und bringen Sie den Oberkörper so nah wie möglich zum Oberschenkel.
- Greifen Sie mit Ihren Händen an oder um die Füße und legen Sie Ihren Kopf auf dem Knie ab.

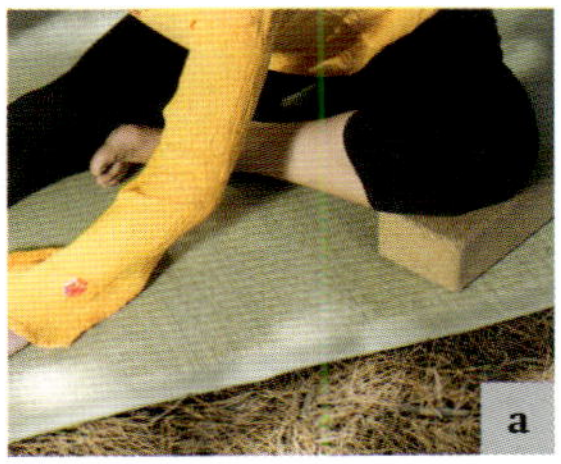

a

◄ Für Einsteiger

a. Legen Sie einen Block unter Ihr angewinkeltes Knie, wenn dieses noch nicht den Boden erreicht.

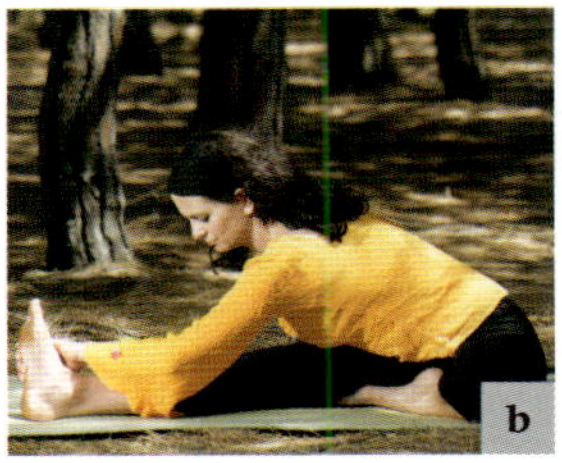

b

Für Einsteiger ▲

b. Beugen Sie sich nur so weit nach vorn, solange Ihr Rücken gerade ist. Greifen Sie die Außenkante des vorderen Fußes und ziehen Sie sich sanft nach vorn. Stabilisieren Sie sich mit der anderen Hand am Boden.

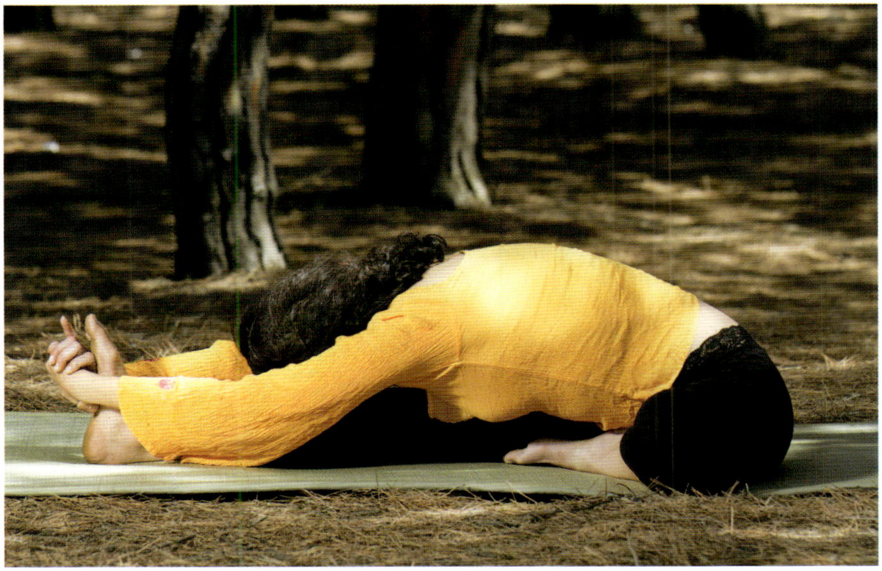

triang mukhaikapada pashchimottanasana

Vorbeuge im halben Helden

In dieser Asana wird die gesamte Körperrückseite gedehnt. Gleichzeitig werden die Fuß- und Kniegelenke geschmeidig. Zudem werden die Bauchorgane massiert. Insgesamt bewirkt diese Position Flexibilität im gesamten Körper und vertreibt das Gefühl von Steifheit und Trägheit.

Ausrichtung

- Setzen Sie sich aufrecht auf den Boden und beugen Sie ein Bein in den Helden (s. S. 204). Spannen Sie das ausgestreckte Bein an und schieben Sie die angezogene Ferse nach vorn.
- Strecken Sie in der Einatmung die Hände über den Kopf und ziehen Sie sich über die Krone des Kopfes aus dem unteren Rücken lang.
- Beugen Sie sich in der Ausatmung aus der Hüfte mit geradem unterem Rücken nach vorn über das ausgestreckte Bein. Schieben Sie dabei das Steißbein nach hinten. Bringen Sie den Oberkörper so nah wie möglich an den Oberschenkel des ausgestreckten Beins.
- Greifen Sie mit den Händen an oder um die Füße herum und senken Sie den Kopf zum Knie ab.

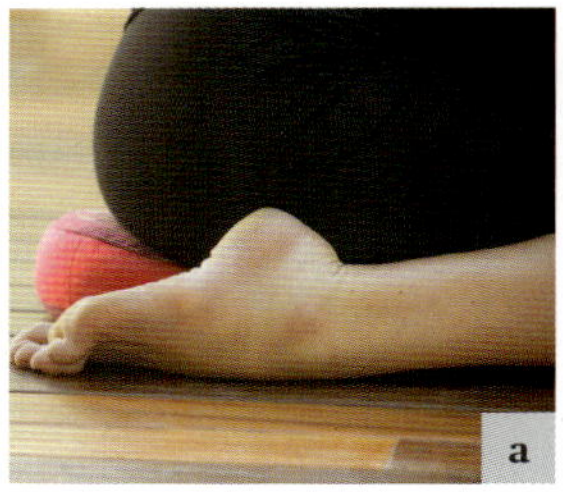

a

◄ **Für Einsteiger**

a. Setzen Sie sich mit beiden Hüften auf ein Kissen, wenn Sie noch nicht bequem im halben Helden sitzen können.

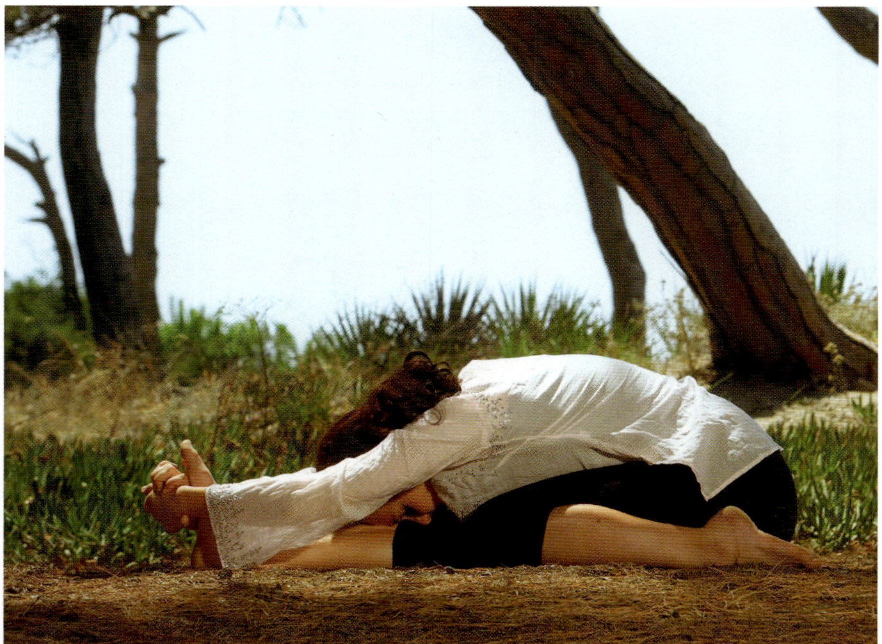

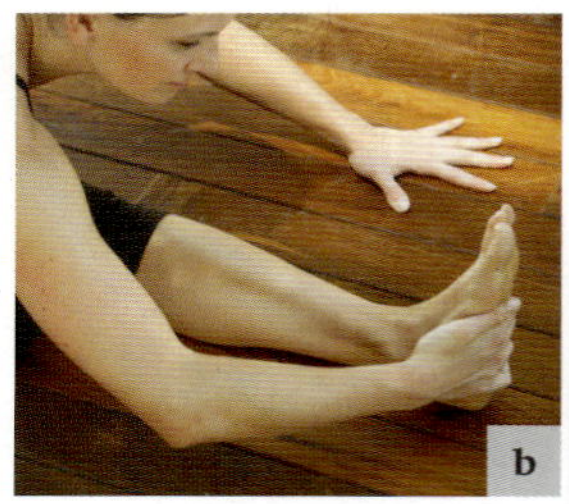

b

Für Einsteiger ▲

b. Greifen Sie mit einem Arm den Fuß des ausgestreckten Beins und stützen Sie sich mit der anderen Hand auf der Seite des ausgestreckten Beins ab, wenn Ihre Hüften noch nicht parallel ausgerichtet sind.

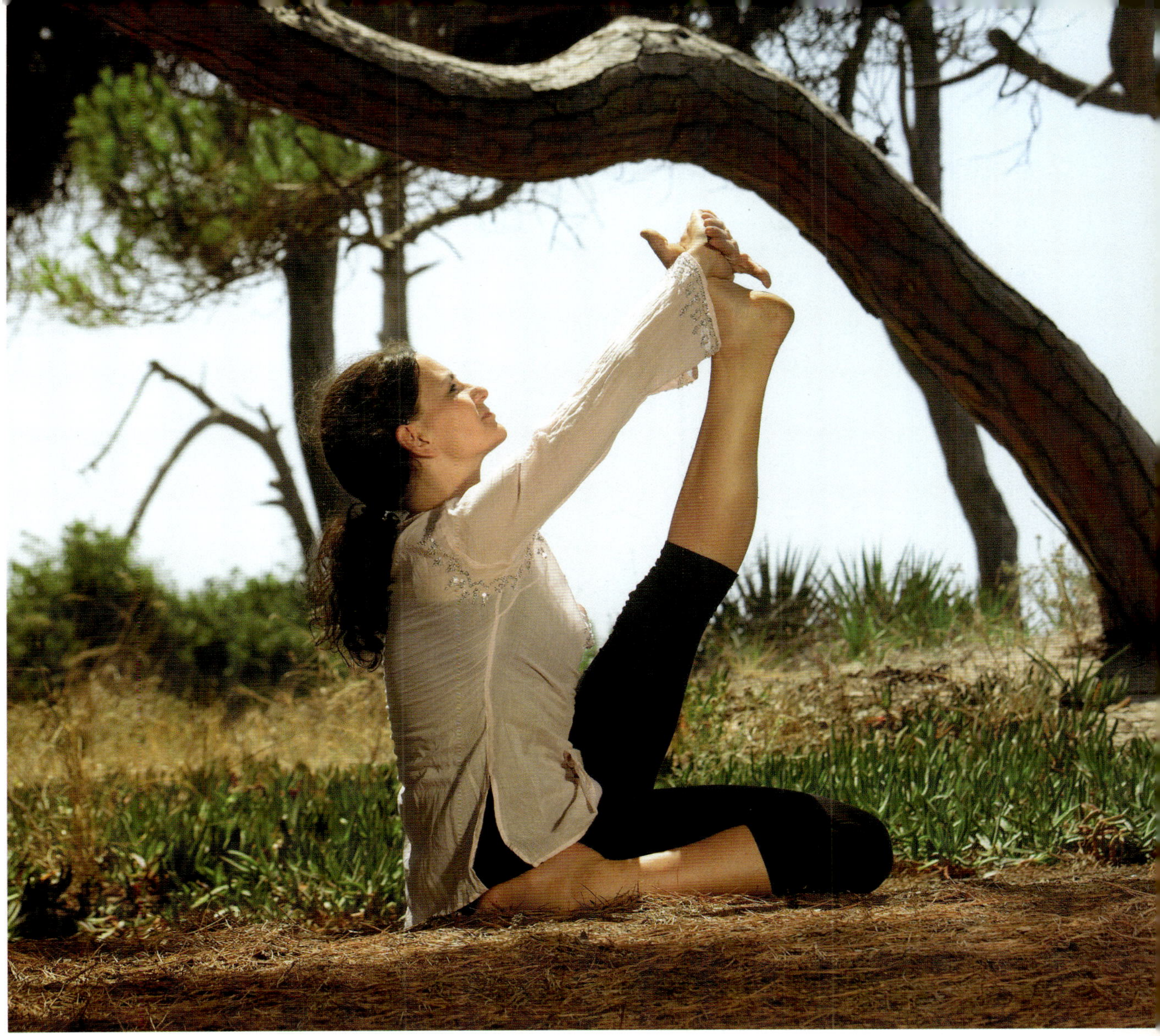

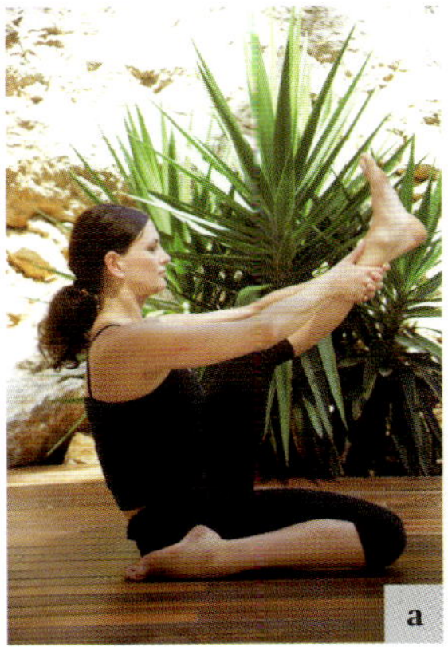

a

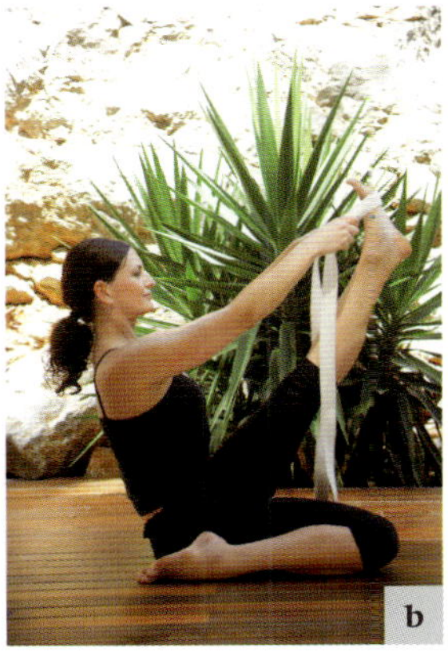

b

Variation nach oben ▲

Bleiben Sie aufrecht sitzen und ziehen Sie das gestreckte Bein so nah wie möglich an Ihren Oberkörper heran. Das Becken und der Rücken bleiben gerade aufgerichtet.

◄ Für Einsteiger

a. Winkeln Sie das Bein an und greifen Sie die Wade oder das Fußgelenk, wenn Sie das Bein bei aufrechtem Rücken noch nicht strecken können.

b. Benutzen Sie einen Gurt, um sich an die Streckung des Beins heranzutasten.

ardha baddha padmottanasana

Vorbeuge im gebundenen halben Lotus (stehend)

In dieser Asana wird die gesamte Körperrückseite gedehnt. Gleichzeitig werden die Fuß-, Knie-, Schulter- und Handgelenke geschmeidig. Zudem werden die Bauchorgane massiert. Insgesamt bewirkt diese Position Flexibilität im gesamten Körper und wirkt gegen Steifheit und Trägheit. Zusätzlich wird der Gleichgewichtssinn herausgefordert.

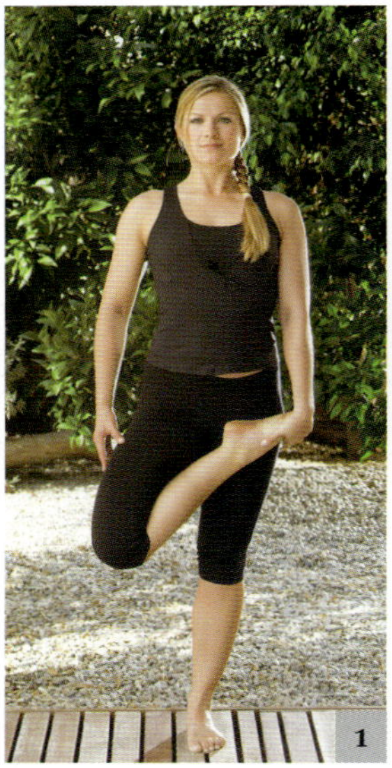
1

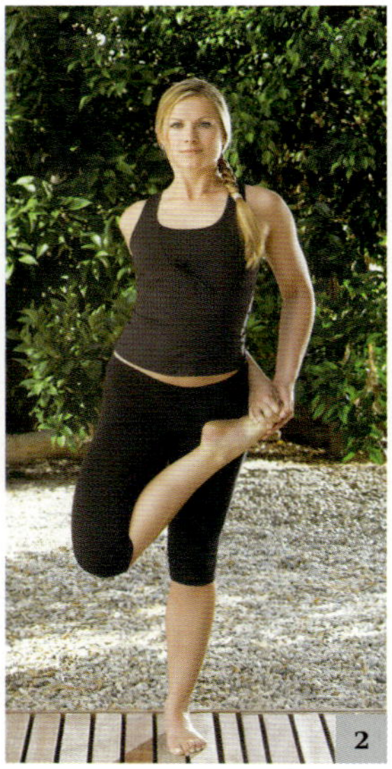
2

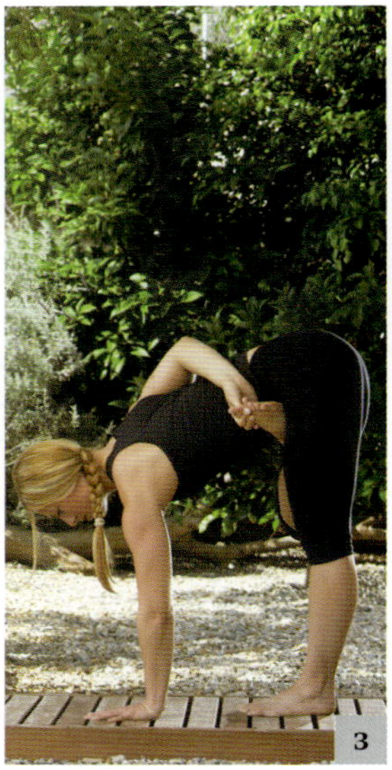
3

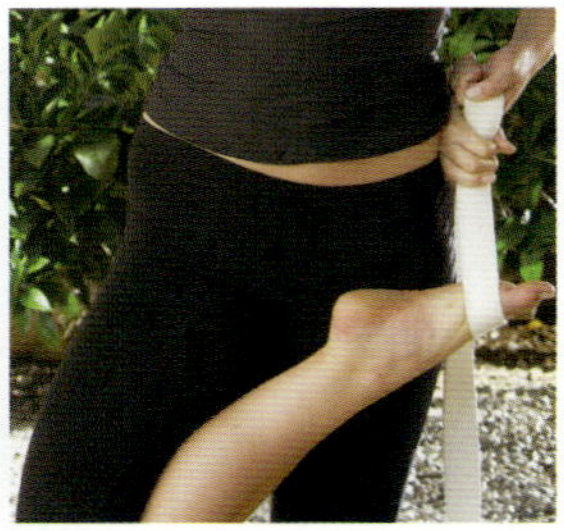

Für Einsteiger ▲

Benutzen Sie einen Gurt, wenn Sie die Zehen des Fußes im Lotus noch nicht greifen können.

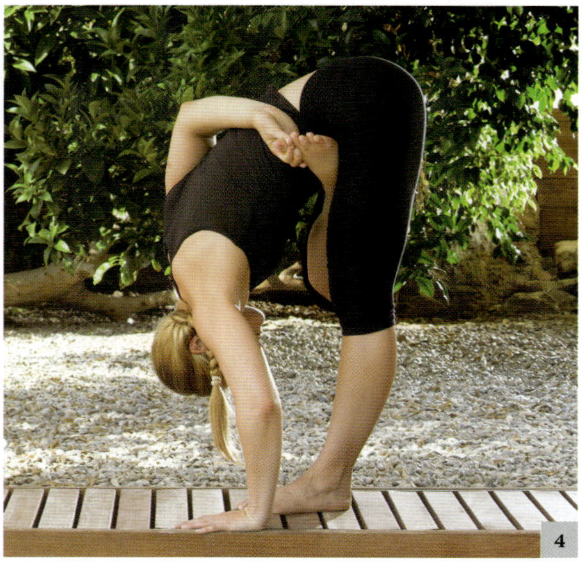
4

Ausrichtung Step-by-Step

1. Finden Sie einen festen Stand, spannen Sie Ihr Standbein an und legen Sie das andere Bein in den halben Lotus (s. S. 206 f.). Stabilisieren Sie Ihren Fuß im halben Lotus mit der Hand.
2. Führen Sie in der Einatmung die andere Hand hinter dem Rücken herum nach vorn und greifen Sie die Zehen des Fußes im halben Lotus.
3. Beugen Sie sich in der Ausatmung nach vorn und setzen Sie die vordere Hand flach auf den Boden. Ziehen Sie in der Einatmung die Wirbelsäule über die Krone des Kopfes lang.
4. Beugen Sie sich in der Ausatmung so weit wie möglich aus dem unteren Rücken nach vorn. Schieben Sie dabei das Steißbein und die Gesäßknochen nach oben. Entspannen Sie Ihren Nacken und oberen Rücken.

ardha baddha padma pashchimottanasana

Vorbeuge im gebundenen halben Lotus (sitzend)

In dieser Asana wird die gesamte Körperrückseite gedehnt. Gleichzeitig werden die Fuß- und Knie-, Schulter- und Handgelenke geschmeidig. Zudem werden die Bauchorgane massiert. Insgesamt bewirkt diese Position Flexibilität im gesamten Körper und wirkt gegen Steifheit und Trägheit.

Ausrichtung Step-by-Step

1. Setzen Sie sich mit geradem Rücken aufrecht hin und legen Sie ein Bein in den halben Lotus (s. S. 206 f.). Spannen Sie dabei das ausgestreckte Bein an und ziehen Sie die angezogene Ferse sanft zum Körper.
2. Stabilisieren Sie sich mit einer Hand. Führen Sie in der Einatmung die andere Hand hinter Ihrem Rücken herum nach vorn und greifen Sie die Zehen des Fußes im halben Lotus. Ziehen Sie die Wirbelsäule über die Krone des Kopfes lang.
3. Beugen Sie sich in der Ausatmung so weit wie möglich aus dem unteren Rücken nach vorn über das ausgestreckte Bein und greifen Sie die Außenkante des vorderen Fußes. Schieben Sie dabei das Steißbein nach hinten. Entspannen Sie Ihren Nacken und oberen Rücken und legen Sie Ihren Kopf auf dem ausgestreckten Bein ab.

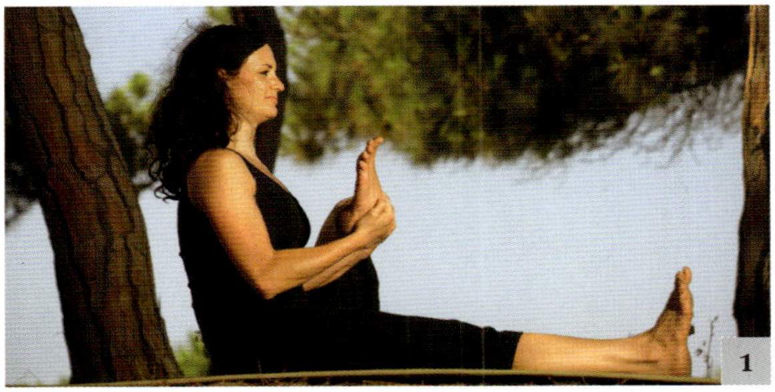
1

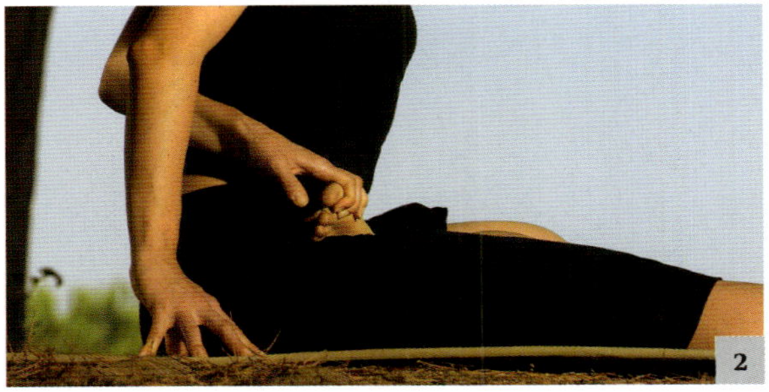
2

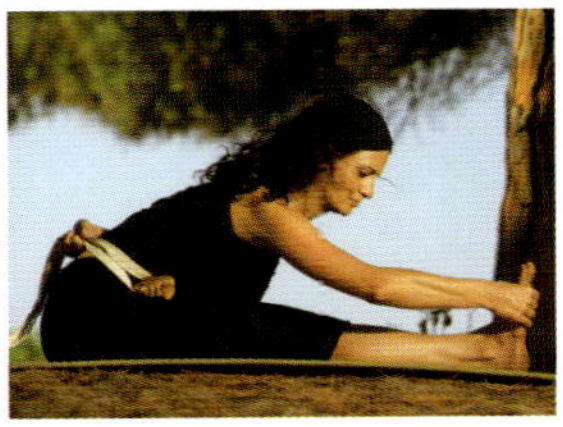

Für Einsteiger ▲

Benutzen Sie einen Gurt, wenn Sie die Zehen des Fußes im Lotus noch nicht greifen können. Beugen Sie sich nur so weit nach vorn, solange Ihr unterer Rücken gerade bleibt.

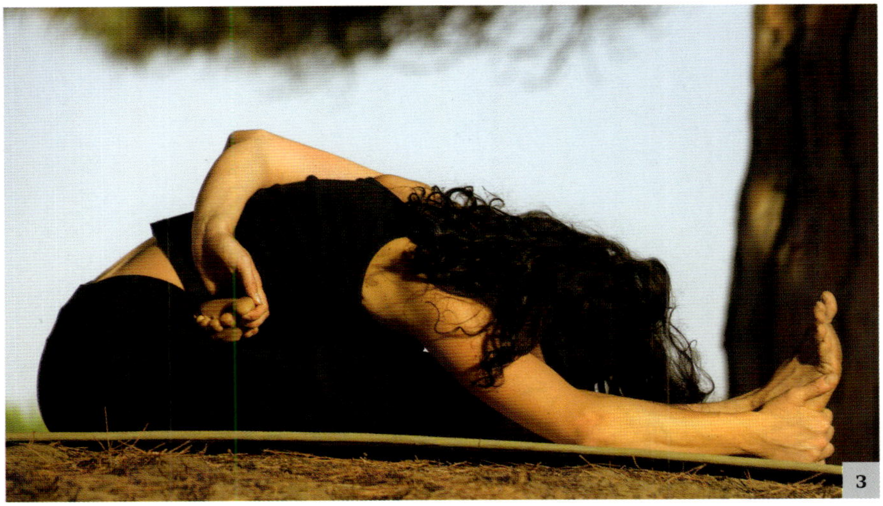
3

Vorbeugen

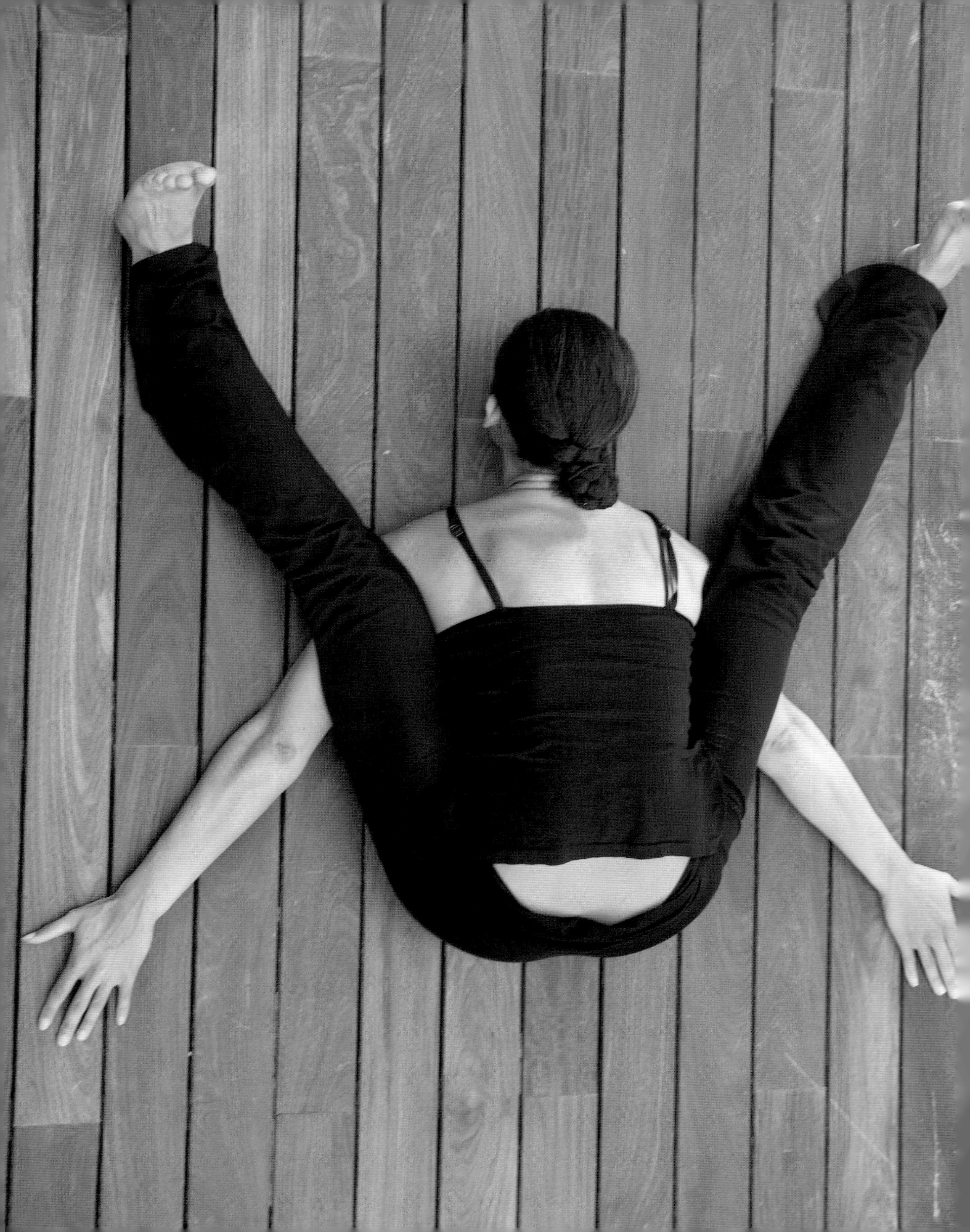

kurmasana Schildkröte

In dieser Asana wird die gesamte Körperrückseite intensiv gedehnt. Ebenso werden die Schultern geöffnet und die Schultergelenke geschmeidiger. Die gesamte Wirbelsäule wird gestreckt und dadurch belebt. Insgesamt beruhigt diese Position das zentrale Nervensystem, sodass ein Gefühl der Ruhe und Gelassenheit entsteht.

Ausrichtung

- Setzen Sie sich aufrecht hin, grätschen Sie die Beine und beugen Sie sie. Legen Sie Ihre Arme nach hinten ausgerichtet unter die Kniegelenke. Ziehen Sie sich in der Einatmung über die Krone des Kopfes lang (s. Ausgangsposition).

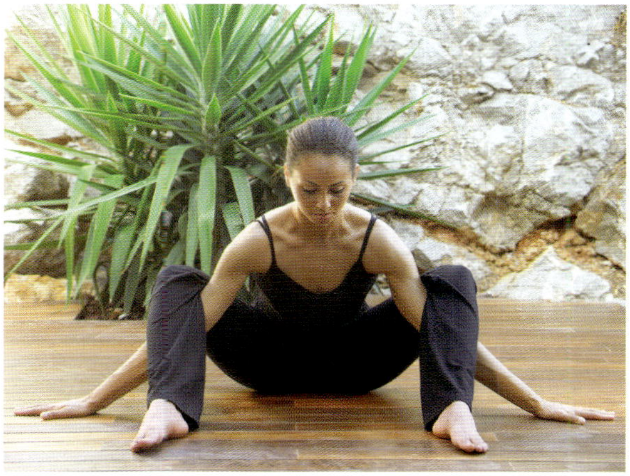

◄ *Ausgangsposition*

- Beugen Sie sich in der Ausatmung aus der Hüfte mit geradem unterem Rücken nach vorn. Schieben Sie Ihr Steißbein nach hinten. Spannen Sie gleichzeitig die Beinmuskulatur an und schieben Sie die angezogenen Fersen nach vorn.
- Strecken Sie die Beine im gleichen Maße, wie Sie sich immer weiter vorbeugen. Schieben Sie dabei die Arme weiter nach hinten.
- Atmen Sie sich auf diese Weise immer tiefer in die Position, bis Sie Ihre Knie auf den Schultergelenken ablegen und Sie Ihr Kinn auf dem Boden aufsetzen können.
- Beugen Sie sich nur so weit nach vorn, wie Sie Ihren unteren Rücken gerade halten können. Wenn Sie Ihren unteren Rücken runden, kommen Sie wieder ein bisschen aus der Vorbeuge heraus. Tasten Sie sich gleichzeitig an die Streckung der Beine und an die Vorbeuge heran.

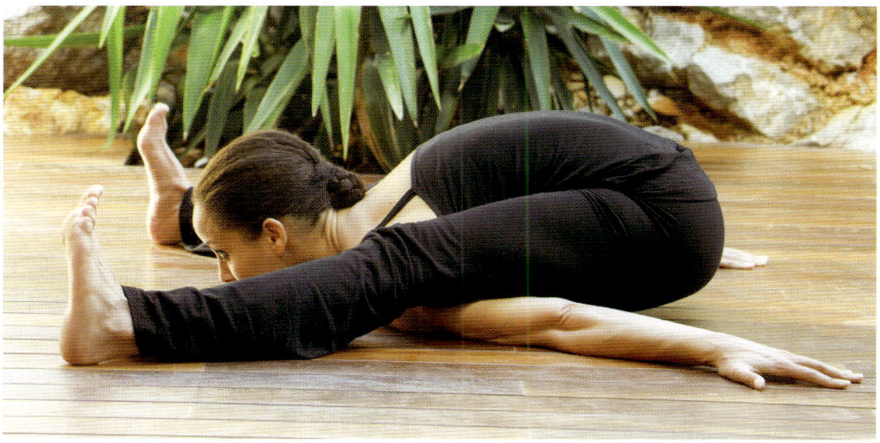

Kurmasana ist eine komplexe, anspruchsvolle Asana, die neben viel Übung auch eine gut aufgewärmte und gedehnte Muskulatur erfordert. Bereiten Sie sie deshalb stets mit leichteren Vorbeugen gut vor.

◄ *Seitenansicht*

◄ *Ansicht von oben*

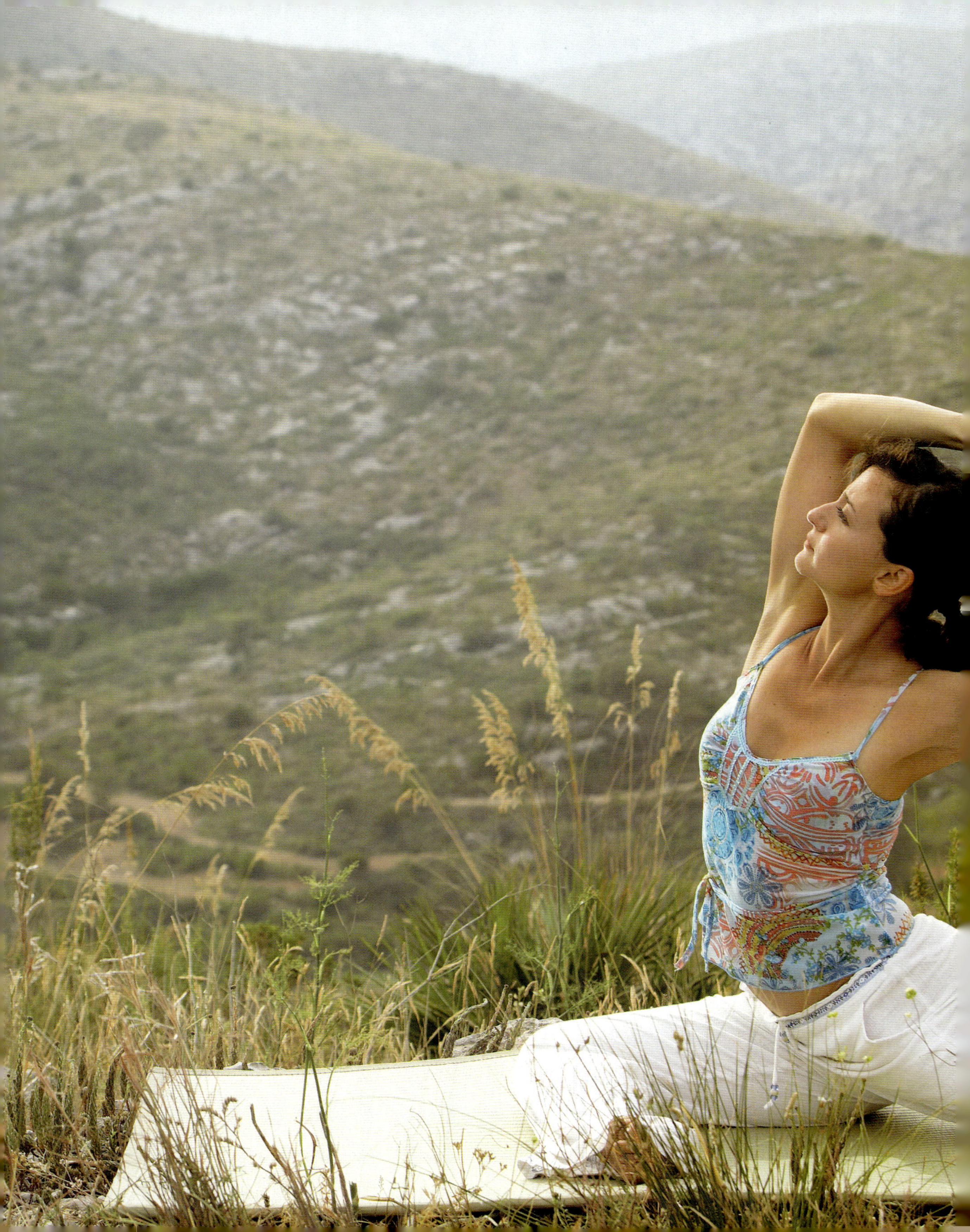

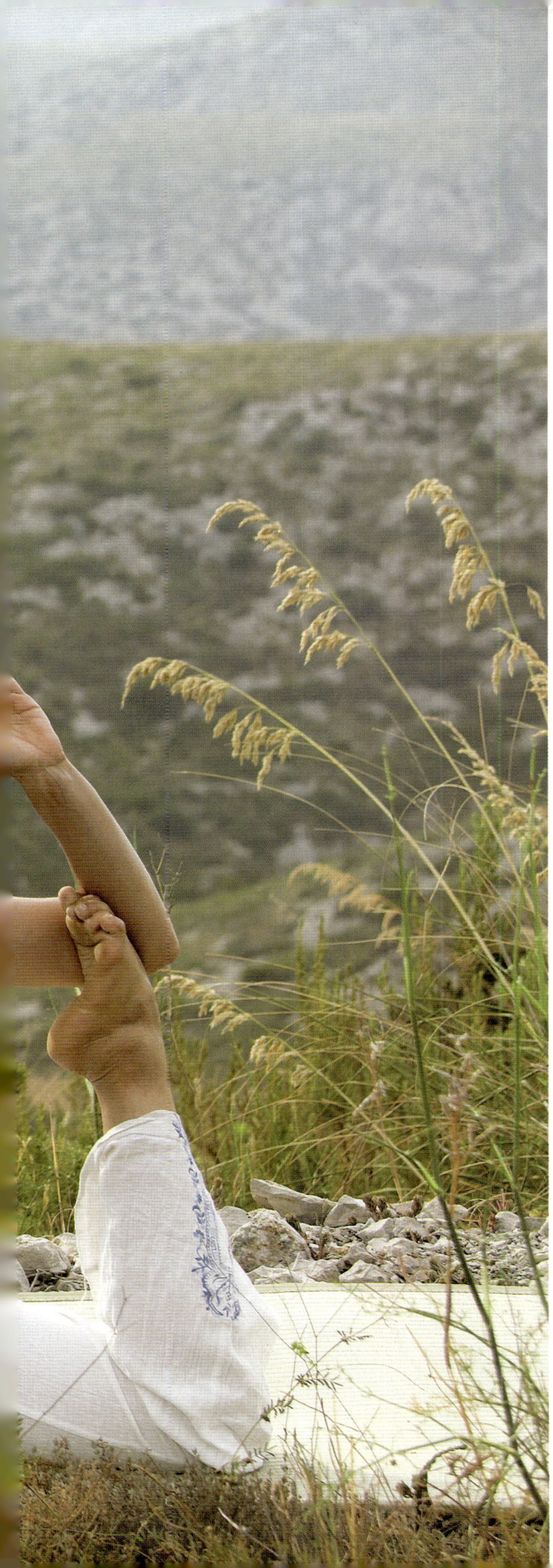

Rückbeugen

Im Gegensatz zu Vorbeugen, die im täglichen Leben häufig vorkommen, stellen Rückbeugen zunächst keine natürliche Bewegung dar. Dabei sind sie korrekt ausgeführt eine Wohltat bei Verspannungen im Rücken, wirken dem Einsinken in der Brust entgegen und sorgen für eine gute Haltung.

Die Bewegung entsteht vor allem durch eine gleichmäßige Biegung in den Brustwirbeln. Da diese im unbeweglichsten Teil der Wirbelsäule sitzen, gilt es, die natürliche Biegsamkeit der Brustwirbel nicht durch einen überzogenen Bogen der Nackenwirbel oder durch ein Hohlkreuz zu ersetzen, sondern durch Uddiyana Bhanda (s. S. 52) zu unterstützen.

Physiologisch wird die Körpervorderseite gedehnt und die Rückseite gestärkt. Der Brustraum wird geöffnet und die Schultermuskulatur beweglicher. Rückbeugen vitalisieren den ganzen Körper und beleben das zentrale Nervensystem.

Auf emotionaler Ebene bewirken Rückbeugen eine Öffnung des Herzens und erhellen das Gemüt. Allerdings erfordern sie manchmal auch ein wenig Mut: Die Rückbeuge verhindert meist den Blick nach hinten und fordert – aber fördert auch – das Vertrauen, sich „rückhaltlos" Unbekanntem gegenüber zu öffnen.

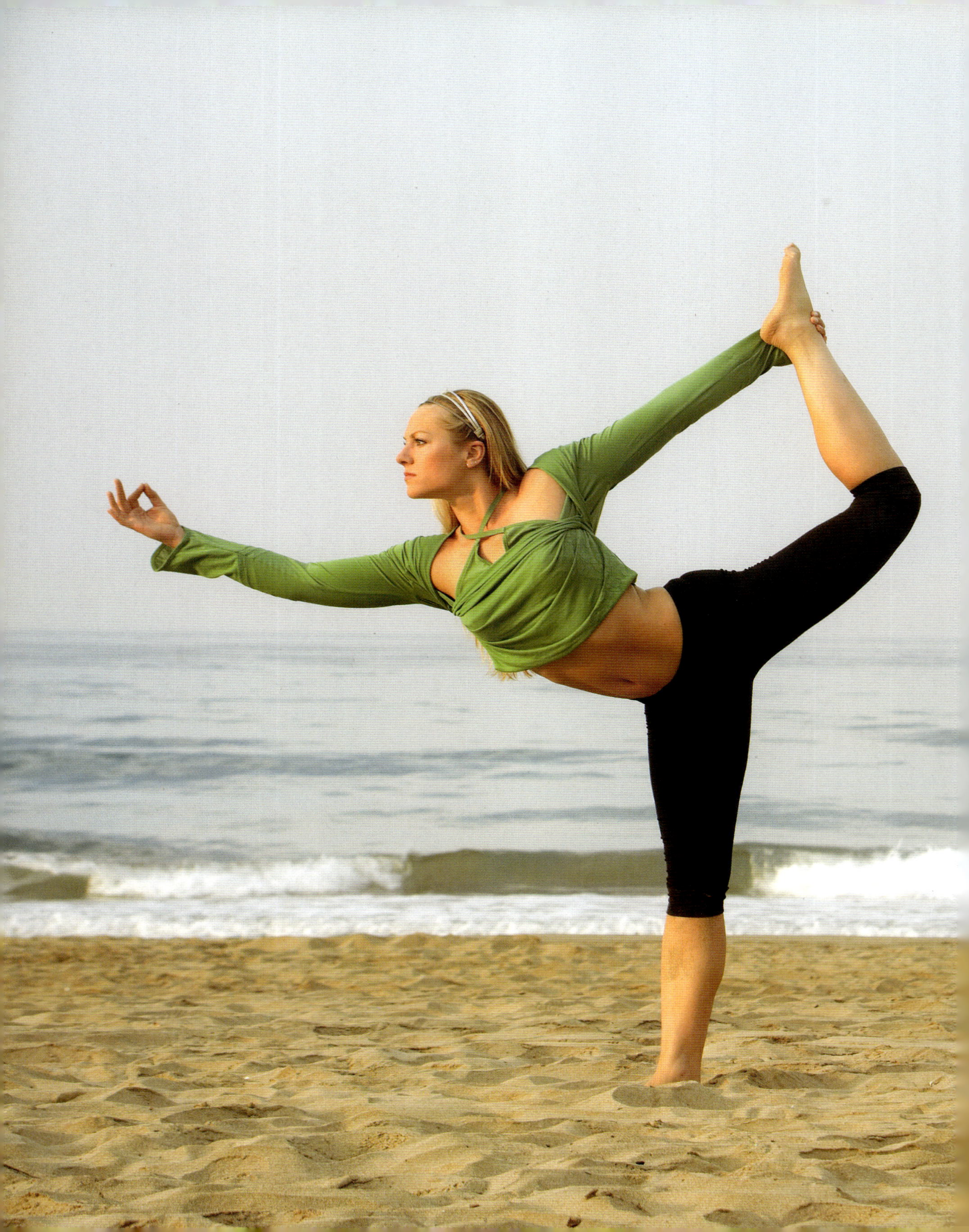

natarajasana Tänzer

Diese anmutige Haltung stärkt die Beinmuskulatur im Standbein und dehnt die Vorderseite des anderen Beins sowie dessen Hüftbeuger. Die Brust- und Schultermuskulatur wird gedehnt und so flexibler. Zudem wird der Gleichgewichtssinn herausgefordert. Im Gleichgewicht verbindet sich Konzentration mit einem Gefühl der Ausgeglichenheit.

Ausrichtung (linke Seite)

- Finden Sie einen festen Stand in Ihrem Standbein. Heben Sie das andere Bein gebeugt an und greifen Sie mit der Hand derselben Seite um Ihr Fußgelenk.
- Ziehen Sie sich in der Einatmung aus dem oberen Rücken weiter nach oben, öffnen Sie die Brust, ziehen Sie das Brustbein gleichfalls hoch und beugen Sie sich sanft nach hinten und nach unten.
- Pressen Sie in der Ausatmung den Fuß in Ihre Hand und ziehen Sie das Bein in die Höhe, als wollten Sie es strecken. Beugen Sie sich dabei leicht nach vorn, strecken Sie den anderen Arm nach vorn aus und halten Sie die Hand in Jnana Mudra (s. S. 39). Behalten Sie die Rückbeuge in den Brustwirbeln bei und ziehen Sie das Steißbein sanft nach hinten.
- Ihr Oberkörper bleibt so weit wie möglich nach vorn ausgerichtet.
- Beugen Sie den Nacken leicht zurück, sodass Ihre Wirbelsäule einen gleichmäßigen Bogen beschreibt. Ihr Blick geht leicht nach oben.

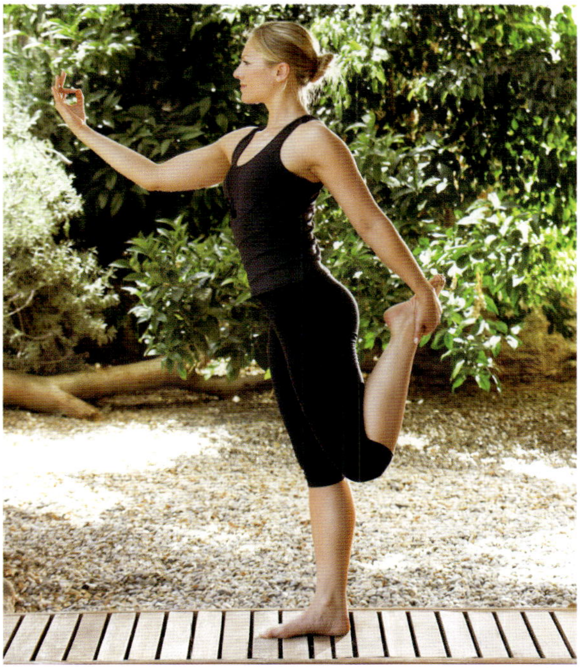

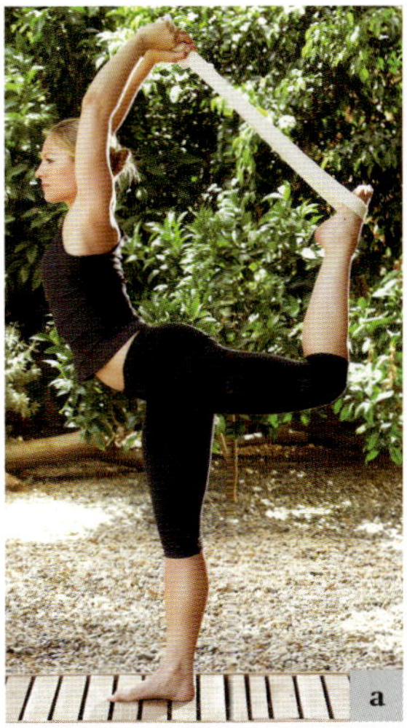

a

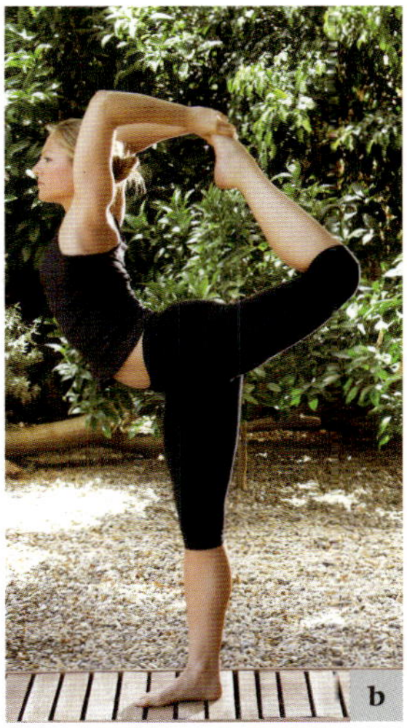

b

Für Einsteiger ▲

Greifen Sie zunächst nur Ihren Fuß, ohne das Bein hochzuziehen und konzentrieren Sie sich auf die Rückbeuge aus dem oberen Rücken.

◄ Für Fortgeschrittene

a. Legen Sie einen Gurt um Ihren Fußspann und greifen Sie den Gurt mit beiden Händen. Ziehen Sie sich in der Einatmung aus den Brustwirbeln in die Höhe und nach hinten und ziehen Sie zugleich über den Gurt mit den Händen das Bein höher. Schieben Sie in der Ausatmung das Steißbein nach hinten.

b. Wenn Sie flexibel genug sind, greifen Sie den Fuß zunächst mit der einen, dann auch mit der anderen Hand. Die Ellbogen zeigen nach vorn, die Oberarme befinden sich nahe bei den Ohren.

Rückbeugen

virabhadrasana III Krieger III

Diese Position stärkt die Beinmuskulatur des Standbeins und kräftigt die Rumpfmuskulatur. Die Brust- und Schultermuskulatur wird durch eine sanfte Rückbeuge gedehnt und so flexibler. Durch die Konzentration auf das Gleichgewicht entsteht neben dem belebenden Effekt der Rückbeuge ein Gefühl der Ausgeglichenheit.

Ausrichtung

- Finden Sie einen festen Stand in Ihrem Standbein und halten Sie die Beinmuskulatur angespannt. Heben Sie in der Einatmung das andere Bein gestreckt an und beugen Sie sich in der Ausatmung nach vorn, bis sich Ihr Körper weitgehend in einer Waagerechten befindet.
- Ziehen Sie sich in der Einatmung lang, das Brustbein hoch und beugen Sie sich aus den Brustwirbeln in einem gleichmäßigen Bogen nach hinten.
- Schieben Sie in der Ausatmung Ihre Arme an den Körperseiten entlang und Ihr Steißbein nach hinten.
- Die Muskulatur des oberen Beins ist gleichfalls angespannt – so, als würden Sie mit dem Fuß gegen eine Wand pressen. Die Zehen zeigen nach unten und leicht nach innen. Beugen Sie den Nacken ein wenig zurück, sodass Ihre Wirbelsäule einen gleichmäßigen Bogen beschreibt. Ihr Blick geht leicht nach oben.

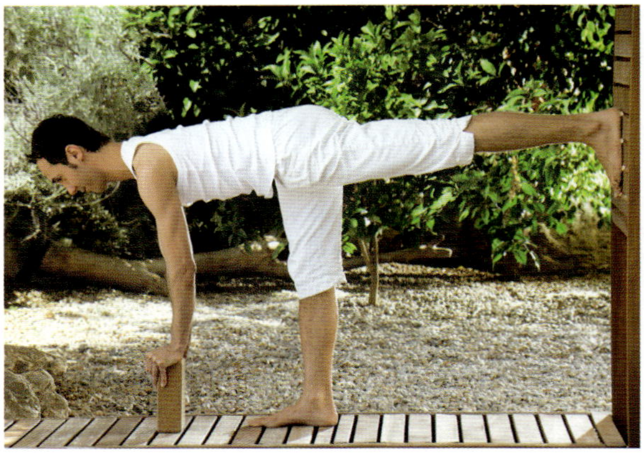

Für Einsteiger ▲

Stützen Sie sich mit den Händen auf einem Block ab und pressen Sie mit dem Fuß des waagerecht nach hinten gestreckten Beins gegen eine Wand.

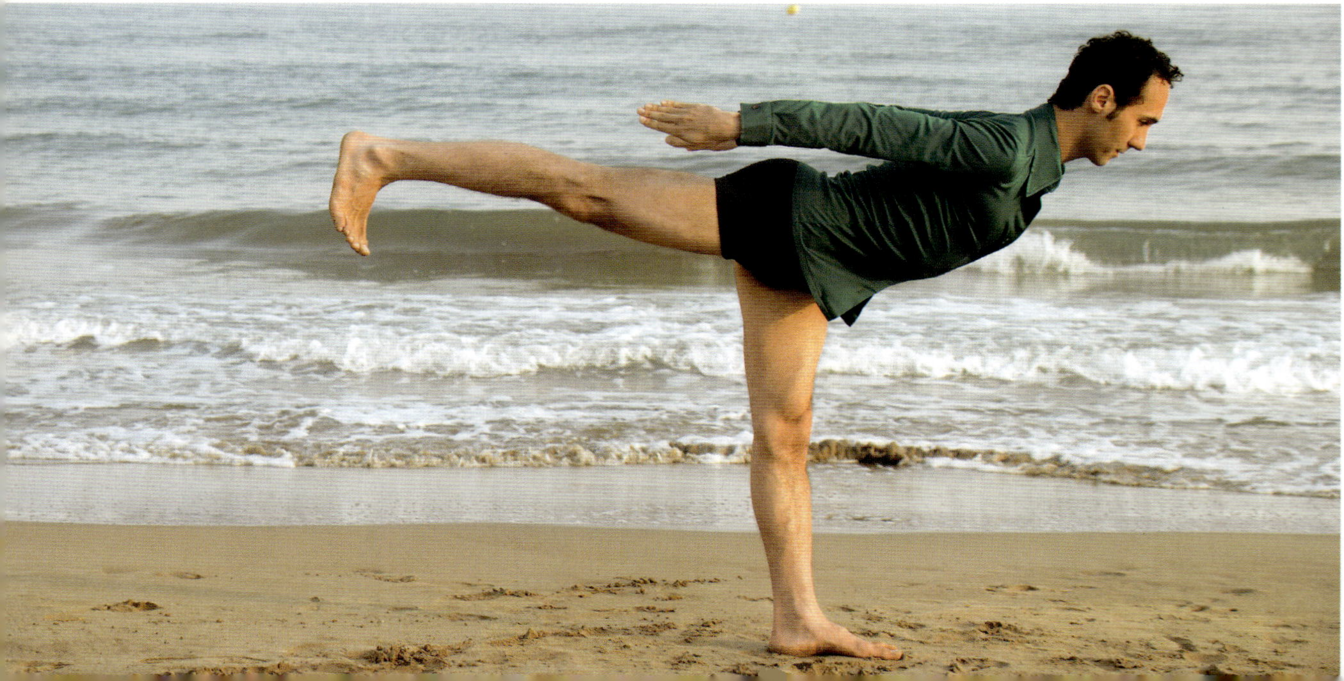

anahata asana Herzposition

Diese Asana öffnet und dehnt vor allem intensiv die Brust- und Schultermuskulatur. Sie eignet sich aus diesem Grund besonders als vorbereitende Position für tiefer gehende Rückbeugen. Der gesamte Herzraum wird geöffnet.

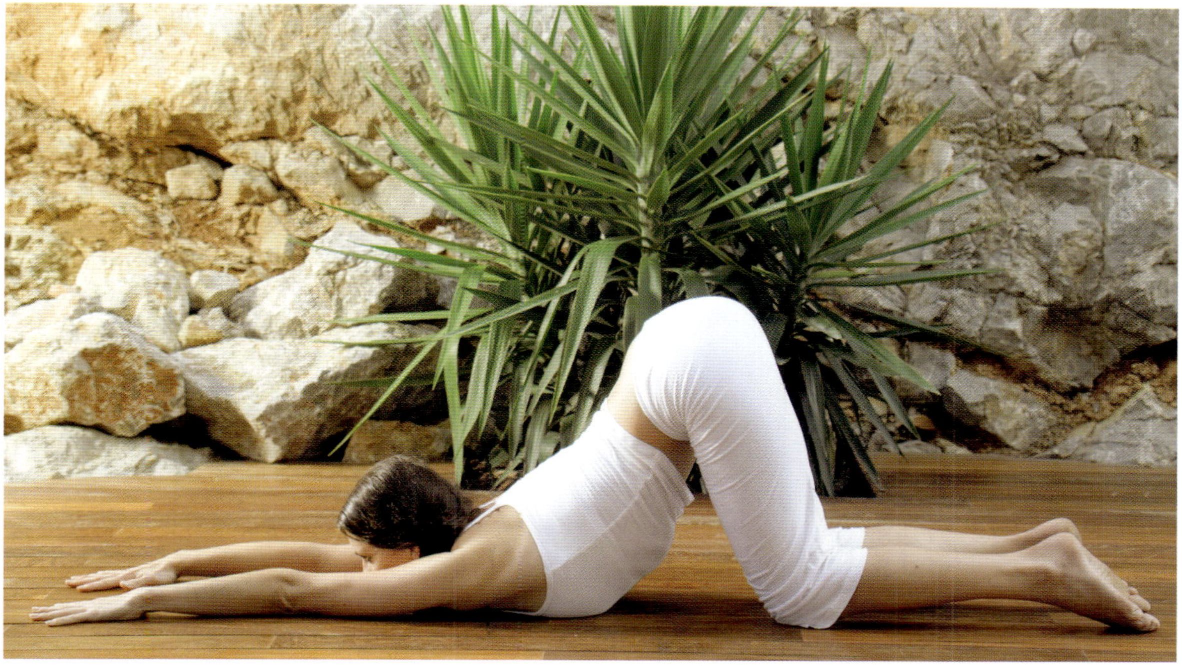

Ausrichtung

- Kommen Sie in einen Vierfußstand auf Hände und Knie.
- Schieben Sie in der Einatmung Ihre Arme ausgestreckt nach vorn und legen Sie Kinn und Brust am Boden ab.
- Schieben Sie in der Ausatmung das Steißbein nach oben und lassen Sie sich in den Schultern etwas tiefer sinken.
- Ihre Oberschenkel bleiben gerade aufgerichtet und das Gesäß zeigt nach oben.
- Der Kopf ist sanft in den Nacken gelegt und Ihr Blick nach vorn ausgerichtet.

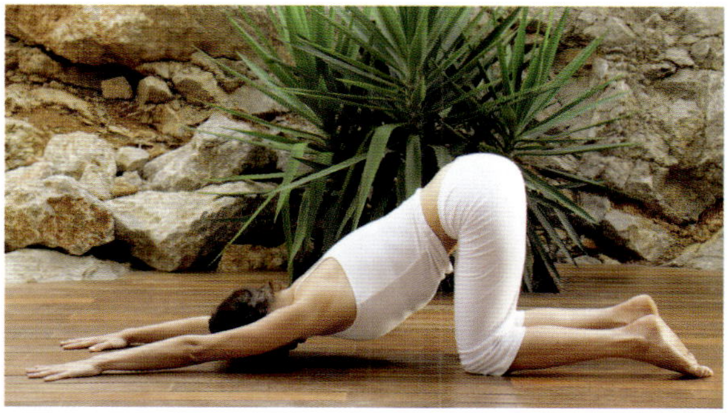

Für Einsteiger ▲

Wenn Sie Ihre Brust und Ihr Kinn noch nicht absetzen können, führen Sie zunächst nur die Stirn zum Boden.

Rückbeugen

anjaneyasana Halbmond–Variation

Diese Position stärkt und dehnt abwechselnd die Vorder- und Rückseiten der Beine sowie die Hüftbeuger. Die Brust- und Schultermuskulatur wird gedehnt und so flexibler. Desgleichen wird der Gleichgewichtssinn herausgefordert. Im Gleichgewicht verbindet sich Konzentration mit einem Gefühl der Ausgeglichenheit.

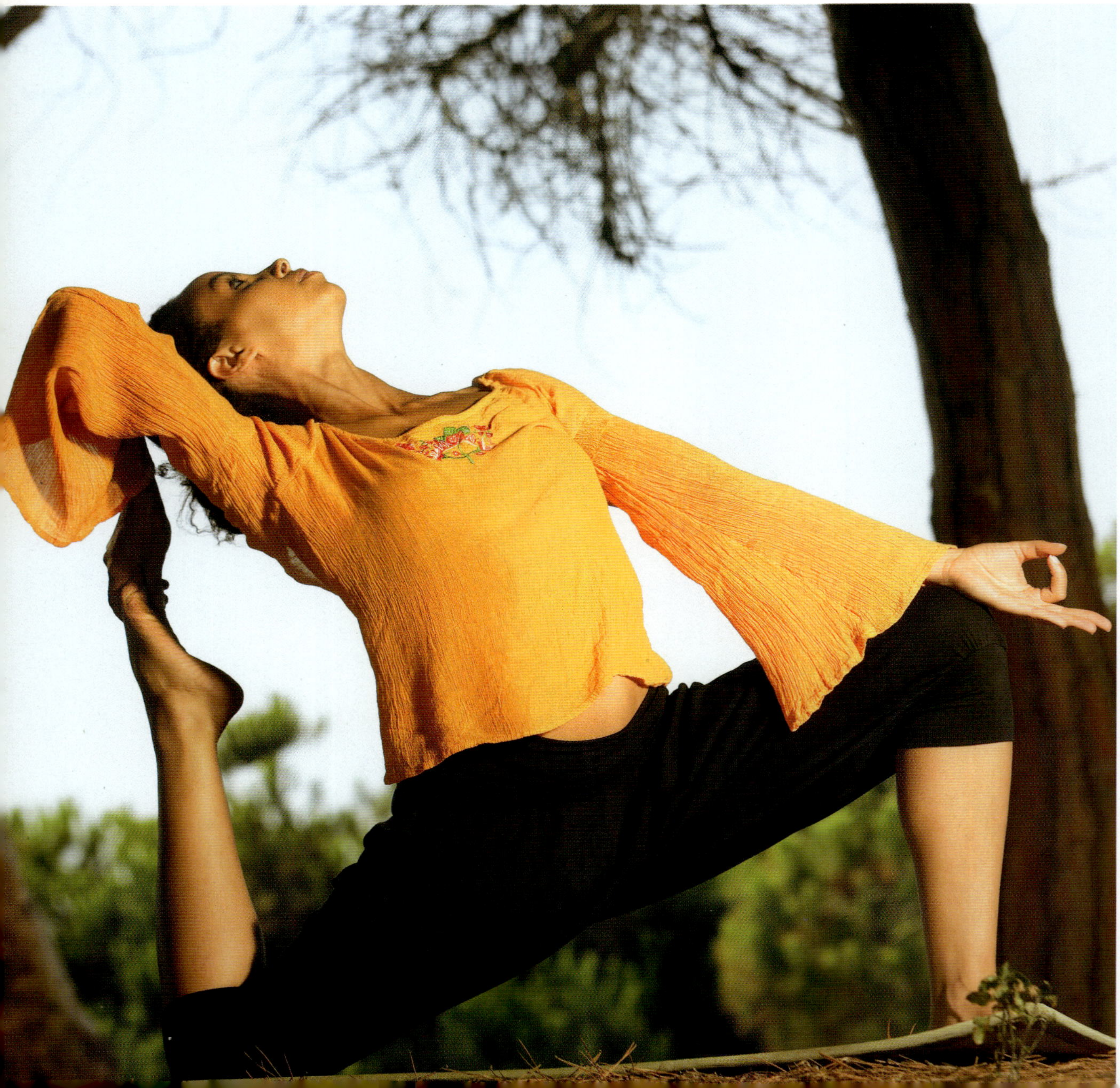

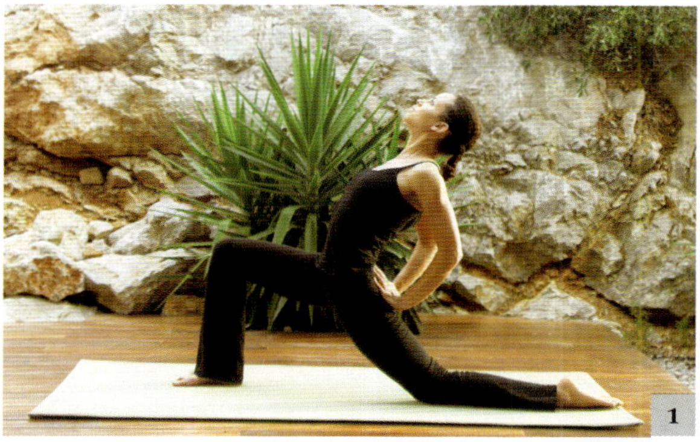

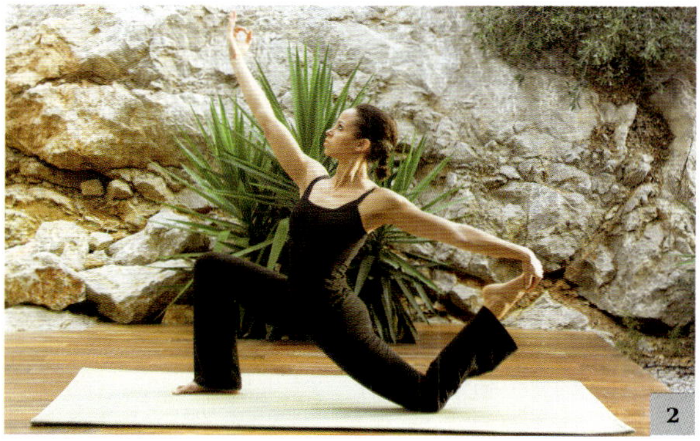

Ausrichtung Step-by-Step

1. Legen Sie aus einem Ausfallschritt das hintere Knie knapp über der Kniescheibe auf dem Boden ab. Lassen Sie sich tief in die Hüften sinken. Ziehen Sie sich in der Einatmung im oberen Rücken lang und beugen Sie sich nach hinten. Schieben Sie in der Ausatmung das Steißbein nach unten und vergrößern Sie den Abstand zwischen Ihrem Bauch und Bein. Legen Sie dabei Ihre Hände auf das Kreuzbein, um zu verhindern, dass Sie ins Hohlkreuz gehen.
2. Beugen Sie in der Einatmung das hintere Bein und greifen Sie Ihren Fuß mit dem Arm derselben Seite. Lassen Sie sich in der Ausatmung tiefer in die Hüften sinken und schieben Sie das Steißbein nach unten und ziehen Sie den Bauchnabel nach innen.
3. Ziehen Sie sich in der Einatmung nochmals lang und beugen Sie sich soweit wie möglich aus dem oberen Rücken nach hinten. Ziehen Sie in der Ausatmung Ihren Fuß so nah wie möglich in Richtung Kopf. Sinken Sie dabei tiefer in die Hüften und schieben Sie das Steißbein weiter nach unten. Die Hüfte ist nach vorn ausgerichtet.

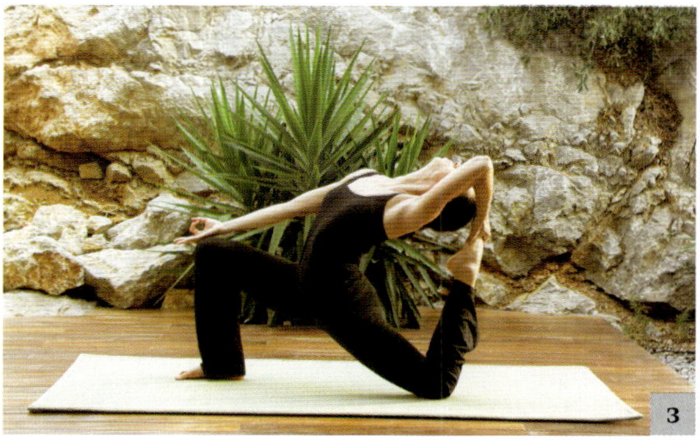

Variation ▼

Legen Sie Ihre Fußspitze in der Armbeuge ab und verschränken Sie Ihre Hände hinter dem Kopf. Richten Sie Ihren Oberkörper dennoch so weit wie möglich nach vorn aus.

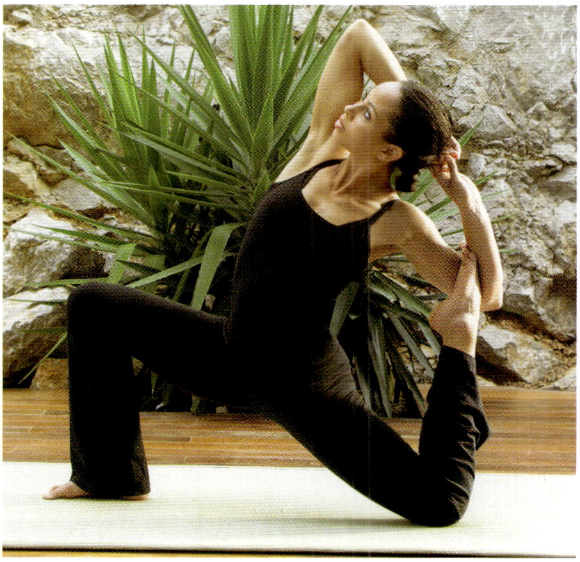

Für Einsteiger ▶

Bleiben Sie bei Schritt 1 und üben Sie die Rückbeuge aus dem oberen Rücken mit nach oben gestreckten Armen.

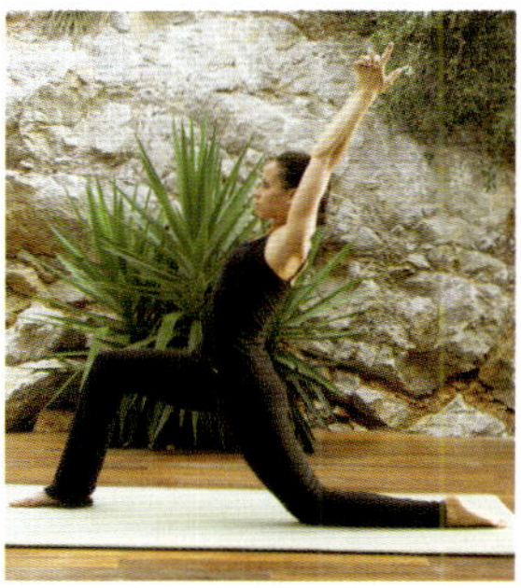

Shalabhasana Heuschrecke

In dieser Asana wird die gesamte Körperrückseite gestärkt, insbesondere die tiefliegende rumpfaufrichtende Muskulatur. Die Wirbelsäule wird gekräftigt und vitalisiert. Zugleich wird die Brust- und Schultermuskulatur gedehnt. Die Bauchorgane werden massiert, wodurch die Verdauung unterstützt wird. Beschwerden im unteren Rücken können durch diese Asana gelindert werden.

Ausrichtung

- Legen Sie sich mit dem Bauch flach auf den Boden. Schließen Sie die Beine, sodass sich die Oberschenkel, die Knie und die Fußknöchel berühren. Strecken Sie die Arme nach vorn und drehen Sie die Oberschenkel leicht nach innen.
- Ziehen Sie sich in der Einatmung über die Krone des Kopfes nach vorn und über Ihre Füße nach hinten und heben Sie Arme und Beine gleichzeitig vom Boden ab. Ziehen Sie Ihr Brustbein hoch und beugen Sie sich aus dem oberen Rücken nach hinten.
- Pressen Sie in der Ausatmung das Schambein in Richtung Boden, schieben Sie das Steißbein in Richtung Fersen und ziehen Sie den Bauchnabel nach innen. Behalten Sie die Rückbeuge im oberen Rücken und die Langstreckung bei.
- Arme und Beine bleiben angespannt. Der Nacken beugt sich in Verlängerung der Wirbelsäule. Ihr Blick geht nach vorn.

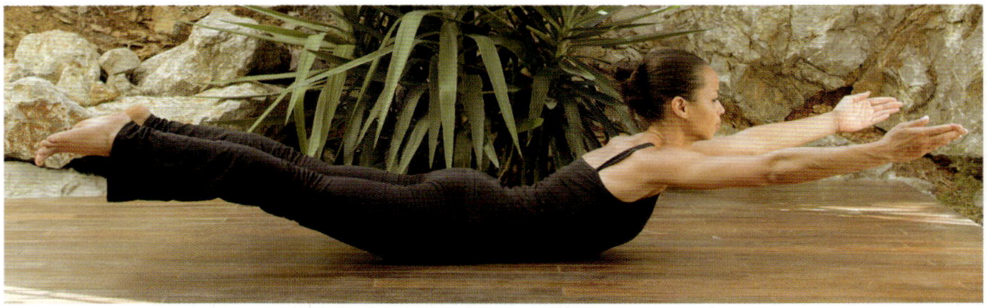

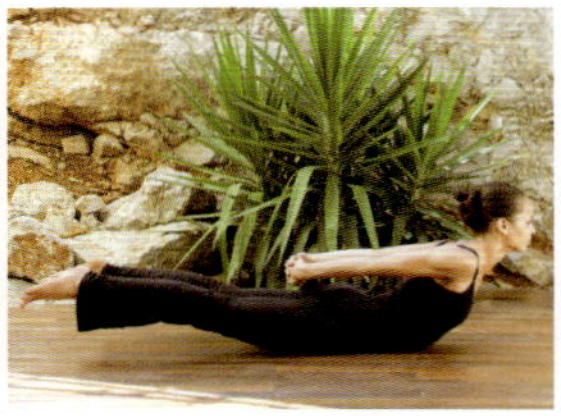

Variation ▲

Führen Sie beide Arme nach hinten und falten Sie die Hände. Schieben Sie in der Einatmung die Arme weiter nach hinten. Diese Armstellung verstärkt die Rückbeuge und die Öffnung des Brustraums und der Schultern.

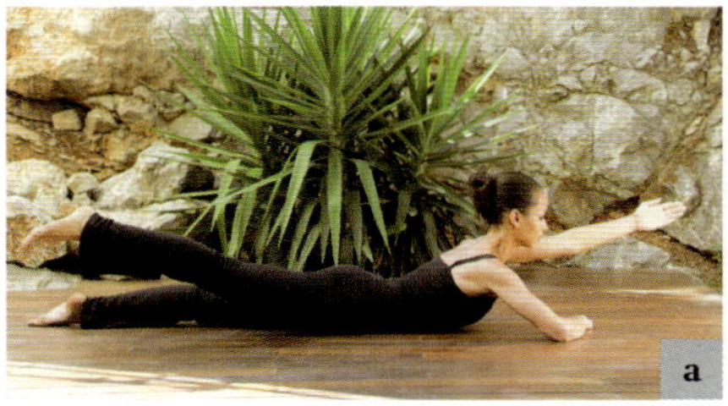

a

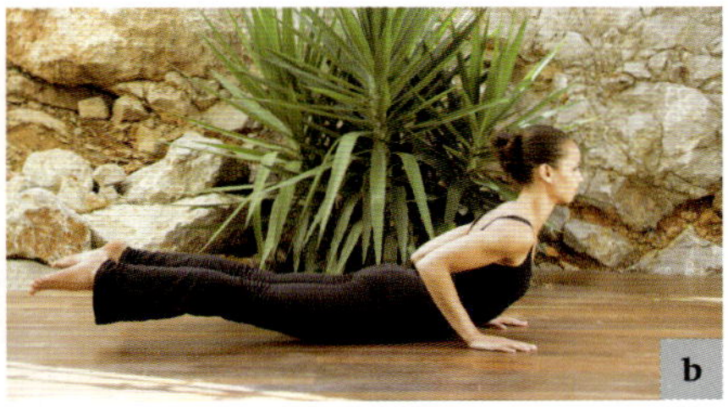

b

Für Einsteiger ▲

a. Heben Sie abwechselnd ein Bein und den gegenüberliegenden Arm. Stützen Sie sich dabei mit dem anderen Arm aus der Schulter heraus.

b. Setzen Sie Ihre Hände unter Ihren Schultern auf und stützen Sie Ihren Oberkörper ab.

dhanurasana Bogen

In dieser Asana wird die gesamte Körpervorderseite intensiv gedehnt und die Körperrückseite gestärkt. Die Wirbelsäule wird gekräftigt und vitalisiert. Desgleichen wird die Brust- und Schultermuskulatur gedehnt. Die Bauchorgane werden massiert, wodurch die Verdauung unterstützt wird. Beschwerden im unteren Rücken können durch diese Asana gelindert werden.

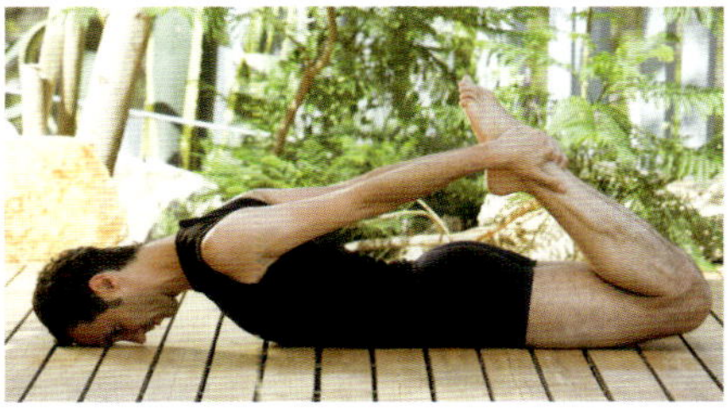

Ausgangsposition

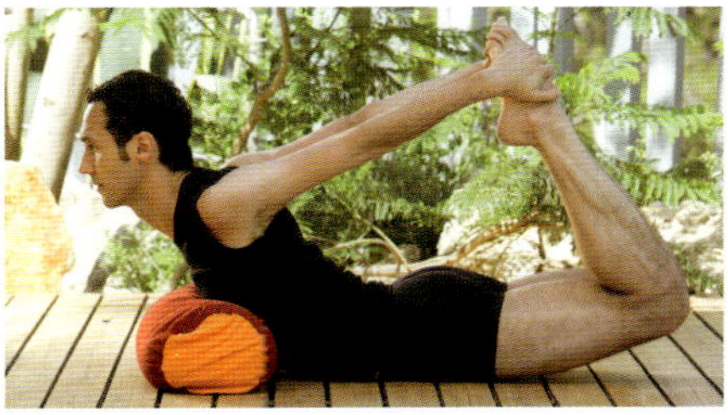

Für Einsteiger ▲

Legen Sie sich ein Kissen unter die Brust, falls Sie den Oberkörper noch nicht halten können.

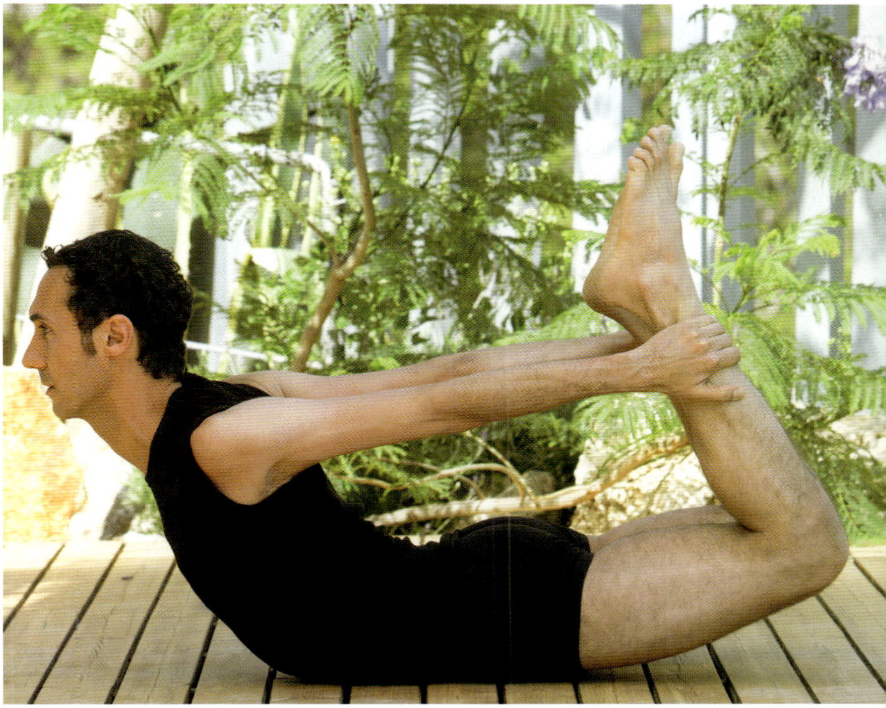

Ausrichtung

- Legen Sie sich mit dem Bauch flach auf den Boden. Schließen Sie die Beine, sodass sich die Oberschenkel, die Knie und die Fußknöchel berühren. Sollte dies nicht möglich sein, öffnen Sie die Knie maximal hüftweit. Beugen Sie die Beine und greifen Sie mit Ihren Händen die Fußknöchel (s. Ausgangsposition).
- Ziehen Sie sich in der Einatmung lang und heben Sie Arme und Beine gleichzeitig vom Boden ab. Ziehen Sie dabei Ihr Brustbein hoch und beugen Sie sich aus dem oberen Rücken nach hinten. Pressen Sie dabei die Füße in Ihre Hände – so, als wollten Sie die Beine strecken.
- Pressen Sie in der Ausatmung das Schambein in Richtung Boden, ziehen Sie den Bauchnabel nach innen und schieben Sie das Steißbein nach hinten. Behalten Sie die Rückbeuge im oberen Rücken bei.
- Beugen Sie den Nacken leicht zurück, sodass Ihre Wirbelsäule einen gleichmäßigen Bogen macht. Ihr Blick geht nach vorn.

USHTRASANA Kamel

Diese Asana dehnt intensiv die gesamte Körpervorderseite und stärkt die Körperrückseite. Die Wirbelsäule wird vitalisiert, die Brust- und Schultermuskulatur gedehnt. Zugleich wird das Lungenvolumen vergrößert und die Körperhaltung verbessert.

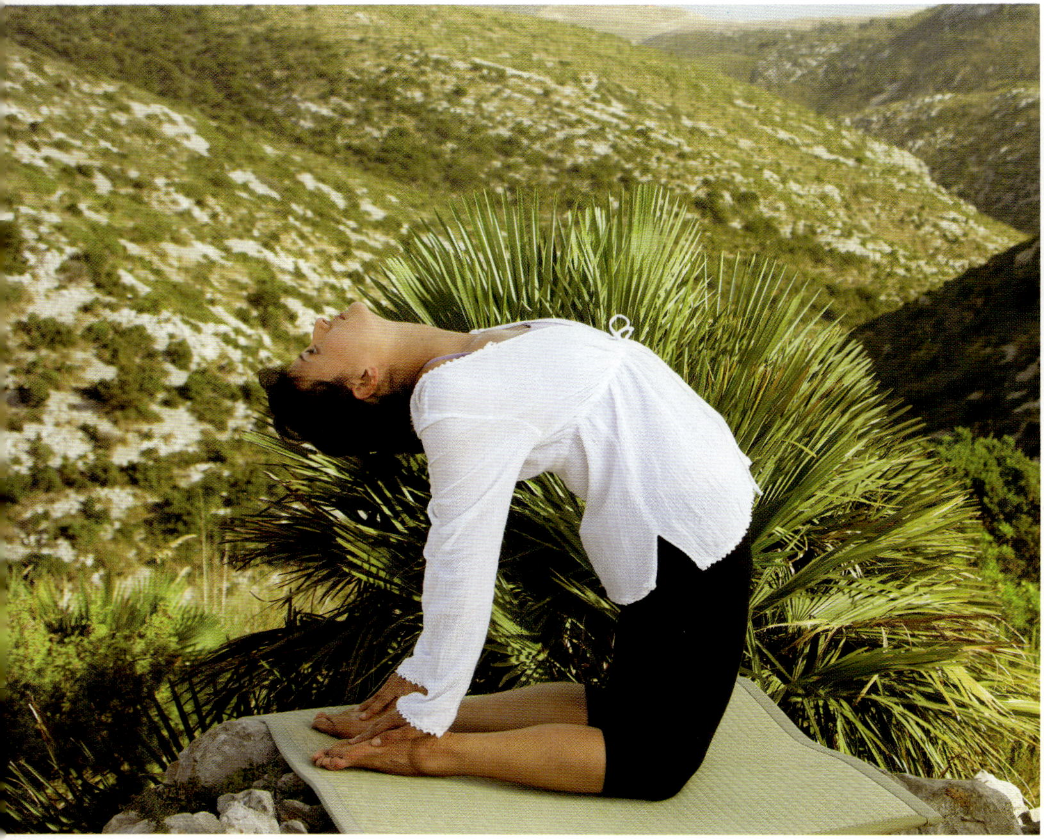

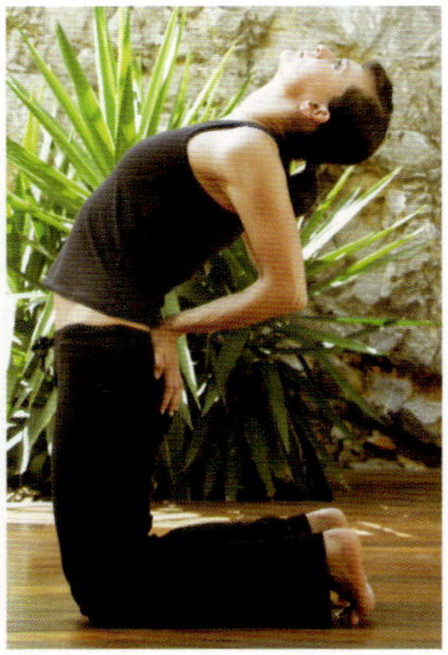

Für Einsteiger ▲

Setzen Sie Ihre Hände auf das Kreuzbein und beugen Sie sich nur soweit zurück, wie Sie Ihre Oberschenkel aufrecht – an eine imaginäre Wand gepresst – halten können.

Lassen Sie den Kopf nur dann auf den Schultermuskel fallen, wenn Sie keine Nackenprobleme haben. !

Ausrichtung

- Kommen Sie in den Kniestand. Spannen Sie die Oberschenkelmuskulatur an, drehen Sie die Oberschenkel leicht nach innen und pressen Sie sie nach vorn, als ob Sie sie gegen eine Wand pressen würden. Halten Sie diese Spannung aufrecht und lassen Sie das Becken aufgerichtet.
- Ziehen Sie sich in der Einatmung über die Krone des Kopfes lang nach oben, ziehen Sie das Brustbein hoch und beugen Sie sich aus den Brustwirbeln heraus nach hinten.
- Führen Sie in der Ausatmung beide Arme gleichzeitig nach hinten und greifen Sie nach Ihren Fußknöcheln – oder legen Sie die Hände flach auf die Fußsohlen. Schieben Sie dabei das aSteißbein nach unten, ziehen Sie das Schambein nach oben und legen Sie Ihren Kopf entspannt in den Nacken.
- Kommen Sie in der Einatmung wieder aus der Position heraus.

setu bandhasana Brücke

In dieser Asana wird die gesamte Körpervorderseite intensiv gedehnt und die Körperrückseite gestärkt. Die Oberschenkel werden gekräftigt und die Wirbelsäule wird vitalisiert. Zugleich wird die Brust- und Schultermuskulatur gedehnt.

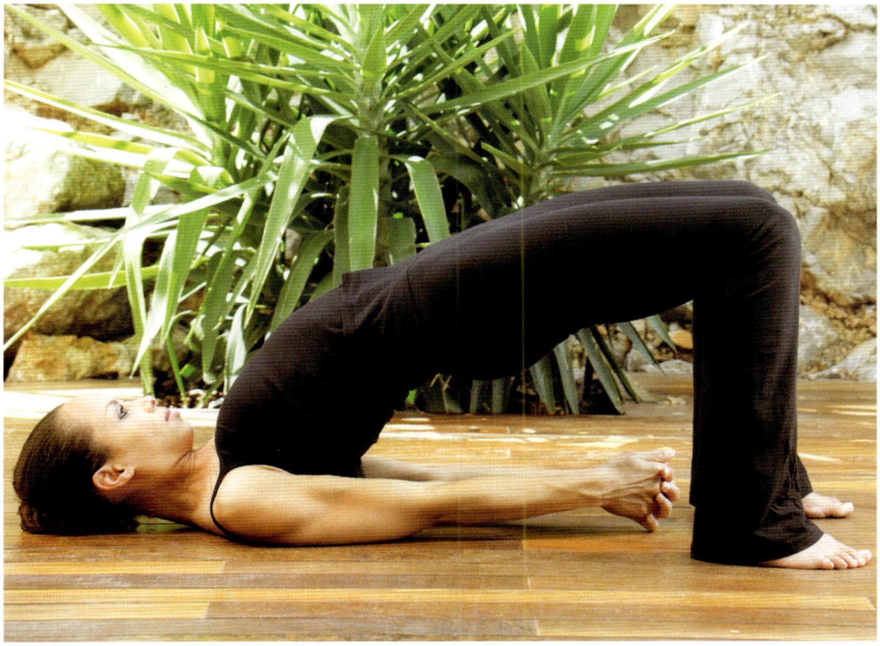

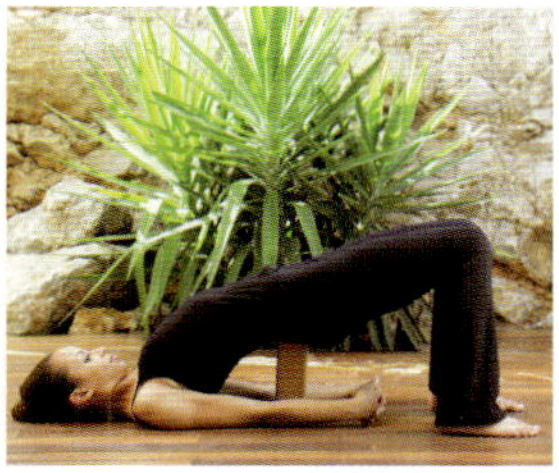

Für Einsteiger ▲

Setzen Sie sich einen Block genau unter das Kreuzbein, falls Sie den Körper noch nicht halten können.

Ausrichtung

- Legen Sie sich mit dem Rücken flach auf den Boden. Öffnen Sie die Knie maximal hüftweit und stellen Sie die Füße knapp hinter Ihrem Gesäß auf.
- Heben Sie in der Einatmung das Becken und drücken Sie es nach oben, sodass die Leisten gedehnt werden. Schieben Sie Ihr Brustbein in Richtung Kinn. Falten Sie die Hände unter Ihrem Körper und pressen Sie die Oberarme und die Füße fest auf den Boden.
- Schieben Sie in der Ausatmung das Steißbein in Richtung Knie. Behalten Sie die Rückbeuge im oberen Rücken bei.

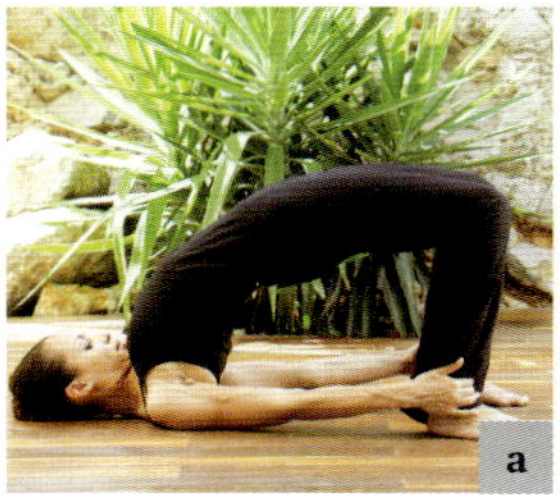

a

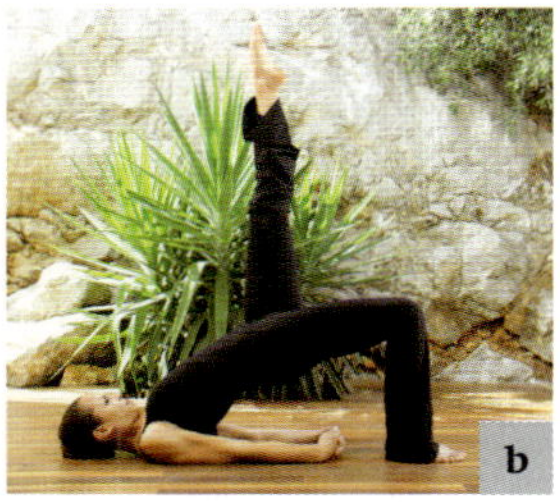

b

Für Fortgeschrittene ▲

a. Greifen Sie mit den Händen Ihre Fußknöchel, um den Bogen zu verstärken.

b. Strecken Sie ein Bein gerade nach oben, um Ihren Gleichgewichtssinn und die Kraft in Ihrer Körpermitte und im unteren Bein herauszufordern.

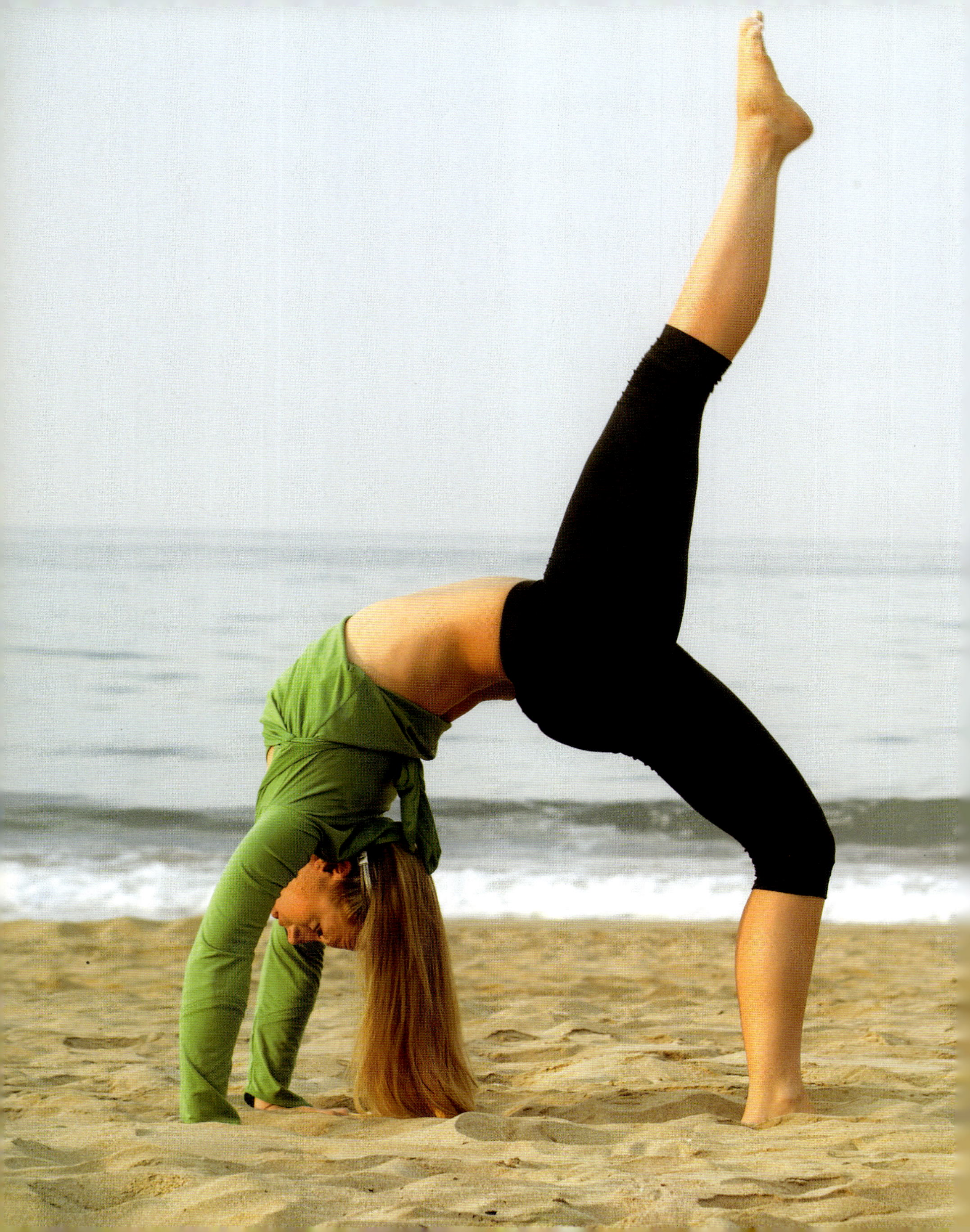

Urdhva Dhanurasana Rad

In dieser Asana wird die gesamte Körpervorderseite gleichzeitig gedehnt und gestärkt. Auch die Körperrückseite wird gekräftigt sowie die Wirbelsäule vitalisiert. Zugleich wird die Brust- und Schultermuskulatur gedehnt. Es entsteht eine intensive Öffnung des Brustraums und der Schultern. Das Rad kostet manchmal etwas Überwindung, da durch die Öffnung ein Gefühl der Schutzlosigkeit entstehen kann.

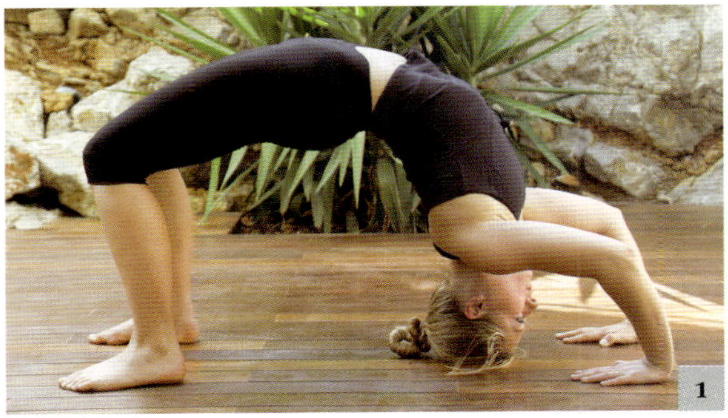

1

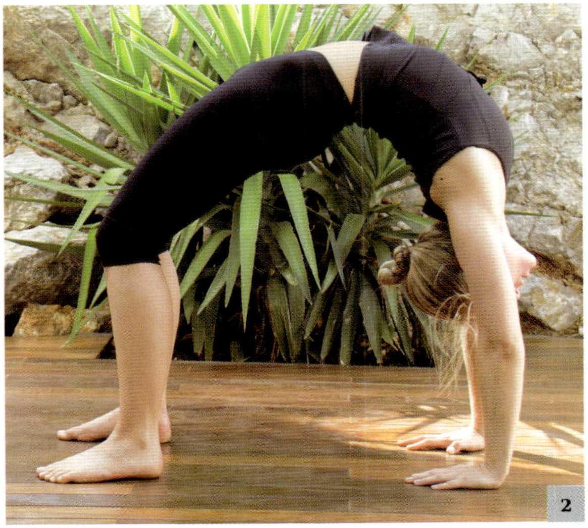

2

Ausrichtung Step-by-Step

1. Legen Sie sich mit dem Rücken flach auf den Boden. Öffnen Sie die Knie maximal hüftweit und stellen Sie die Füße knapp hinter Ihrem Gesäß auf. Die Fußaußenkanten sind parallel. Setzen Sie die Hände hinter dem Kopf auf, sodass sich Ihre Fingerspitzen unter den Schultern befinden. Halten Sie die Ellbogen so eng wie möglich zusammen.
   - Geben Sie in der Einatmung zeitgleich Druck in Hände und Füße und heben Sie Ihren gesamten Körper vom Boden ab. Drücken Sie dabei das Becken zusätzlich nach oben.
   - Senken Sie in der Ausatmung die Krone des Kopfes zum Boden ab, halten Sie das Becken jedoch weiterhin gehoben. Schieben Sie dabei das Steißbein nach hinten und die Ellbogen zueinander.
2. Verstärken Sie den Druck aus den Händen und Füßen und verlängern Sie sich in den Brustwirbeln.
   - Heben Sie in der Einatmung das Becken und das Brustbein und strecken Sie gleichzeitig die Arme. Der Kopf löst sich dabei automatisch vom Boden. Der Nacken ist entspannt. Die Arme bleiben eng am Körper und die Schulterblätter ziehen sich nach innen.

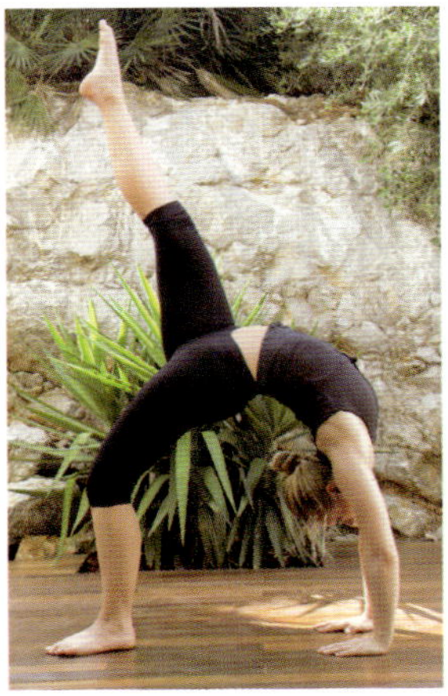

◄ Für Fortgeschrittene

Heben Sie abwechselnd ein Bein, während Sie das Gewicht weiterhin gleichmäßig auf die Hände und den Fuß am Boden verteilen.

Urdhva Dhanurasana stellt eine intensive Rückbeuge dar. Üben Sie sie erst, wenn Sie sich mit einfacheren Rückbeugen gut vorbereitet und aufgewärmt haben.

- Schieben Sie in der Ausatmung das Steißbein Richtung Kniekehlen und pressen Sie die Oberschenkelinnenseiten zueinander. Verteilen Sie das Gewicht gleichmäßig auf Hände und Füße.

supta virasana Liegender Held

In dieser Asana werden die gesamte Körpervorderseite sowie insbesondere die Oberschenkelvorderseiten intensiv gedehnt. Die Kniegelenke werden geschmeidig. Das Gefühl schwerer Beine kann gelindert werden. Mit etwas Übung hat diese Position neben der vitalisierenden Wirkung der Rückbeuge auch einen entspannenden Effekt.

Ausrichtung

- Setzen Sie sich aufrecht in Virasana (s. S. 204). Richten Sie in der Einatmung die Wirbelsäule auf und legen Sie sich in der Ausatmung zunächst auf die Unterarme, dann auf den Rücken. Stützen Sie sich dabei mit den Händen neben den Hüften ab.
- Heben Sie das Brustbein und behalten Sie die verlängerte Wirbelsäule bei. Legen Sie die Arme bequem neben dem Körper ab.
- Schieben Sie das Steißbein nach hinten und pressen Sie die Oberschenkel aneinander, sodass die Knie nicht auseinandergehen. Pressen Sie den Fußspann in den Boden.
- Behalten Sie eine regelmäßige Atmung bei und entspannen Sie sich in der Position. Verlagern Sie die Knie nach innen.
- Kommen Sie in der Einatmung aus der Position heraus.

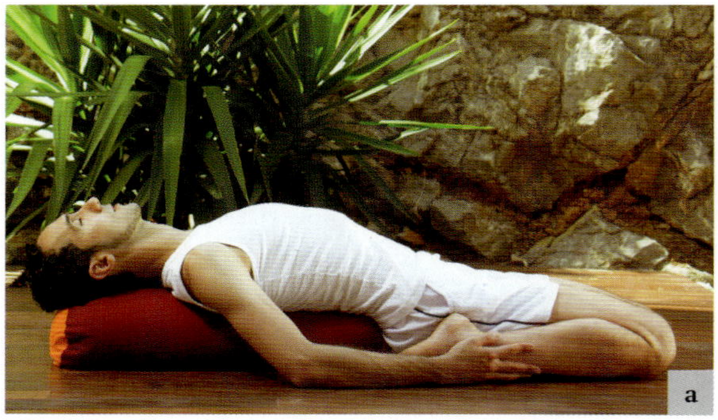

a

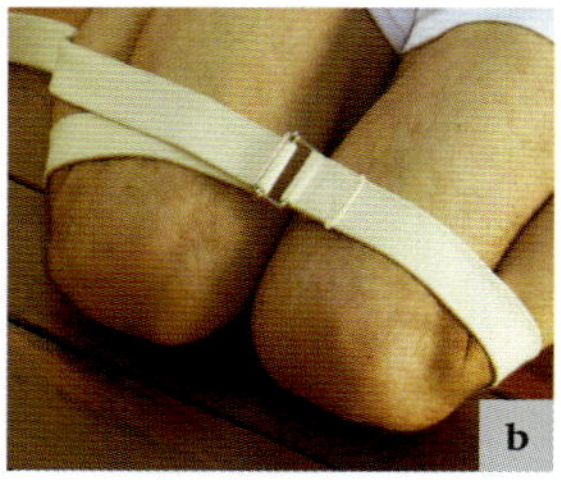

b

Für Einsteiger

a. Legen Sie ein großes Kissen hinter das Gesäß, wenn Sie Ihren Rücken noch nicht auf dem Boden ablegen können.

b. Binden Sie einen Gurt um die Beine, wenn Sie die Oberschenkel und Knie noch nicht zusammenhalten können.

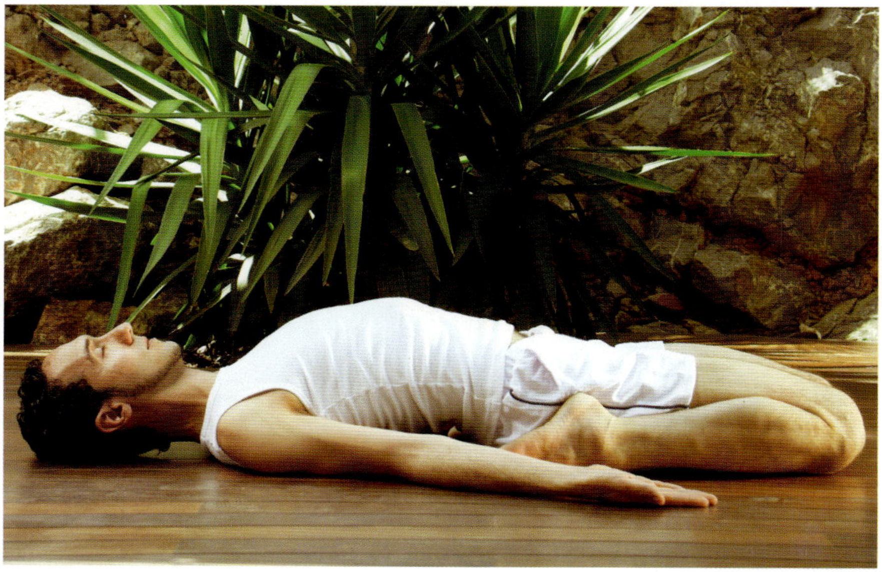

! Üben Sie Supta Virasana erst, wenn Sie bequem und ohne Block in Virasana (s. S. 204) auf dem Boden sitzen können.

matsyasana Fisch

In dieser Asana wird die Körpervorderseite gedehnt und Schultern und Brust werden geöffnet. Der obere Rückena und die Nackenmuskulatur werden gekräftigt. Desgleichen wird das Becken gut durchblutet und die Knie werden geschmeidig.

Ausrichtung

- Legen Sie sich flach auf den Boden und falten Sie Ihre Beine in Padmasana (s. S. 206 f.). Legen Sie Ihre Daumen unter das Gesäß.
- Verlängern Sie in der Einatmung Ihre Wirbelsäule und ziehen Sie das Brustbein nach oben. Stützen Sie sich dabei kraftvoll auf beide Unterarme auf.
- Senken Sie in der Ausatmung die Krone des Kopfes Richtung Boden ab und schieben Sie das Steißbein in Richtung Ihrer Beine; Sie vermeiden dadurch ein Hohlkreuz. Behalten Sie dabei die Länge und Rückbeuge in den Brustwirbeln bei.

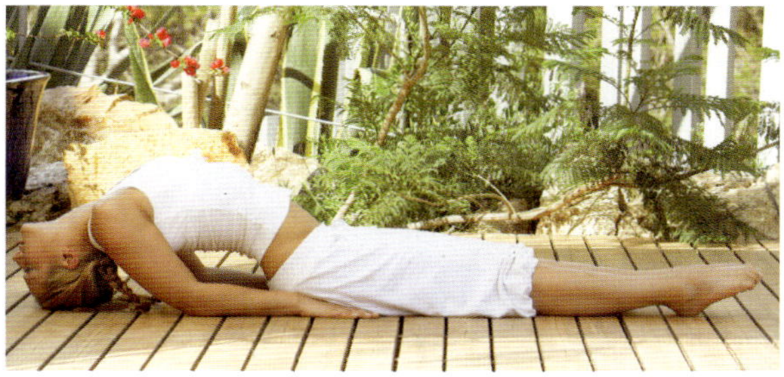

Für Einsteiger ▲

Lassen Sie die angespannten Beine gerade ausgestreckt am Boden, wenn Sie noch nicht bequem im Lotus sitzen können. Strecken Sie dabei auch die Zehen nach vorn aus.

Matsyasana ist eine gute Ausgleichsübung im Anschluss an Salamba Sarvangasana (s. S. 184 f.), da sich der Nacken in dieser Position von der Belastung in der vorangegangenen Asana erholen kann.

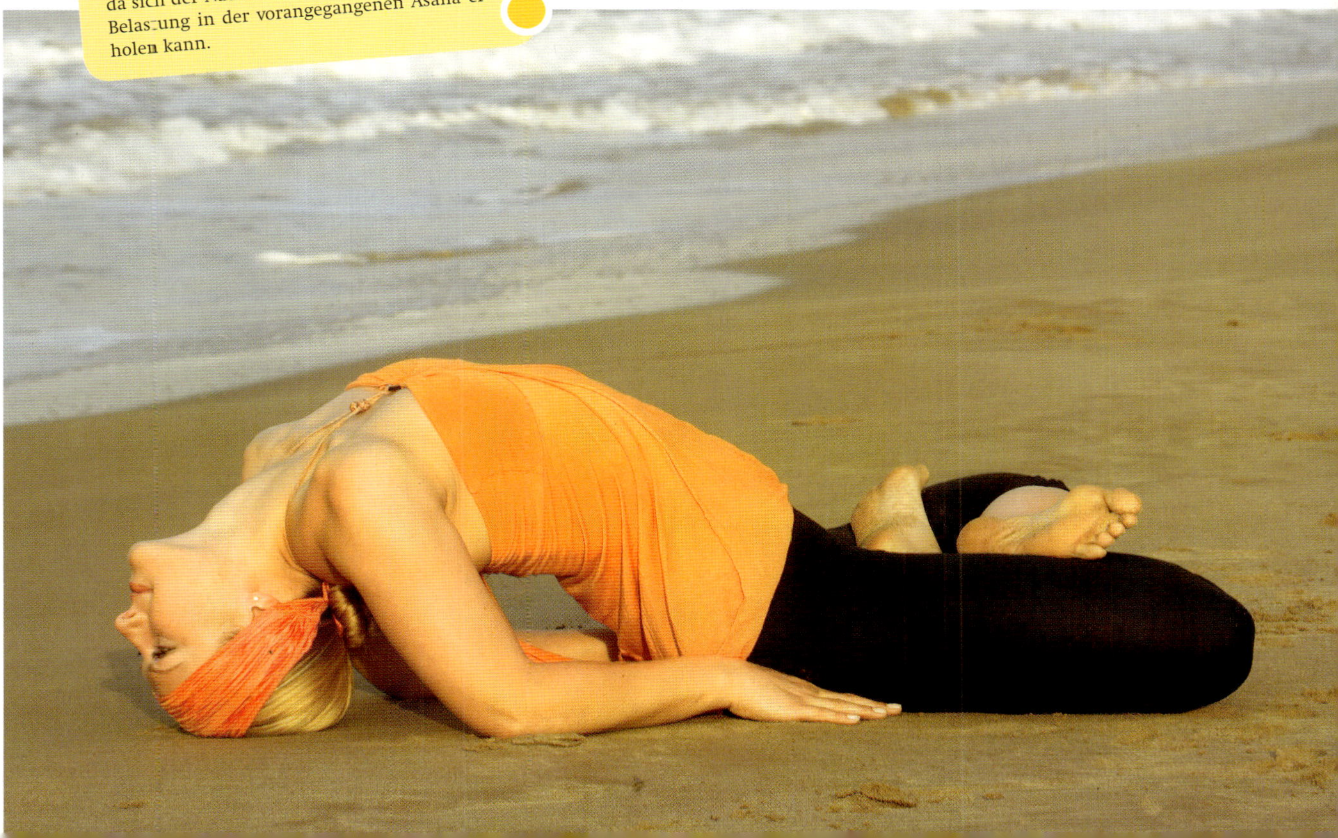

eka pada rajakapotasana **Königstaube**

In dieser Asana wird die gesamte Wirbelsäule vitalisiert. Außerdem werden in der Rückbeuge abwechselnd intensiv die Beinvorderseiten, der Hüftbeuger und das Gesäß gedehnt. Die Brust- und Schultermuskulatur wird gleichfalls stark gedehnt. Insgesamt fördert diese Position Vitalität und Energie.

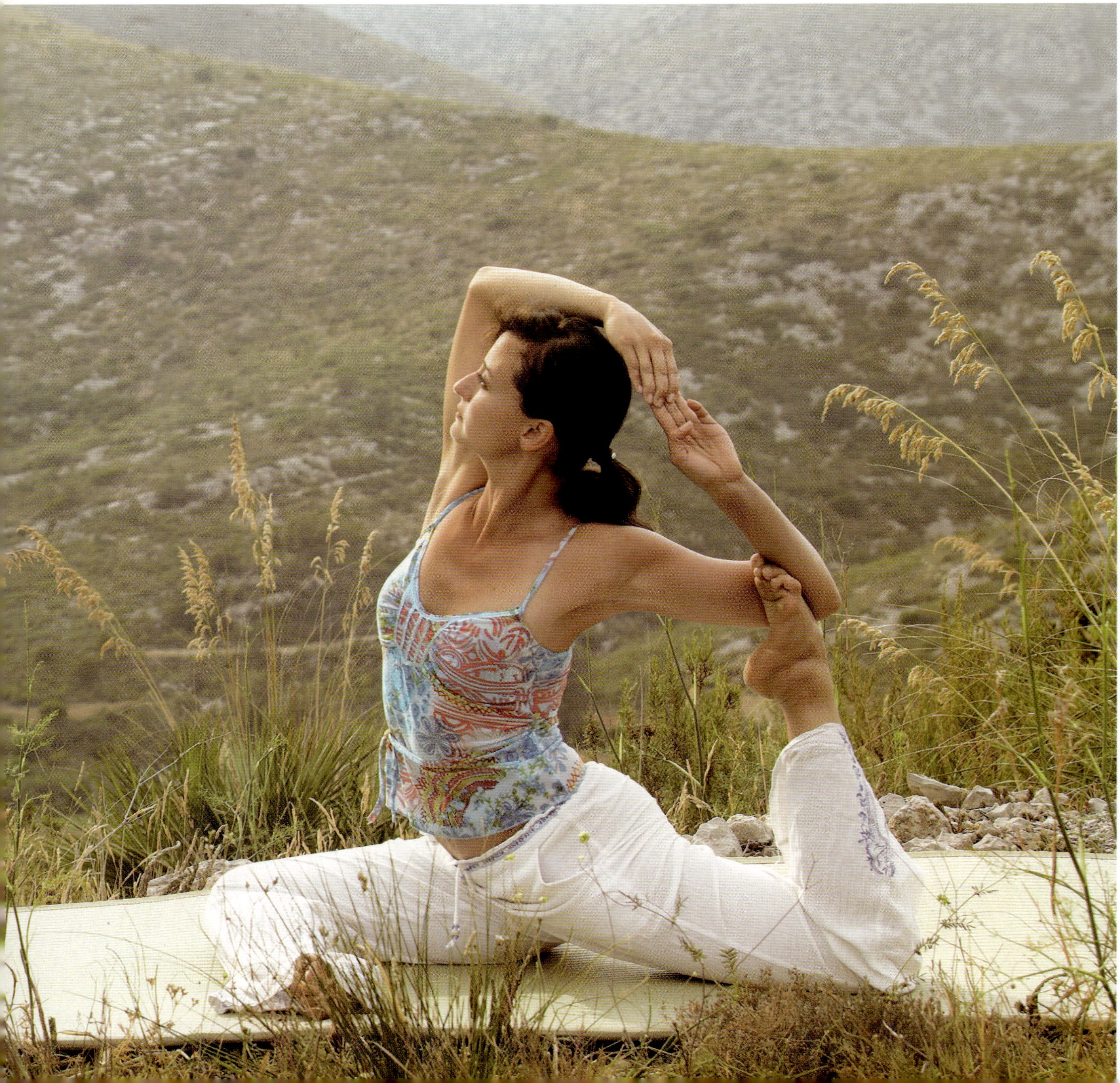

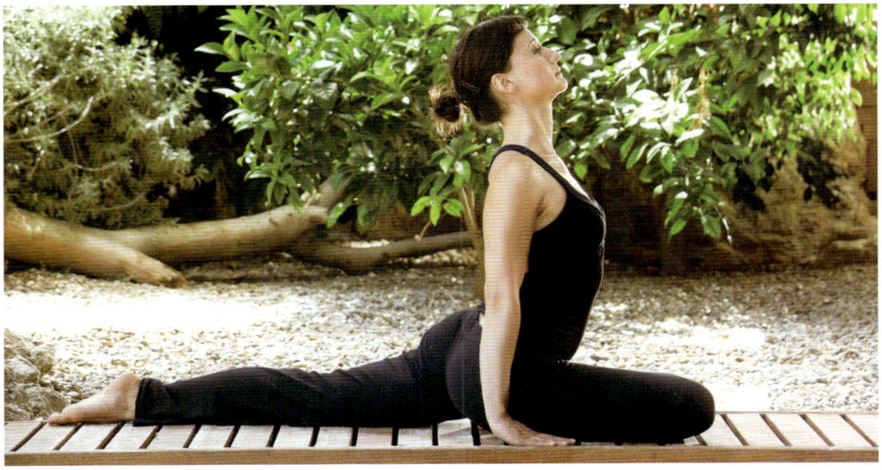

Ausgangsposition

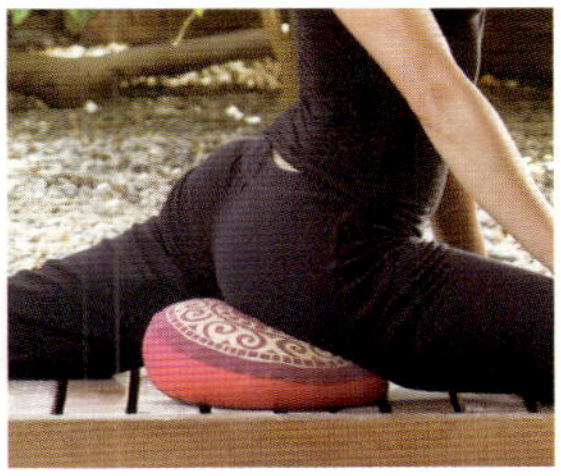

Für Einsteiger ▲

Legen Sie ein Kissen unter die Hüfte des vorderen Beins, falls Sie zur Seite kippen. So bleiben die Hüften parallel ausgerichtet.

Ausrichtung (linke Seite)

- Winkeln Sie im Sitzen ein Bein nach vorn gerichtet an und strecken Sie das andere gerade nach hinten. Oberschenkel, Schienbein und Fußspann liegen mittig auf, der Fuß ist gerade nach hinten ausgerichtet. Die Hüften sind parallel nach vorn ausgerichtet (s. Ausgangsposition). Die Füße pressen in den Boden.
- Verlängern Sie sich in der Einatmung über die Krone des Kopfes und aus den Brustwirbeln heraus nach oben und beugen Sie sich sanft nach hinten. Winkeln Sie dabei das hintere Bein an, führen Sie den Arm derselben Seite gebeugt nach hinten und legen Sie Ihren Fuß in der Armbeuge ab.
- Führen Sie in der Ausatmung den anderen Arm am Kopf vorbei nach hinten und greifen Sie mit der Hand dieses Arms die andere Hand. Schieben Sie Ihr Steißbein nach unten und sinken Sie tiefer in die Hüften. Lassen Sie Ihren Oberkörper dabei soweit wie möglich nach vorn ausgerichtet. Der Fuß des vorderen Beins presst zur Stabilisierung in den Boden.

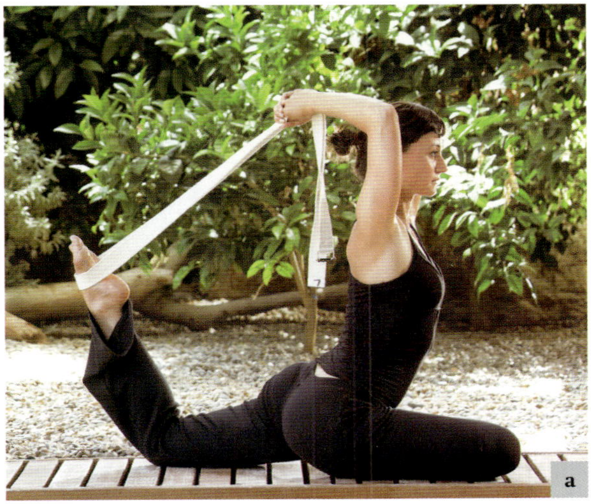

a

Für Fortgeschrittene ▶

a. Legen Sie einen Gurt um Ihren Fuß und greifen Sie ihn mit beiden Händen. Ziehen Sie sich in der Einatmung aus den Brustwirbeln hoch und zurück, während Sie mit den Händen über den Gurt das Bein höherziehen. Ziehen Sie in der Ausatmung das Steißbein nach unten.

b. Wenn Sie flexibel genug sind, greifen Sie den hinteren Fuß nacheinander mit beiden Händen. Die Ellbogen zeigen dabei nach vorn, die Oberarme befinden sich dicht neben den Ohren.

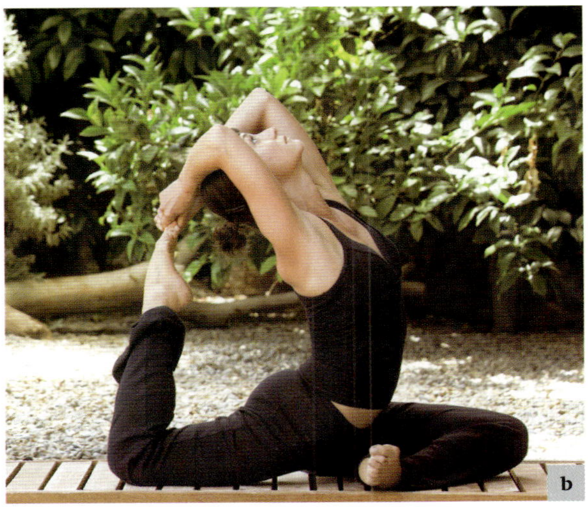

b

bhekasana Frosch

Diese Asana bewirkt eine Dehnung der gesamten vorderen Körperhälfte, insbesondere der Oberschenkelvorderseiten, der Hüftbeuger und der Schultern. Die Bauchorgane werden durch den Druck auf den Boden massiert. Durch die Körperhaltung wird der Rücken gestärkt und Knie- wie Fußgelenke werden geschmeidig.

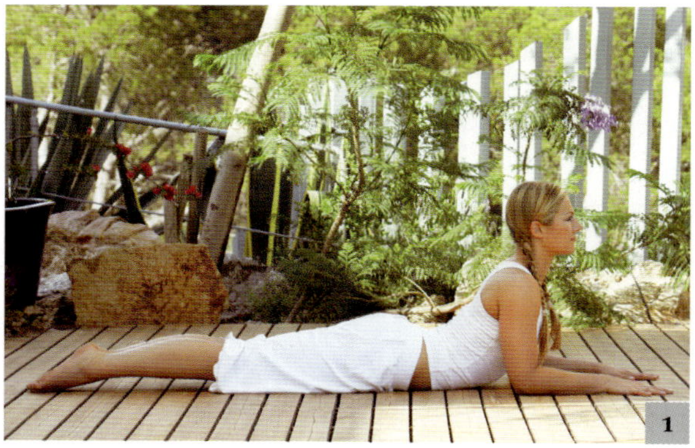
1

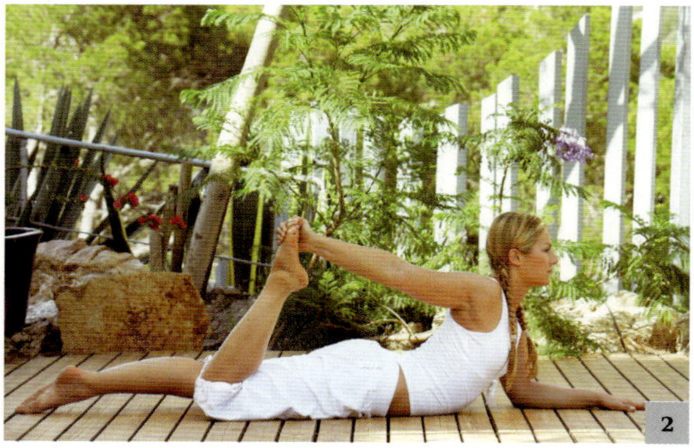
2

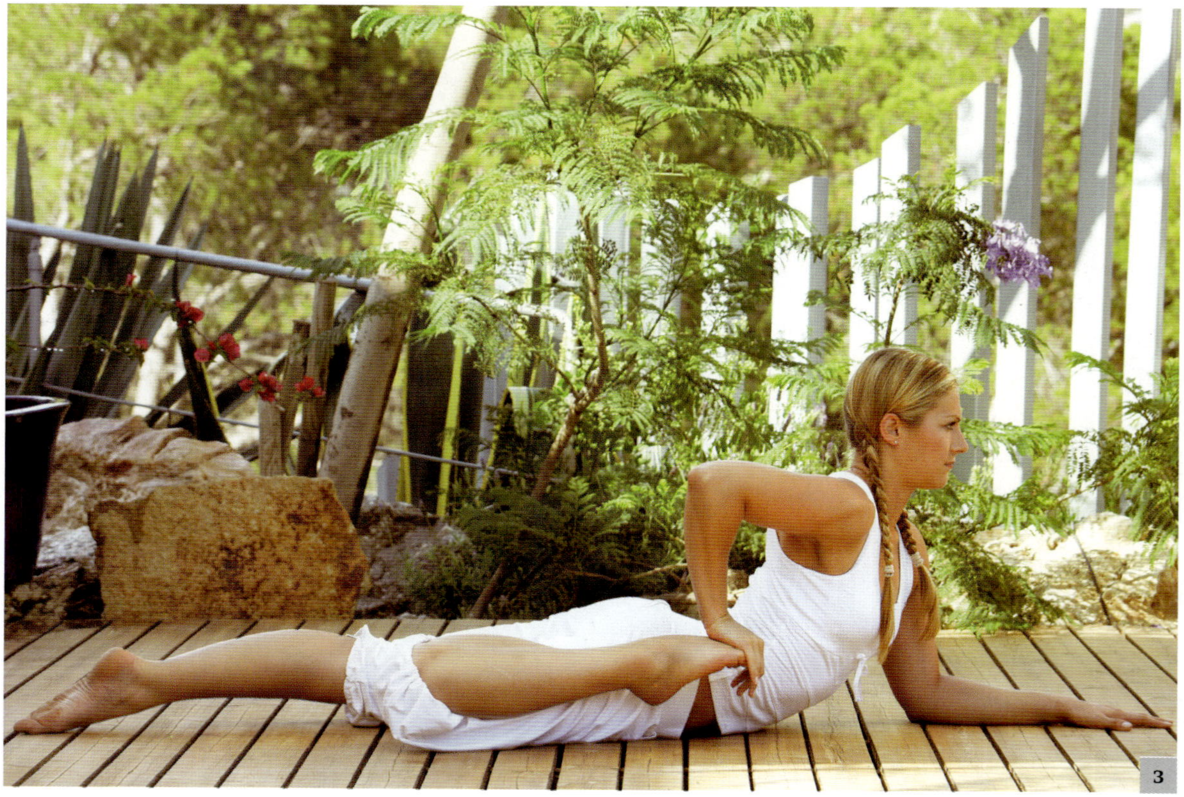
3

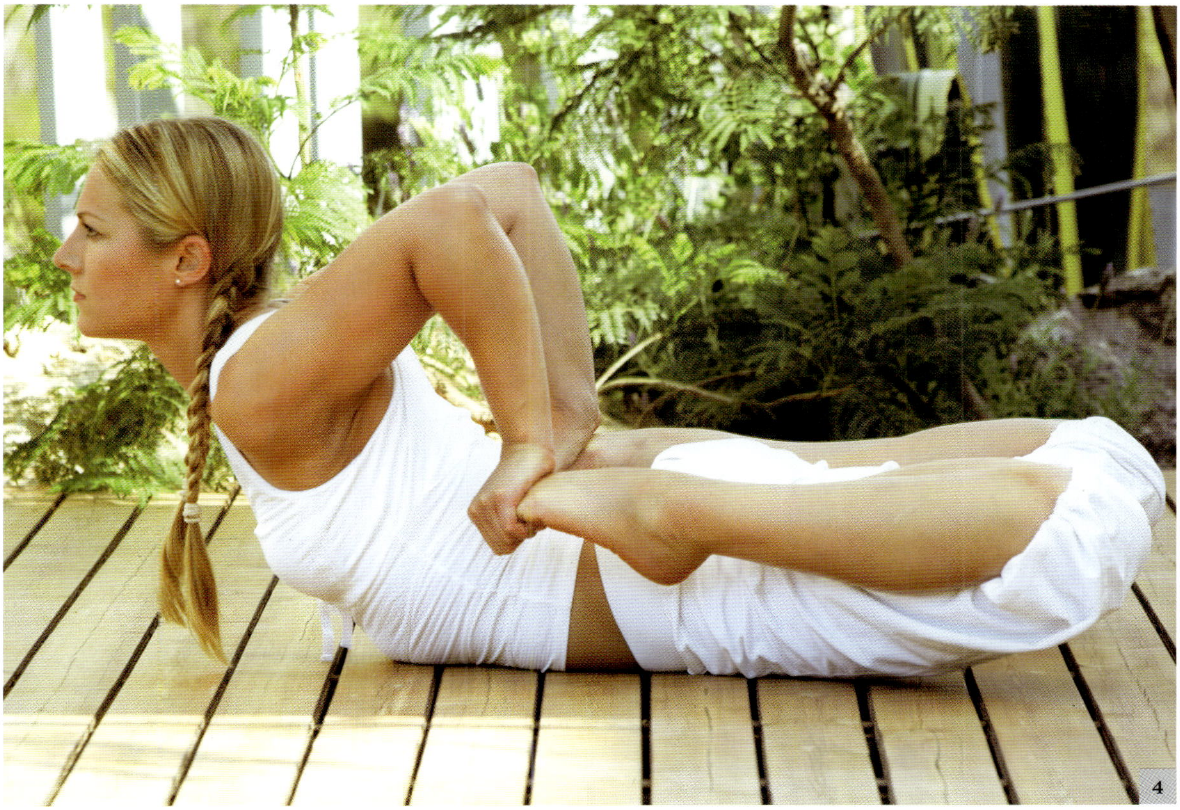

Ausrichtung Step-by-Step

1. Legen Sie sich flach auf den Bauch und strecken Sie die Beine gerade nach hinten. Der Spann der Füße liegt auf. Ziehen Sie in der Einatmung die Wirbelsäule lang, richten Sie sich mit dem Oberkörper auf und stützen Sie sich auf den Unterarmen ab. Die Ellbogen sind senkrecht unter der Schulter ausgerichtet. Diese Position wird auch „Sphinx" genannt. Pressen Sie in der Ausatmung das Schambein in den Boden, ziehen Sie den Bauchnabel nach innen und schieben Sie das Steißbein nach hinten.
2. Beugen Sie in der Einatmung ein Bein, ziehen Sie sich aus der oberen Wirbelsäule nach oben und hinten. Führen Sie dabei den Arm derselben Seite zurück und greifen Sie Ihren Fuß.
3. Drehen Sie in der Ausatmung die Schulter nach innen, sodass Ihr Ellbogen nach oben und hinten zeigt. Drehen Sie gleichzeitig die Hand nach vorn und legen Sie die Handfläche auf Ihren Fußspann. Pressen Sie den Fuß sanft nach unten.
4. Wiederholen Sie die Schritte 2 und 3 mit dem anderen Bein. Pressen Sie dabei die Oberschenkel zusammen, damit die Knie nicht auseinanderdriften. Behalten Sie die Länge in der Wirbelsäule.

> Bhekasana ist eine komplexe Position, für die Sie gut aufgewärmt und gedehnt sein müssen. Bereiten Sie sich mit leichteren, aber ähnlichen Positionen vor – z. B. mit Ushtrasana (s. S. 132) oder mit Supta Virasana (s. S. 136). Oder üben Sie am Anfang die Beine abwechselnd, bevor Sie beide gleichzeitig beugen.

Rückbeugen

Hanumanasana Spagat

Diese Asana bewirkt neben einer intensiven Rückbeuge auch eine intensive Dehnung der Beinvorder- und Beinrückseiten. Die Hüften werden weit geöffnet und gut durchblutet. Ischiasbeschwerden und das Gefühl schwerer Beine können gelindert werden. Die Rückbeuge dehnt die Körpervorderseite und stärkt den Rücken.

Ausrichtung (rechte Seite)

- Strecken Sie aus dem Kniestand nacheinander ein Bein gerade nach vorn und das andere gerade nach hinten aus.
- Bleiben Sie mit dem Oberkörper in der Mitte über den Hüften ausgerichtet und schieben Sie behutsam das vordere Bein weiter nach vorn und das hintere Bein weiter nach hinten, bis Sie mit dem Schritt den Boden berühren.

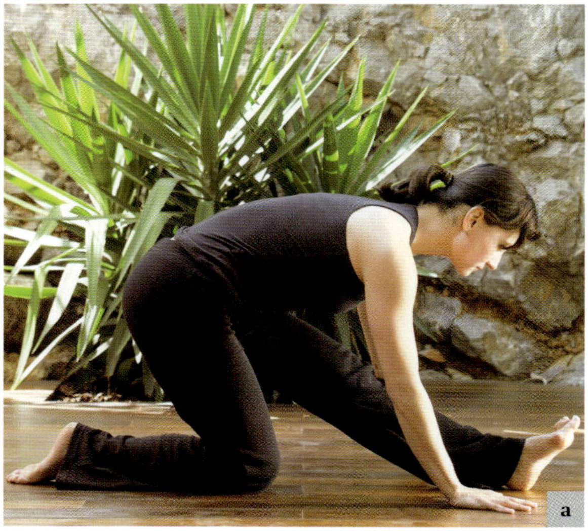

a

- Gebrauchen Sie Ihre Hände als Stütze. Beide Beine sind dabei angespannt, wobei der vordere Fuß angezogen ist und der hintere Fuß auf den Zehen aufgestellt bleibt, bis Sie im Schritt zum Boden kommen.
- Wenn Sie beide Beine gerade ausstrecken können, ziehen Sie in der Einatmung die Wirbelsäule lang und die Arme gerade über den Kopf nach oben. Schieben Sie in der Ausatmung das Steißbein nach unten und lassen Sie sich tiefer in die Hüften sinken. Behalten Sie dabei die Länge in der Wirbelsäule bei.

◄ Für Einsteiger

a. Üben Sie zunächst den halben Spagat (Ardha Hanumanasana), indem Sie mit einem Bein im Kniestand verweilen und an der Dehnung der hinteren Oberschenkelmuskulatur des vorderen Beins arbeiten.

b. Wenn Sie im Schritt noch nicht zum Boden kommen, senken Sie Ihr Gewicht zur Entlastung der Beine auf einen Block ab, beugen Sie sich nach vorn und stützen Sie sich mit den Händen ab. Sie können auch zusätzlich Blöcke unter die Hände setzen und sich gerade aufrichten.

c. Wenn Sie schon tiefer kommen, aber noch nicht ganz zum Boden, setzen Sie sich auf ein Kissen.

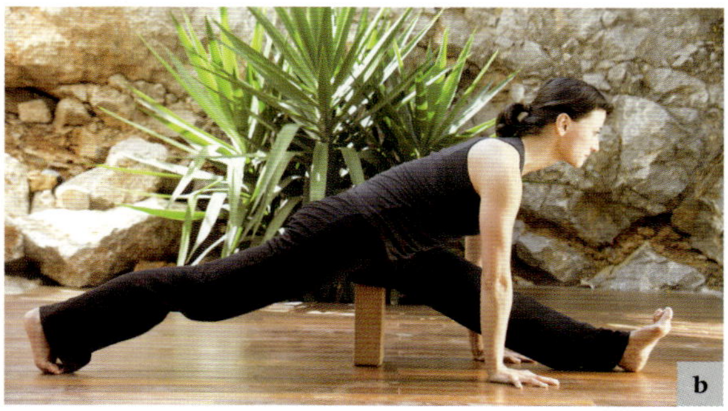

b

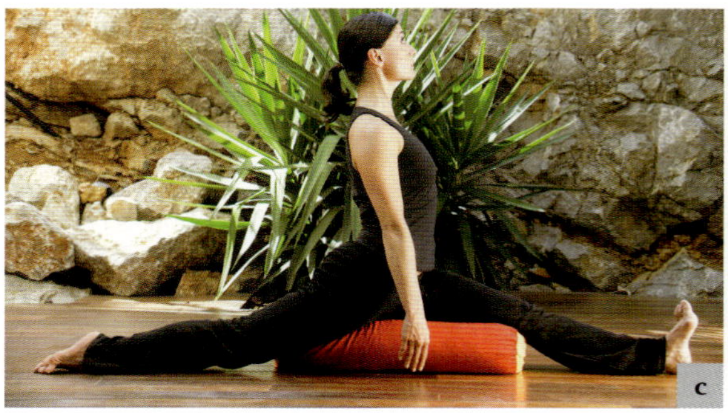

c

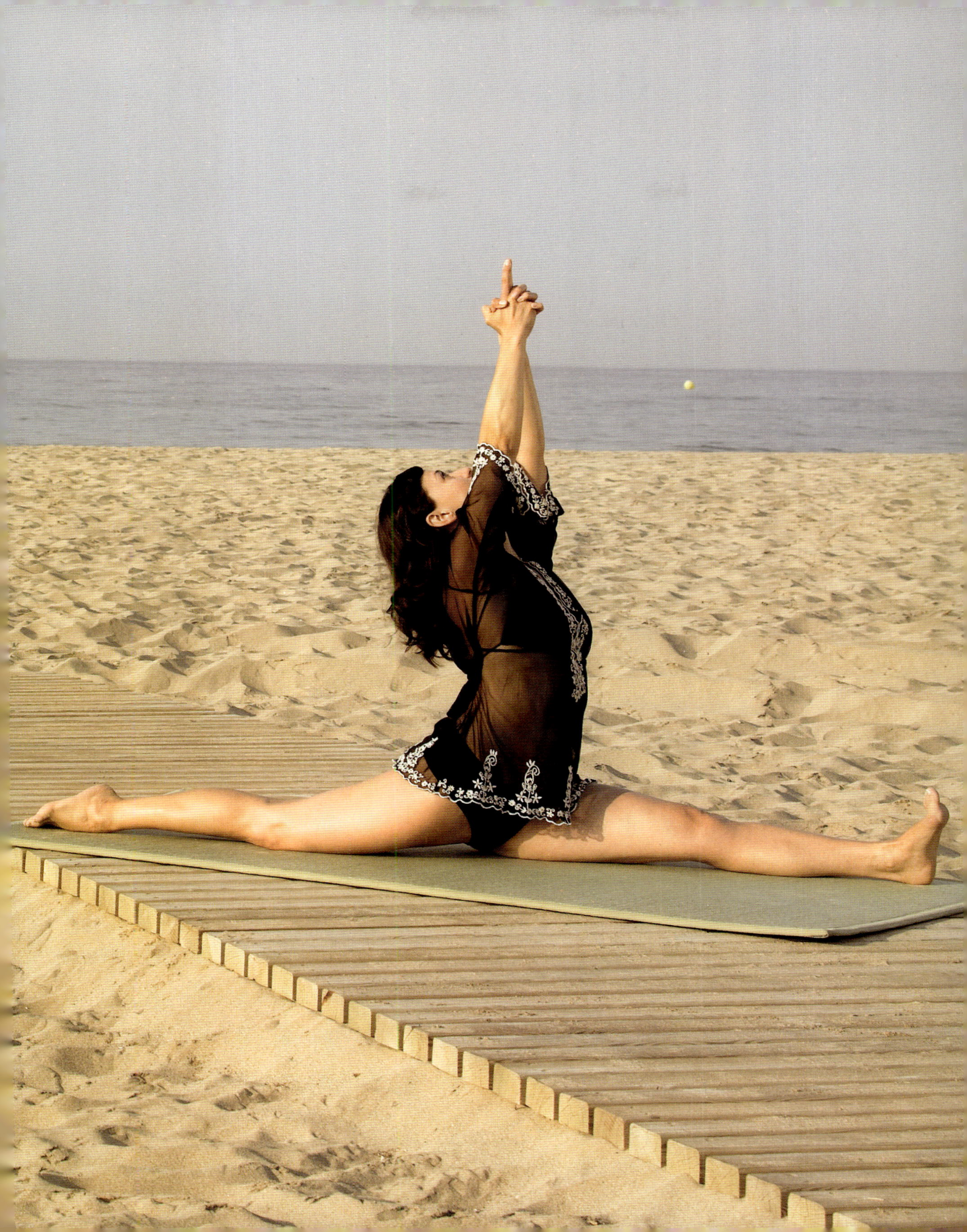

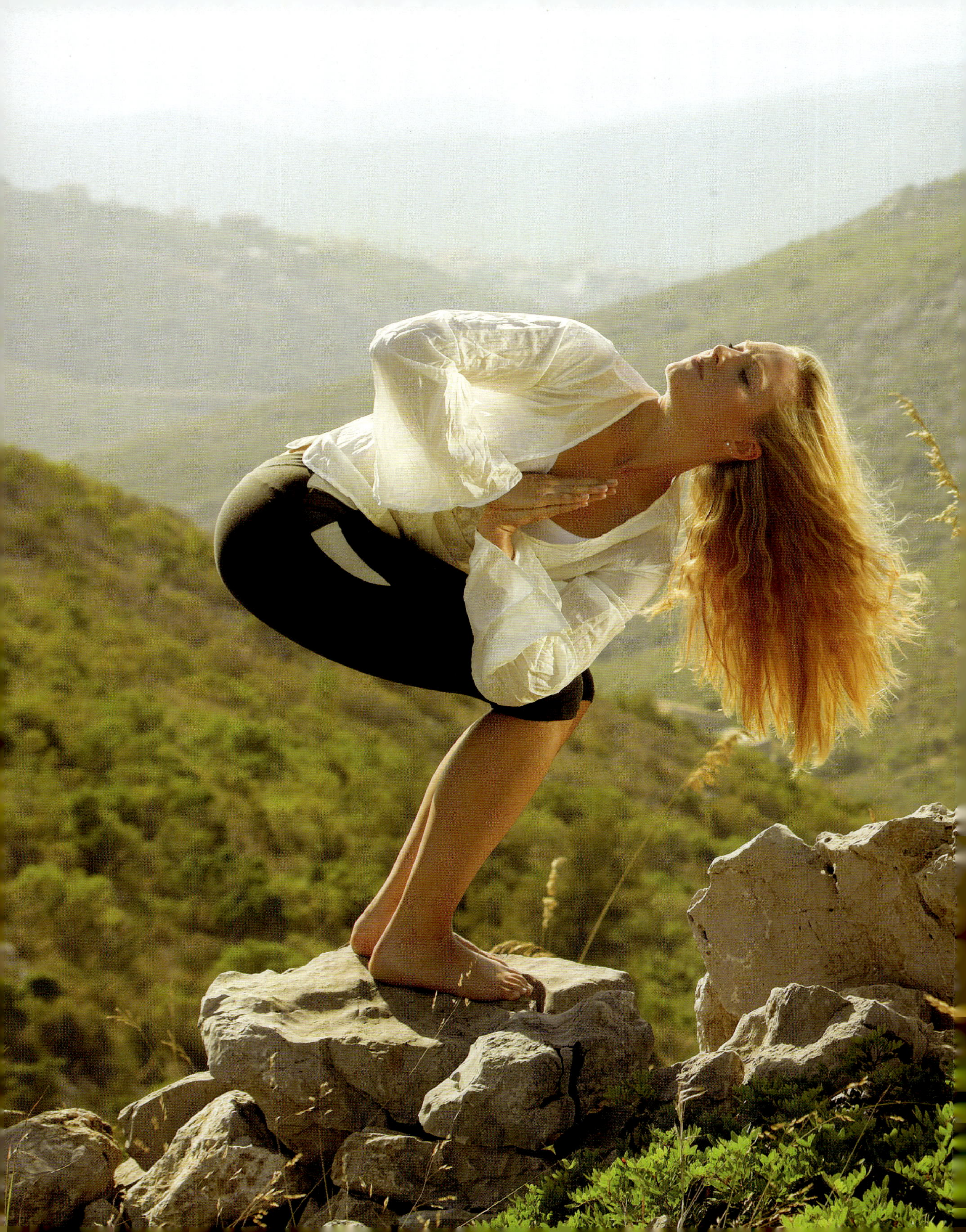

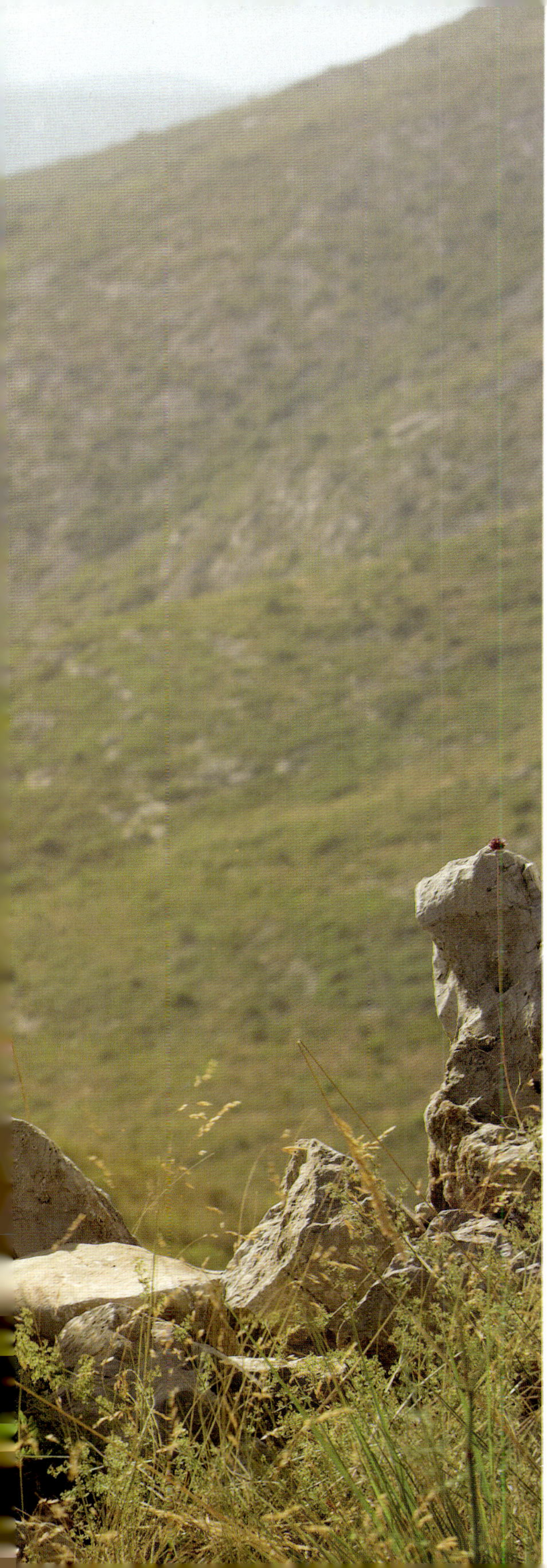

Twists

Twists sind Rotationsbewegungen, die aus einer Drehung um die eigene Achse und um die Wirbelsäule entstehen. Die Drehung um die Wirbelsäule, die hierbei lang gestreckt sein sollte, erfolgt vorwiegend aus den Brustwirbeln. Das Becken dreht sich nicht mit, sondern bleibt parallel ausgerichtet. Twists sollten immer auf beiden Seiten geübt werden – erst nach rechts, dann nach links.

Physiologisch betrachtet massieren und stimulieren Twists die Verdauungsorgane. Dies bewirkt eine Regulierung der Verdauung. Nach intensiven Rück- oder Vorbeugen lösen sanfte Twists außerdem Verspannungen und neutralisieren die Wirbelsäule.

Auf emotionaler Ebene vermitteln Twists das Gefühl, auch in „verdrehten" Situationen Ruhe zu entwickeln. Sie fördern die Fähigkeit, auch auf engem Raum Platz zu finden, zur Ruhe zu kommen und mit Gelassenheit durch eine Situation zu gehen.

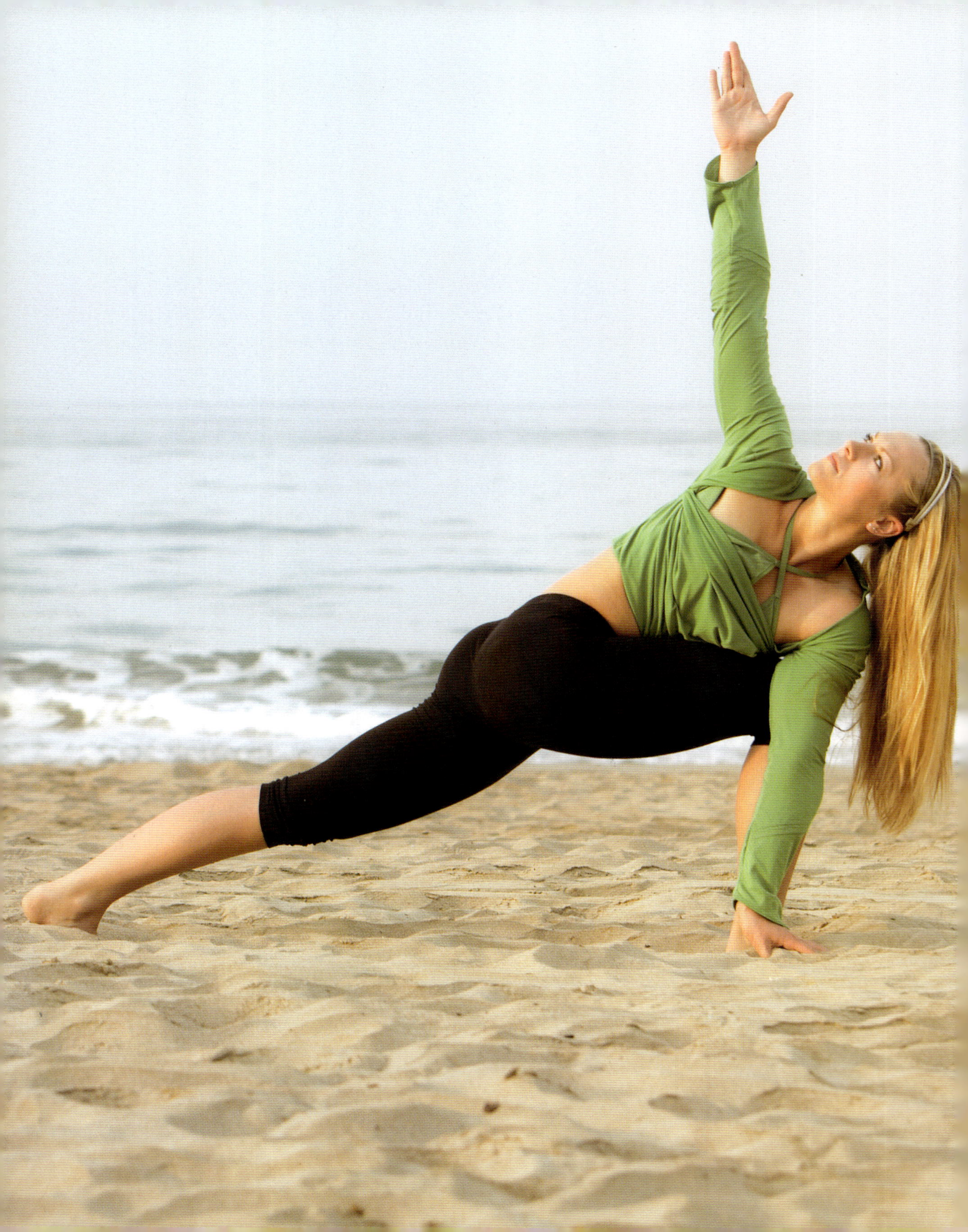

parivritta parshvakonasana Gedrehter Seitwinkel

Diese Asana kräftigt und dehnt insbesondere die Oberschenkelmuskulatur. Die Verdauungsorgane werden durch den Twist und durch Druck des vorderen Beins verstärkt durchblutet, massiert und stimuliert, wodurch die Verdauung gefördert wird. Abfallstoffe im Körper werden so im wahrsten Sinne des Wortes herausgewrungen und abtransportiert. Die Wirbelsäule erfährt durch die Drehung eine Stärkung und Vitalisierung.

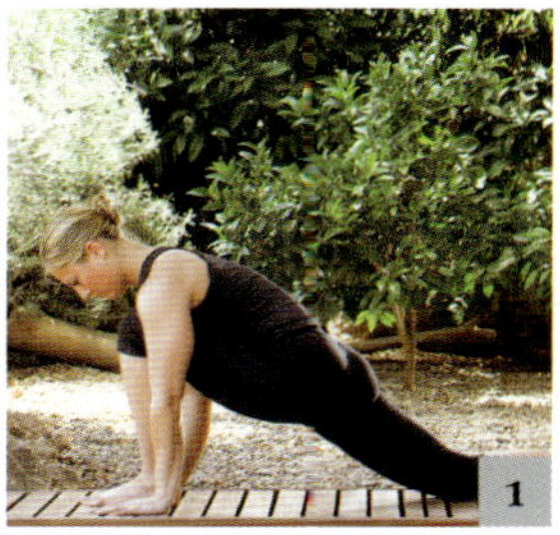

1

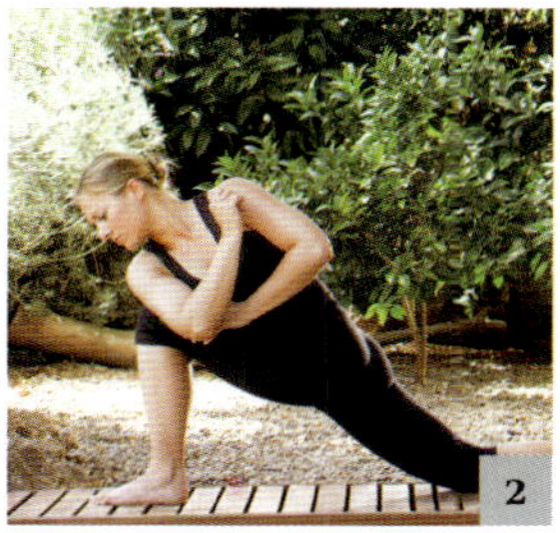

2

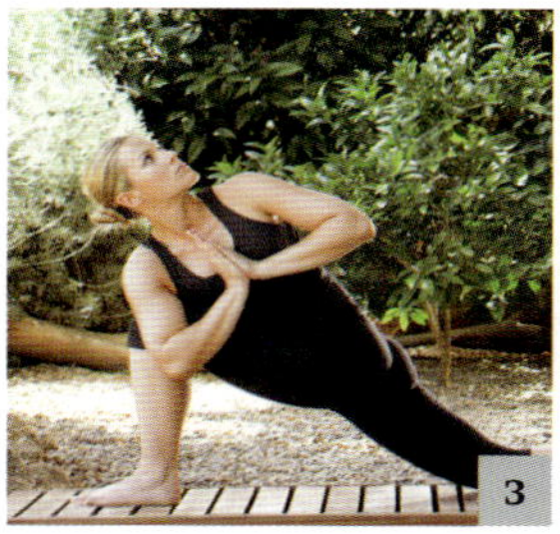

3

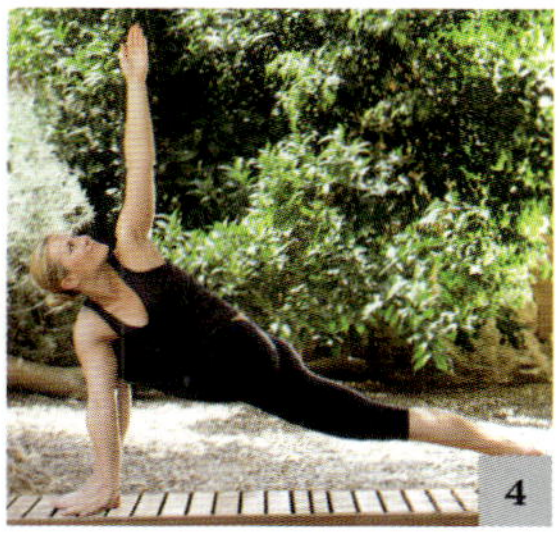

4

Ausrichtung Step-by-Step

1. Kommen Sie in einen weiten Ausfallschritt und senken Sie das hintere Knie zum Boden ab.
2. Ziehen Sie in der Einatmung die Wirbelsäule über die Krone des Kopfes lang und drehen Sie sich in der Ausatmung zur Seite des vorderen Knies. Legen Sie den Oberarm an die Außenseite des Knies.
3. Ziehen Sie in der folgenden Einatmung nochmals die Wirbelsäule lang und pressen Sie sanft mit dem Oberarm gegen die Außenseite des Knies.
4. Setzen Sie in der Ausatmung die untere Hand flach auf den Boden neben die Außenkante des vorderen Fußes ab, heben Sie das hintere Knie vom Boden und strecken Sie das Bein mit Spannung nach hinten. Öffnen Sie sich aus den Brustwirbeln zur Seite und führen Sie dabei den oberen Arm senkrecht nach oben. Blicken Sie zu Ihrer Hand hinauf.

Für Einsteiger ▶

a. Lassen Sie das Knie am Boden und setzen Sie die vordere Hand neben der Innenkante des vorderen Fußes flach auf.

b. Setzen Sie die vordere Hand auf einen Block neben der Außenkante des vorderen Fußes auf und legen Sie die andere Hand locker auf Ihrer Hüfte ab.

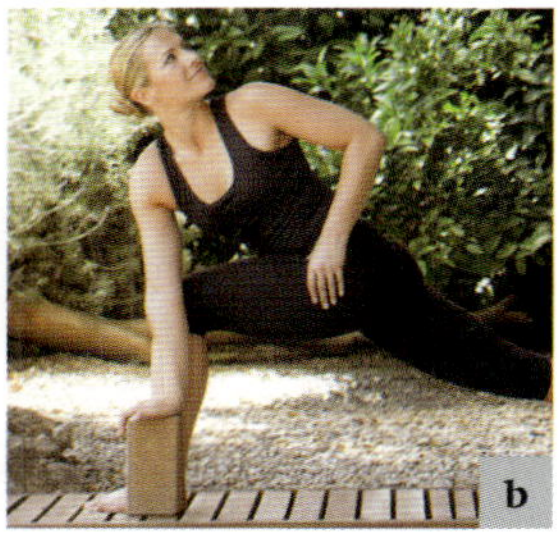

b

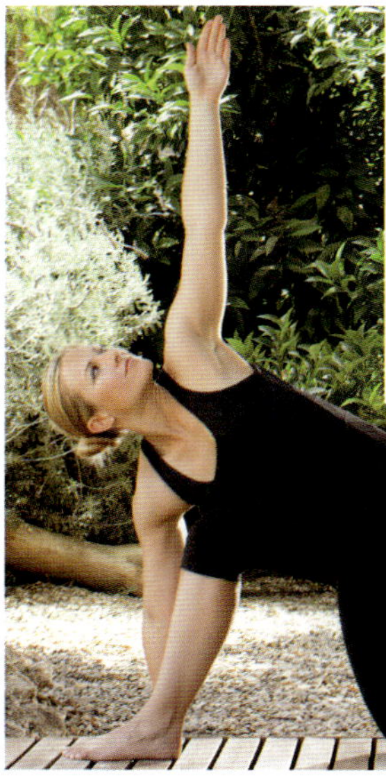

a

Twists

parivritta trikonasana

Gedrehtes Dreieck

In dieser Asana wird besonders die Oberschenkel- sowie die Wadenmuskulatur gestärkt. Außerdem wird die Hüftmuskulatur gekräftigt. Der Unterleib und der untere Teil der Wirbelsäule werden in dieser Position gut durchblutet. Dies stimuliert die Verdauungsorgane und reguliert die Verdauung. Die Wirbelsäule wird durch die Drehung vitalisiert.

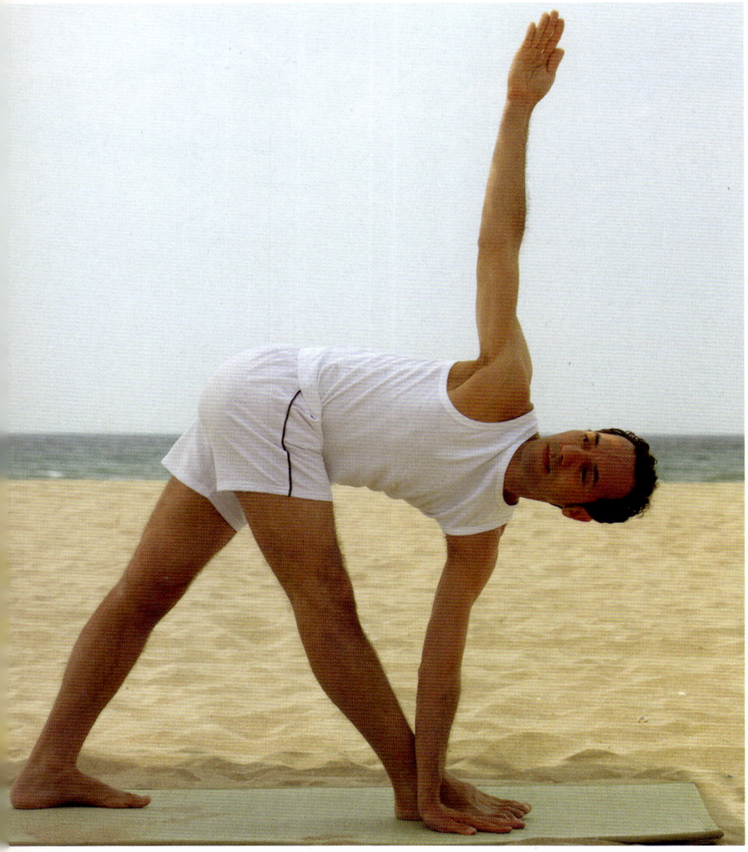

Die Kniesehnen werden in dieser Asana besonders beansprucht. Deshalb unbedingt darauf achten, dass das Knie des vorderen Beins nicht zu sehr durchgestreckt bzw. überstreckt wird.

Ausrichtung

- Machen Sie einen ungefähr einen Meter großen Schritt, richten Sie beide Füße und die Hüfte parallel nach vorn aus. Beide Beine sind angespannt.
- Beugen Sie Ihren Oberkörper mit geradem Rücken in einem Winkel von ungefähr 90° nach vorn.
- Verlängern Sie in der Einatmung die Wirbelsäule und schieben Sie Ihr Steißbein nach hinten.
- Setzen Sie in der Ausatmung die dem vorderen Bein gegenüberliegende Hand neben der Außenkante des vorderen Fußes ab und drehen Sie sich seitlich auf, indem Sie den anderen Arm nach oben führen. Ihr Blick folgt dem oberen Arm. Behalten Sie dabei die gestreckte Wirbelsäule bei.

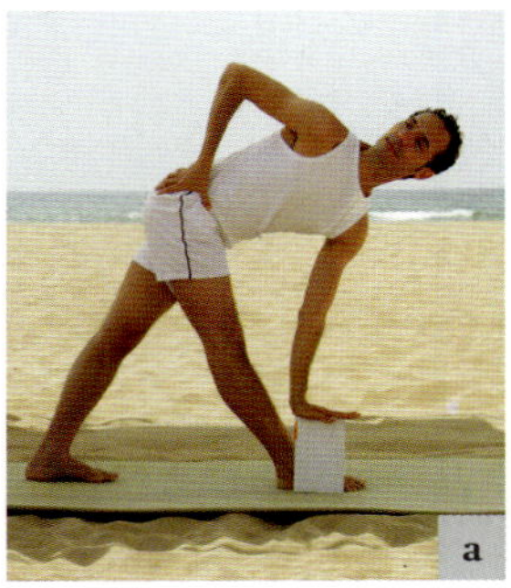

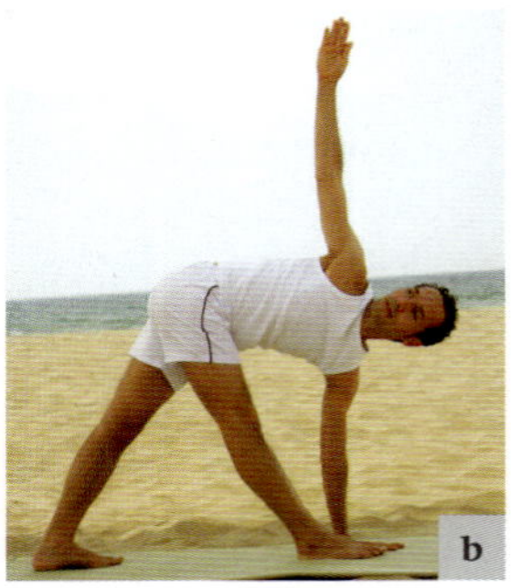

Für Einsteiger ▲

a. Kommen Sie mit der Stützhand nicht auf den Boden, setzen Sie einen Block neben die Außenkante des Fußes und legen Sie Ihre Hand darauf ab. Greifen Sie mit der anderen Hand in die Hüfte des vorderen Beins und schieben Sie sie leicht zurück.

b. Oder Sie setzen Ihre Hand neben der Innenkante des vorderen Fußes auf und strecken den anderen Arm nach oben.

parivritta ardha chandrasana

Gedrehter Halbmond

In dieser Asana wird besonders die Oberschenkel-, Hüft- und Gesäßmuskulatur gestärkt. Die Durchblutung des Unterleibs und des unteren Teils der Wirbelsäule wird angeregt. Dies stimuliert die Verdauungsorgane und reguliert dadurch die Verdauung. Die Wirbelsäule wird durch die Drehung gekräftigt. Außerdem fördert diese Asana den Gleichgewichtssinn.

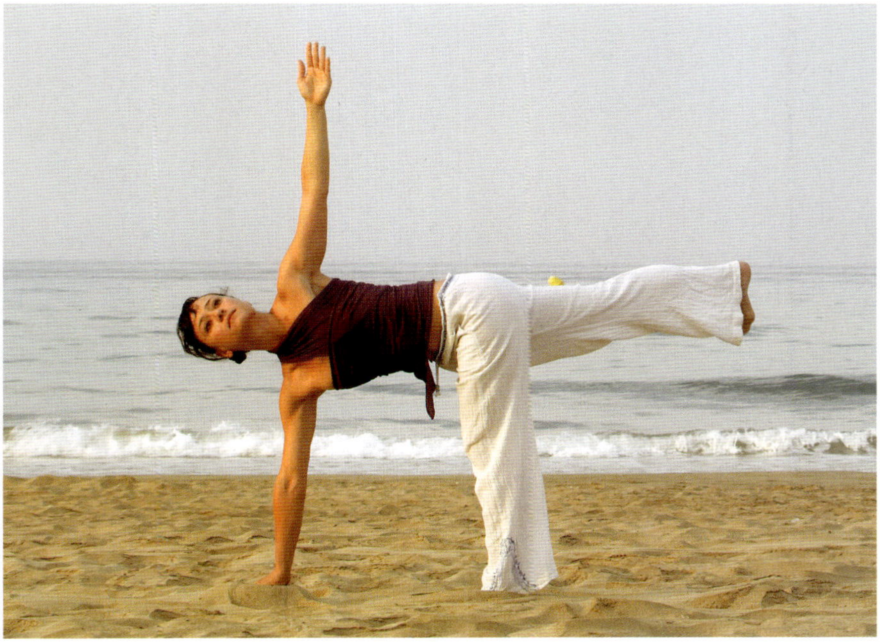

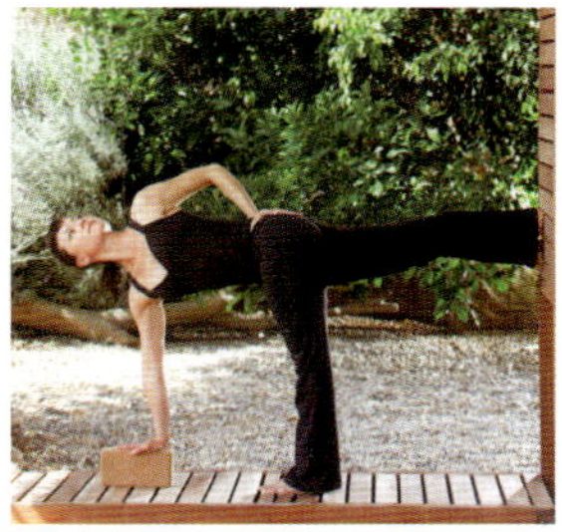

Für Einsteiger ▲

Setzen Sie die Stützhand auf einen Block und pressen Sie den hinteren Fuß fest gegen eine Wand. Lassen Sie die obere Hand locker auf Ihrer Hüfte liegen und schieben Sie sie sanft nach hinten.

Ausrichtung

- Finden Sie einen festen Stand in Ihrem Standbein und verteilen Sie Ihr Gewicht auf den gesamten Fuß. Der Fuß zeigt gerade nach vorn.
- Setzen Sie in der Einatmung die gegenüberliegende Hand wie ein Zelt ungefähr 30 cm vor sich auf, heben Sie das andere Bein ab und strecken Sie es gerade nach hinten. Die Zehen zeigen zum Boden, die Hüften bleiben parallel ausgerichtet. Ziehen Sie sich durch die Krone des Kopfes nach vorn und durch den angehobenen Fuß nach hinten. Das Steißbein zieht in Richtung hinterer Ferse.
- Drehen Sie in der Ausatmung den Oberkörper seitlich auf und führen Sie den anderen Arm gerade nach oben. Ziehen Sie sanft mit dem Stützarm nach unten. Der untere Arm dient der Stabilität, trägt aber kaum Gewicht.
- Die Schultern sind entspannt und offen. Die Arme bilden eine senkrechte Linie.
- Der Blick geht nach oben.

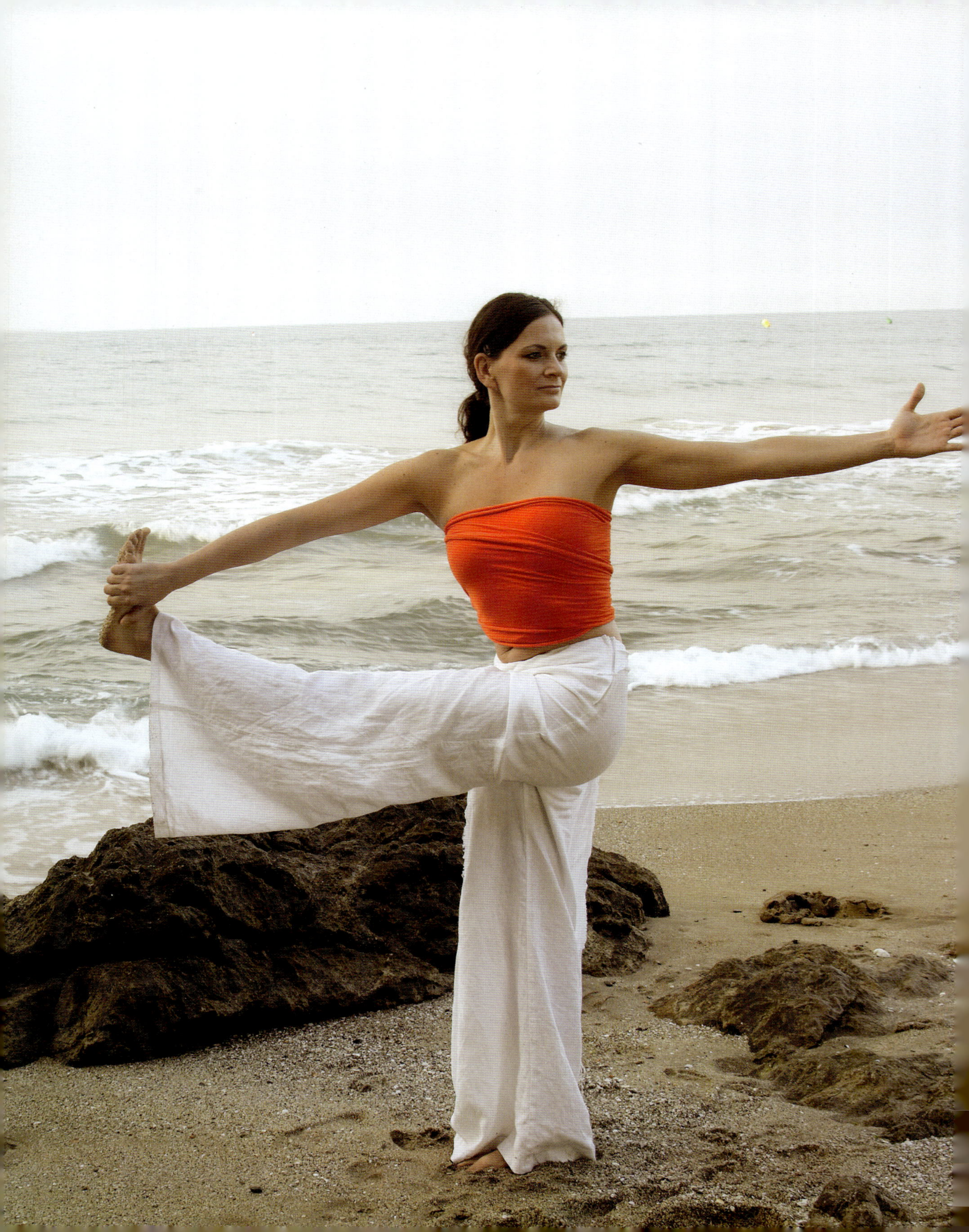

parivritta hasta padangushthasana

Gedrehte Hand-Fuß-Haltung

Diese Position stärkt insbesondere die gesamte Bein- und Gesäßmuskulatur. Außerdem bewirkt sie in dem jeweils angehobenen Bein eine starke Dehnung des hinteren Oberschenkelmuskels. Durch die Drehung werden die Verdauungsorgane stimuliert und die Wirbelsäule wird vitalisiert. Zudem trainiert die Asana den Gleichgewichtssinn.

Ausrichtung (linke Seite)

- Finden Sie einen festen Stand in Ihrem Standbein und verteilen Sie Ihr Gewicht auf den ganzen Fuß.
- Beugen Sie das andere Bein, greifen Sie mit der gegenüberliegenden Hand die Fußaußenkante. Die Hüften bleiben parallel ausgerichtet. Strecken Sie den anderen Arm nach oben (s. Ausgangsposition).

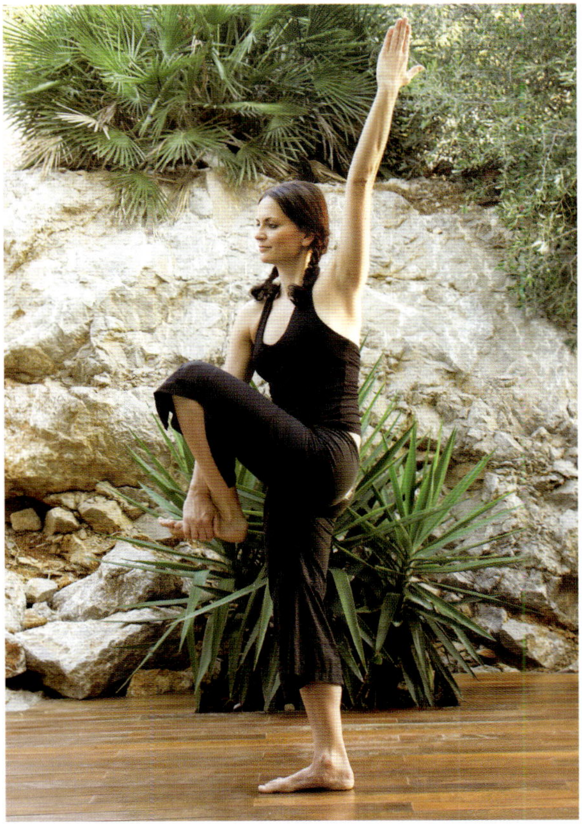

Ausgangsposition

- Strecken Sie in der Einatmung das angewinkelte Bein nach vorn aus. Verlängern Sie gleichzeitig die Wirbelsäule, indem Sie die Krone des Kopfes nach oben ziehen und das Steißbein nach unten schieben.
- Drehen Sie sich in der Ausatmung zu der Seite des horizontal gestreckten Beins und führen Sie den oberen Arm nach hinten. Bleiben Sie gerade aufgerichtet und behalten Sie die gestreckte Wirbelsäule bei.
- Der Blick folgt Ihrem nach hinten ausgestreckten Arm.

Für Einsteiger ▼

a. Lassen Sie das angehobene Bein gebeugt und stabilisieren Sie es am Knie mit der gegenüberliegenden Hand. Führen Sie den anderen Arm nach hinten und blicken Sie ihm nach. Wenn der Gleichgewichtssinn dies noch nicht zulässt, blicken Sie nach vorn.

b. Benutzen Sie einen Gurt als Hilfe, um das angehobene Bein auszustrecken.

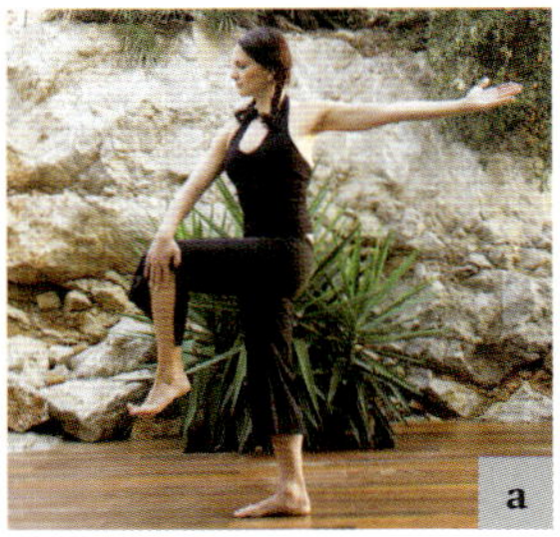

a

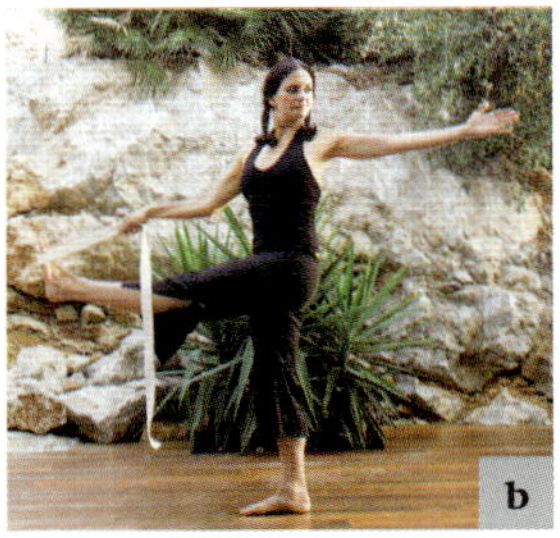

b

parivritta prasarita padottanasana

Gedrehte Haltung in weiter Grätsche

Diese Asana stärkt die gesamte vordere Bein- und Gesäßmuskulatur. Sie bewirkt ebenfalls eine ausgeprägte Dehnung der hinteren Oberschenkel- und Wadenmuskulatur. Der intensive Twist stimuliert die Verdauungsorgane und fördert die Verdauung. Außerdem können Sie sich in dieser Position zu beiden Seiten weit aufdrehen, ohne die Beinposition zu verändern.

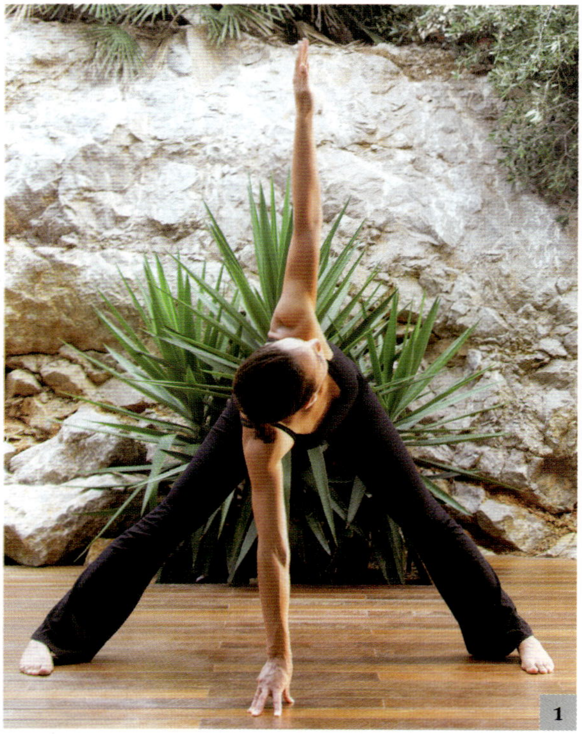

1

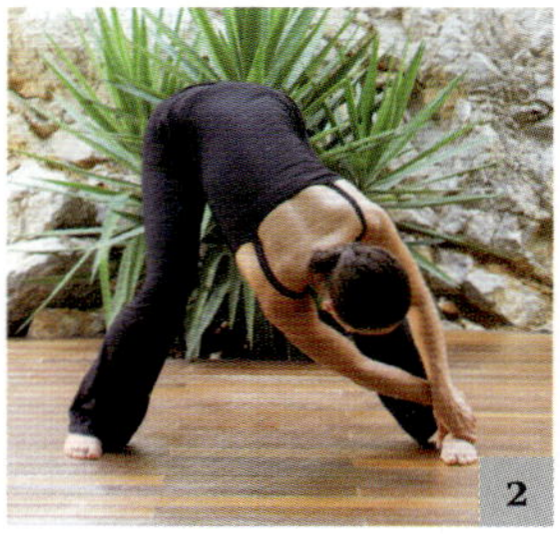

2

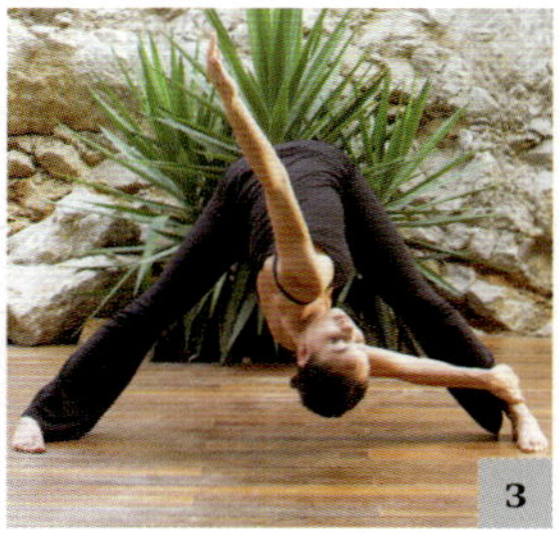

3

Parivritta Prasarita Padottanasana ist eine sehr komplexe Asana, die gutes Aufwärmen voraussetzt und sehr viel Übung und Flexibilität erfordert.

Ausrichtung Step-by-Step

1. Gehen Sie in eine weite Grätsche, beide Füße zeigen nach vorn. Beugen Sie in der Ausatmung den Oberkörper mit geradem Rücken auf halbe Höhe nach vorn. Setzen Sie in der Einatmung eine Hand in der Mitte vor sich auf und ziehen Sie die Wirbelsäule lang. Drehen Sie sich in der Ausatmung zur Seite auf und führen Sie dabei den anderen Arm nach oben.
2. Greifen Sie in der Einatmung mit der unteren Hand das gegenüberliegende Fußgelenk, senken Sie den anderen Arm ab und ziehen Sie sich in der Ausatmung sanft zu diesem Bein hin.
3. Ziehen Sie in der Einatmung Ihre Wirbelsäule nochmals lang. Lassen Sie Ihre untere Hand am Fußgelenk und drehen Sie sich in der Ausatmung erneut zur Seite auf. Führen Sie dabei den oberen Arm nach oben.
4. Lassen Sie die untere Hand weiterhin am Fußgelenk. Führen Sie in der Einatmung den oberen Arm zwischen dem anderen Arm und Ihrem Bein nach unten. Greifen Sie das gegenüberliegende Fußgelenk und drehen Sie sich in der Ausatmung zur anderen Seite auf.

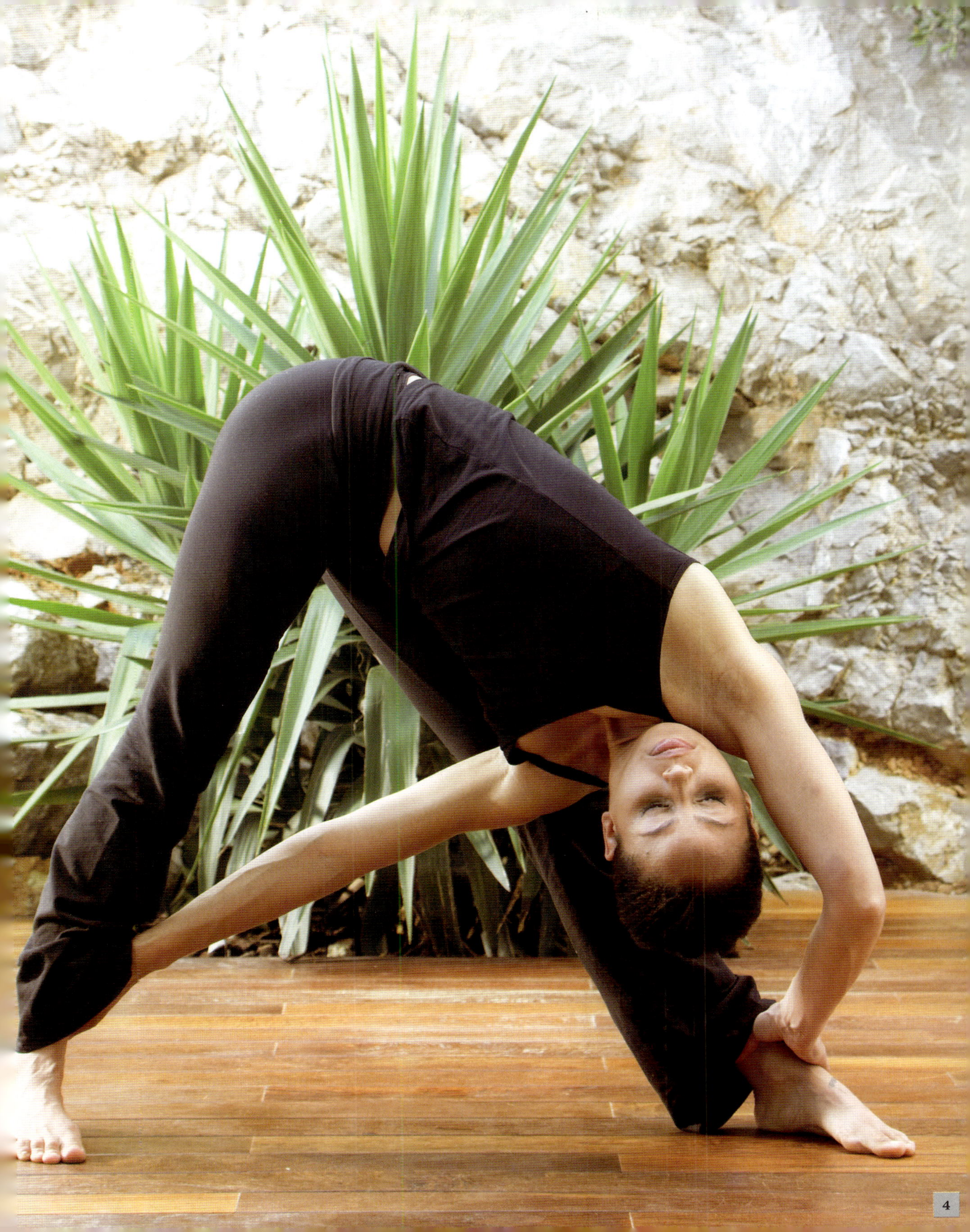

parivritta utkatasana
Gedrehte machtvolle Haltung

In dieser Asana – auch Parshva Utkatasana (seitliche machtvolle Haltung) genannt – wird der gesamte Unterkörper gestärkt. Die Beinmuskulatur und die Fußknöchel werden gekräftigt, während die Waden gedehnt werden. Durch die Drehung werden zudem die Verdauungsorgane stimuliert.

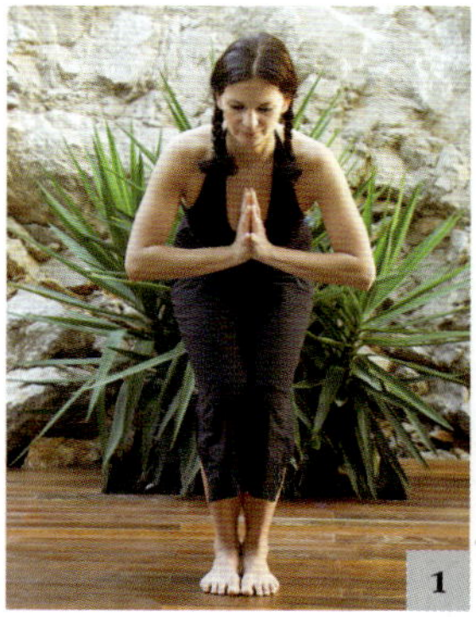

1

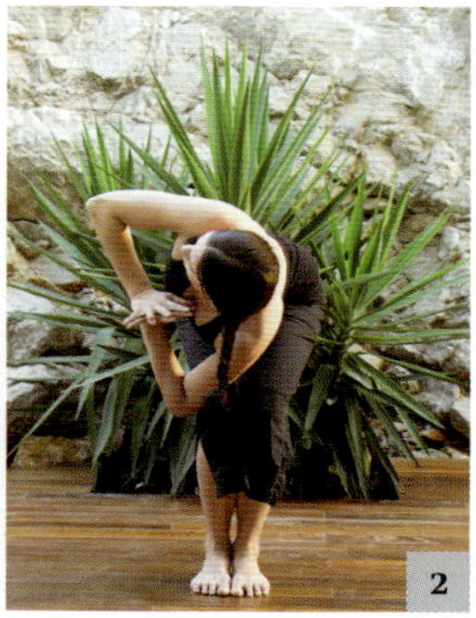

2

Ausrichtung Step-by-Step

1. Kommen Sie in Utkatasana (s. S. 81). Nehmen Sie die Hände in der Einatmung vor die Brust. Ziehen Sie dabei die Wirbelsäule lang, indem Sie die Krone des Kopfes nach oben ziehen und das Steißbein nach unten schieben.
2. Bringen Sie in der Ausatmung einen Ellbogen an die Außenkante des gegenüberliegenden Knies und drehen Sie sich seitlich auf. Die Knie und die Hüften bleiben auf einer Höhe und sind parallel ausgerichtet.

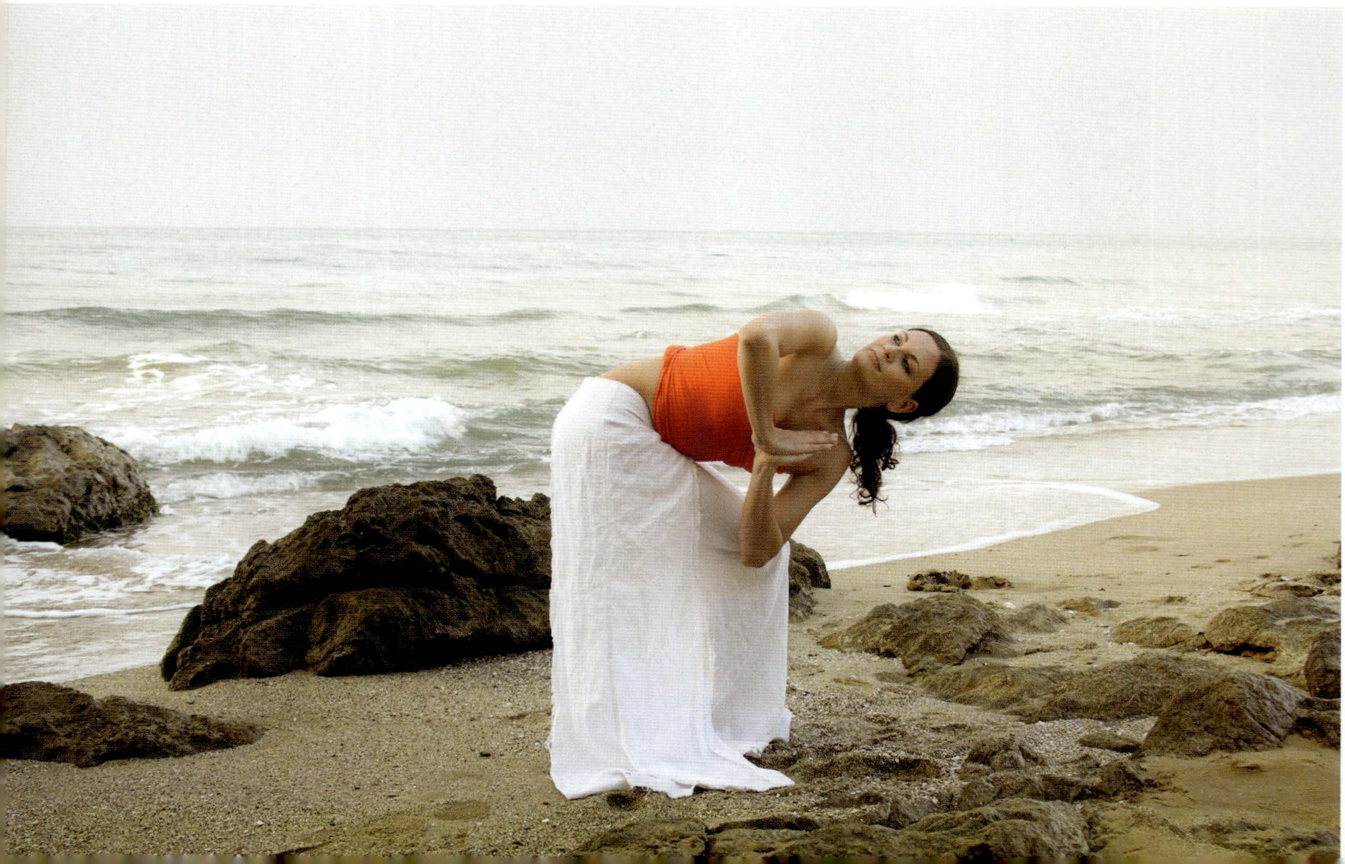

parivritta janu shirshasana

Gedrehte Kopf-Knie-Haltung

Diese Asana bewirkt eine intensive Dehnung und Kräftigung der Beinmuskulatur und zugleich eine ausgeprägte Dehnung der Körperseiten. Sie fördert die Durchblutung der Verdauungsorgane und unterstützt dadurch die Verdauung.

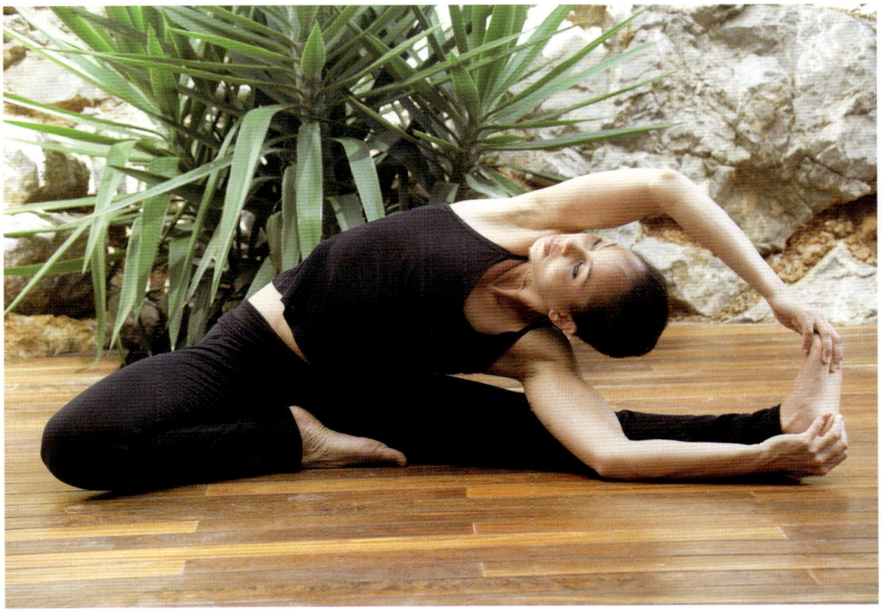

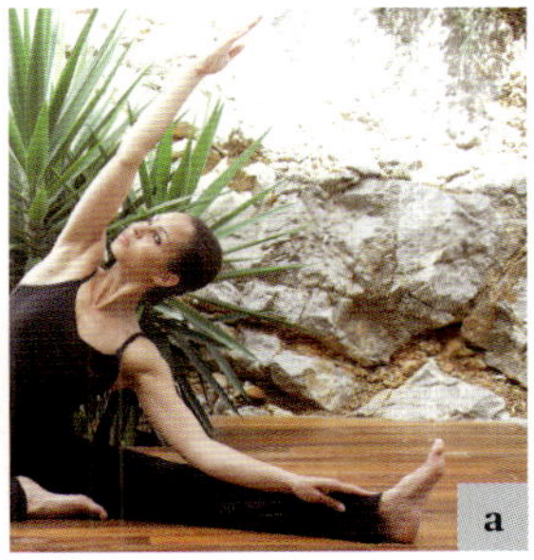

a

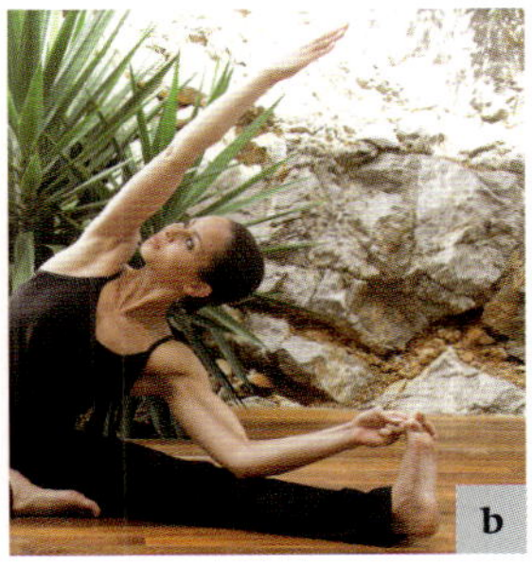

b

Ausrichtung

- Kommen Sie auf dem Boden in eine Grätsche, winkeln Sie ein Bein an und bringen Sie dessen Ferse so nah wie möglich zum Schambein. Die Muskulatur des ausgestreckten Beins ist so angespannt, als würden Sie auf dem Boden stehen.
- Beugen Sie sich in der Einatmung weit über das gestreckte Bein, indem Sie die Krone des Kopfes nach vorn ziehen und das Steißbein nach hinten schieben. Legen Sie den unteren Unterarm längs des Beins ab und greifen Sie mit der Hand die Ferse.
- Drehen Sie sich in der Ausatmung zur Seite auf und greifen Sie mit der anderen Hand die Zehen des ausgestreckten Beins. Ihr Blick geht nach oben.

Für Einsteiger ▲

a. Wenn Sie den Fuß des ausgestreckten Beins noch nicht greifen können, legen Sie den Unterarm auf dem Schienbein ab. Ziehen Sie den anderen Arm in der Verlängerung Ihrer gedehnten Körperseite nach oben.

b. Greifen Sie mit der unteren Hand den großen Zeh des ausgestreckten Beins und legen Sie den Ellbogen zwischen Knie und Schienbein ab. Ziehen Sie den anderen Arm in der Verlängerung Ihrer gedehnten Körperseite nach oben.

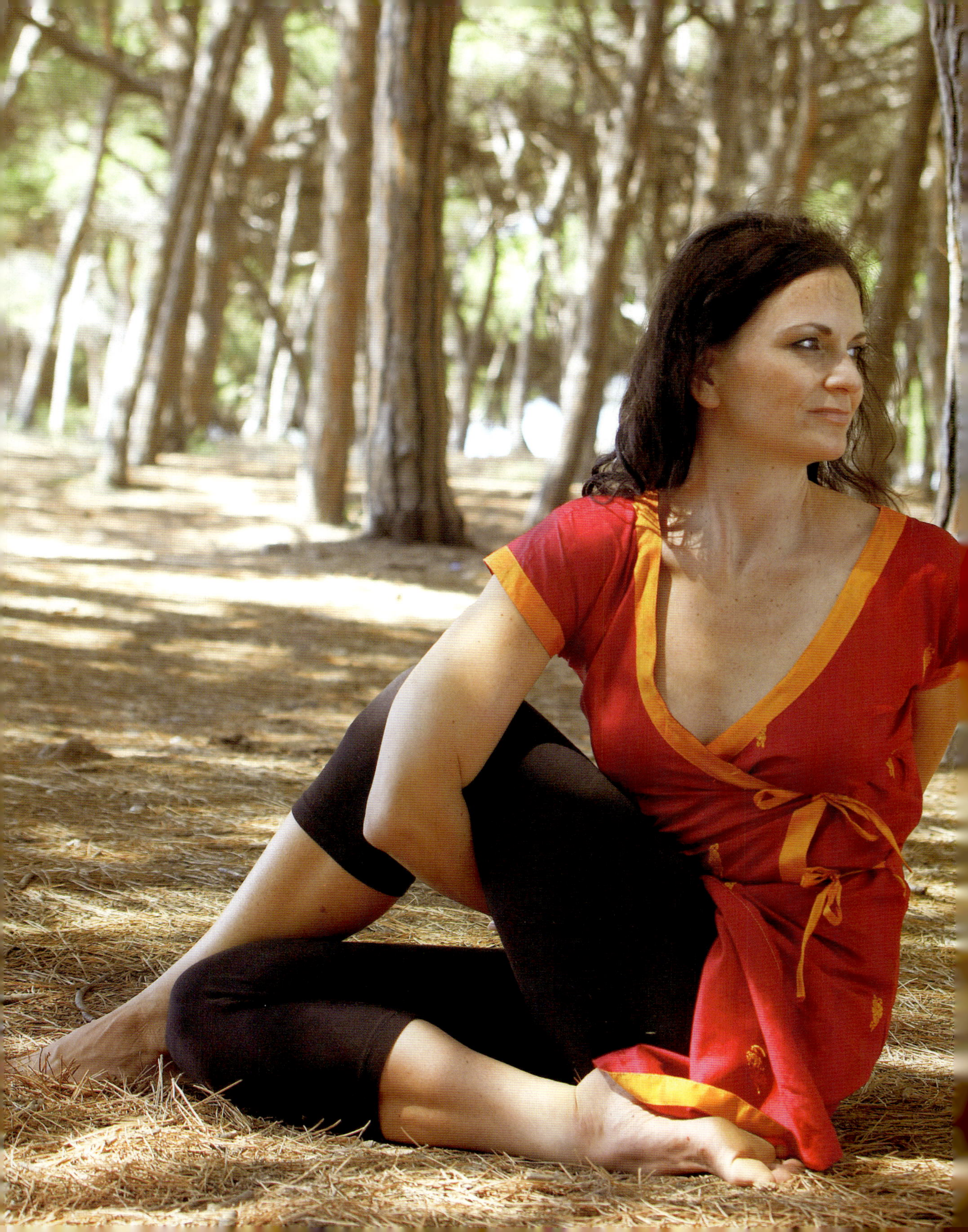

ardha matsyendrasana Drehsitz

Diese Asana wirkt sich positiv auf die Flexibilität des gesamten Körpers aus. Die Bein-, Gesäß- und Hüftmuskulatur wird gedehnt. Die Wirbelsäule wird durch die Drehung vitalisiert. Die Verdauungsorgane werden besser durchblutet, wodurch die Verdauung reguliert wird. Zudem werden die Schulter und die Schultergelenke entspannt und dadurch geschmeidiger.

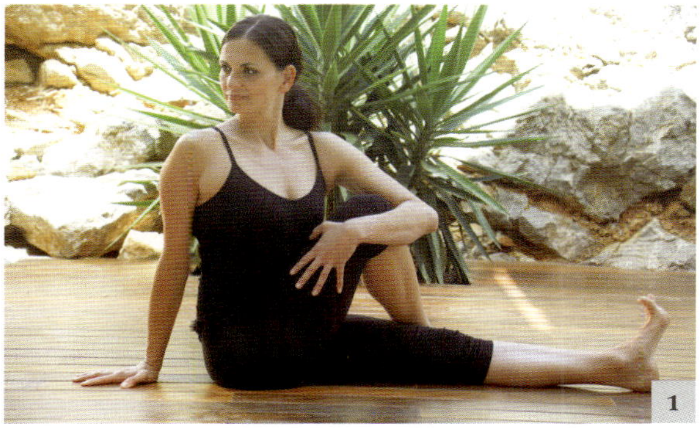
1

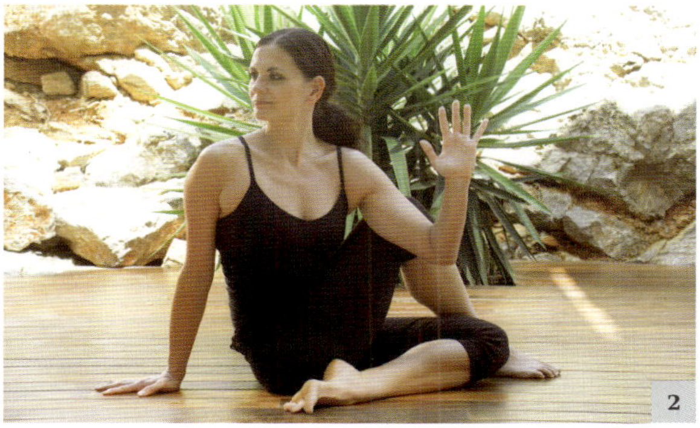
2

Ausrichtung Step by Step

1. Setzen Sie sich aufrecht hin, winkeln Sie ein Bein an und kreuzen Sie es über das andere gestreckte Bein. Der Fuß steht fest auf dem Boden. Die Muskulatur des gestreckten Beins bleibt angespannt. Ziehen Sie in der Einatmung die Wirbelsäule lang und drehen Sie sich in der Ausatmung seitlich auf. Setzen Sie dabei die hintere Hand am Boden auf, um den Rücken zu stützen. Der vordere Unterarm drückt sanft an die Außenkante des vorderen Knies.

2. Behalten Sie die Atmung bei. Winkeln Sie nun auch das andere Bein an, führen Sie den Fuß zur anderen Gesäßseite und legen Sie den Spann des Fußes auf. Bringen Sie den vorderen Oberarm an die Außenseite des aufgerichteten Knies.

3. Drehen Sie die Schulter des vorderen Arms ein, beugen Sie den Arm und führen Sie ihn zwischen Ihren Beinen hindurch nach hinten. Drehen Sie die Schulter des hinteren Arms nach außen, beugen Sie ihn und führen Sie ihn hinter Ihren Rücken. Greifen Sie mit der vorderen Hand das Handgelenk des hinteren Arms. Ziehen Sie in der Einatmung weiterhin die Wirbelsäule lang und gehen Sie in der Ausatmung sanft tiefer in den Twist.

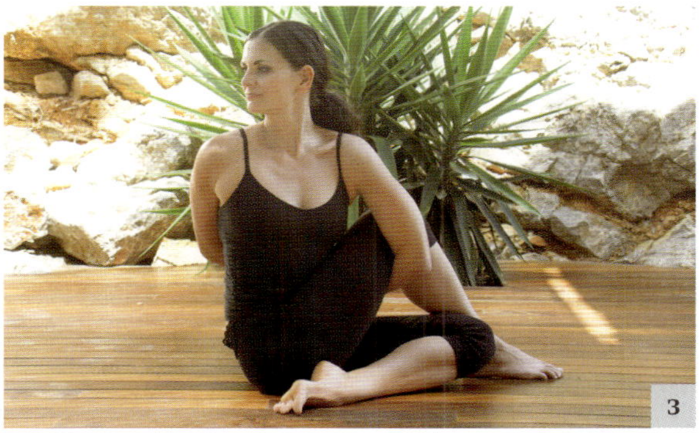
3

Jeder beschriebene Ausrichtungsschritt eignet sich zum Üben. Sollte sich eine Ihrer Hüften vom Boden abheben, setzen Sie sich auf einen Block, um die Hüften parallel ausgerichtet zu halten. Stützen Sie sich dann aber mit der hinteren Hand am Boden auf.

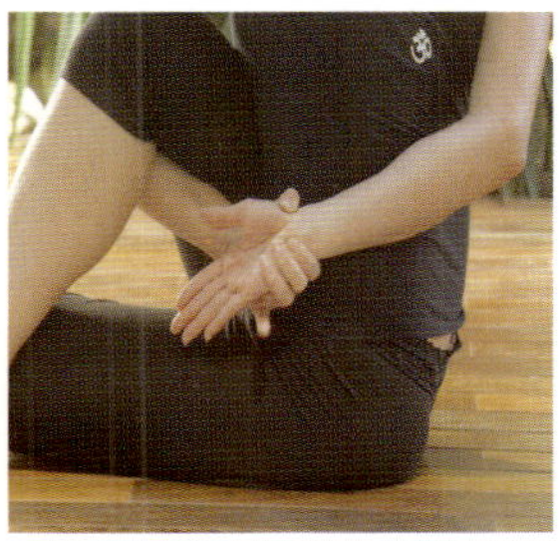
Rückansicht

bharadvajasana Dem Weisen Bharadvaja gewidmet

Es gibt verschiedene Variationen von dieser Asana: im Lotussitz, im halben Lotus, im halben Lotus und halben Helden sowie mit nebeneinander abgelegten Beinen. Je komplexer die Sitzposition, desto größer ist die Wirkung auf die Geschmeidigkeit und Flexibilität der Knie- und Schultergelenke. Die Wirbelsäule wird in allen Varianten durch den intensiven Twist vitalisiert und gestärkt.

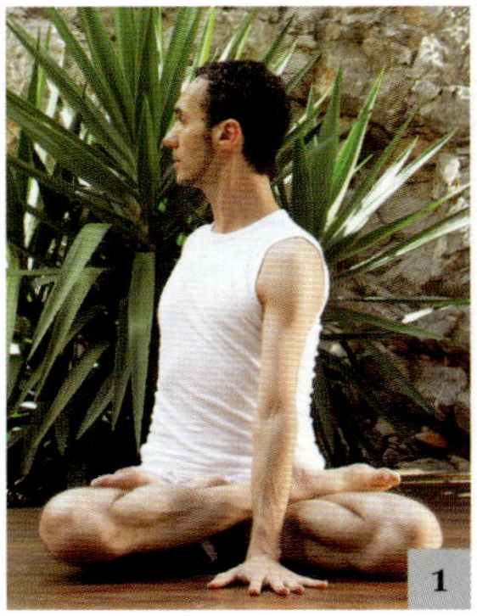

1

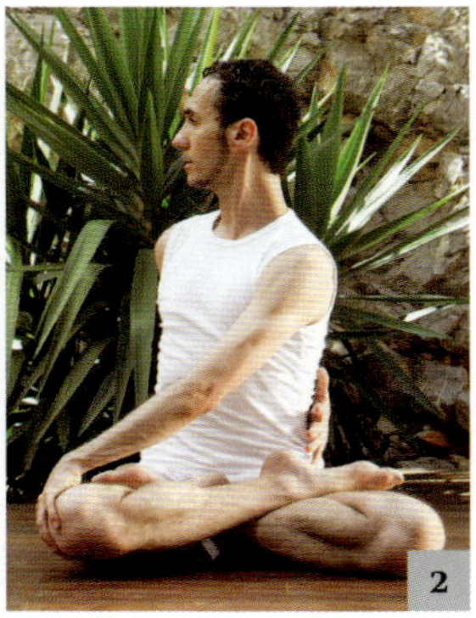

2

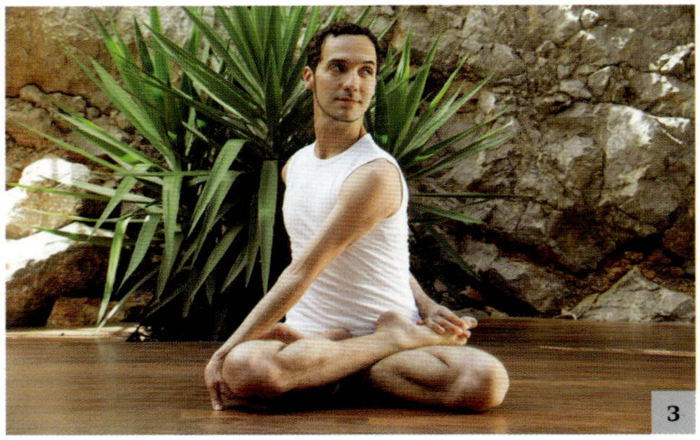

3

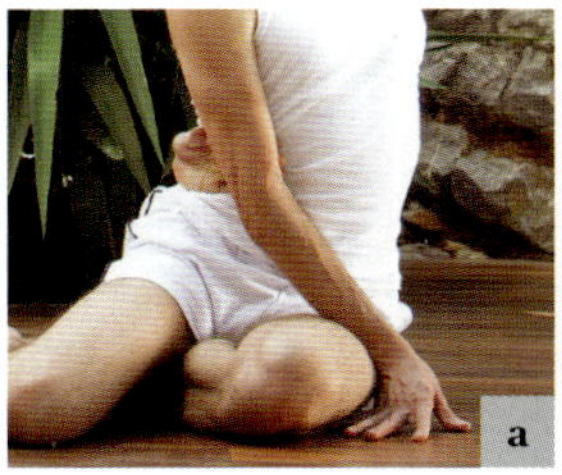

a

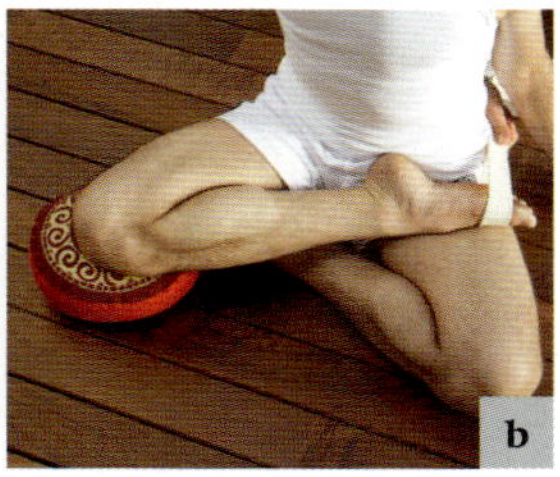

b

Für Einsteiger ▲

a. Bharadvajasana mit nebeneinander liegenden Beinen: Legen Sie beide gebeugten Beine nebeneinander ab und üben Sie zunächst die Drehung.

b. Bharadvajasana im halben Lotus: Wenn Sie soweit sind, üben Sie die Position im halben Lotus. Legen Sie sich, wenn nötig, zur Stabilisierung ein Kissen unter das Knie des oberen Unterschenkels und benutzen Sie einen Gurt.

Ausrichtung Step-by-Step: Bharadvajasana im Lotussitz

1. Kommen Sie in den Lotussitz (s. S. 206 f.). Ziehen Sie in der Einatmung die Wirbelsäule über die Krone des Kopfes lang und drehen Sie sich in der Ausatmung aus der Wirbelsäule heraus auf eine Seite. Setzen Sie eine Hand vor und eine hinter Ihrem Körper auf, um sich in die Position einzufinden.
2. Ziehen Sie die Wirbelsäule in der Einatmung weiterhin lang und gehen Sie in der Ausatmung tiefer in die Drehung. Legen Sie dabei die vordere Hand auf Ihrem Knie ab und führen Sie die hintere Hand hinter Ihrem Rücken wieder nach vorn.
3. Behalten Sie die Atmung bei und greifen Sie in der Ausatmung mit der hinteren Hand den oberen Fuß. Setzen Sie die vordere Hand flach auf und schieben Sie sie unter das Knie desselben Beins. Blicken Sie in die entgegengesetzte Richtung des Twists, sodass sich Ihre Wirbelsäule wie ein Korkenzieher zweimal aufdreht.

Bharadvajasana im halben Lotus (s. S. 206) und halben Helden (s. S. 204) ▸

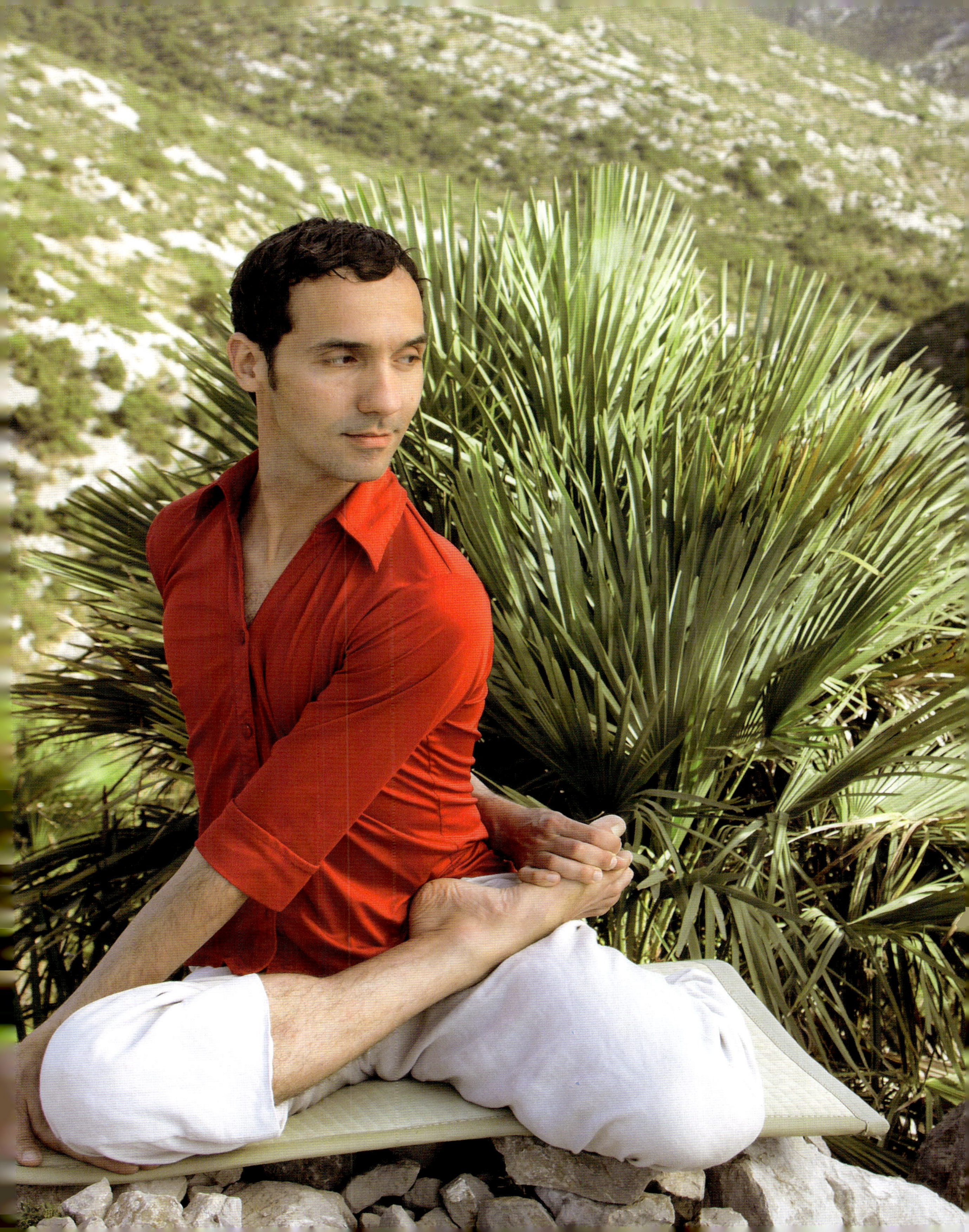

marichyasana C Dem Weisen Marichi gewidmet C

Diese Asana wirkt sich positiv auf die Flexibilität des gesamten Körpers aus. Die Bein-, Gesäß- und Hüftmuskulatur wird gedehnt. Die Wirbelsäule wird durch die Drehung vitalisiert, wodurch Verspannungen im oberen Rücken gelöst werden. Die Verdauungsorgane werden stärker durchblutet, wodurch die Verdauung reguliert wird. Zudem werden die Schulter und die Schultergelenke entspannt und dadurch geschmeidiger.

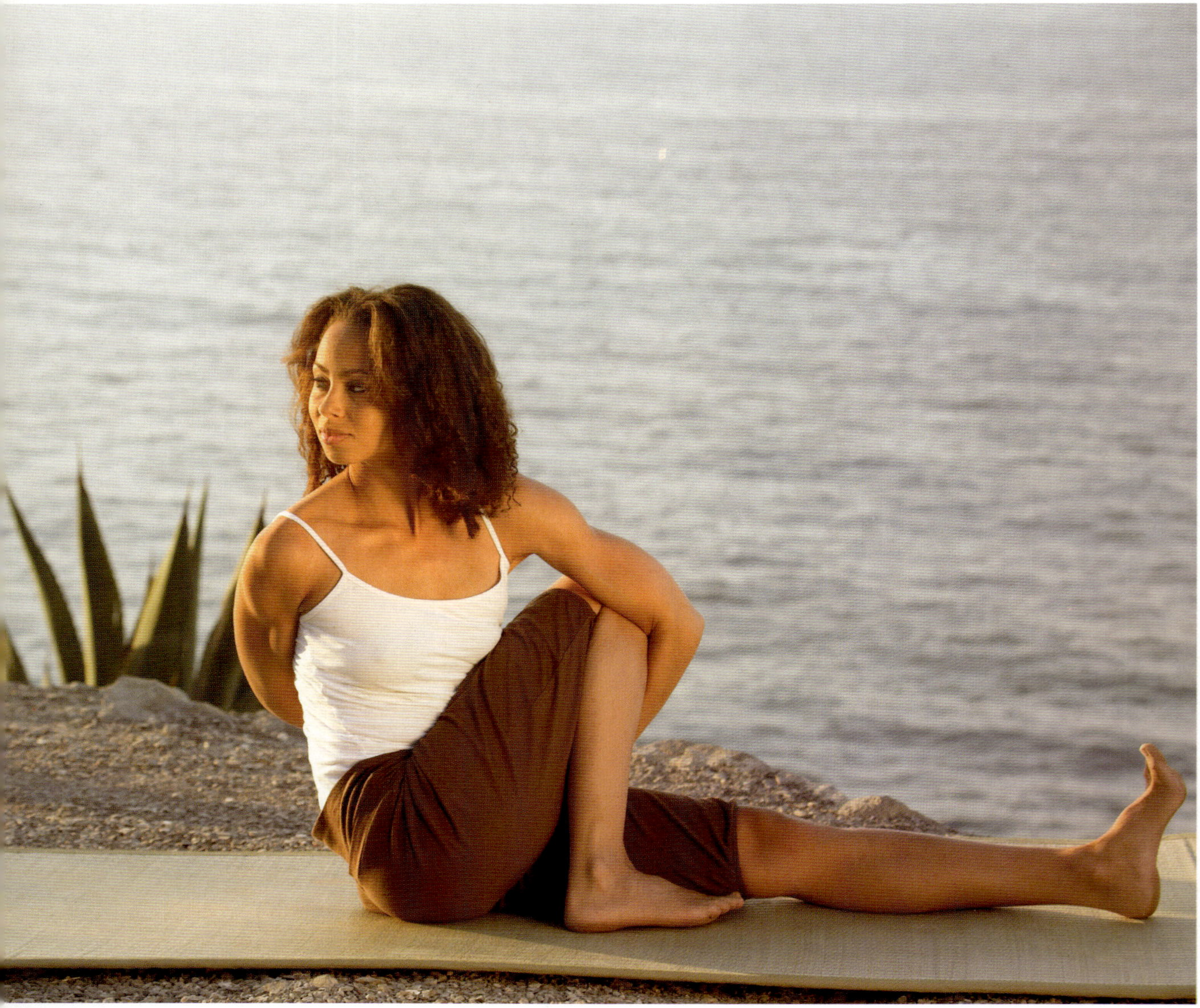

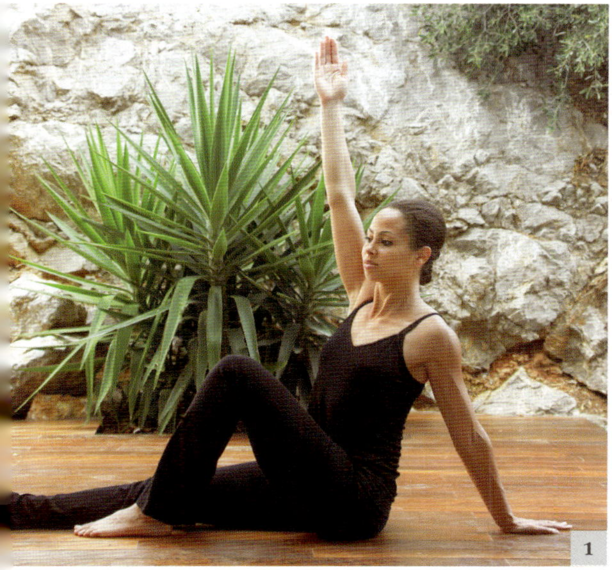

1

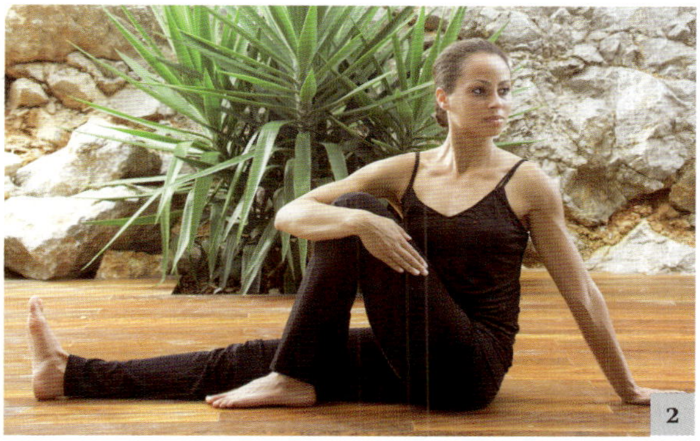

2

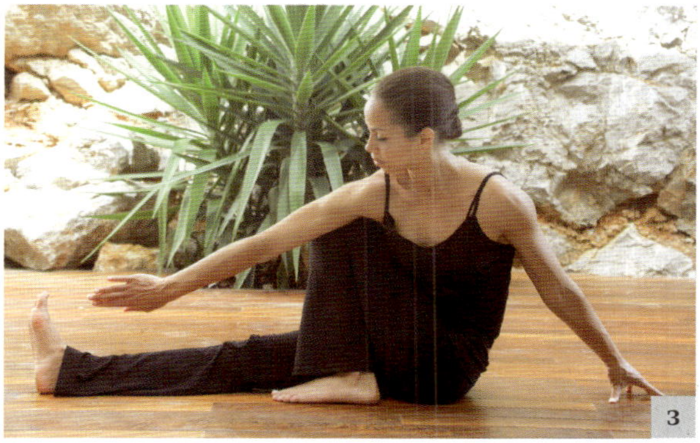

3

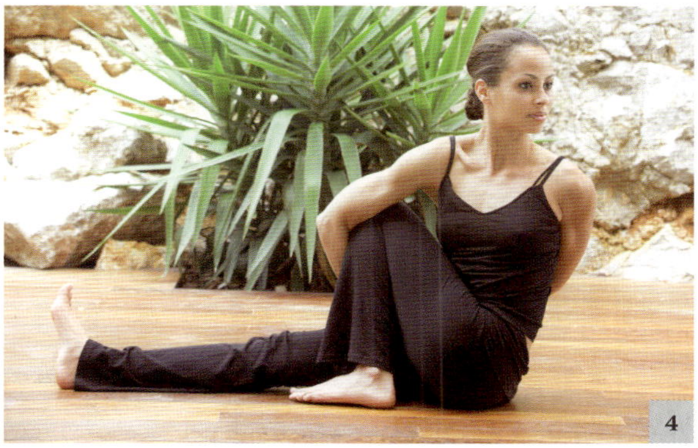

4

Ausrichtung Step-by-Step

1. Setzen Sie sich aufrecht hin und ziehen Sie ein Bein in Richtung Brust. Die Muskulatur des ausgestreckten Beins ist angespannt. Verlängern Sie in der Einatmung die Wirbelsäule über die Krone des Kopfes. Strecken Sie den Arm derselben Seite nach oben und setzen Sie die andere Hand hinter sich auf.

2. Drehen Sie sich in der Ausatmung zur Seite des gebeugten Beins auf. Führen Sie den oberen Arm um das gebeugte Knie und ziehen Sie es sanft zum Körper hin.

3. Behalten Sie die Atmung bei und drehen Sie die Schulter des vorderen Arms nach innen. Führen Sie den Arm an die Außenkante des gebeugten Knies und drücken Sie mit dem Oberarm das Knie sanft in Richtung Körper.

4. Beugen Sie nun den vorderen Arm und führen Sie ihn hinter den Körper (s. Rückansicht). Lösen Sie den anderen Arm vom Boden, führen Sie ihn ebenfalls hinter den Rücken und fassen Sie sein Handgelenk mit der anderen Hand (s. Rückansicht).

Jeder einzelne Schritt der Step-by-Step-Ausrichtung eignet sich zum Üben. Im letzten Schritt können Sie auch einen Gurt verwenden, wenn Sie die Hände noch nicht zusammenbringen können.

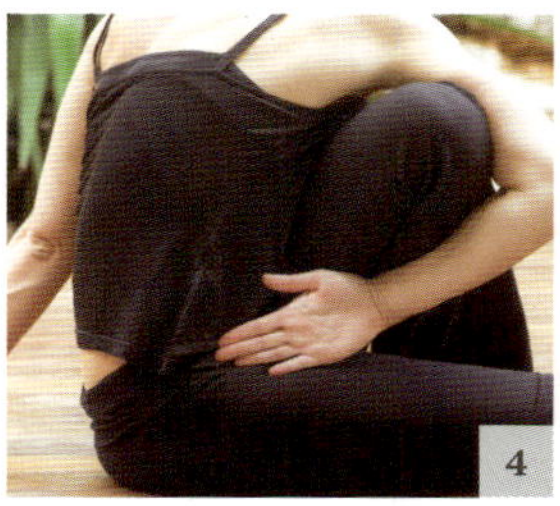

4

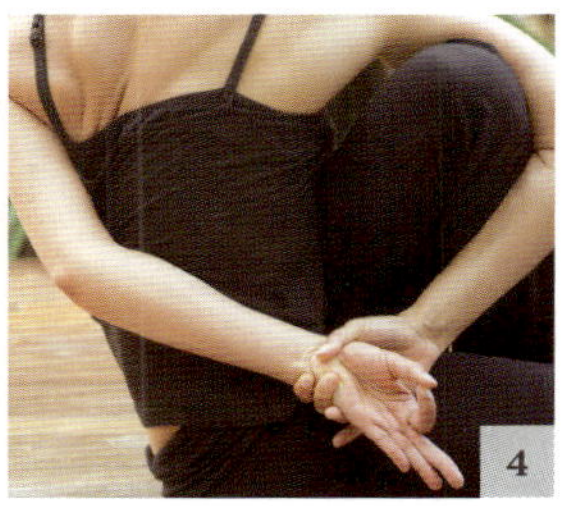

4

Rückansichten

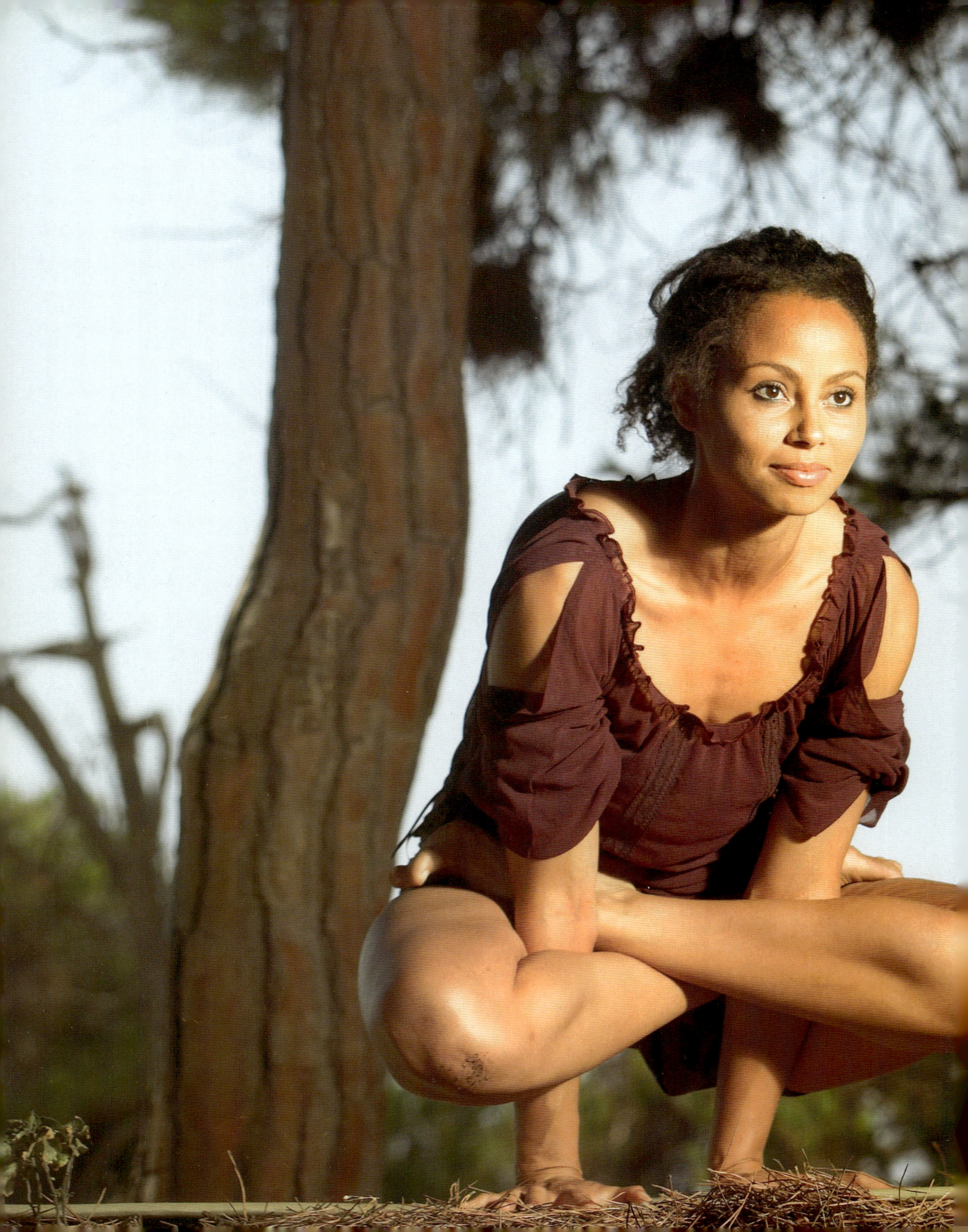

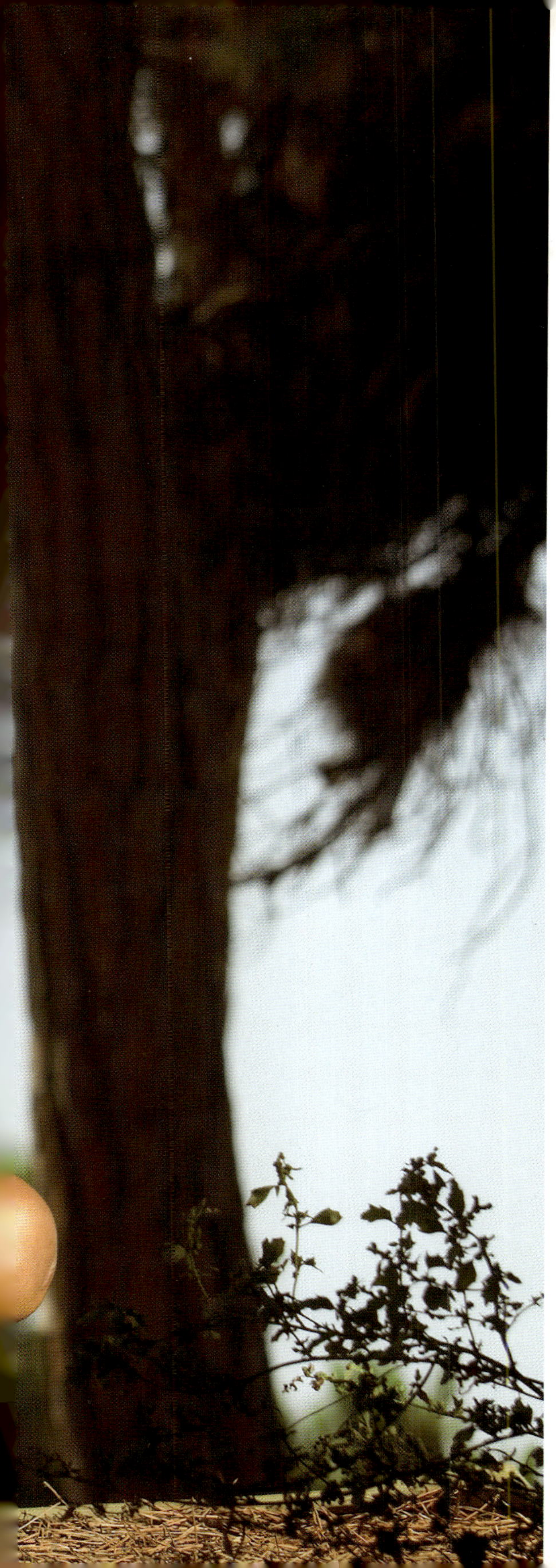

Arm-Balancen

In Arm-Balance-Positionen wird, wie der Name vermuten lässt, der Körper in der einen oder anderen Art auf den Armen balanciert. Es gilt hierbei, den Moment zwischen Bewegung und Bewegungslosigkeit zu finden und zu halten. Dies erfordert neben Kraft und Übung vor allem Konzentration – und manchmal auch ein wenig Mut. Es sind nicht zuletzt die dem Yoga eigenen Techniken (besonders die des Setzens der Bandhas, s. S. 52 f.), die helfen, die Körperenergie mit der Zeit immer gezielter auszurichten.

Auf physischer Ebene stärken Arm-Balancen die Arm-, Schulter-, Rücken-, Bauch- und Beinmuskulatur. Sie vitalisieren den gesamten Körper und aktivieren die Lebenskraft.

Auf emotionaler Ebene fördern sie das Konzentrationsvermögen, das bewusste Erleben des Moments und die Fähigkeit, seinen Körper und seinen Geist auf einen Fokus auszurichten. Darüber hinaus stärken Arm-Balancen den Gleichgewichtssinn und vermitteln ein Gefühl der Ausgeglichenheit. Sie stärken das Selbstvertrauen, denn man trägt sich im buchstäblichen Sinne selbst auf den Händen. Durch das scheinbare Schweben in einigen Arm-Balancen entsteht ein geradezu euphorisches Gefühl der Leichtigkeit.

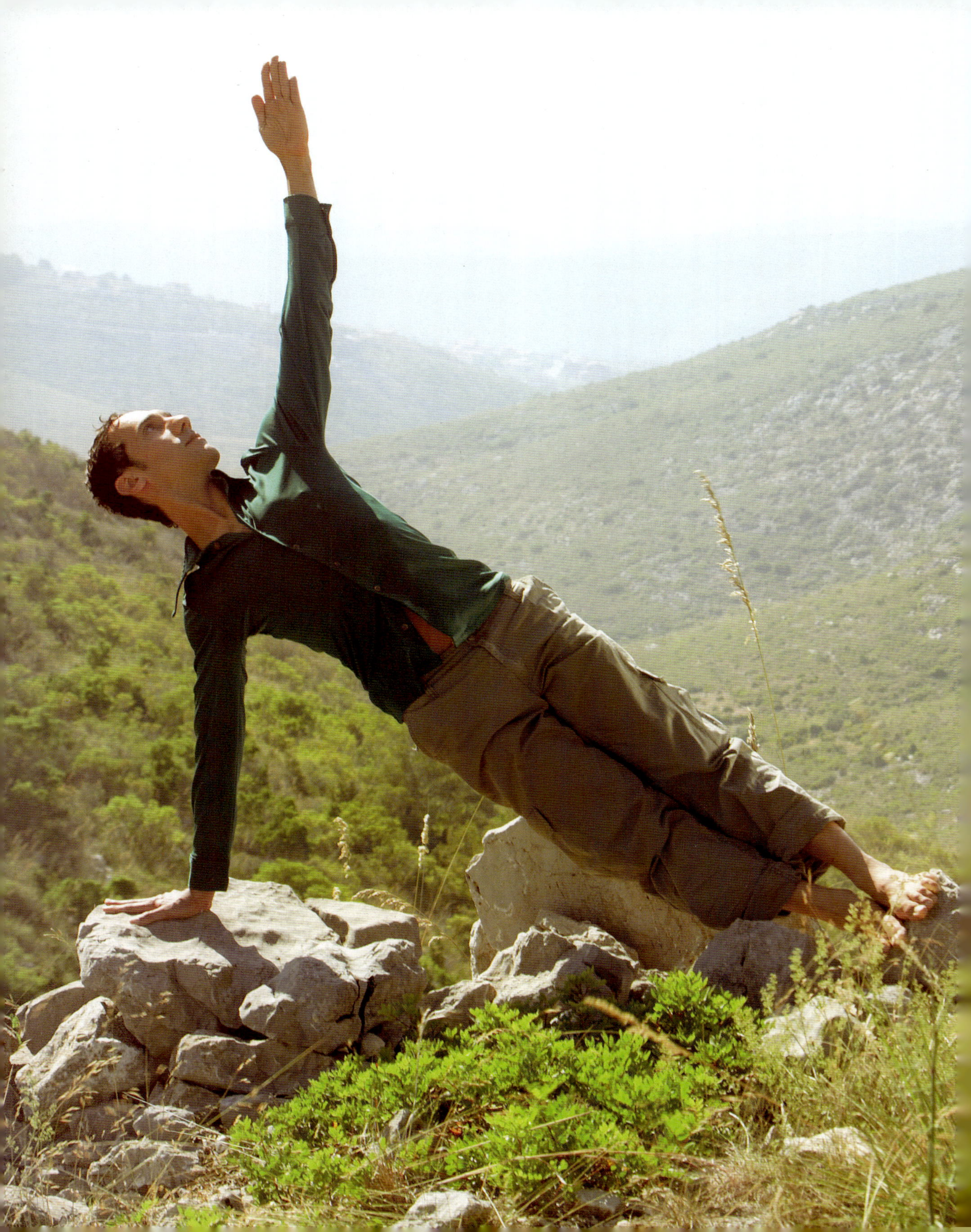

vasishthasana Dem Weisen Vasishtha gewidmet

In dieser Asana werden die Arme, die Körpermitte und die Beinmuskulatur gestärkt. Der gesamte Körper wird belebt, insbesondere der Lendenbereich, die Lendenwirbel und das Steißbein. Das Konzentrationsvermögen und die Fähigkeit zur Fokussierung werden ebenso gefördert wie der Gleichgewichtssinn.

Ausrichtung (linke Seite)

- Legen Sie sich auf eine Körperseite, die Außenkante des unteren Fußes fest auf den Boden und legen Sie beide Fußinnenseiten übereinander.
- Setzen Sie in der Einatmung die untere Hand unter Ihr Schultergelenk auf und drücken Sie sich aus der Schulter heraus nach oben.
- Bilden Sie mit Ihrem Körper seitlich eine gerade Linie und drücken Sie die Hüfte nach oben, damit Sie in der Körpermitte nicht einfallen.
- Ziehen Sie in der Ausatmung den anderen Arm nach oben, sodass beide Arme eine vertikale Linie bilden. Ihr Blick geht nach oben.
- Halten Sie die Spannung in der Körpermitte und dehnen Sie sich in alle Richtungen aus.

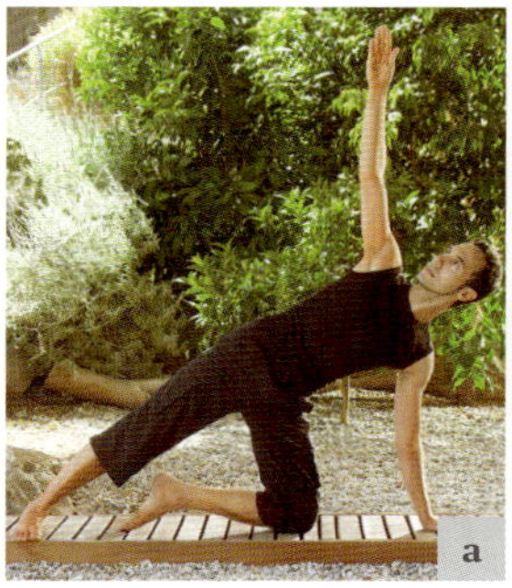
a

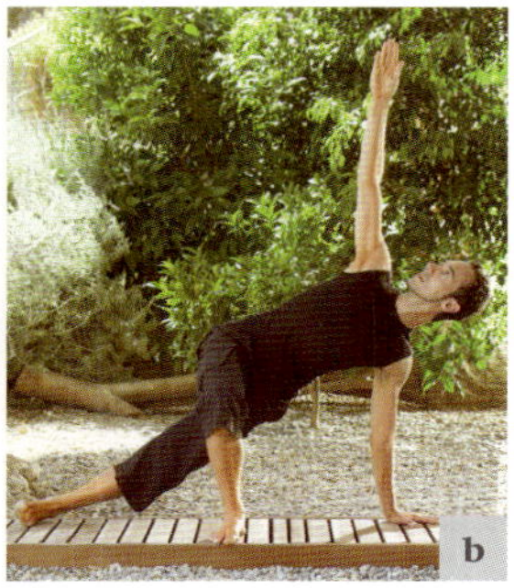
b

Für Einsteiger ▲

a. Setzen Sie das untere Knie am Boden ab, wenn Sie das Becken noch nicht halten können. Bilden Sie eine Linie mit dem Fuß, dem Knie und der unteren Hand.

b. Oder setzen Sie den Fuß des oberen Beins auf Beckenhöhe vor sich auf und pressen Sie den Fuß fest in den Boden.

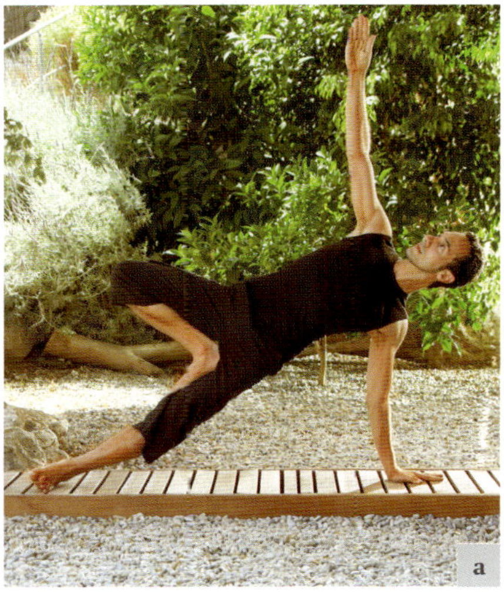
a

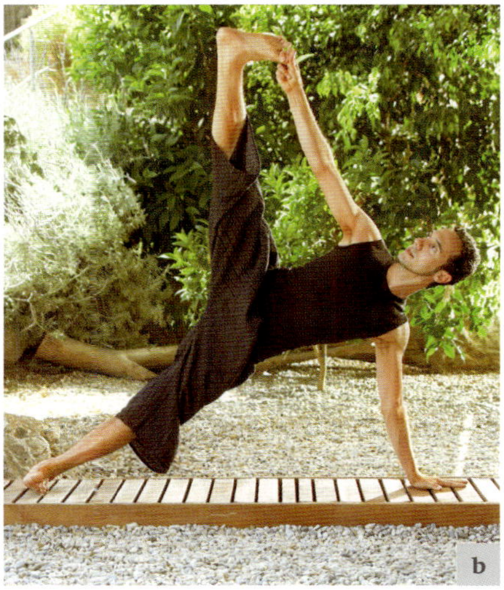
b

◄ **Für Fortgeschrittene**

a. Setzen Sie die Fußsohle des oberen Fußes auf die Oberschenkelinnenseite des unteren Beins.

b. Greifen Sie den großen Zeh des oberen Fußes und ziehen Sie das Bein senkrecht nach oben. Die Hüften bleiben dabei geöffnet. Diese Position ist die vollendete Vasishthasana.

bakasana Krähe

In der Krähe werden die Arm- und die Bauchmuskulatur sowie die Bauchorgane gestärkt. Das Konzentrationsvermögen und die Fähigkeit zur inneren Fokussierung werden ebenso gefördert wie der Gleichgewichtssinn.

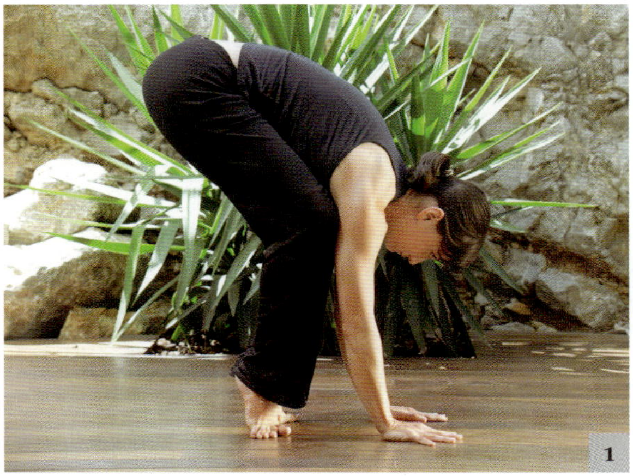

1

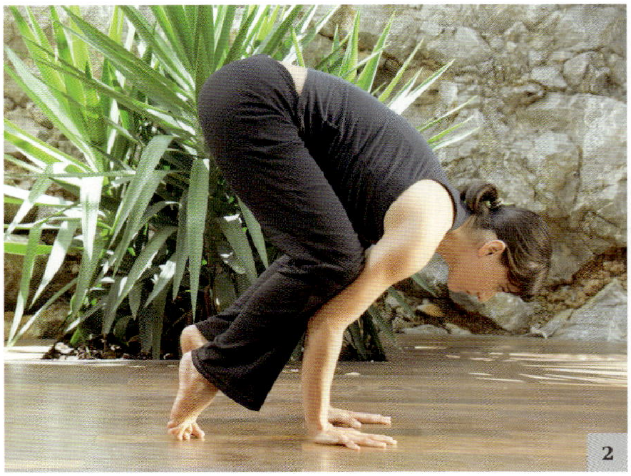

2

Ausrichtung Step-by-Step

1. Kommen Sie aus der Hocke auf die Zehenspitzen, beugen Sie sich nach vorn und setzen Sie die Hände unter dem Schultergelenk flach mit gespreizten Fingern auf. Schieben Sie das Gesäß nach oben und bringen Sie die Knie in Richtung Ihrer Achseln.
2. Runden Sie den Rücken, setzen Sie die Knie auf den Oberarmen ab, pressen Sie die Hände fest in den Boden und verlagern Sie Ihr Gewicht nach vorn. Blicken Sie so weit wie möglich nach vorn.
3. Spannen Sie die Bauchmuskulatur an, setzen Sie in der Einatmung Mula Bandha (s. S. 52) und heben Sie die Füße vom Boden ab. Setzen Sie in der Ausatmung Uddiyana Bandha (s. S. 52) und schieben Sie Ihr Gesäß nach oben. Versuchen Sie, die Arme zu strecken.

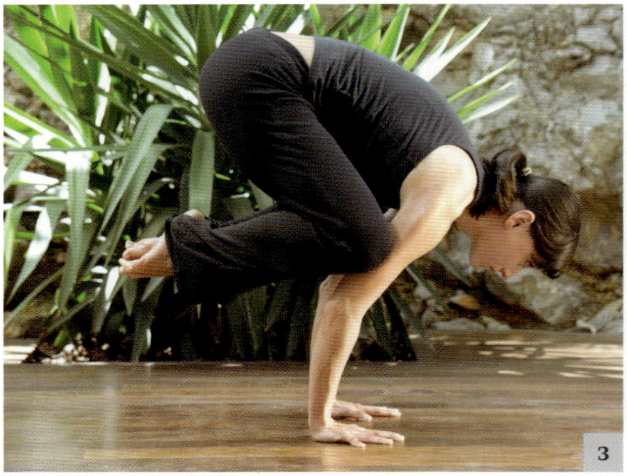

3

Für Einsteiger ▸

Jeder der einzelnen Ausrichtungsschritte eignet sich zum Üben. Wenn Sie in Schritt 3 noch nicht beide Beine gleichzeitig vom Boden abheben können, üben Sie zunächst, nur ein Bein zu heben und mit dem anderen Fuß am Boden Ihr Gleichgewicht zu stabilisieren.

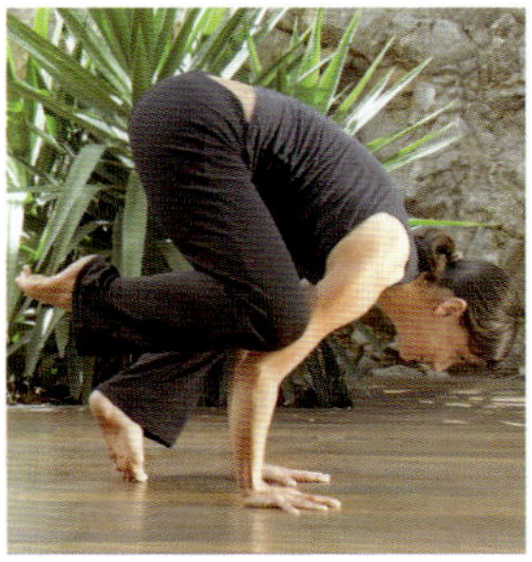

Arm-Balancen

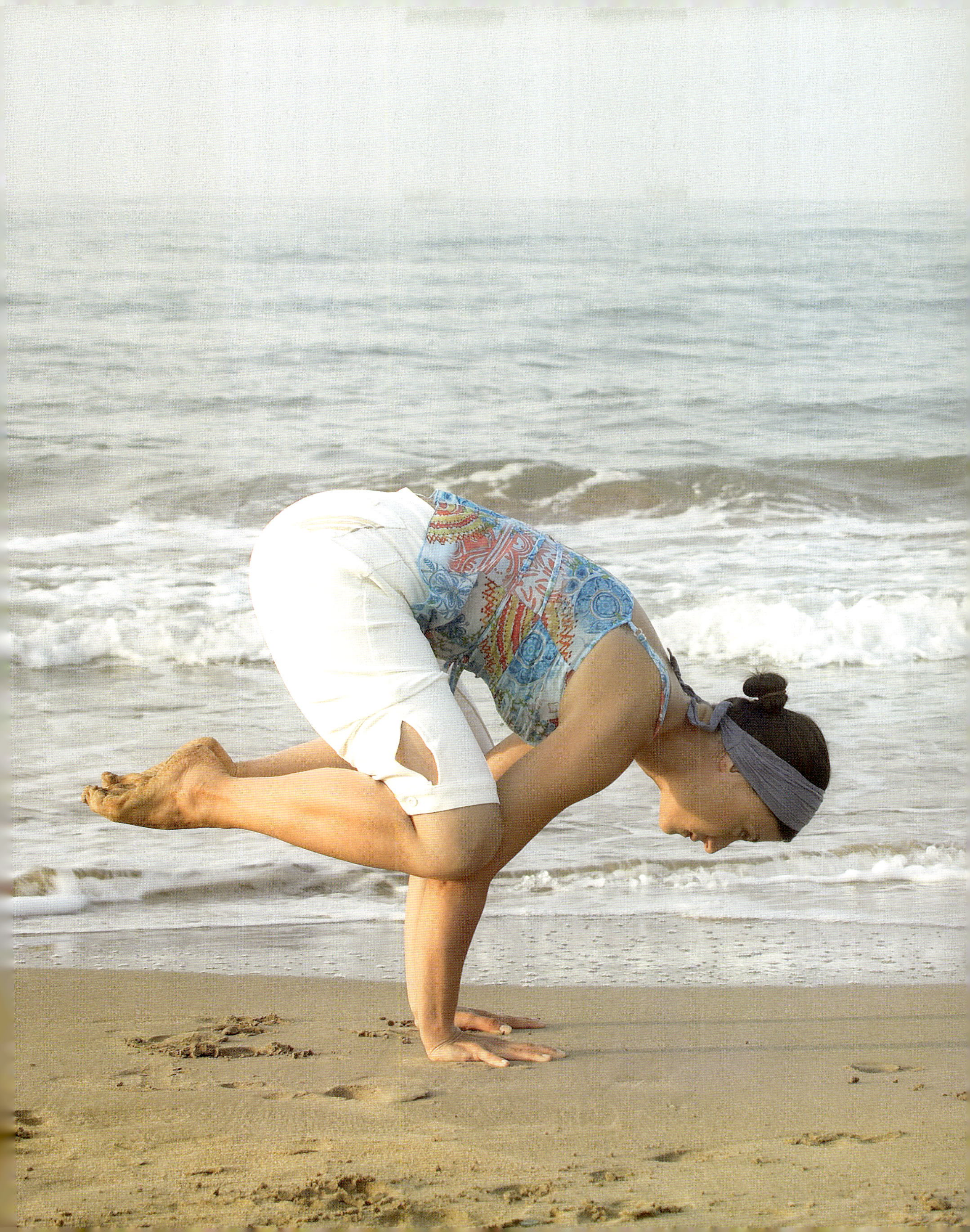

eka pada koundinyasana I

Dem Weisen Koundinya gewidmet I

In dieser Asana wird die Nacken-, Arm- und Beinmuskulatur gestärkt. Die Bauchorgane werden durch den Druck der Beine sanft massiert. Die Wirbelsäule wird durch die Drehung gestärkt und belebt. Das Konzentrationsvermögen und die Fähigkeit zur inneren Fokussierung werden gefördert.

Ausrichtung Step-by-Step

1. Kommen Sie zunächst in den Vierfußstand und setzen Sie dann die Hände seitlich auf. Kreuzen Sie ein Bein zum gegenüberliegenden gebeugten Arm und legen Sie das Knie auf dem Oberarm ab.
2. Blicken Sie weit nach vorn und verlagern Sie das Gewicht auf die Hände. Verteilen Sie Ihr Gewicht gleichmäßig auf beide fest in den Boden gepressten Hände. Setzen Sie in der Einatmung Mula Bandha (s. S. 52) und heben Sie beide Beine vom Boden ab.
3. Setzen Sie in der Ausatmung Uddiyana Bandha (s. S. 52) und strecken Sie beide Beine; das hintere nach hinten, das gekreuzte zur Seite. Ziehen Sie sich über die Krone des Kopfes nach vorn und über den hinteren Fuß nach hinten.

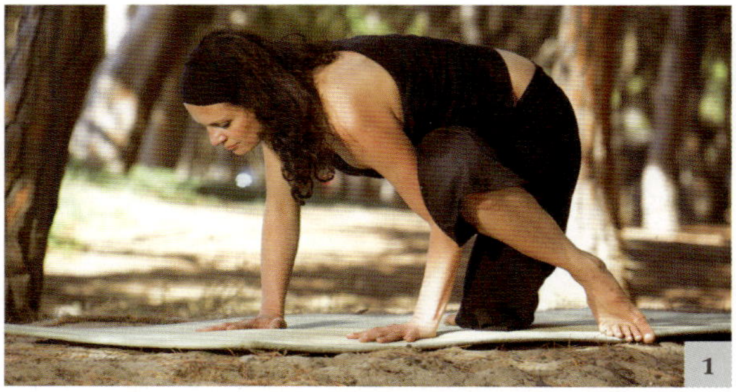
1

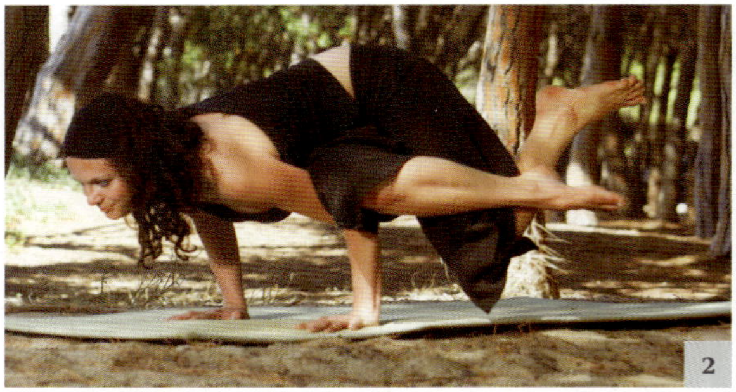
2

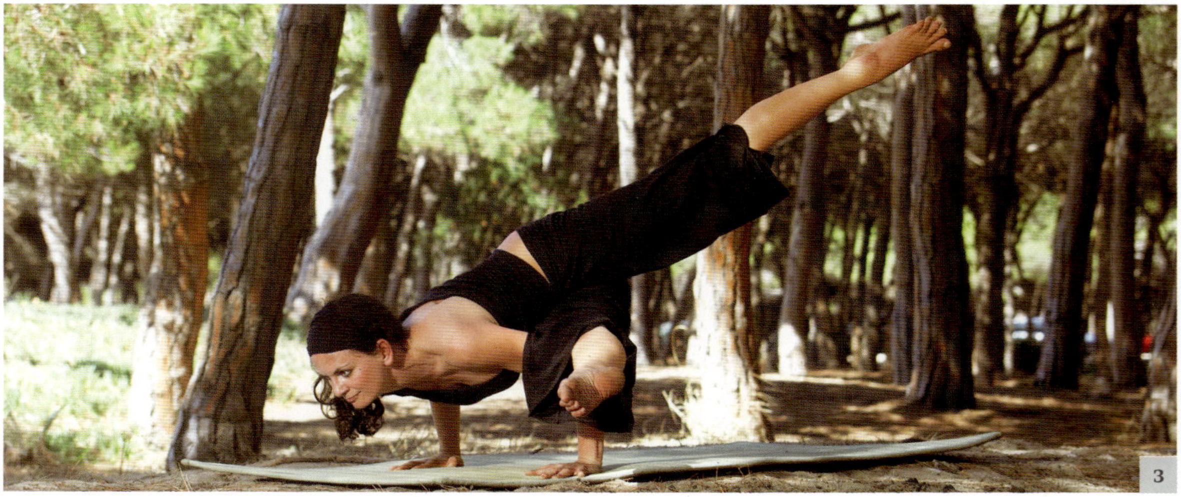
3

Eka Pada Koundinyasana II

Dem Weisen Koundinya gewidmet II

Diese Asana hat die gleiche Wirkung wie Eka Pada Koundinyasana I. Zudem wird die hintere Oberschenkelmuskulatur des vorderen Beins intensiv gedehnt.

Ausrichtung Step-by-Step

1. Strecken Sie aus dem Vierfußstand ein Bein nach hinten aus und legen Sie das andere Bein über den gebeugten Arm derselben Seite.
2. Blicken Sie nach vorn, setzen Sie in der Einatmung Mula Bandha (s. S. 52) und strecken Sie das vordere Bein nach vorn aus.
3. Setzen Sie in der Ausatmung Uddiyana Bandha (s. S. 52), verlagern Sie Ihr Gewicht nach vorn und heben Sie das gestreckte hintere Bein vom Boden ab.

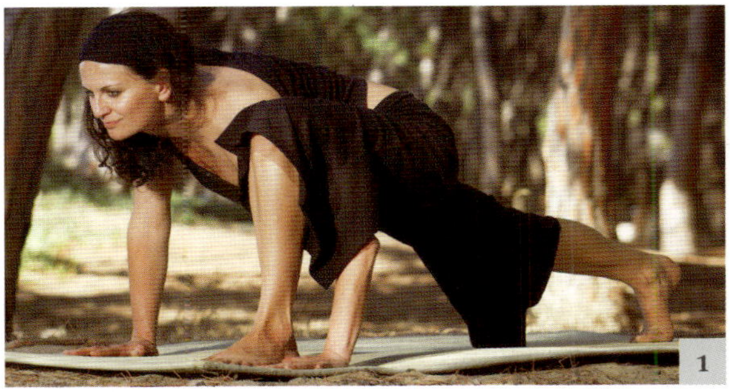

1

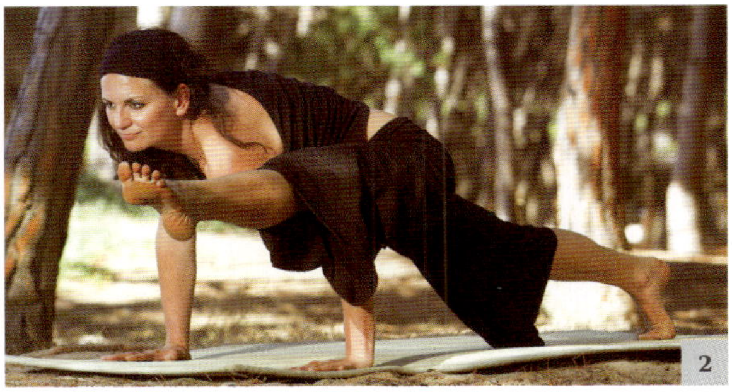

2

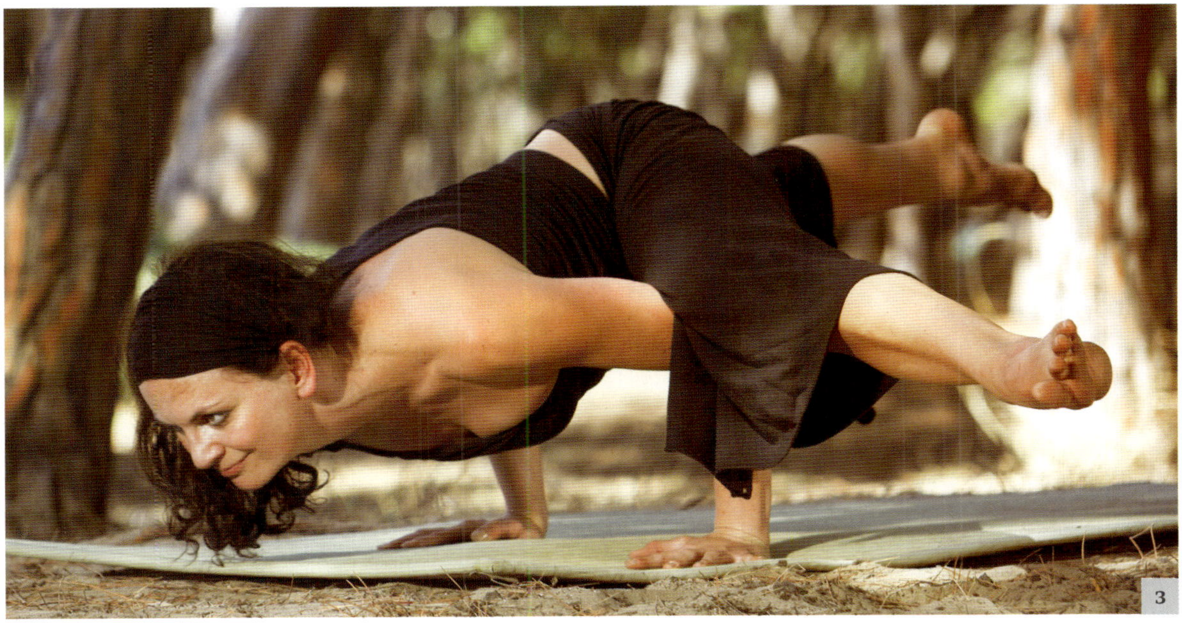

3

Vishvamitrasana Dem Weisen Vishvamitra gewidmet

Diese Asana stärkt die Arm-, Bauch- und Beinmuskulatur. Neben viel Kraft in Armen und Beinen erfordert sie die Fähigkeit, die Oberschenkelmuskulatur und die gesamte Körperflanke stark dehnen sowie die Hüften weit öffnen zu können. Die Beweglichkeit des ganzen Körpers wird gefördert.

Ausrichtung Step-by-Step

1. Grätschen Sie im Sitzen die Beine und setzen Sie die rechte Hand flach vor Ihrem rechten Bein auf den Boden. Fassen Sie mit der linken Hand die Außenkante des rechten Fußes und legen Sie das rechte Bein von hinten auf Ihrem rechten Oberarm in Richtung Schulter ab.

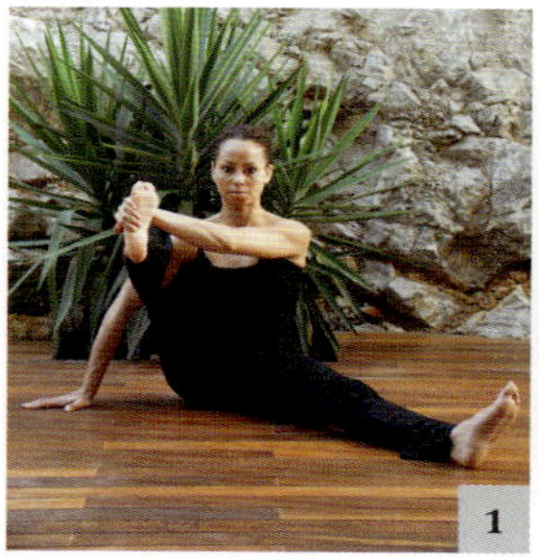
1

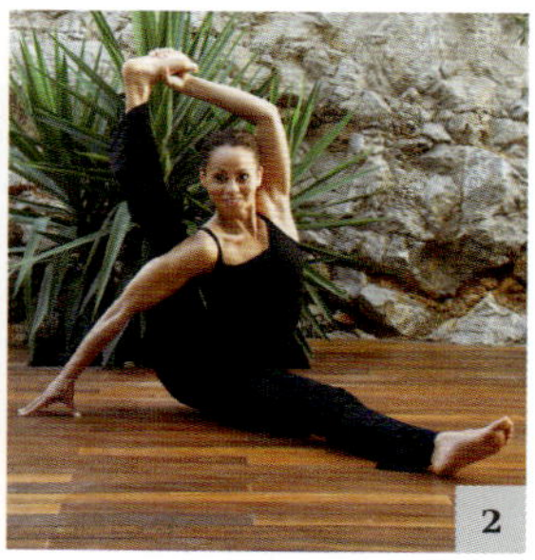
2

2. Strecken Sie in der Einatmung das rechte Bein hinter Ihrem Körper nach oben.
3. Strecken Sie den rechten Arm, drehen Sie die Schultern nach außen und drehen Sie den Oberkörper in der Ausatmung nach links.
4. Blicken Sie zum Boden, um sich zu stabilisieren, geben Sie Druck in die rechte Hand und in den linken Fuß und spannen Sie Ihren gesamten Körper an. Setzen Sie in der Einatmung Mula Bandha (s. S. 52) und heben Sie beide Beine und das Gesäß vom Boden ab.
5. Setzen Sie in der Ausatmung Uddiyana Bandha (s. S. 52) und drehen Sie sich wieder nach links auf. Das Gewicht ist gleichmäßig auf dem linken Fuß und der rechten Hand verteilt. Blicken Sie dabei schräg nach oben. Wechseln Sie die Seite.

Vishvamitrasana ist eine komplexe und anspruchsvolle Asana, die neben viel Übung auch eine gut aufgewärmte und gedehnte Muskulatur erfordert. Tasten Sie sich deshalb langsam mit den Varianten für Einsteiger an diese Position heran.

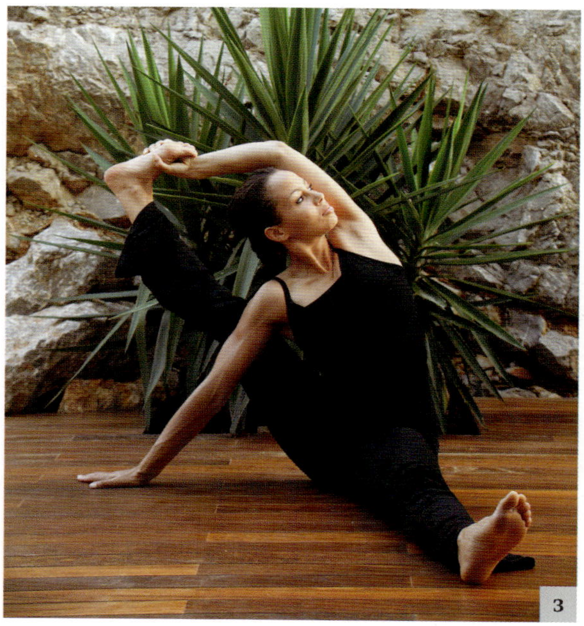
3

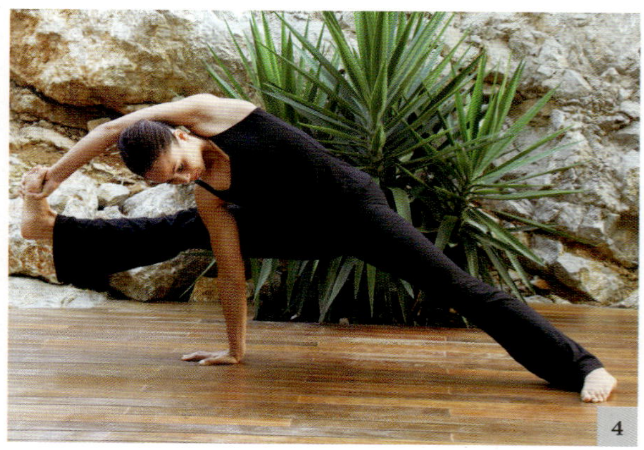
4

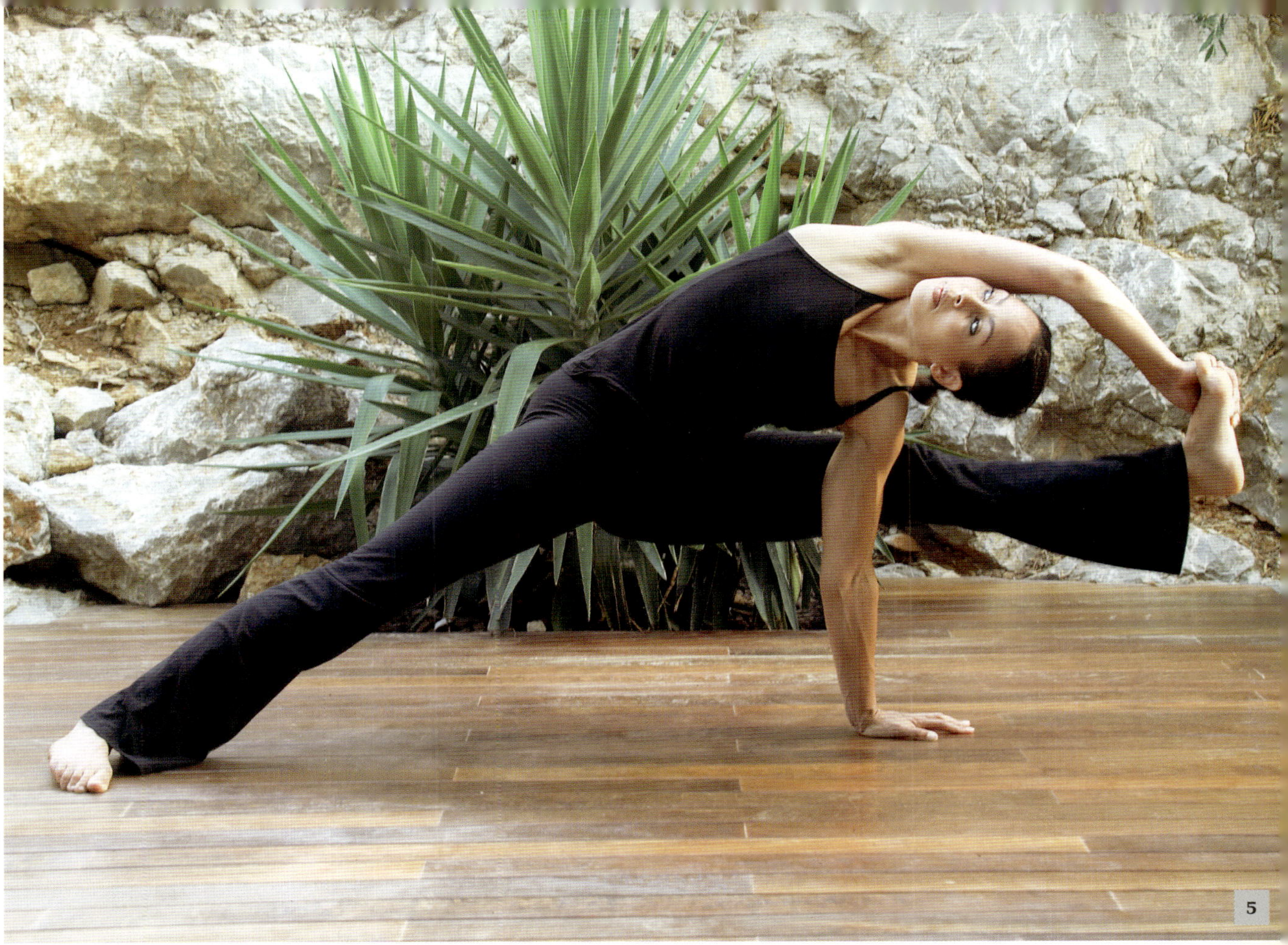

5

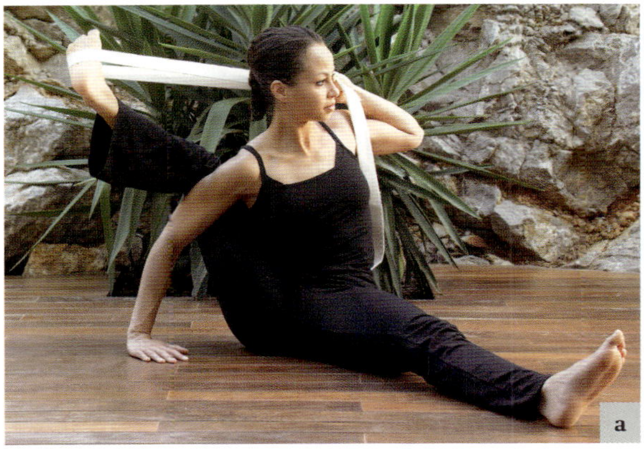

a

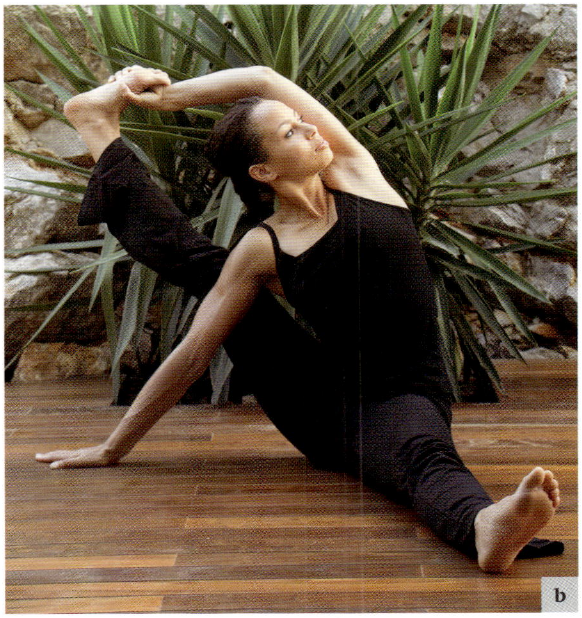

b

Für Einsteiger

a. Benutzen Sie einen Gurt, wenn Sie mit der Hand den Fuß noch nicht fassen können.

b. Üben Sie zunächst bis Schritt 3, bis Sie bequem darin verweilen können. Die Position heißt Konasana (Winkel) und ist eine eigenständige Asana.

bhujapidasana Schulterdruck-Gleichgewicht

In dieser Asana werden die Arm-, Rücken- und Bauchmuskulatur sowie die Bauchorgane gestärkt. Das Konzentrationsvermögen und die Fähigkeit zur inneren Fokussierung werden ebenso gefördert wie der Gleichgewichtssinn.

Ausrichtung Step-by-Step

1. Öffnen Sie in der Hocke die Füße hüftweit, beugen Sie sich vor und wandern Sie mit den Händen zwischen Ihren Beinen nach hinten. Setzen Sie Ihre Handflächen fest hinter den Füßen auf und setzen Sie sich auf Ihre Oberarme.
2. Blicken Sie nach vorn und verlagern Sie Ihr Gewicht nach hinten. Setzen Sie in der Einatmung Mula Bandha (s. S. 52) und heben Sie die Füße vom Boden ab.
3. Setzen Sie in der Ausatmung Uddiyana Bandha (s. S. 52) und kreuzen Sie die Füße vor Ihrem Oberkörper.

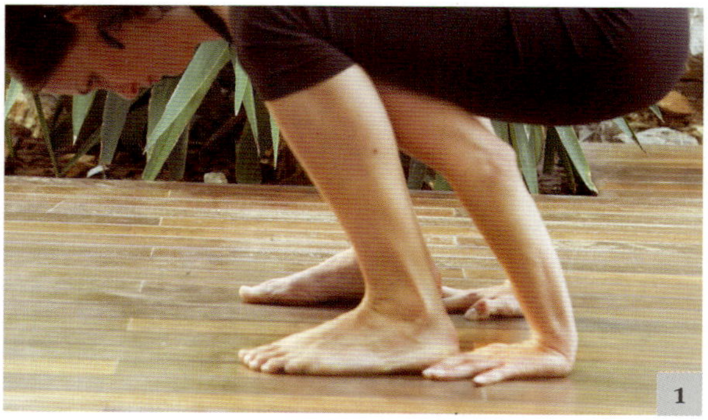

1

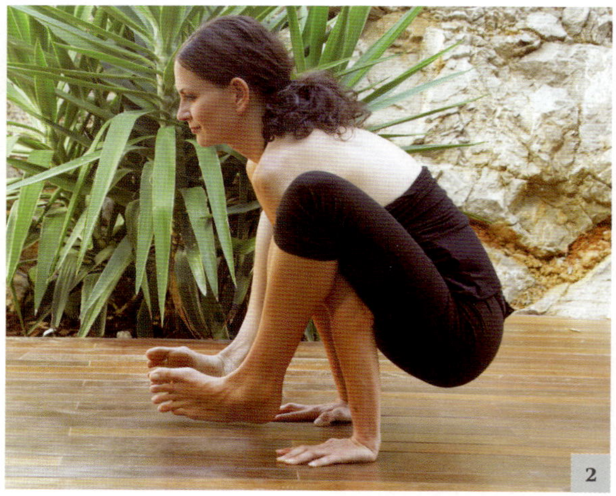

2

Für Einsteiger ▼

a. Legen Sie jeweils einen Block unter Ihre Hände; so können Sie sich leichter auf die Oberarme setzen und die Füße vom Boden abheben.

b. Versuchen Sie, abwechselnd einen Fuß vom Boden abzuheben, während Sie sich mit dem anderen stabilisieren.

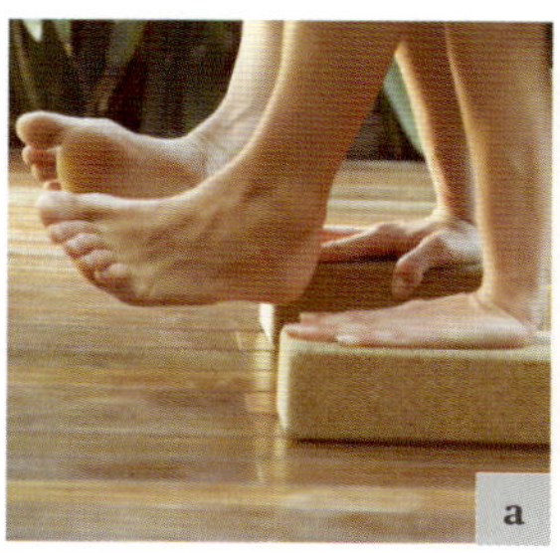

a

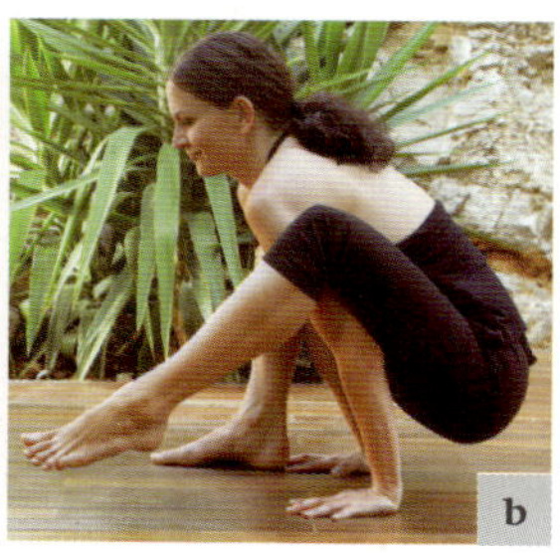

b

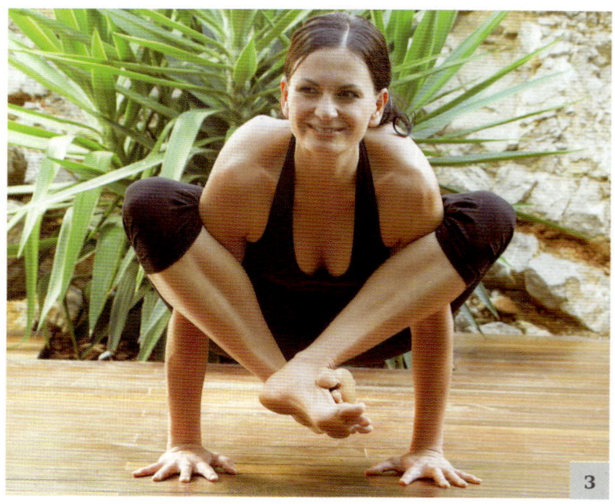

3

tittibhasana Feuerfliege

Die Feuerfliege stärkt die Arm-, Schulter- und Rückenmuskulatur ebenso wie die Bauchmuskulatur. Insbesondere von den Lendenwirbeln bis zum Steißbein wird die Wirbelsäule gedehnt. Das Konzentrationsvermögen, die Fähigkeit zur Fokussierung sowie der Gleichgewichtssinn werden gefördert. Es entsteht ein geradezu euphorisches Gefühl der Leichtigkeit.

Ausrichtung

- Folgen Sie der Step-by-Step-Ausrichtung von Ehujapidasana bis Schritt 2.
- Setzen Sie in der Ausatmung Uddiyana Bandha (s.S.52) und strecken Sie beide Beine gerade nach vorn bzw. leicht nach oben aus.

Tittibhasana ist eine sehr anspruchsvolle Asana. Üben Sie deshalb zuerst Ehujapidasana. !

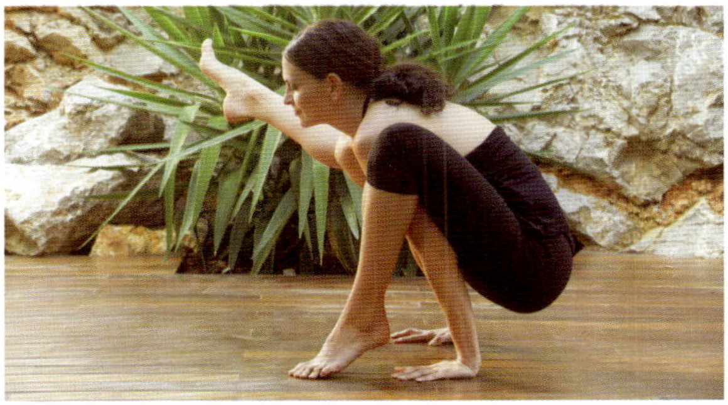

Für Einsteiger ▲

Versuchen Sie, abwechselnd ein Bein nach vorn zu strecken, während Sie sich mit dem anderen stabilisieren.

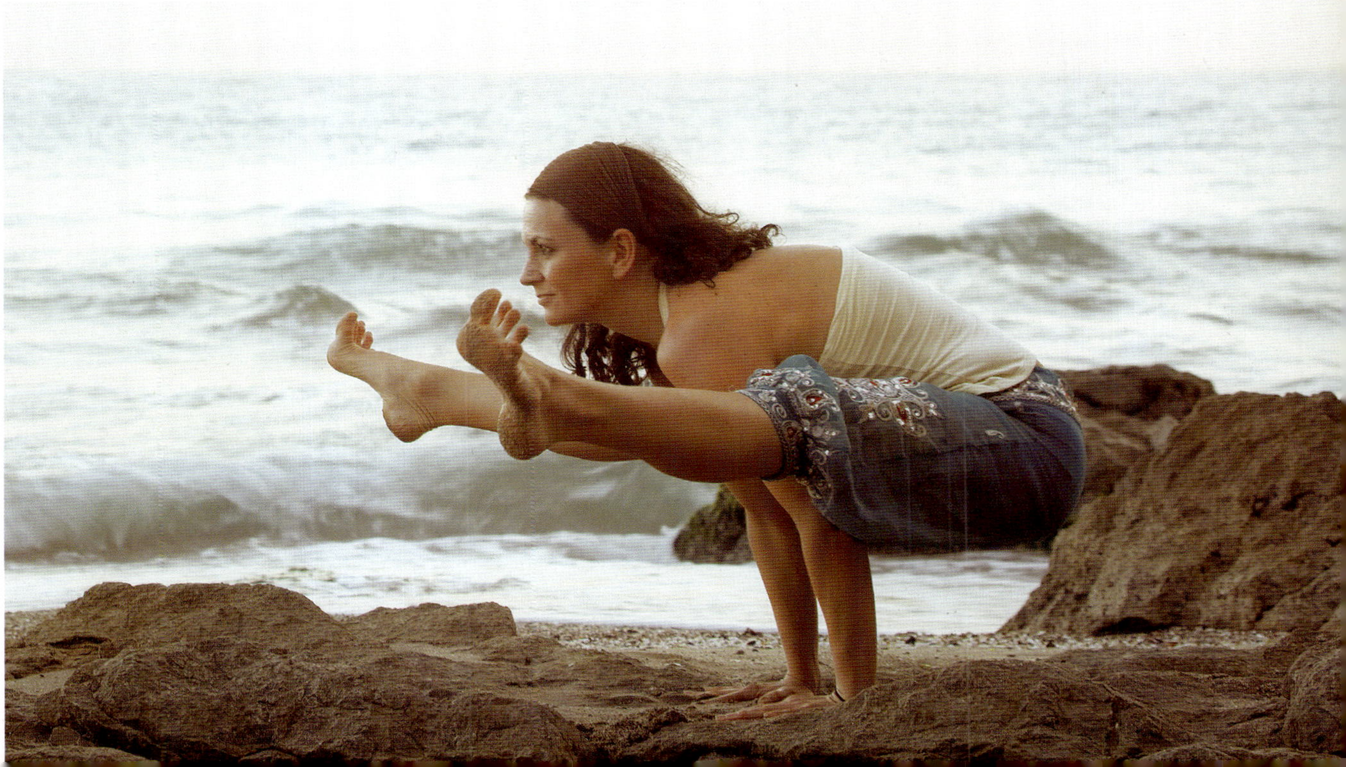

tolasana Waage

In der Waage wird die Arm-, Brust-, Rücken- und Bauchmuskulatur gestärkt. Durch den Lotussitz (s. S. 206 f.) werden zudem die Knie- und Fußgelenke geschmeidig. Das Konzentrationsvermögen und die Fähigkeit zur Fokussierung werden gefördert. Der scheinbare Schwebezustand in dieser Asana erzeugt ein euphorisches Gefühl der Leichtigkeit.

Ausrichtung

- Folgen Sie der Step-by-Step-Ausrichtung von Padmasana (s. S. 206 f.), um in den Lotussitz zu kommen.
- Setzen Sie beide Hände neben den Hüften flach auf, die Mittelfinger zeigen nach vorn. Setzen Sie in der Einatmung Mula Bandha (s. S. 52), geben Sie Druck in die Hände und pressen Sie sich hoch.
- Setzen Sie in der Ausatmung Uddiyana Bandha (s. S. 52) und ziehen Sie die gekreuzten Beine weiter nach oben.

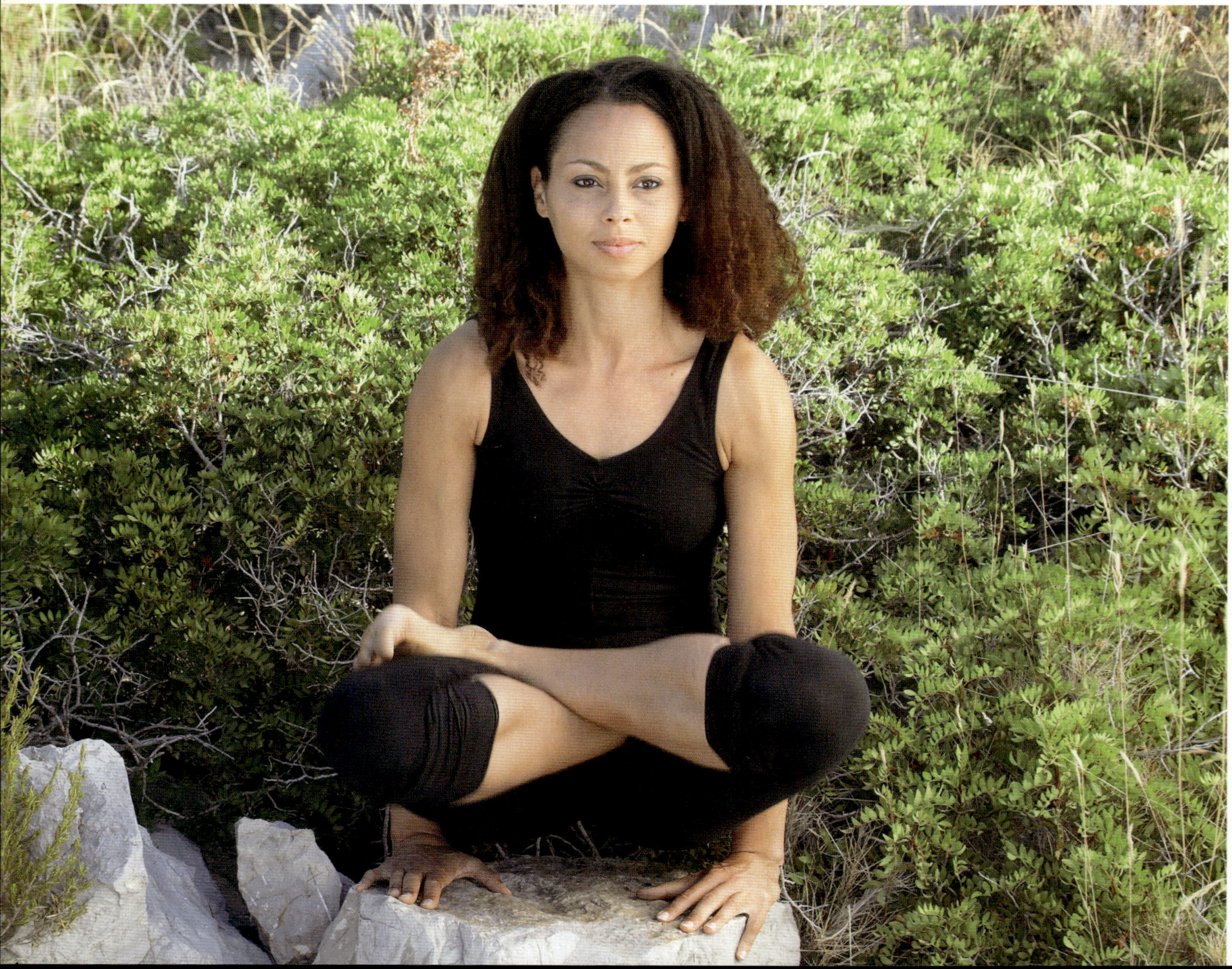

Kukkutasana Hahn

Der Hahn hat die gleiche Wirkung wie die Waage. Darüber hinaus ist der Gleichgewichtssinn besonders gefordert, weil aus der Bewegung heraus die Balance gefunden werden muss.

Ausrichtung Step-by-Step

1. Folgen Sie der Step-by-Step-Ausrichtung von Padmasana (s. S. 206 f.), um in den Lotussitz zu kommen. Rollen Sie sich im Lotussitz auf den Rücken und bringen Sie die Arme bis zum Ellbogen zwischen Ihre Oberschenkel und die Waden. Setzen Sie in der Einatmung Mula Bandha (s. S. 52).
2. Setzen Sie in der Ausatmung Uddiyana Bandha (s. S. 52), nehmen Sie Schwung und rollen Sie sich nach vorn.
3. Setzen Sie die Hände flach auf, verlagern Sie Ihr Gewicht nach vorn und erspüren Sie den Moment, in dem Sie mit dem gesamten Körper auf den Händen sitzen und in Balance sind.

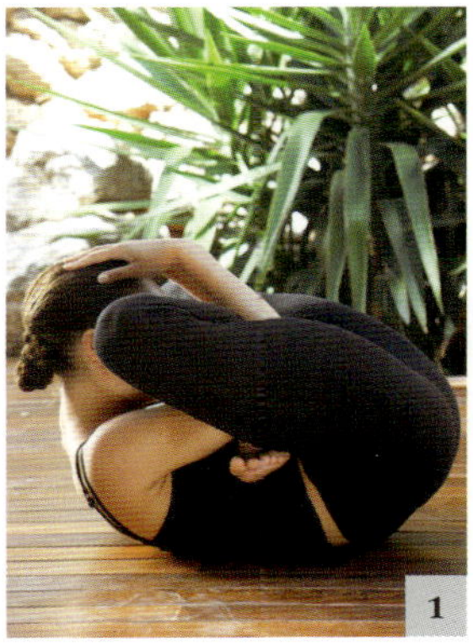
1

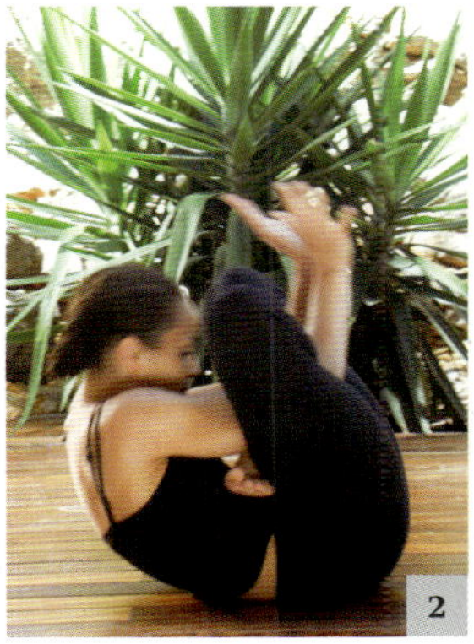
2

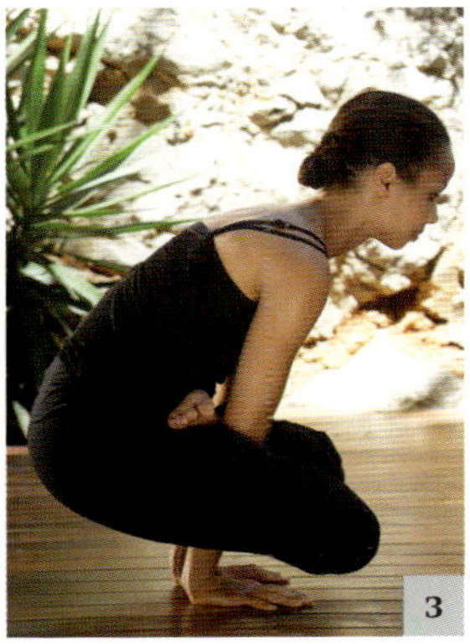
3

Seitenansicht

Um die Arme zwischen Oberschenkel und Wade zu bekommen, ist es hilfreich, sie vorher mit ein bisschen Wasser zu befeuchten, damit sie leichter durch den doch recht engen Raum zwischen Oberschenkel und Wade passen.

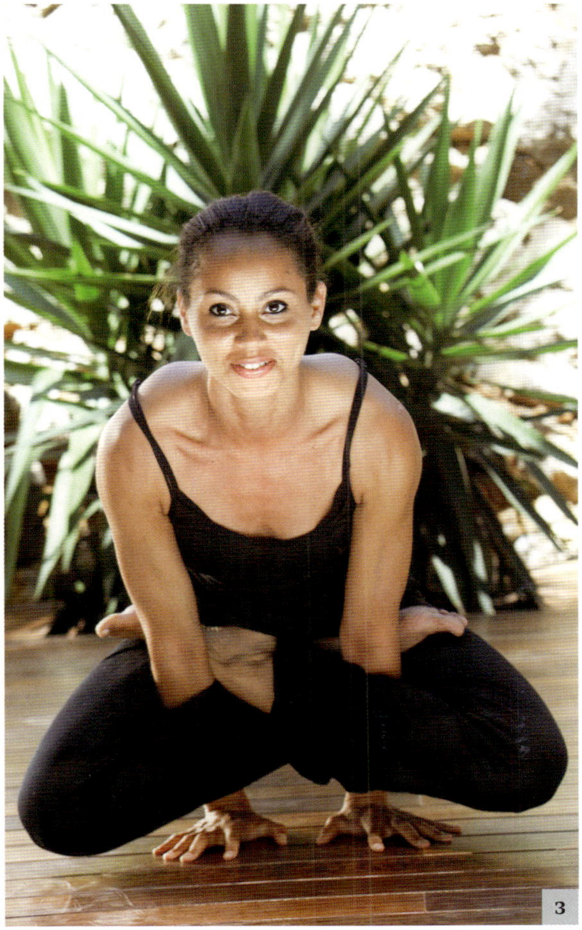
3

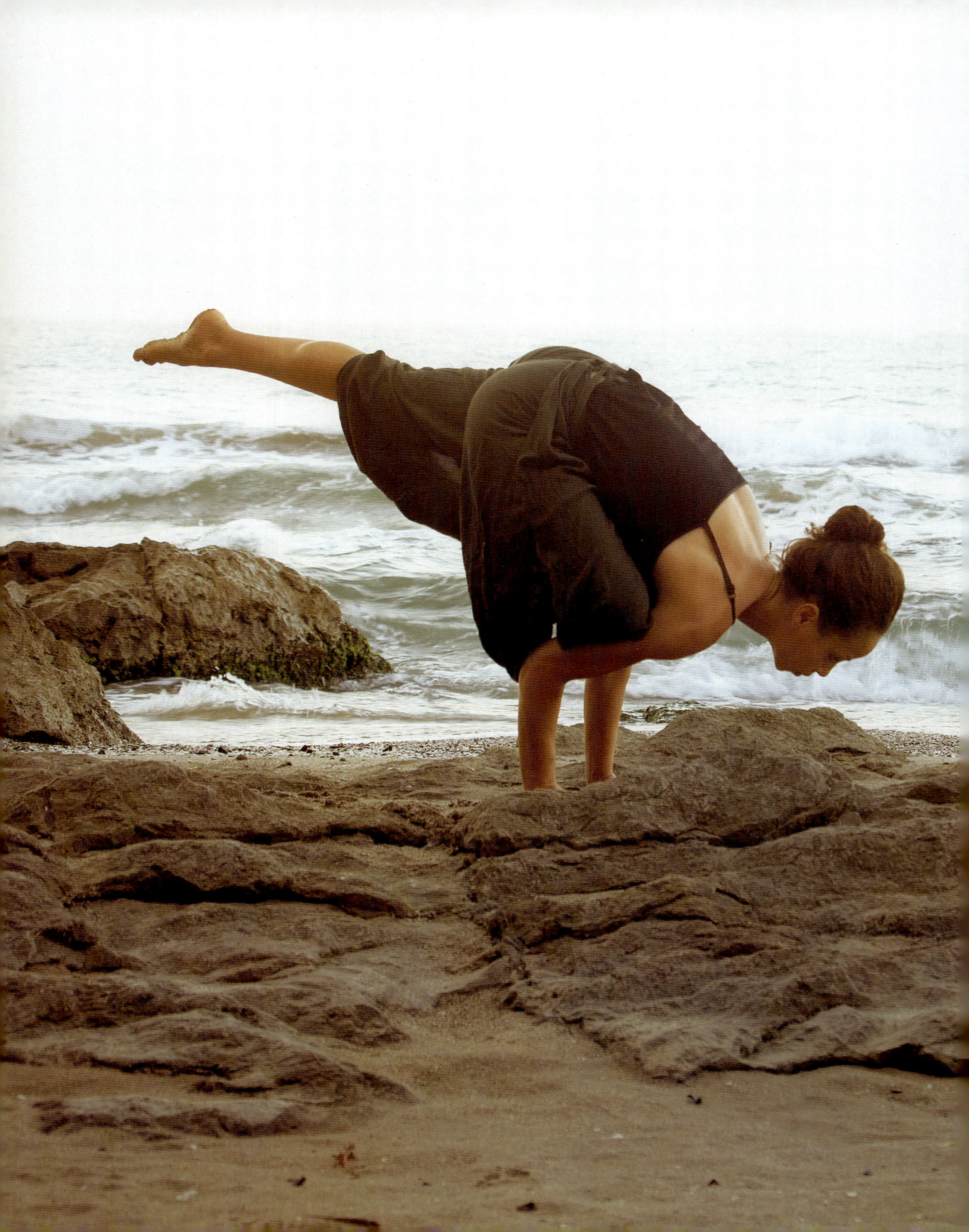

eka pada galavasana **Fliegende Krähe**

In der Fliegenden Krähe wird der gesamte Körper gekräftigt: Hand-, Arm-, Schulter-, Brust-, Rücken-, Bauch-, Gesäß- und Beinmuskulatur. Gleichzeitig werden die Bauchorgane massiert. Der Gleichgewichtssinn und das Konzentrationsvermögen werden herausgefordert. Die Asana vermittelt ein Gefühl der Leichtigkeit: das Gefühl zu fliegen.

Ausrichtung Step-by-Step

1. Beugen Sie aus dem Stand beide Beine und legen Sie das eine mit dem unteren Schienbein auf dem Knie des anderen ab.
2. Setzen Sie die Hände vor sich auf dem Boden auf und klemmen Sie den Fuß des gekreuzten Beins an Ihren Oberarm (s. Detailansicht).
3. Blicken Sie weit nach vorn, setzen Sie in der Einatmung Mula Bandha (s. S. 52), verlagern Sie Ihr Gewicht nach vorn auf die Hände und heben Sie das hintere Bein vom Boden ab.
4. Setzen Sie in der Ausatmung Uddiyana Bandha (s. S. 52), schieben Sie das Gesäß nach oben und strecken Sie das hintere Bein.

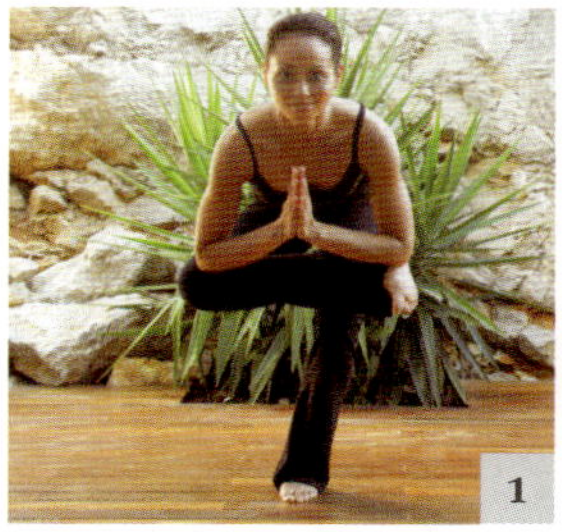

1

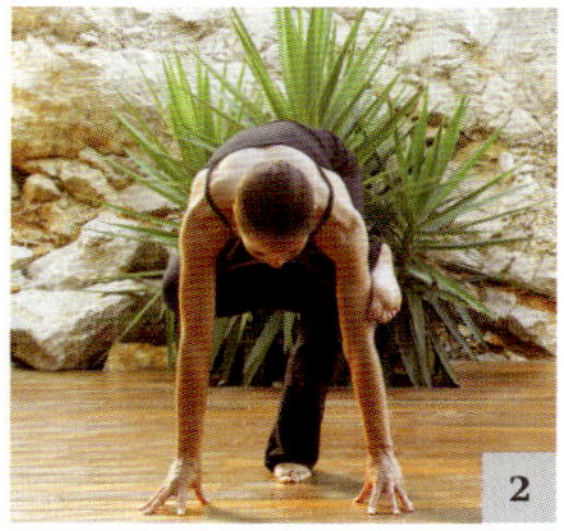

2

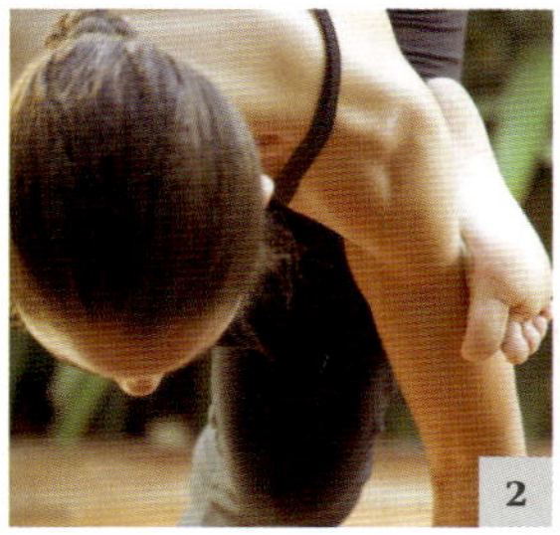

2

Detailansicht

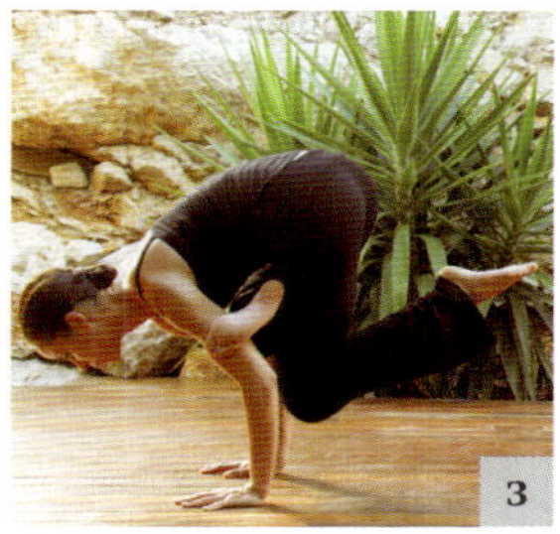

3

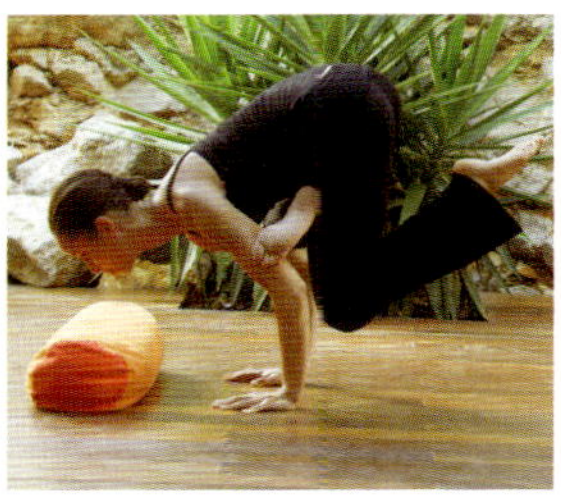

Für Einsteiger ▲

Wenn Sie ein wenig Angst haben, dass Gewicht nach vorn zu verlagern, legen Sie ein Kissen unter das Gesicht.

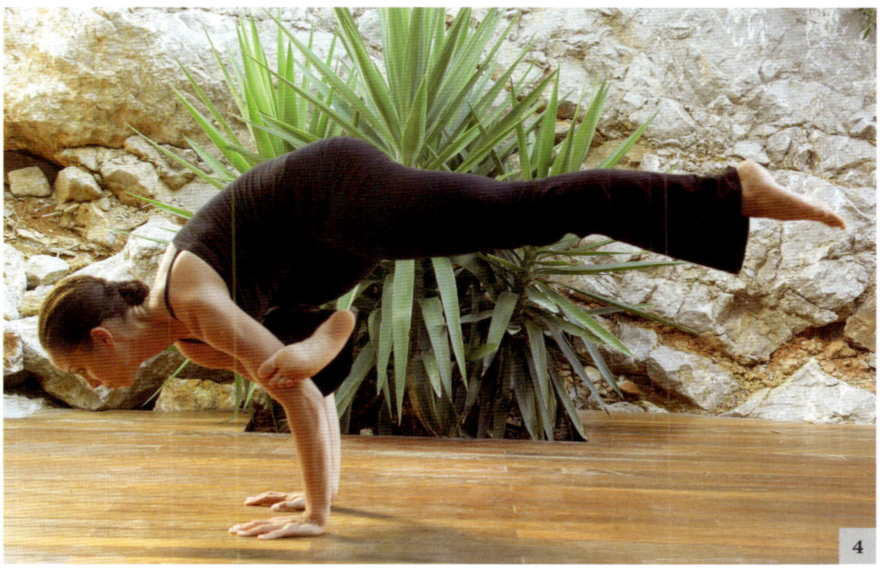

4

eka hasta bhujasana **Ein-Bein-über-Arm-Balance**

In dieser Asana wird der gesamte Körper gekräftigt: Hand-, Arm-, Schulter-, Brust-, Rücken-, Bauch-, Gesäß- und Beinmuskulatur. Gleichzeitig werden die Bauchorgane massiert. Der Gleichgewichtssinn und das Konzentrationsvermögen werden herausgefordert.

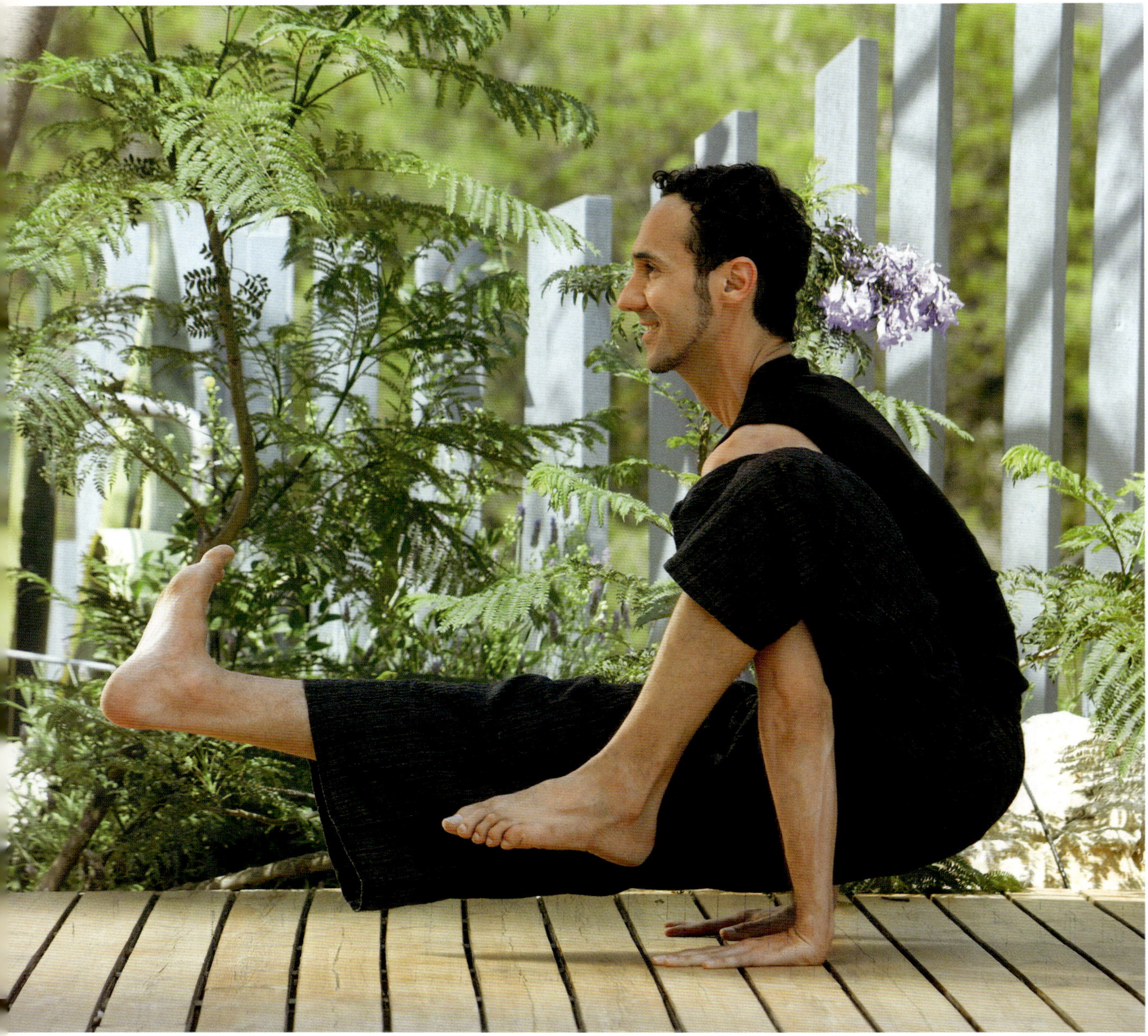

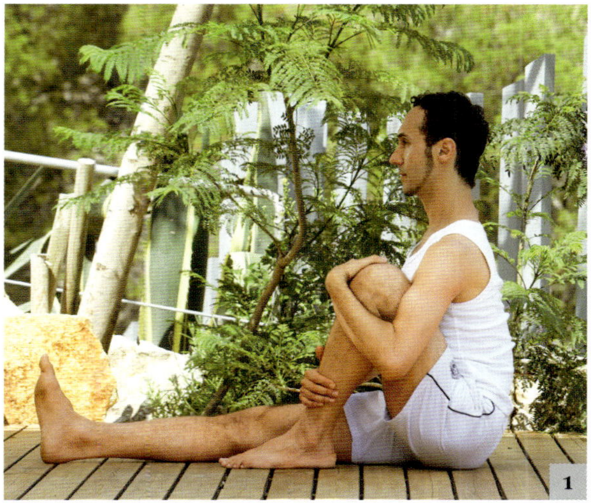

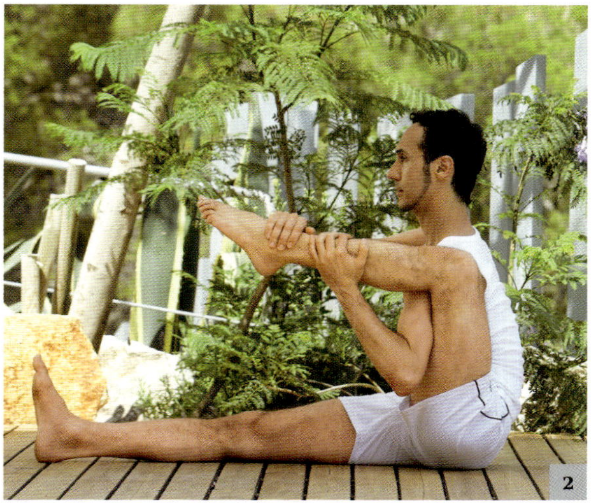

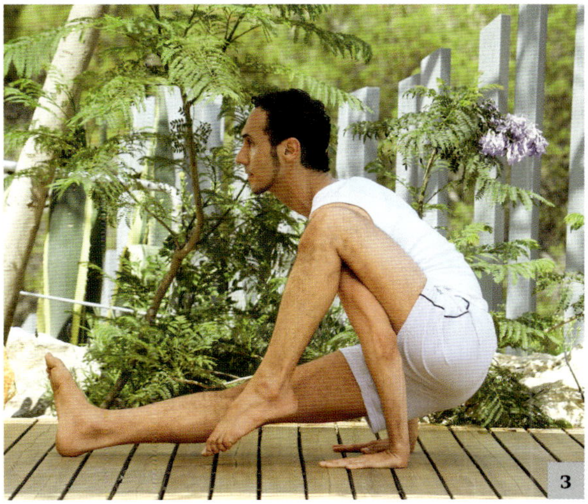

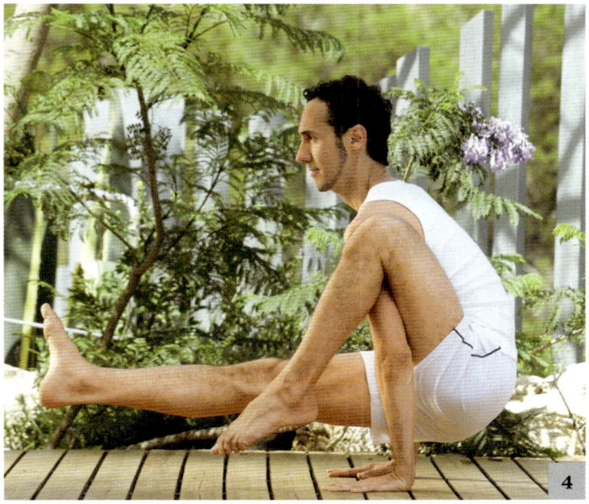

Ausrichtung Step-by-Step

1. Setzen Sie sich mit aufgerichtetem Becken auf den Boden und ziehen Sie ein Bein zur Brust heran.
2. Bringen Sie den Oberschenkel des herangezogenen Beins von hinten auf Ihren Oberarm der gleichen Seite, in Richtung Schulter.
3. Setzen Sie Ihre Handflächen neben der Hüfte auf und blicken Sie nach vorn. Setzen Sie in der Einatmung Mula Bandha (s. S. 52), pressen Sie die Hände fest in den Boden und heben Sie Ihr Gesäß vom Boden ab. Ziehen Sie sich über die Krone des Kopfes nach oben.
4. Setzen Sie in der Ausatmung Uddiyana Bandha (s. S. 52) und heben Sie das gestreckte Bein vom Boden ab. Schieben Sie dessen Ferse fest nach vorn.

Jeder einzelne Ausrichtungsschritt eignet sich zum Üben.

ashtavakrasana Dem Weisen Ashtavakra gewidmet

In dieser Asana wird die Arm-, Schulter-, Brust-, Bauch-, Gesäß- und Beinmuskulatur gekräftigt. Gleichzeitig werden die Bauchorgane durch Kontraktion des Oberkörpers massiert. Der Gleichgewichtssinn und das Konzentrationsvermögen werden herausgefordert.

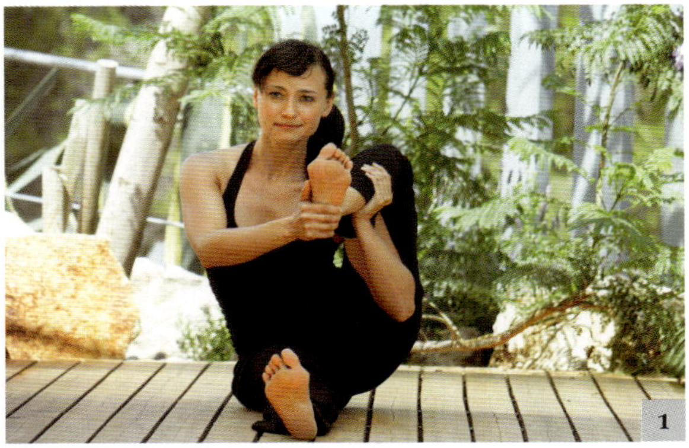
1

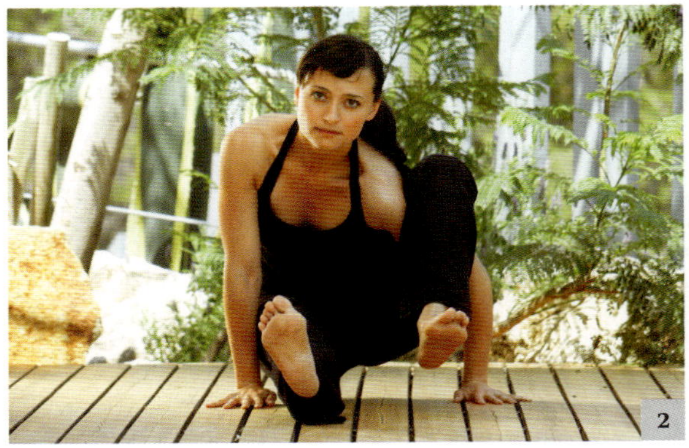
2

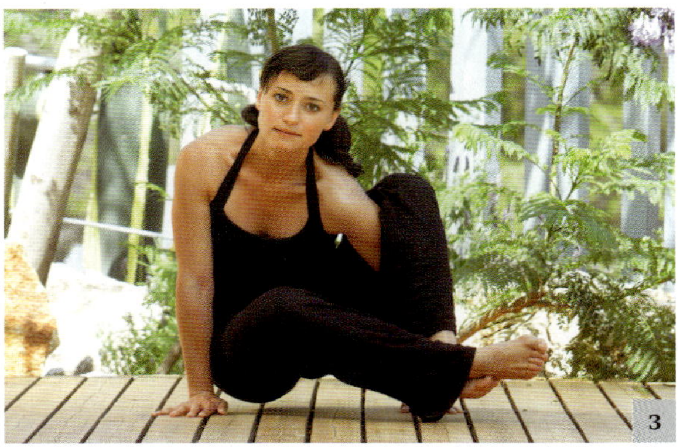
3

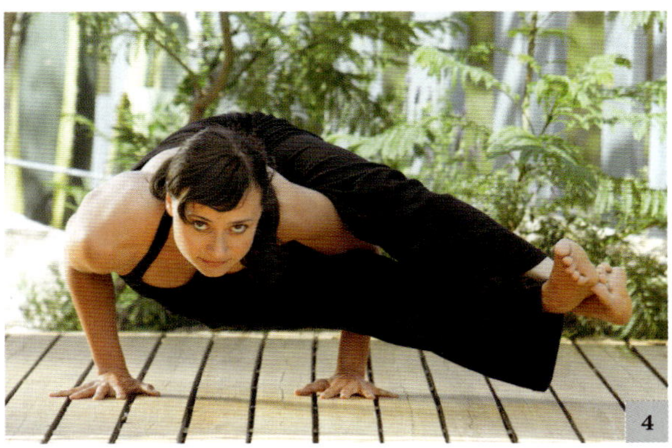
4

Ausrichtung Step-by-Step

1. Setzen Sie sich mit aufgerichtetem Becken auf den Boden, ziehen Sie ein Bein zur Brust heran und bringen Sie den Oberschenkel des herangezogenen Beins von hinten auf Ihren Oberarm in Richtung Schulter.
2. Setzen Sie Ihre Handflächen neben der Hüfte auf und blicken Sie nach vorn. Setzen Sie in der Einatmung Mula Bandha (s. S. 52), pressen Sie die Hände fest in den Boden und heben Sie das Gesäß und das gestreckte Bein vom Boden ab.
3. Kreuzen Sie in der Ausatmung die Füße übereinander. Verlagern Sie in der folgenden Einatmung Ihr Gewicht leicht nach vorn und drehen Sie die Beine zur Seite des gebeugten Beins.
4. Setzen Sie in der Ausatmung Uddiyana Bandha (s. S. 52) und strecken Sie beide Beine zur Seite.

Jeder einzelne Ausrichtungsschritt eignet sich zum Üben. Bei komplexen Asanas wie dieser sind aber vor allem Geduld und Gelassenheit erforderlich.

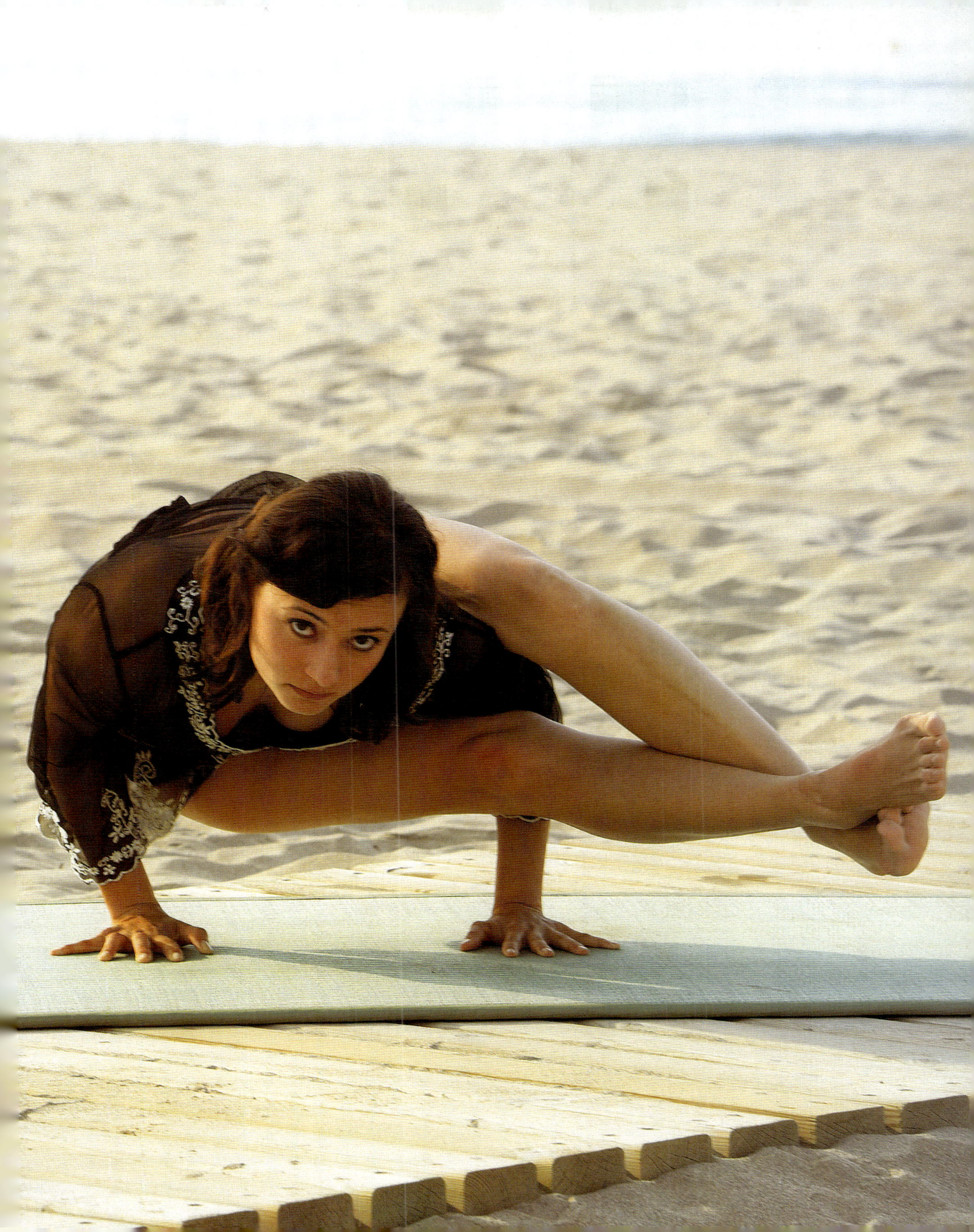

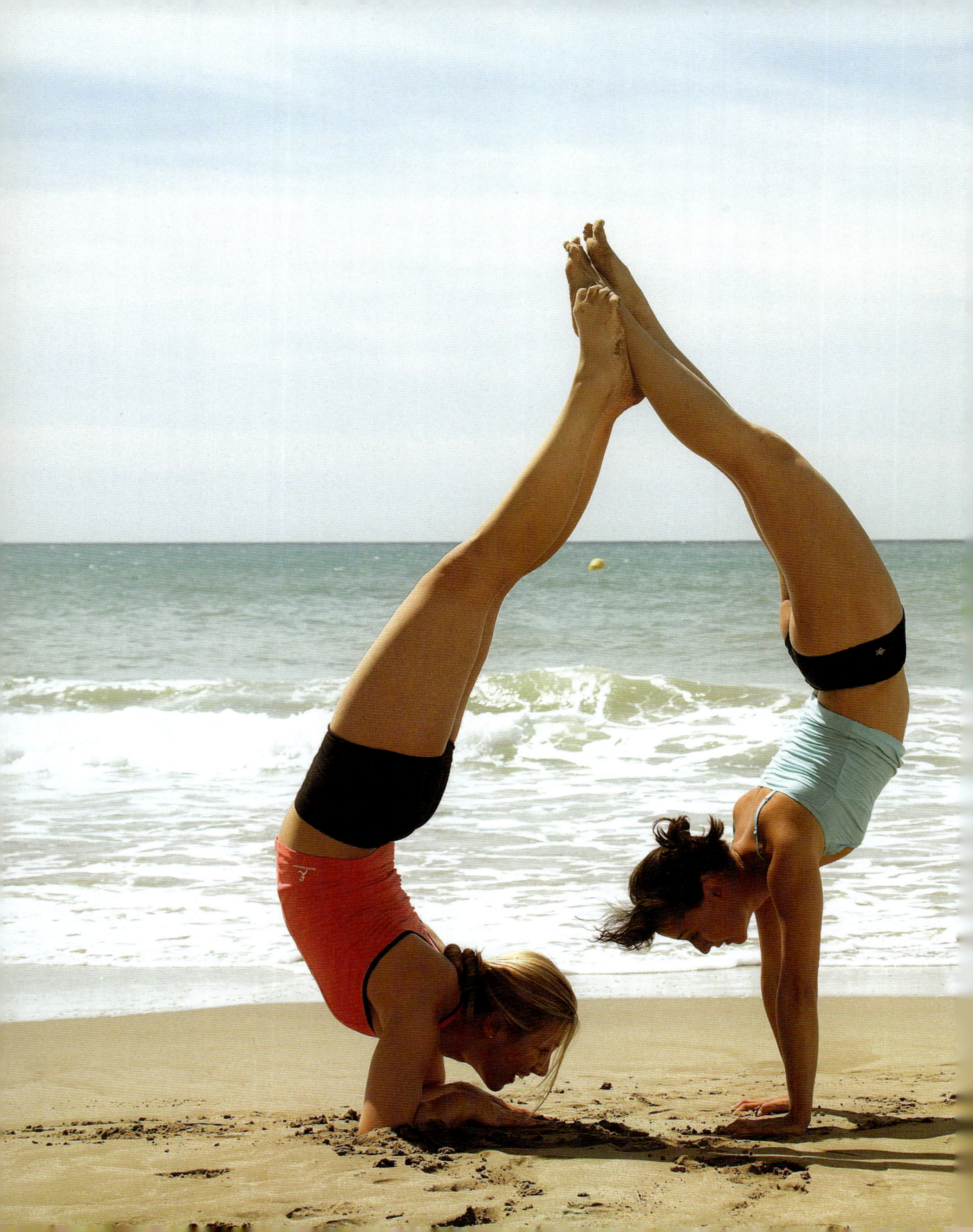

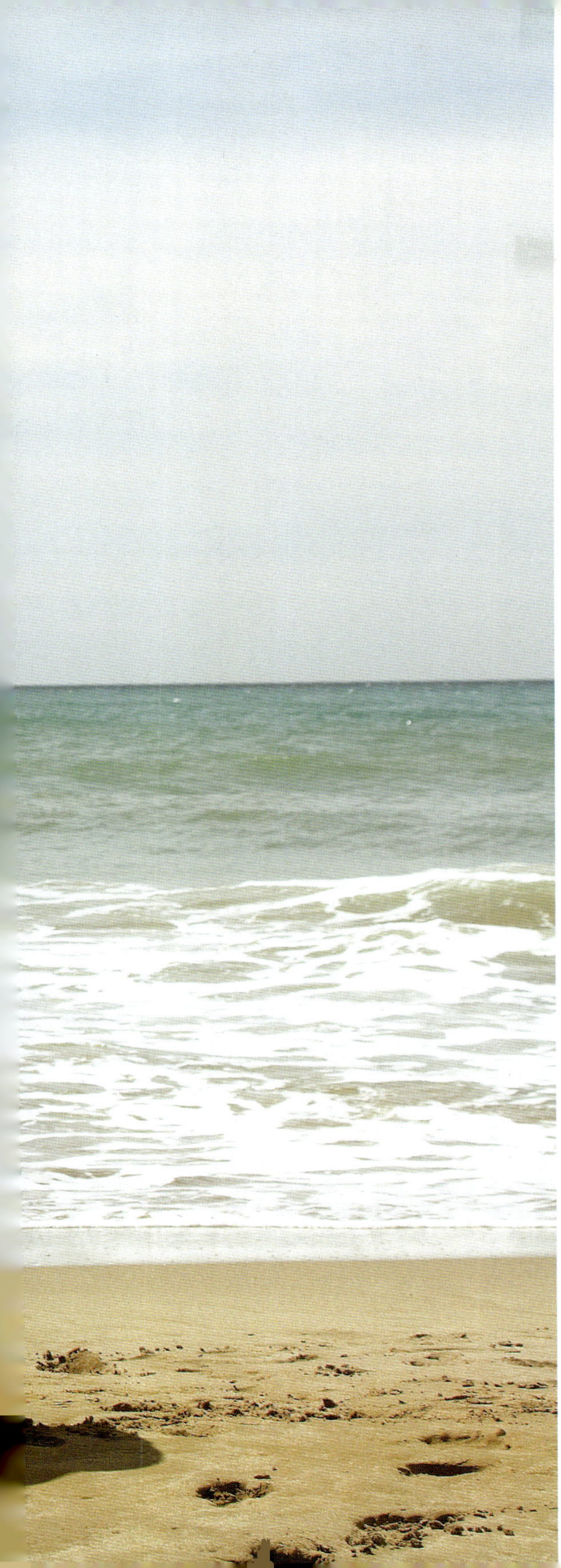

Umkehr-haltungen

In Umkehrhaltungen wird die natürliche Haltung regelrecht auf den Kopf gestellt. Schultern, Kopf, Arme oder Hände werden zum Träger des eigenen Gewichts – eine wohltuende, wenn auch mitunter herausfordernde Körpererfahrung.

Auf der physiologischen Ebene wird in Umkehrhaltungen die Durchblutung des ganzen Körpers aktiviert, insbesondere die des Gehirns, der Lymphen und der Drüsen. Beine, alle Organe und insbesondere das Herz werden entlastet. Manche der Umkehrhaltungen erfordern recht viel Übung, Kraft und Körperspannung. Aber vor dem Hintergrund, dass sie ewige Schönheit und Jugend versprechen sollen, lohnt sich die Anstrengung. Vorsicht ist bei hohem Blutdruck, Nackenproblemen und während der Menstruation geboten.

Emotional vermitteln Umkehrhaltungen ein Gefühl der Stabilität und Balance, der Ruhe und Gelassenheit, auch wenn die Welt auf dem Kopf steht. Außerdem lassen sie einen Blick auf die Dinge aus neuen Perspektiven zu. Nicht zuletzt deswegen erfordern sie auch gelegentlich den Mut, Ängste zu überwinden und sich auf Neues einzulassen.

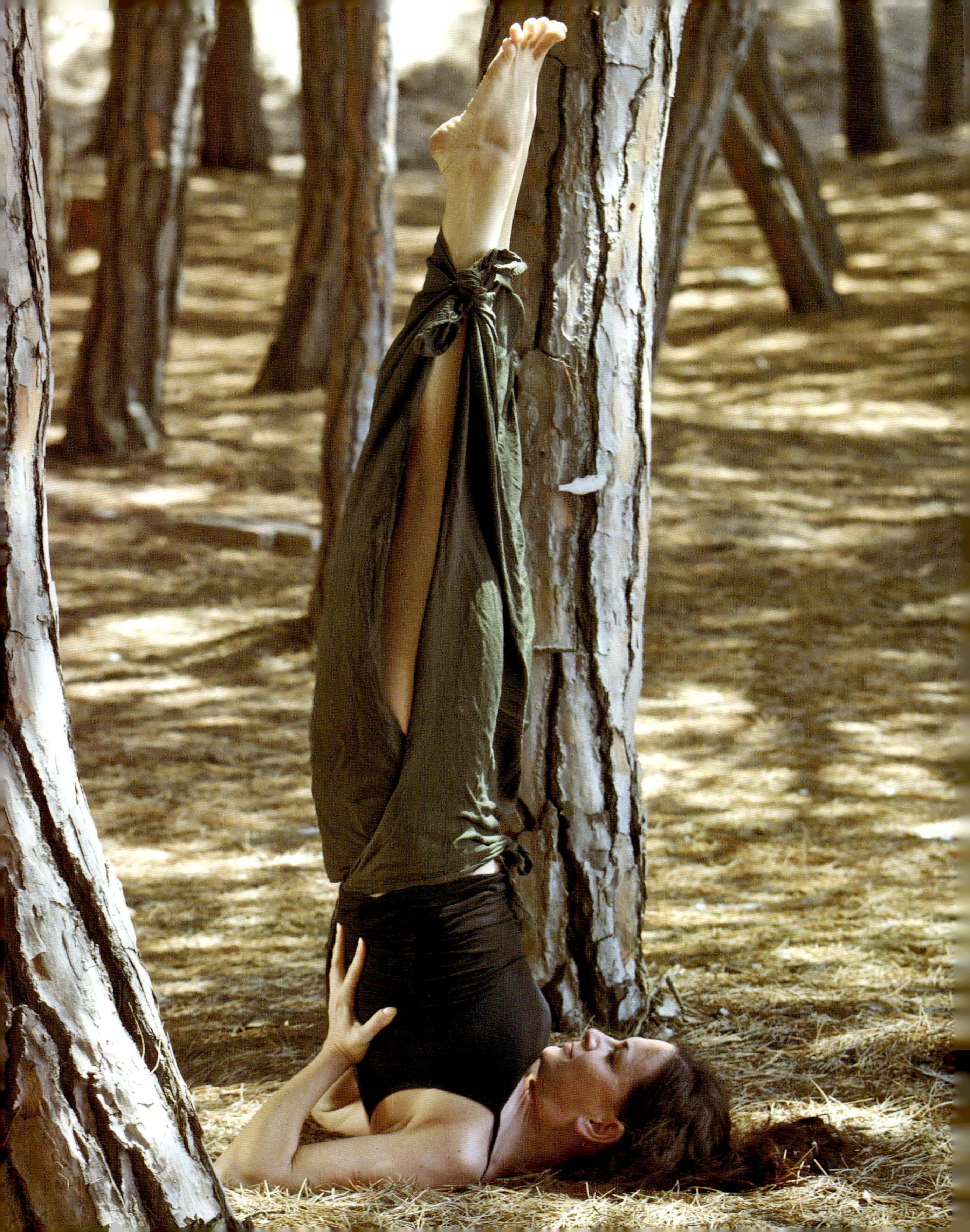

salamba sarvangasana Gestützter Schulterstand

Diese Asana wird auch die „Mutter aller Asanas“ genannt, da sie eine Vielzahl von positiven Wirkungen hat. Die Durchblutung wird aktiviert, Beine und Organe werden entlastet und entspannt. Die Atemwege werden frei und der Hormonhaushalt wird stimuliert. Insgesamt verleiht diese Position neue Kräfte, Zuversicht und Stärke.

Ausrichtung (linke Seite)

- Am einfachsten kommen Sie aus dem Pflug (s. S. 186) in den Schulterstand. Bringen Sie Ihre Ellbogen so nah wie möglich zusammen und stützen Sie Ihren Rücken mit Ihren Händen ab; die Fingerspitzen zeigen nach oben.
- Führen Sie in der Einatmung ein Bein nach dem anderen gestreckt nach oben.
- Strecken Sie in der Ausatmung den gesamten Körper bis in die Füße nach oben und schieben Sie das Steißbein in Richtung Fersen. Ihr Rücken ist so gerade wie möglich aufgerichtet.
- Das Gewicht wird von den Schultern getragen, der Nacken ist frei und lang. Legen Sie sich eine Decke unter die Schultern, falls der Nacken nicht frei bleibt.
- Ihr Blick geht in Richtung Beine. Bewegen Sie Ihren Kopf nicht. Richten Sie sich immer wieder mit Energie nach oben aus und verhindern Sie, dass Sie einsinken.

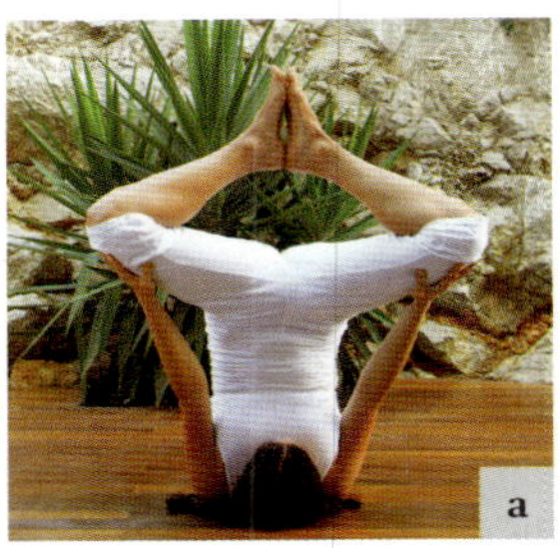

a

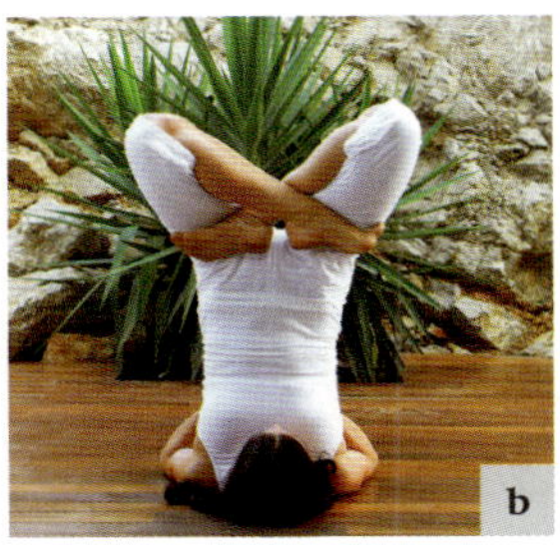

b

Für Fortgeschrittene ▲

a. Winkeln Sie Ihre Beine an und legen Sie die Fußsohlen aufeinander. Führen Sie Ihre Arme ausgestreckt nach oben und stabilisieren Sie Ihre Knie mit den Händen. Achten Sie darauf, dass das Gewicht auf den Schultern bleibt.

b. Falten Sie Ihre Beine in Padmasana (s. S. 206 f.). Stützen Sie Ihren Rücken mit einer Hand ab, falls Sie die andere brauchen, um in Padmasana zu kommen.

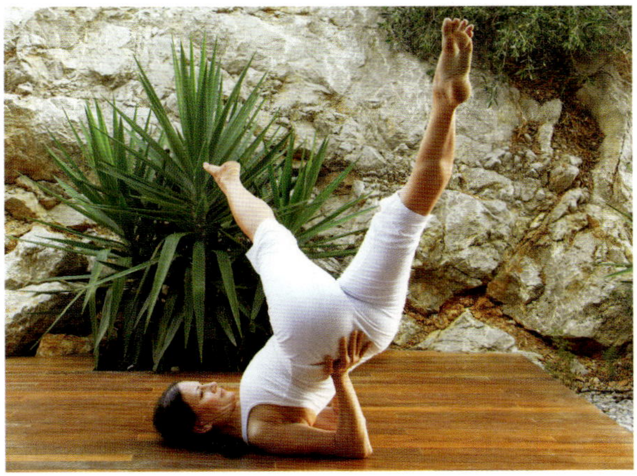

Variation ▲

Stützen Sie Ihr Kreuzbein mit einer flachen Hand ab, drehen Sie sich aus der unteren Wirbelsäule zur Seite und lassen Sie Ihr Becken auf die Hand sinken – so entsteht eine Kombination aus Umkehrhaltung und Twist. Grätschen Sie, wenn Sie möchten, die Beine.

! Vorsicht bei Nackenbeschwerden, Bluthochdruck und während der Menstruation. Legen Sie Ihre Beine lang an einer Wand ab oder tasten Sie sich langsam an diese Position heran. Beobachten Sie, wie Sie sich nach dem Üben fühlen.

halasana Pflug

In dieser Asana erzielen Sie die gleichen Wirkungen wie im Schulterstand (s. S. 184 f.). Zusätzlich werden die Bauchorgane durch den Druck der Beine stimuliert und die Schultern werden stärker gedehnt. „Hal" bedeutet Gift: Diese Asana vertreibt angeblich das Gift aus der Kehle und sorgt für eine bessere Kommunikation.

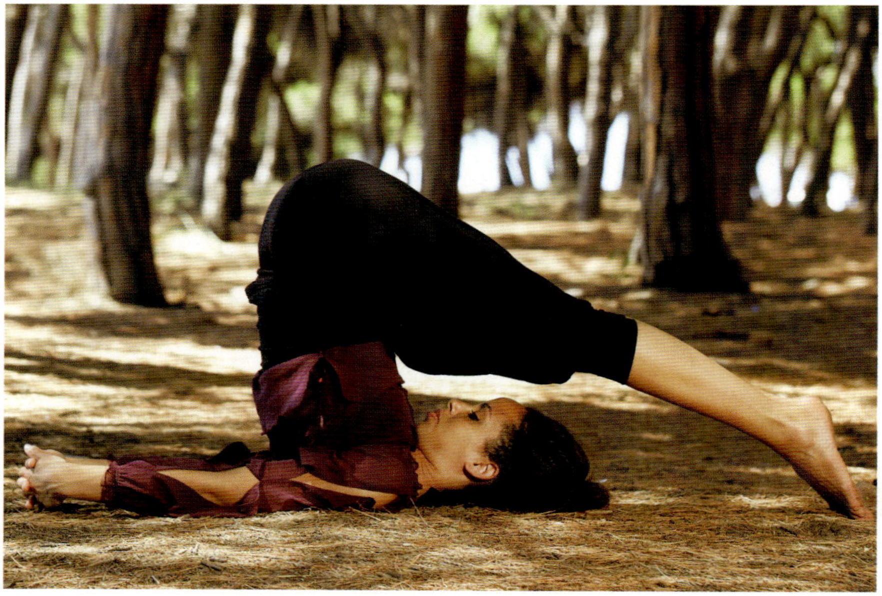

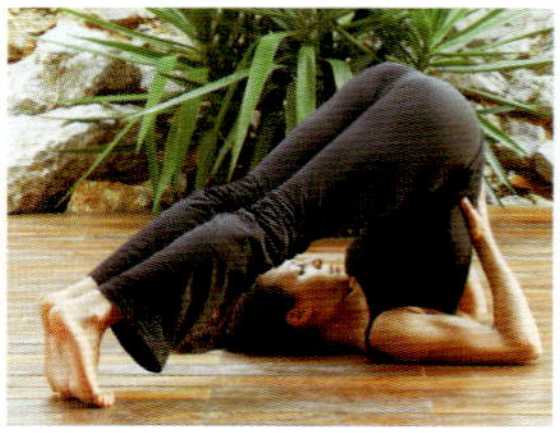

Variation Parshva Halasana, seitlicher Pflug ▲

Stützen Sie Ihren Rücken mit Ihren Händen ab, drehen Sie sich aus der Wirbelsäule heraus zu einer Seite und bringen Sie die geschlossenen Beine zu dieser Seite. So entsteht eine Kombination aus Umkehrhaltung und Twist.

Ausrichtung

- Legen Sie sich flach auf den Rücken und winkeln Sie ein Bein an.
- Greifen Sie das Knie des angewinkelten Beins, nehmen Sie in der Einatmung etwas Schwung und bringen Sie beide Beine hinter Ihren Kopf.
- Strecken Sie in der Ausatmung, wenn möglich, die Beine, legen Sie die Zehen auf dem Boden ab, richten Sie Ihren Rücken so gerade wie möglich auf und ziehen Sie das Schambein hoch.
- Strecken Sie Ihre Arme aus und falten Sie Ihre Hände. Geben Sie Druck in die Arme und bringen Sie Ihre Schultern so weit wie möglich unter den Körper.
- Achten Sie darauf, dass Ihr Gewicht von den Schultern getragen wird. Der Nacken bleibt frei und lang. Legen Sie sich eine Decke unter die Schultern, falls der Nacken nicht frei bleibt.

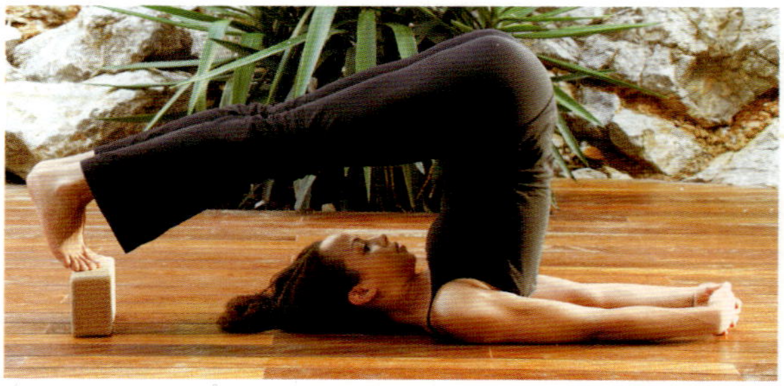

Für Einsteiger ▲

Legen Sie sich einen Block unter die Füße, wenn Sie bei gestreckten Beinen noch nicht zum Boden reichen.

! Vorsicht bei Nackenbeschwerden, Bluthochdruck und während der Menstruation. Legen Sie Ihre Beine lang an einer Wand ab oder tasten Sie sich langsam an diese Position heran. Beobachten Sie, wie Sie sich nach dem Üben fühlen. Das Gleiche gilt für Karnapidasana.

karnapidasana Knie-Ohr-Haltung

In dieser Position lässt es sich gut ausruhen – der gesamte Rumpf, insbesondere das Herz, und die Beine können entspannen. Die Wirbelsäule wird durch die leichte Rundung gedehnt und die Bauchorgane stimuliert. Ein Gefühl des Rückzugs auf eine innere Insel stellt sich ein, da durch den Verschluss der Ohren und Augen keine äußeren Einflüsse durchdringen können.

Ausrichtung

- Kommen Sie in Halasana. Winkeln Sie in der Ausatmung die Beine an und legen Sie die Knie neben Ihren Ohren ab.
- Führen Sie in der Einatmung die Arme nach hinten und greifen Sie mit einer Hand das Handgelenk der anderen. Richten Sie dabei Ihren Rücken so gerade wie möglich auf.

Wenn Sie Ihre Knie noch nicht neben den Ohren ablegen können, führen Sie sie einfach zur Stirn.

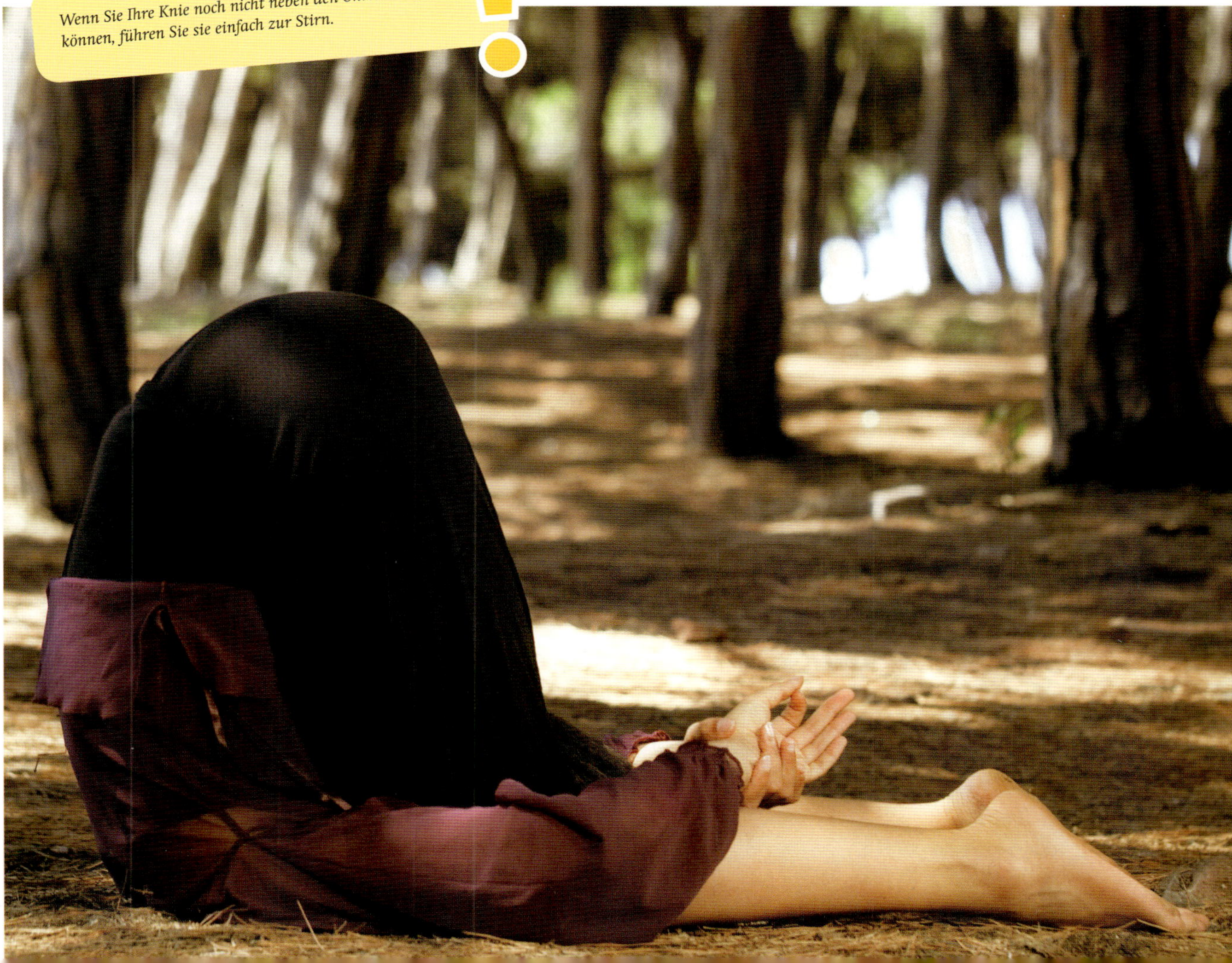

salamba shirshasana i Gestützter Kopfstand I

Der gestützte Kopfstand wird auch die „Königin aller Asanas" genannt, da er wie der Schulterstand (s. S. 184f.) eine Vielzahl positiver Wirkungen hat. Die Durchblutung wird aktiviert, insbesondere die des Gehirns, der Lymphen und der Drüsen. Beine und Organe werden durch die Schwerkraft entlastet und entspannt. Die Atemwege werden frei und der Hormonhaushalt wird stimuliert. Durch den Balanceakt vermittelt diese Position das Gefühl von Gleichgewicht und Ausgeglichenheit und stärkt außerdem das Selbstvertrauen.

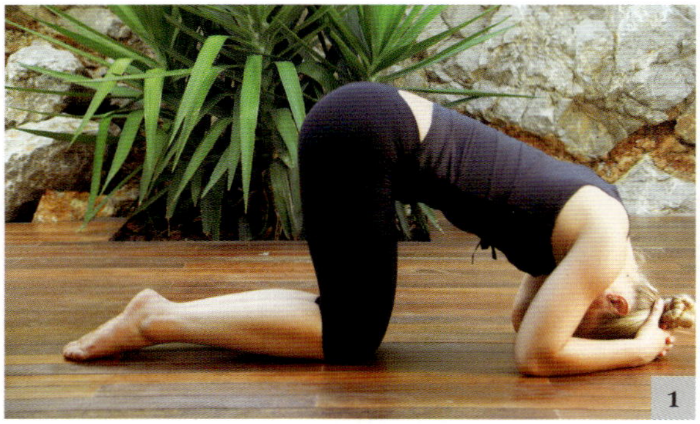
1

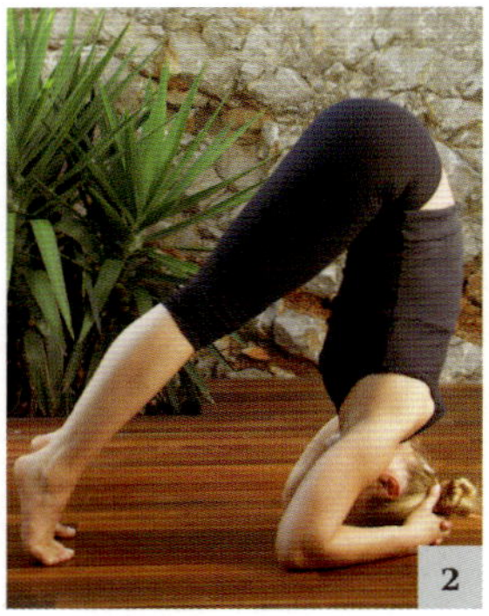
2

Üben Sie solange die Schritte 1 und 2, bis Sie Ihr Becken über dem Körper ausrichten können und Ihre Beine fast automatisch hochkommen.

Ausrichtung Step-by-Step

1. Senken Sie aus dem Vierfußstand die Unterarme schulterweit zum Boden. Falten Sie die Hände (die kleinen Finger parallel übereinander) und formen Sie so ein „Körbchen" für Ihren Kopf. Setzen Sie die Krone des Kopfes auf dem Boden auf und stabilisieren Sie ihn mit Ihren Händen.
2. Strecken Sie die Beine und wandern Sie mit Ihren Füßen so nah an Ihren Körper heran, bis das Becken fast über Ihren Schultern steht. Halten Sie dabei den größten Teil des Gewichts nicht mit dem Kopf, sondern mit den Unterarmen und drücken Sie sich aus den Schultern heraus nach oben.
3. Nehmen Sie in der Einatmung ein Bein nach dem anderen nach oben – entweder gestreckt oder gebeugt. Wenn Ihr Becken über dem Körper steht, kommen die Beine fast von selbst hoch. Nehmen Sie auf keinen Fall Schwung und springen Sie nicht in den Kopfstand!

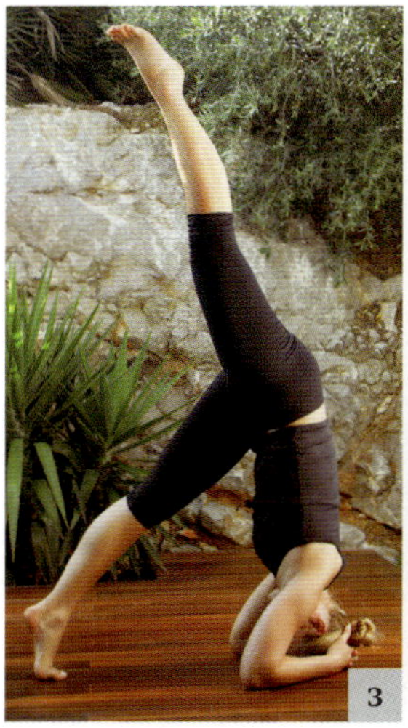
3

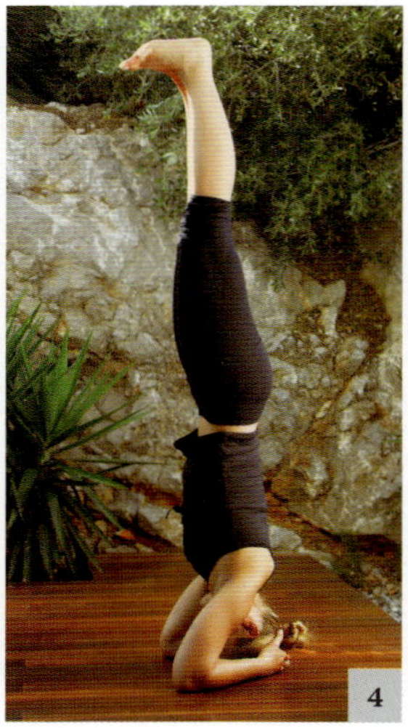
4

4. Drücken Sie in der Ausatmung die Fersen weiter nach oben und schieben Sie das Steißbein ebenfalls nach oben. Ihr gesamter Körper ist aktiv, insbesondere die Körpermitte. Achten Sie darauf, dass Ihr Gewicht von den Unterarmen getragen wird und dass Sie nicht in den Schultern einsinken.

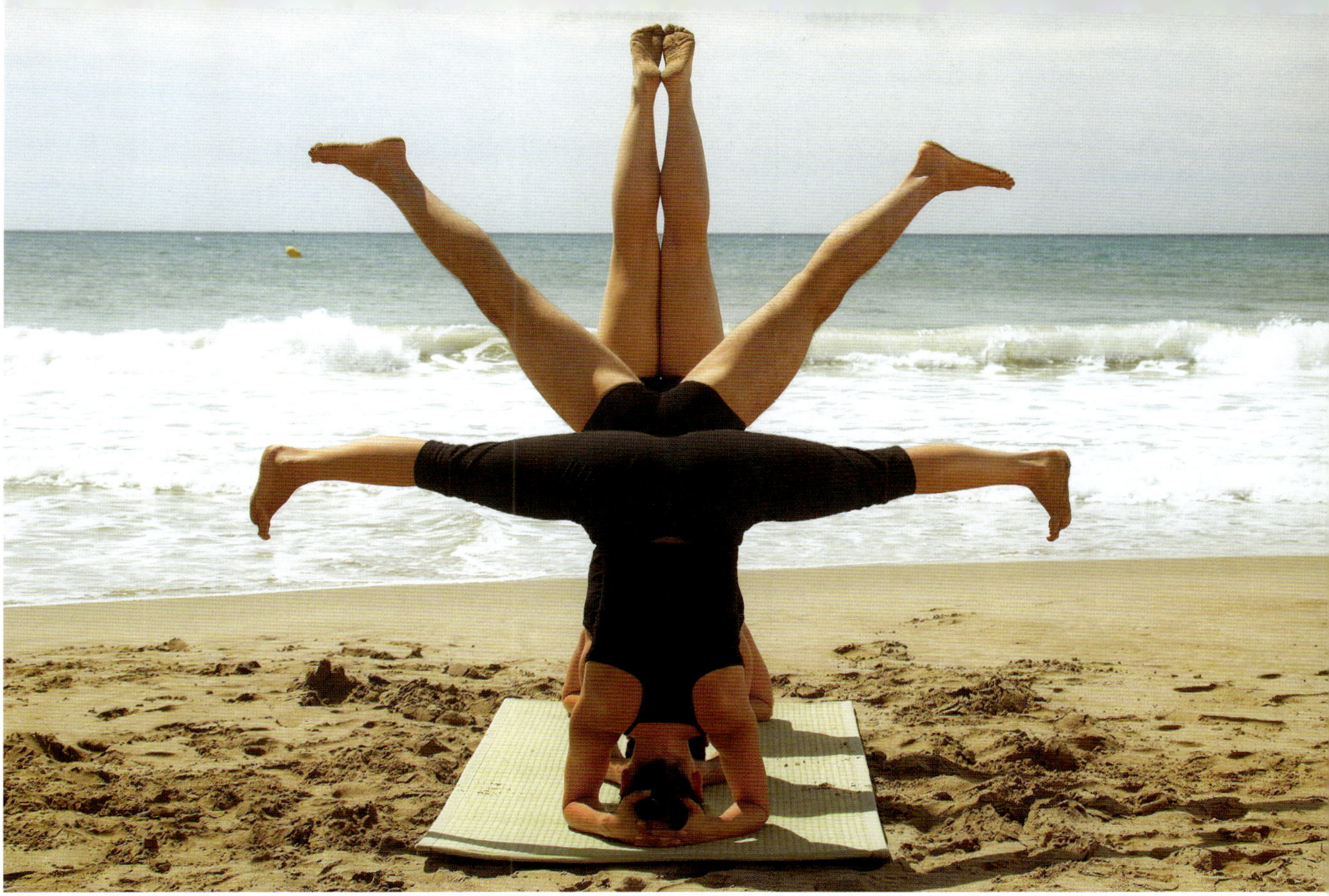

Variation Salamba Shirshasana II ▶

a. Setzen Sie Ihre Hände mit weit gespreizten Fingern und die Krone Ihres Kopfes so am Boden auf, dass sie ein Dreieck bilden. Folgen Sie ansonsten den schrittweisen Anleitungen 1 – 4. Wenn Sie noch nicht stabil genug stehen, um die Beine gerade hoch zu strecken, legen Sie Ihre Knie auf den Oberarmen ab, um ein Gefühl für die Balance zu entwickeln.

b. Der Kopfstand im Lotus (s. S. 206) – eine Herausforderung der besonderen Art, die nur nach viel Übung und in absolut sicherem Stand zu empfehlen ist. Kommen Sie in Padmasana, schwingen Sie sich auf die Knie und folgen Sie den Anleitungen von a.

Vorsicht bei Nackenbeschwerden, Bluthochdruck und während der Menstruation. Legen Sie Ihre Beine lang an einer Wand ab oder tasten Sie sich langsam an diese Position heran. Beobachten Sie, wie Sie sich nach dem Üben fühlen.

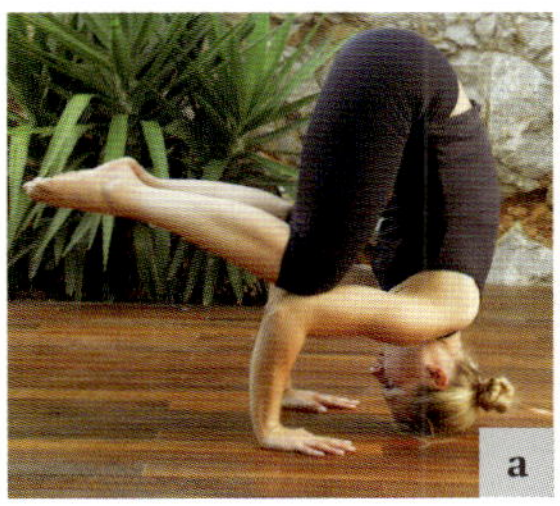

a

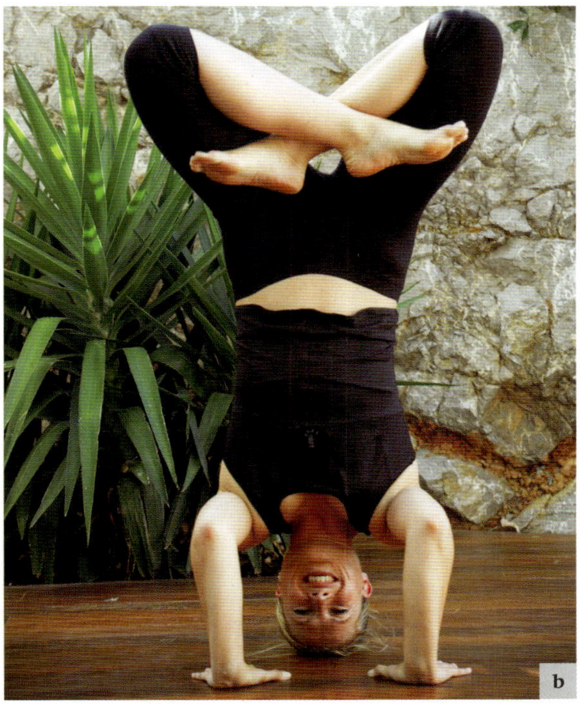

b

pincha mayurasana Unterarmstand

Neben ihren grundlegenden positiven Wirkungen von Umkehrhaltungen stärkt diese Asana zusätzlich die Schultern und Arme. Außerdem hat sie die positiven Effekte von Rückbeugen (s. S. 122 ff.). Insgesamt verleiht diese Position viel Stärke, Zuversicht und Selbstvertrauen – auch wenn es am Anfang ein wenig Überwindung kostet, sie einzunehmen.

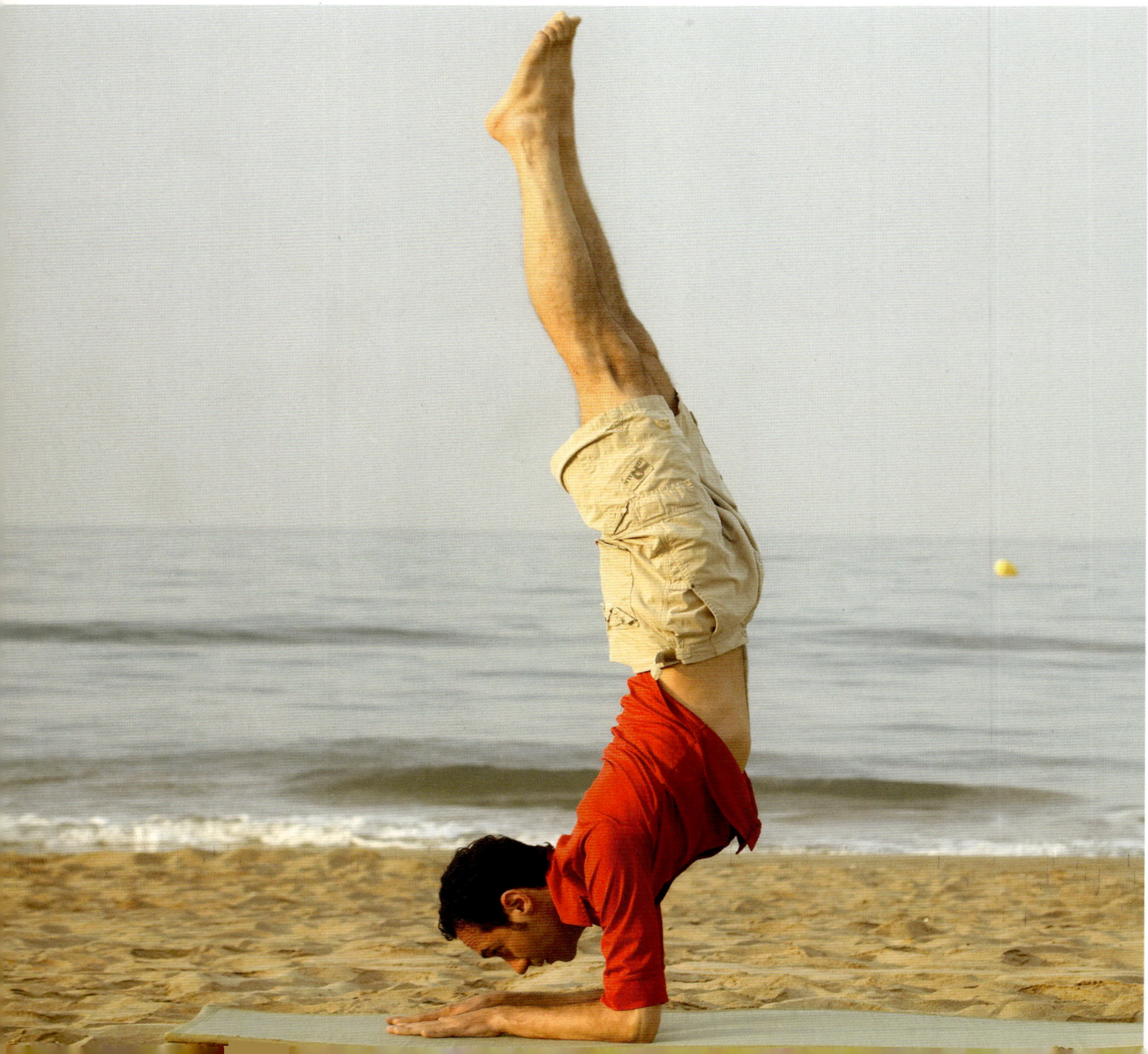

Ausrichtung Step-by-Step

1. Kommen Sie in den Herunterschauenden Hund (s. S. 67). Senken Sie die Unterarme zum Boden. Richten Sie dabei Ihr Ellbogengelenk parallel unter den Schultern aus und strecken Sie die Arme gerade. Ihre Finger sind wie im Herunterschauenden Hund gespreizt. Blicken Sie nach vorn.
2. Verlagern Sie Ihr Gewicht auf die Unterarme und drücken Sie sich aus den Schultern heraus nach oben. Heben Sie ein Bein an.
3. Setzen Sie in der Einatmung Mula Bandha (s. S. 52), nehmen Sie etwas Schwung und bringen Sie beide Beine nach oben. Schieben Sie dabei Ihr Brustbein nach vorn und verlängern Sie sich aus den Brustwirbeln.
4. Üben Sie am Anfang an einer Wand, sodass Sie beide Beine langgestreckt mit den Füßen an der Wand abstützen können.
5. Drücken Sie sich in der Ausatmung nochmals aus den Schultern heraus nach oben und nehmen Sie entweder ein Bein nach dem anderen oder beide Beine gleichzeitig von der Wand weg. Setzen Sie dabei Uddiyana Bandha (s. S. 52) und stabilisieren Sie Ihre Körpermitte, indem Sie Ihr Steißbein nach oben schieben.

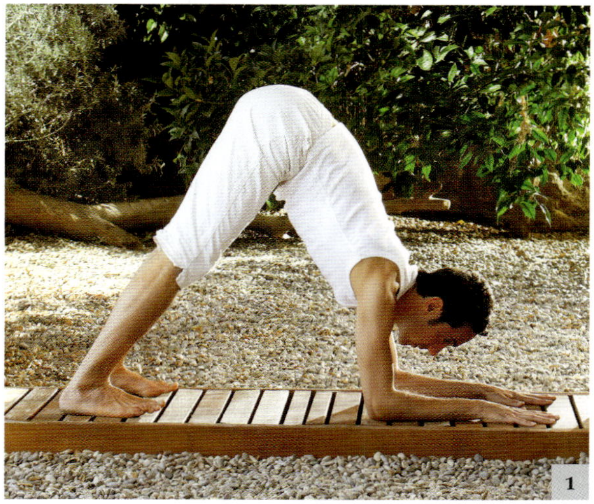

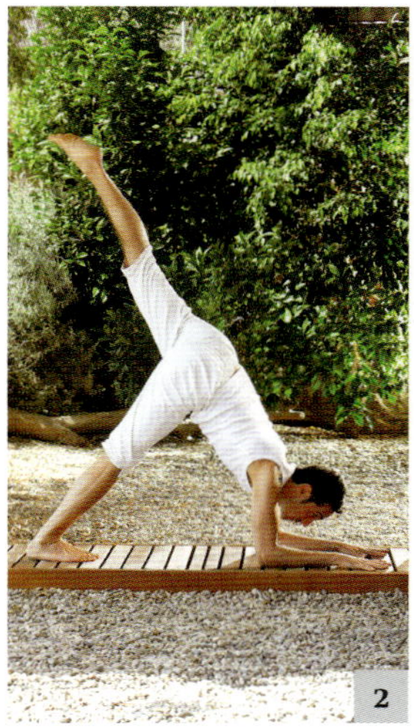

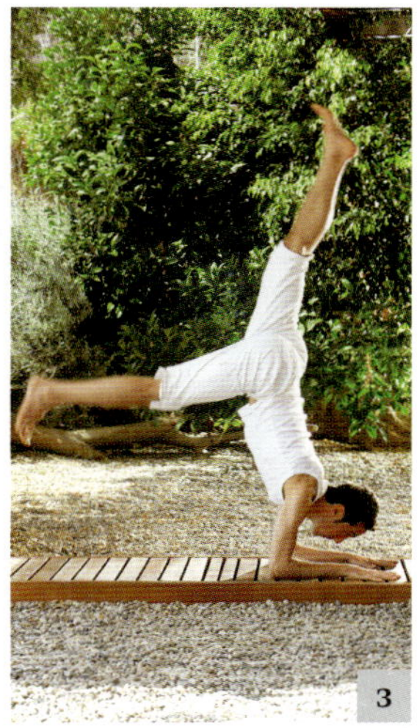

Pincha Mayurasana ist eine komplexe Position, die Sie mit leichteren Rückbeugen (s. S. 122 ff.) vorbereiten sollten. Außerdem sollten Sie über ausreichend Kraft in den Armen und viel Beweglichkeit in den Schultern verfügen, die Sie mit Adho Mukha Shvanasana (s. S. 67) und Chatturanga (s. S. 68 f.) gut aufbauen können.

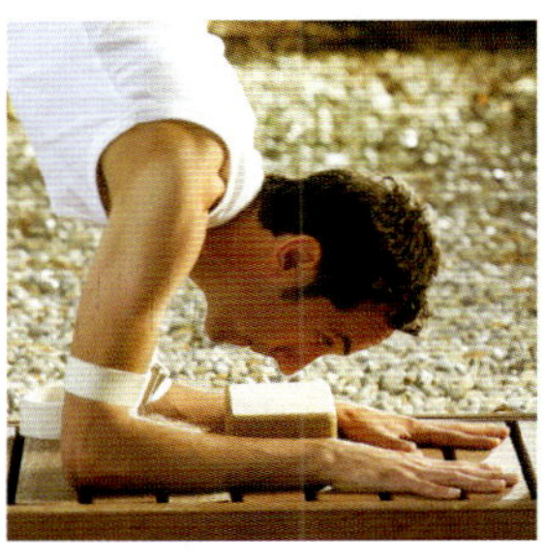

◂ Für Einsteiger

Um zu verhindern, dass sich die Position Ihrer Arme verändert, binden Sie sich einen Gurt oberhalb der Ellbogen um die Arme und/oder legen Sie sich einen Block zwischen die Unterarme.

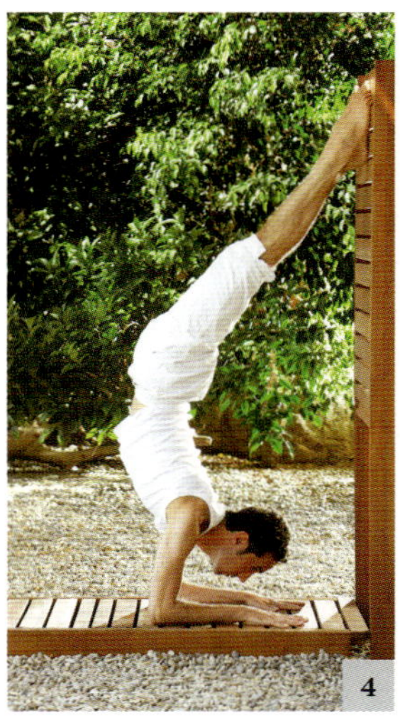

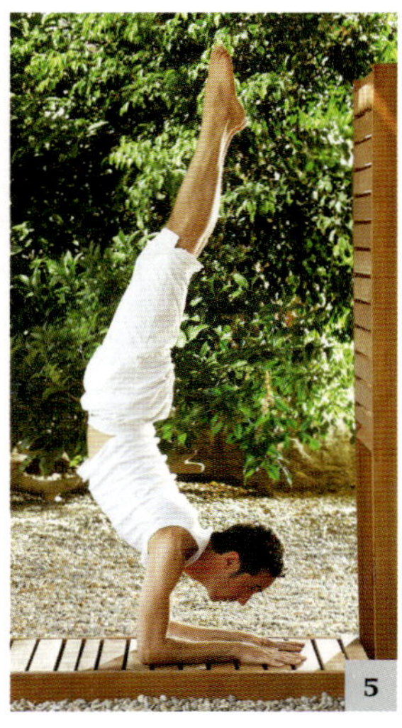

adho mukha vrikshasana **Handstand**

Neben ihren positiven Wirkungen von Umkehrhaltungen (s. S. 182 ff.) und Rückbeugen (s. S. 122 ff.) stärkt diese Asana die Schultern, Arme und Handgelenke. Diese Position verleiht Stärke, Zuversicht und Selbstvertrauen – auch wenn es anfangs einiger Überwindung bedarf, sie einzunehmen.

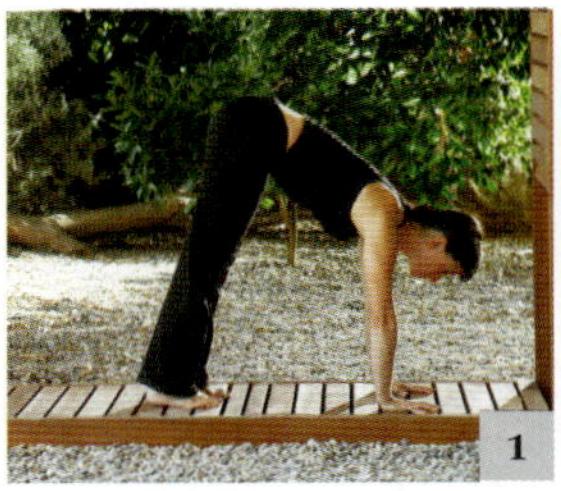
1

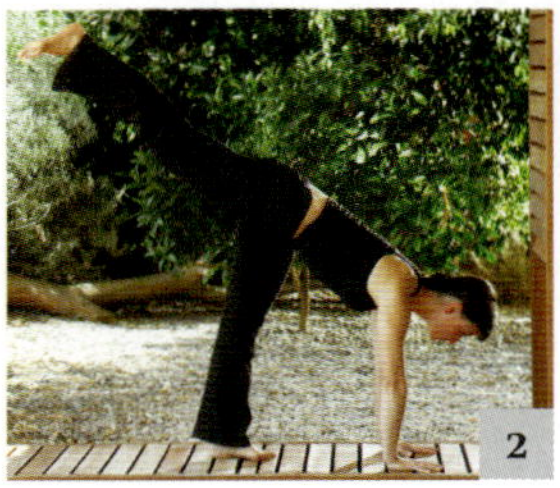
2

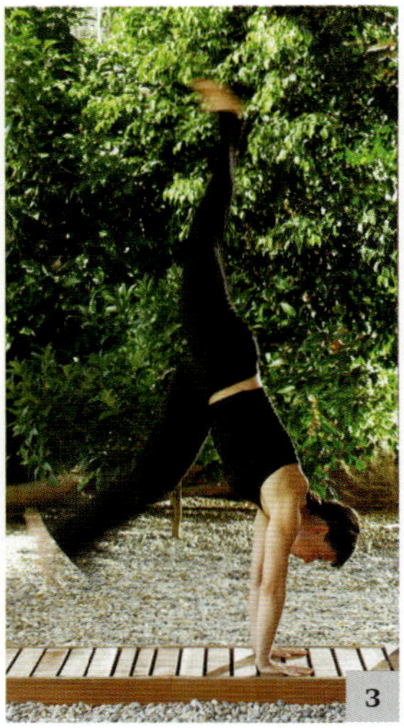
3

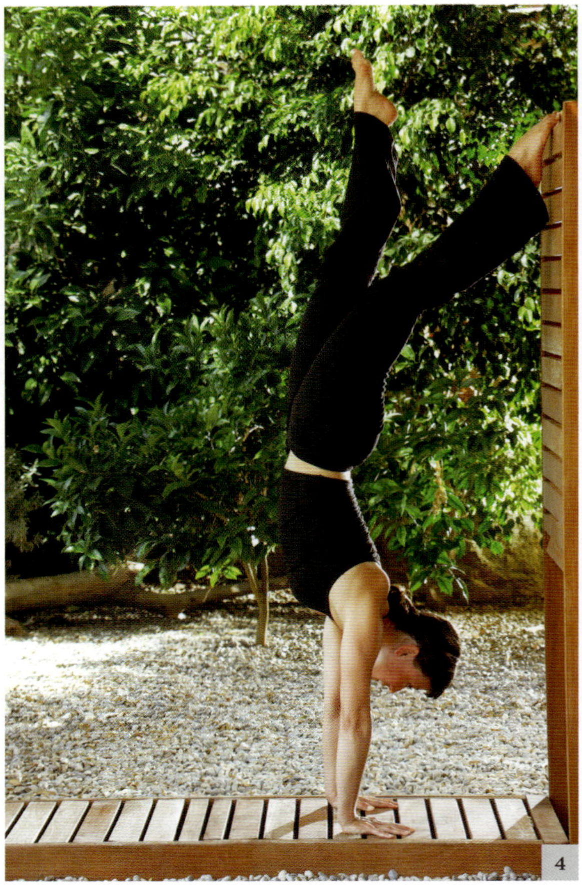
4

Ausrichtung Step-by-Step

1. Beugen Sie sich aus dem Stand nach vorn und richten Sie Ihre Handgelenke unter Ihren Schultergelenken aus. Ihre Finger sind weit gespreizt, sodass Sie die gesamte Hand belasten können. Blicken Sie nach vorn.
2. Verlagern Sie Ihr Gewicht auf die Hände und drücken Sie sich mit gestreckten Armen aus den Schultern heraus nach oben. Heben Sie ein Bein an.
3. Setzen Sie in der Einatmung Mula Bandha (s. S. 52), nehmen Sie etwas Schwung und bringen Sie beide Beine nach oben. Schieben Sie dabei Ihr Brustbein nach vorn und verlängern Sie sich aus den Brustwirbeln.
4. Üben Sie am Anfang an einer Wand, sodass Sie beide Beine langgestreckt mit den Füßen an der Wand abstützen können. Drücken Sie sich in der Ausatmung nochmals aus den Schultern heraus nach oben und nehmen Sie entweder ein Bein nach dem anderen oder beide Beine gleichzeitig von der Wand weg. Setzen Sie dabei Uddiyana Bandha (s. S. 52) und stabilisieren Sie Ihre Körpermitte, indem Sie Ihr Steißbein nach oben schieben.

! Adho Mukha Vrikshanana ist eine komplexe Position, die Sie mit leichten Rückbeugen (s. S. 122 ff.) vorbereiten sollten. Außerdem sollten Sie über genügend Kraft in den Armen und Beweglichkeit in den Schultern verfügen, die Sie mit Adho Mukha Shvanasana (s. S. 67) und Chatturanga (s. S. 68 f.) gut aufbauen können.

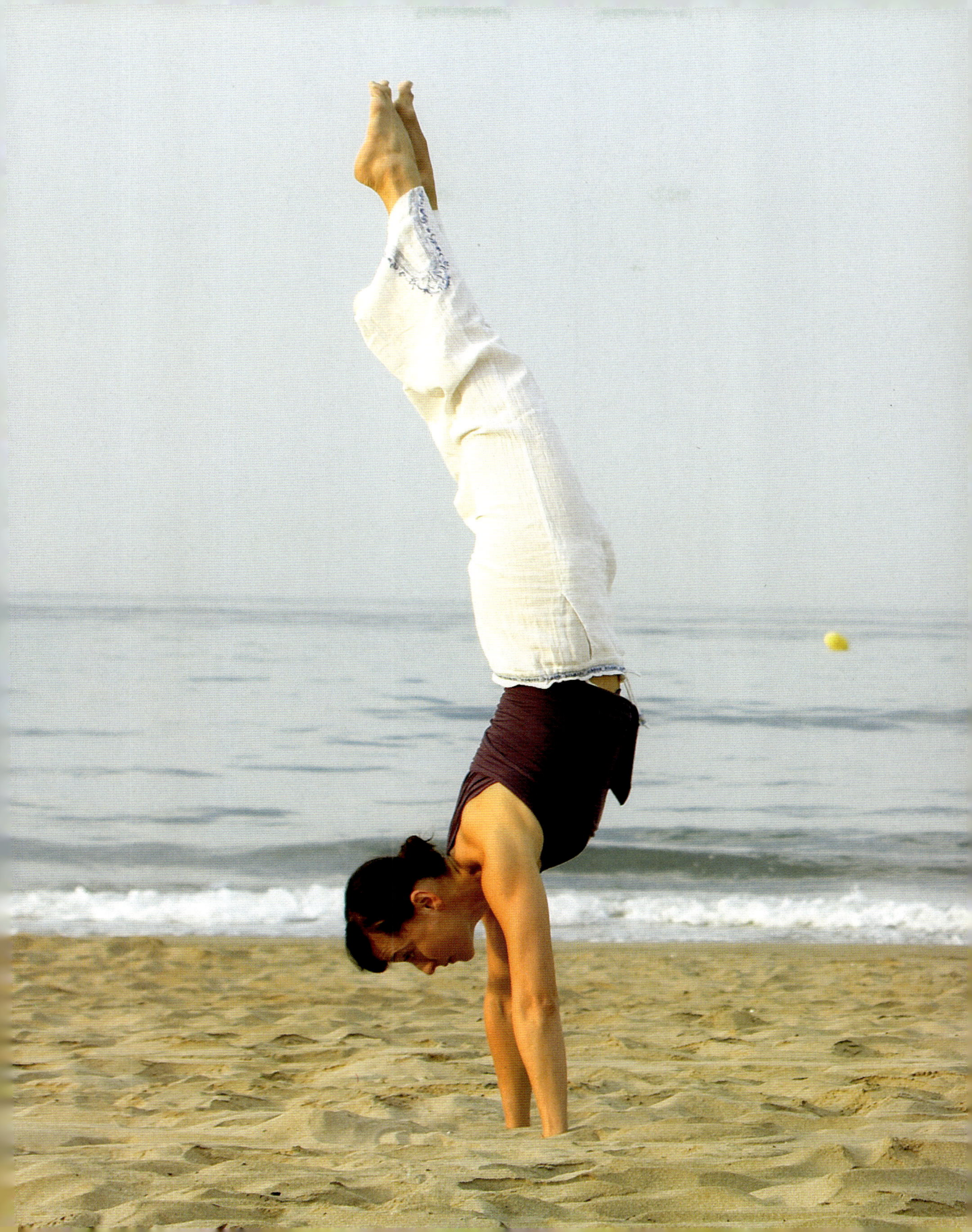

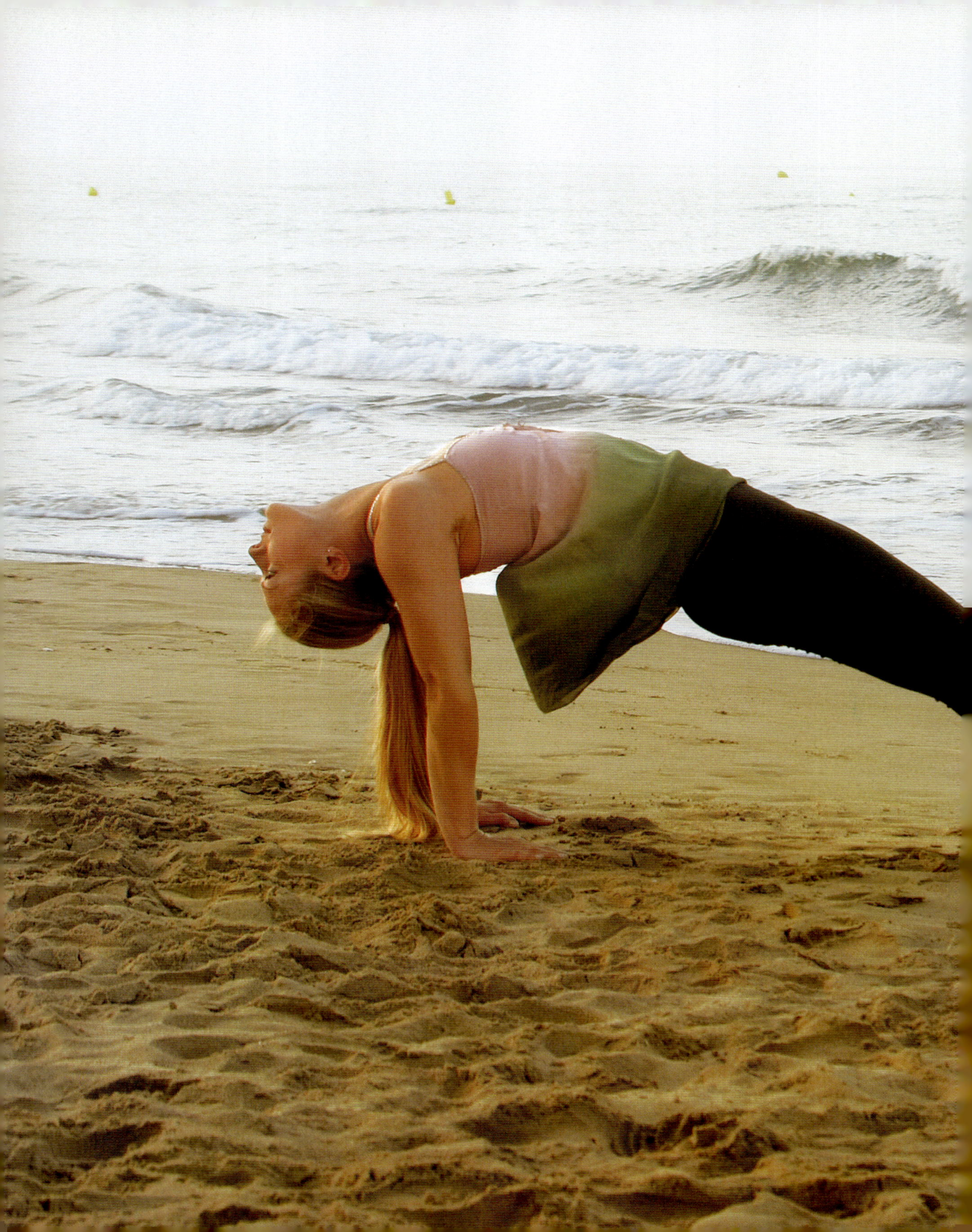

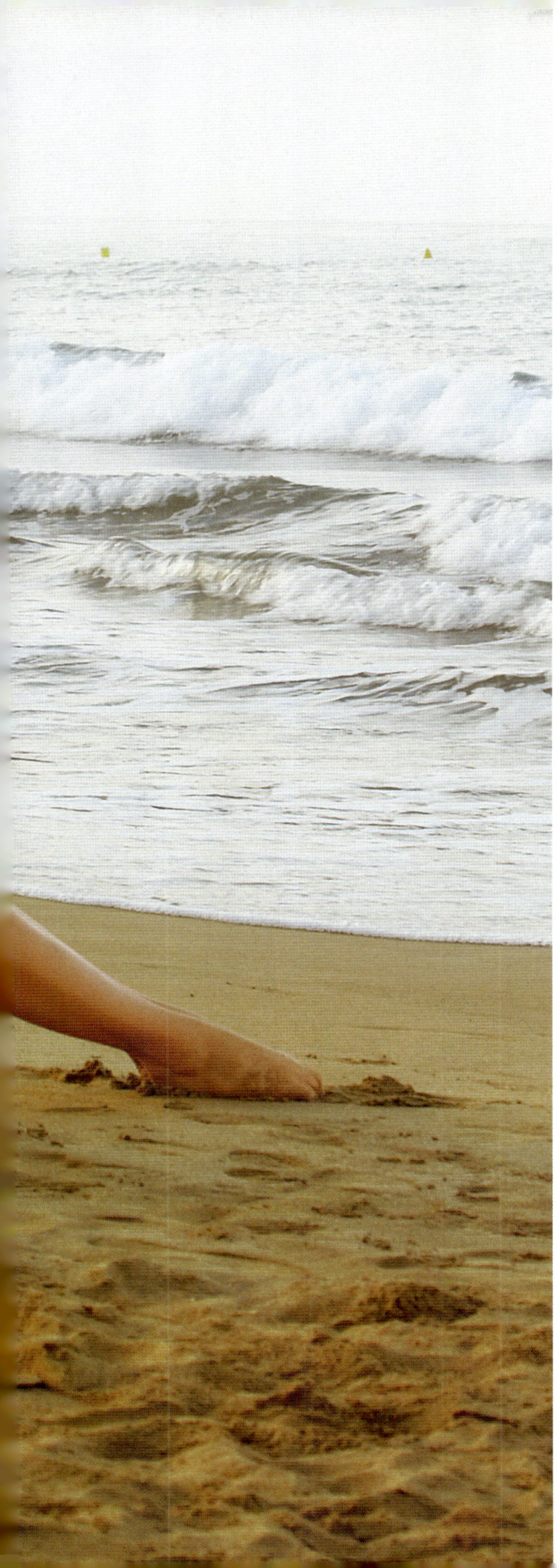

Neutrale Positionen

Die Wirbelsäule bleibt bei den folgenden Asanas neutral ausgerichtet; deshalb werden sie als „neutrale" Positionen bezeichnet. Manche eignen sich vor allem als Ausgleichspositionen nach Vor- und Rückbeugen, andere eignen sich auch gut als Meditationshaltungen, die mit aufrechter Wirbelsäule eingenommen werden.

Physiologisch betrachtet strecken die meisten neutralen Positionen am Boden die Wirbelsäule und reduzieren die Steifheit in den Knien und Fußknöcheln. Außerdem öffnen sie die Hüfte und den Lendenbereich und geben so dem Körper die Stärke und Flexibilität, die für längere Meditationen erforderlich sind.

Auf emotionaler Ebene wirken neutrale Asanas beruhigend und ausgleichend. Der Geist kann zur Ruhe kommen und die Einflüsse äußerer Reize, die die Sinne ablenken, können leichter abgewehrt werden.

malasana Squat

In dieser Position werden die Hüften intensiv geöffnet und die Wadenmuskulatur wird stark gedehnt. Durch die lange Streckung der Wirbelsäule kann sich der gesamte Rücken entspannen, sodass Verspannungen im Rücken gelindert werden können.

Ausrichtung

- Kommen Sie auf Zehenspitzen in die Hocke und stellen Sie Ihre Füße hüftweit auseinander.
- Senken Sie Ihre Fersen zum Boden ab und lassen Sie das Gesäß Richtung Boden sinken. Schieben Sie dabei das Steißbein nach unten.
- Legen Sie die Handflächen aufeinander und pressen Sie mit den Oberarmen sanft gegen die Knie, um sich zum einen zu stabilisieren und zum anderen die Hüftöffnung etwas zu verstärken.

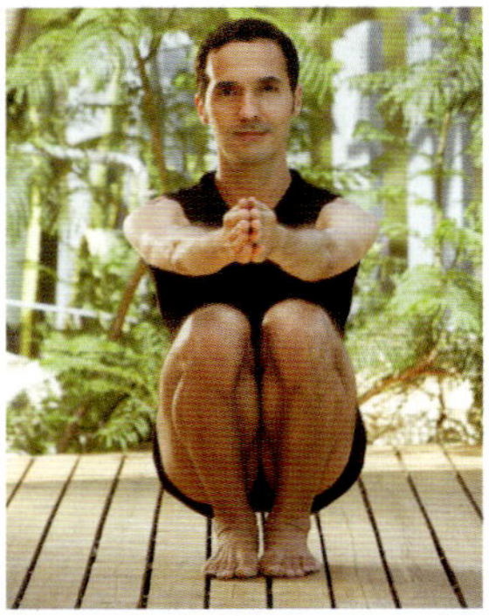

◂ Variation

Üben Sie den Squat mit geschlossenen Beinen. Obwohl hierbei die Hüften geschlossen bleiben, wird die Wirbelsäule zusätzlich gestreckt. Außerdem wird Ihr Gleichgewichtssinn herausgefordert.

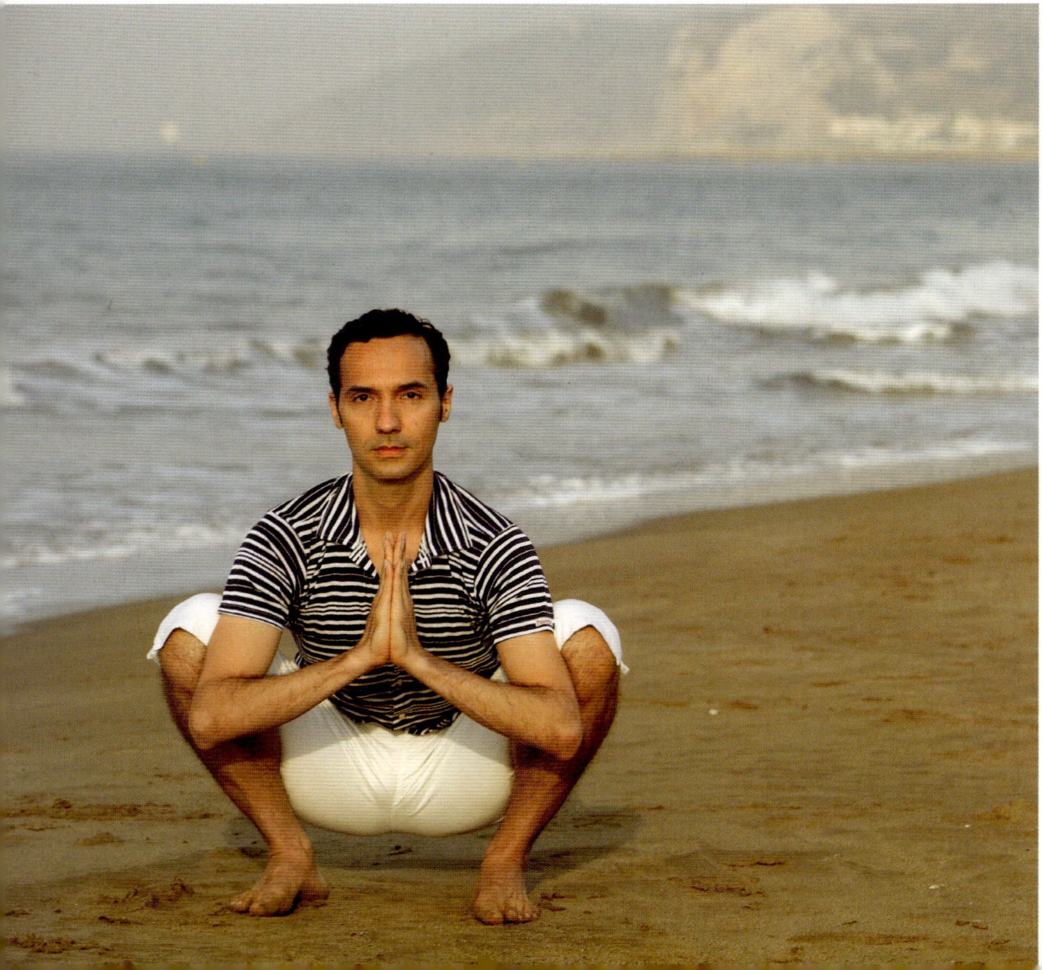

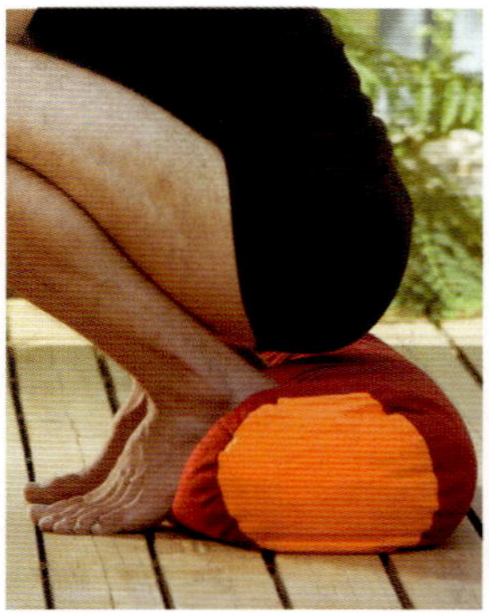

Für Einsteiger ▴

Legen Sie ein Kissen unter Ihre Fersen, wenn Sie diese noch nicht zum Boden absenken können.

purvottanasana Umgedrehtes Brett

In dieser Asana wird die gesamte Vorderseite des Körpers gedehnt. Hand- und Fußgelenke werden gestärkt, während die Schultern und der Brustraum eine intensive Öffnung erfahren. Die gesamte Wirbelsäule wird durch das Anheben des Beckens stabilisiert und gestreckt.

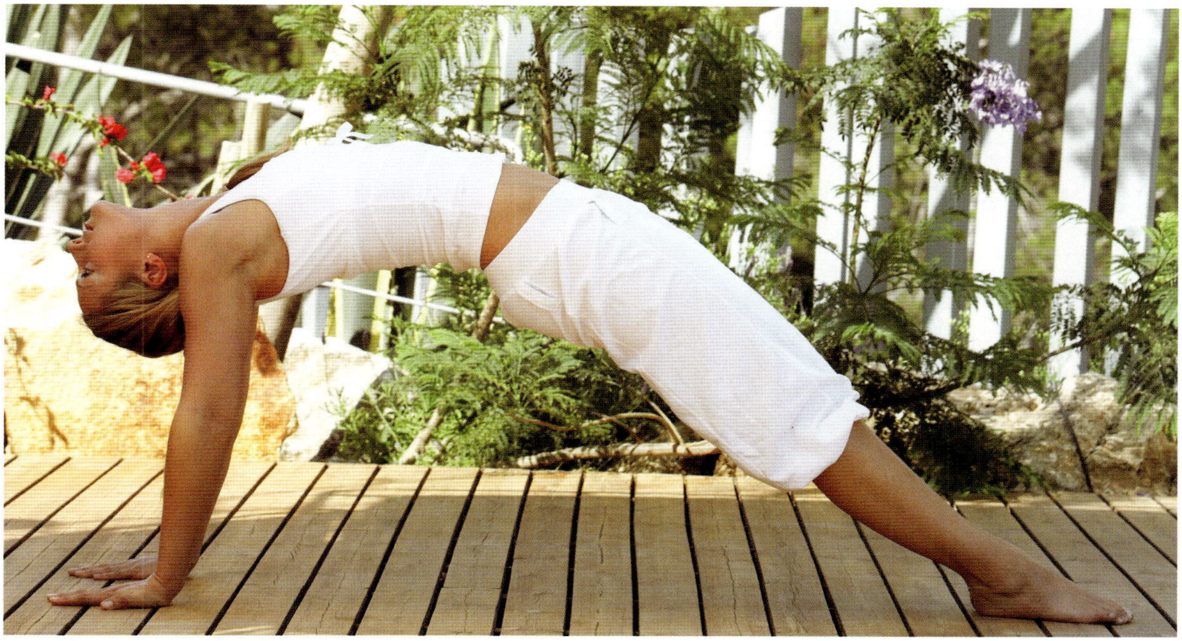

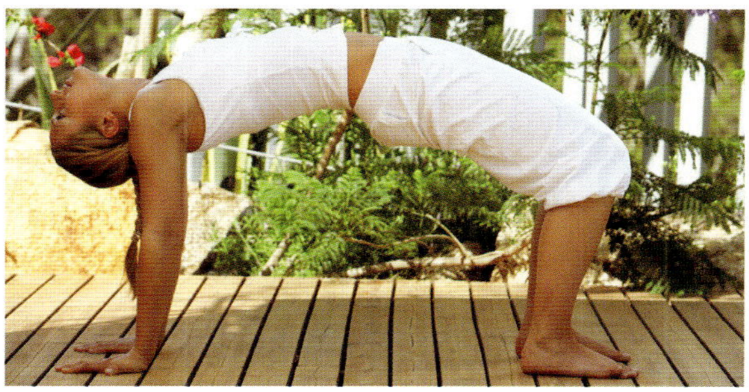

Für Einsteiger ▲

Wenn Sie Ihre Beine noch nicht bequem strecken können, beugen Sie sie im rechten Winkel. Die Kniegelenke sind dabei über den Fußgelenken ausgerichtet. Wegen ihrer Form wird diese Position auch „der Tisch" genannt.

Ausrichtung

- Setzen Sie sich mit ausgestreckten Beinen auf den Boden und Ihre Hände etwa eine Handbreit hinter dem Gesäß auf; die Finger zeigen nach vorn oder nach hinten (jedoch nicht zur Seite).
- Geben Sie in der Einatmung Druck in Ihre Hände und Füße und heben Sie Becken und Beine vom Boden ab. Setzen Sie dabei Ihre Fußsohlen flach auf.
- Strecken Sie sich in der Ausatmung lang, schieben Sie das Steißbein in Richtung Füße und legen Sie den Kopf auf Ihren Schultermuskeln ab, wenn Sie keine Nackenprobleme haben.

Das umgedrehte Brett und der Tisch eignen sich als Ausgleichspositionen nach Vorbeugen.

dandasana Stock

Diese Position bewirkt eine Streckung der gesamten Wirbelsäule und der hinteren Oberschenkelmuskulatur. Sie ist eine gute Ausgleichsposition nach sanften Vor- oder Rückbeugen, da sie die Wirbelsäule neutralisiert.

Ausrichtung

- Setzen Sie sich mit gestreckten Beinen aufrecht auf den Boden und legen Sie die Handflächen neben den Hüften auf. Das Becken ist gerade aufgerichtet.
- Spannen Sie die Beinmuskulatur an, ziehen Sie die Zehen zum Körper hin und schieben Sie die Fersen vom Körper weg. Geben Sie Druck in die Hände und verlängern Sie in der Einatmung Ihre Wirbelsäule über die Krone des Kopfes nach oben.
- Entspannen und öffnen Sie in der Ausatmung die Schultern und schieben Sie das Steißbein nach unten. Behalten Sie währenddessen die Länge der Wirbelsäule bei.

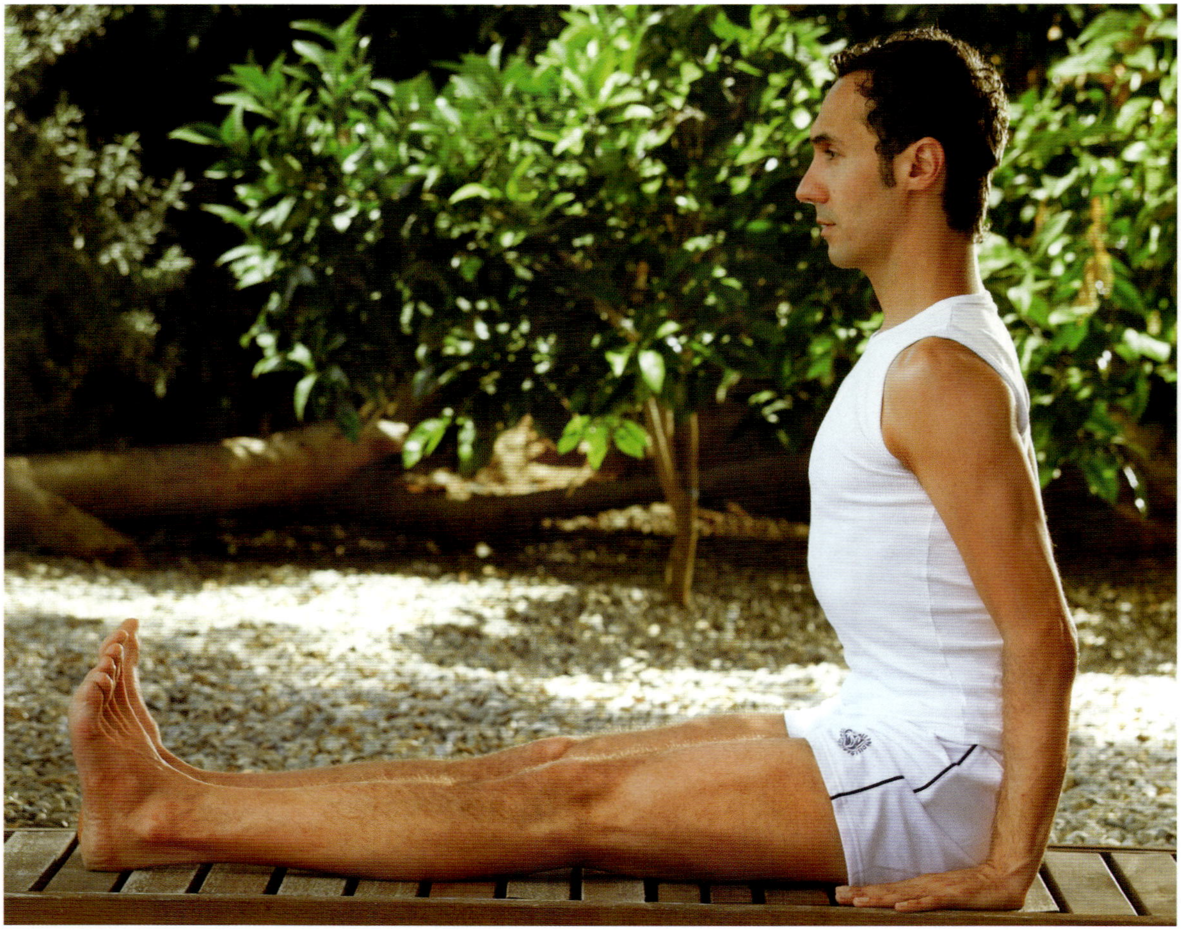

simhasana **Löwe**

Der Löwe hilft, Mundgeruch zu lindern und Anspannungen, insbesondere der Gesichts- und Kiefermuskulatur, zu lösen. In dieser Position wird die Fähigkeit geübt, loszulassen; vielleicht nicht zuletzt dadurch, dass man alle Hemmungen verlieren und sich von dem Gefühl der Peinlichkeit lösen muss, ein wenig seltsam auszusehen.

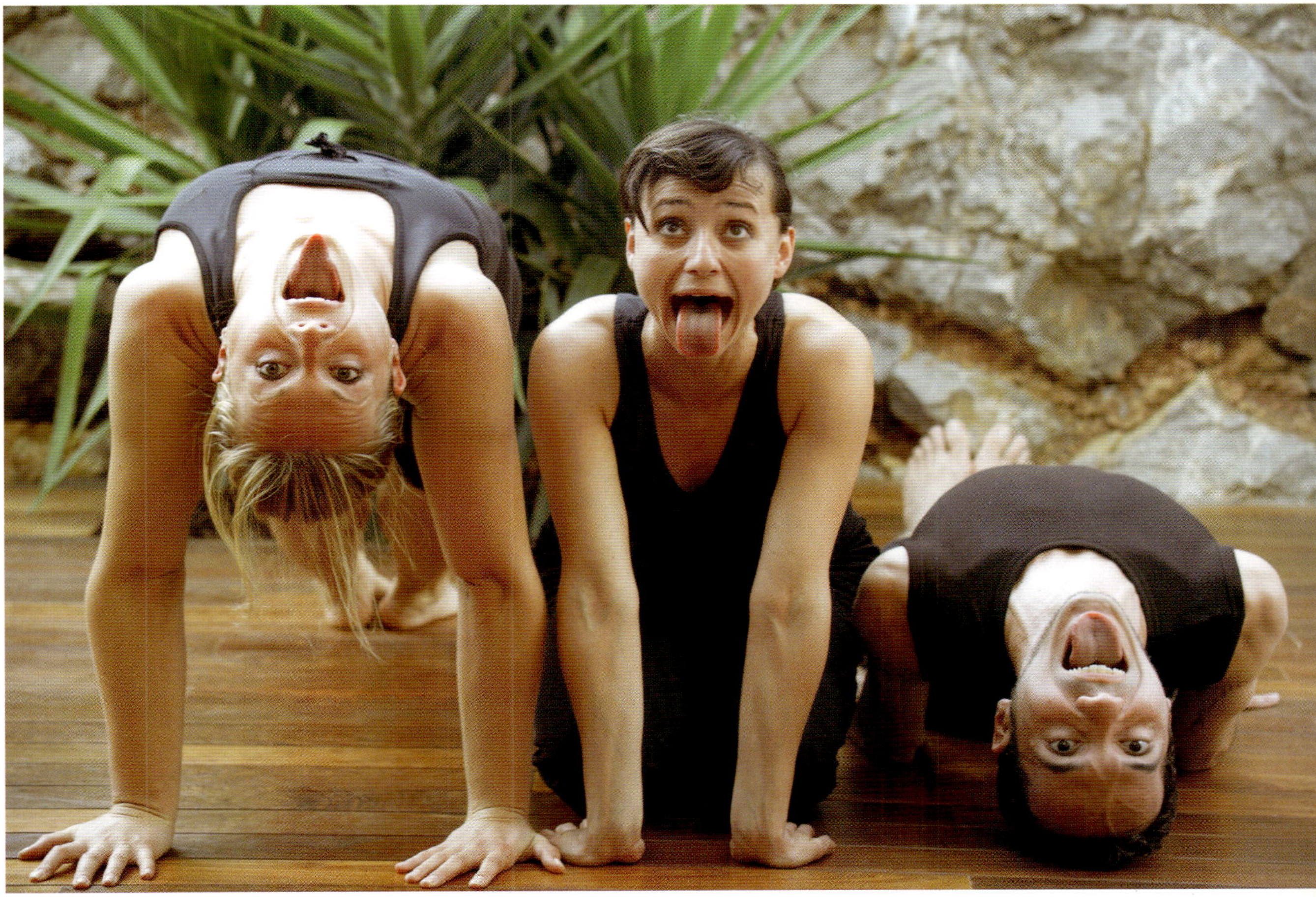

Ausrichtung

- Klassisch wird der Löwe in Vadrasana mit aufgestellten Armen (s. S. 205) geübt, gerne aber auch in Purvottanasana (s. S. 197) oder Matsyasana (s. S. 137)
- Atmen Sie tief ein. Atmen Sie anschließend mit einem lauten Zischlaut kräftig aus und strecken Sie dabei die Zunge so weit wie möglich heraus (mit der Spitze in Richtung Kinn). Schauen Sie dabei zu Ihrem „dritten Auge“, d. h. zwischen Ihre Augenbrauen.

Der Löwe kann in allen möglichen Asanas eingenommen werden, in der Regel wird er jedoch in den drei angegebenen Positionen geübt.

navasana Boot

In dieser Position wird die gesamte Wirbelsäule gestreckt. Der untere Rücken sowie Bauch- und Beinmuskulatur werden gestärkt. Durch die Anspannung der Bauchmuskulatur können Völlegefühle und Magen-Darm-Beschwerden gelindert werden. Zugleich wird der Gleichgewichtssinn herausgefordert.

Ausrichtung

- Kommen Sie in Dandasana (s. S. 198). Setzen Sie in der Einatmung Mula Bandha (s. S. 52) und heben Sie Ihre gestreckten Beine so weit hoch, bis diese mit Ihrem Körper ein „V" bilden. Strecken Sie gleichzeitig Ihre Arme gerade aus, in Richtung der Knie.
- Setzen Sie in der Ausatmung Uddiyana Bandha (s. S. 52) und schieben Sie das Steißbein nach unten. Behalten Sie die Länge in der Wirbelsäule bei und halten Sie die Balance auf dem Gesäß.

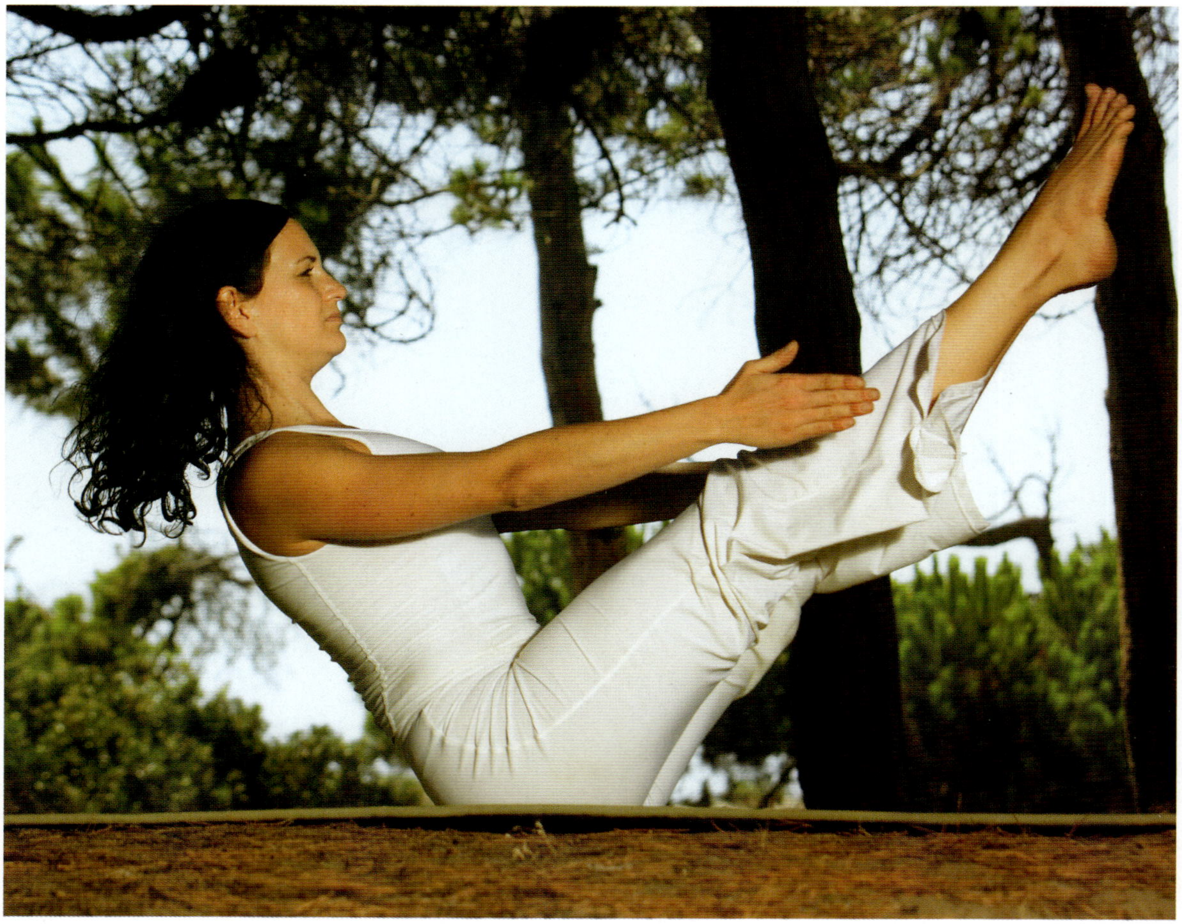

Neutrale Positionen

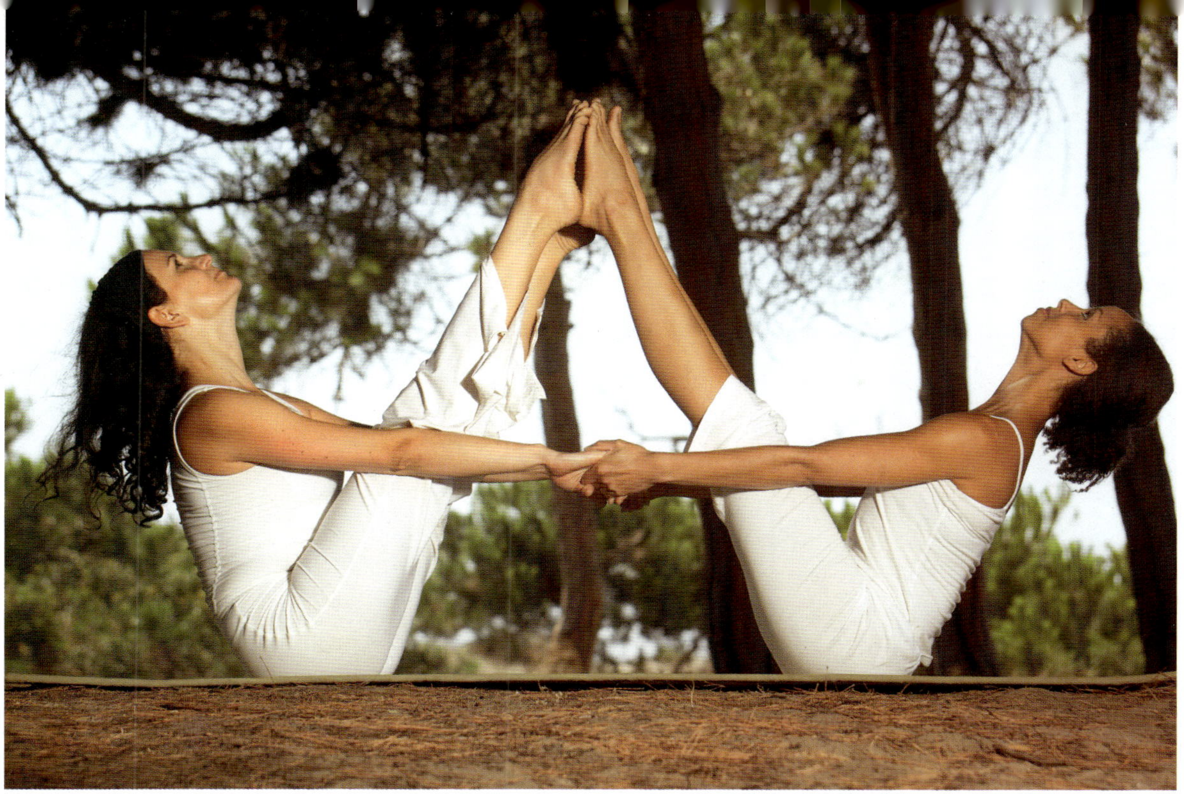

Das Boot als Partnerübung

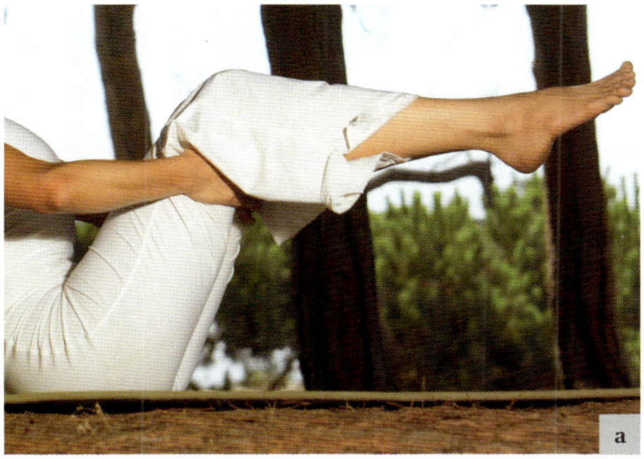

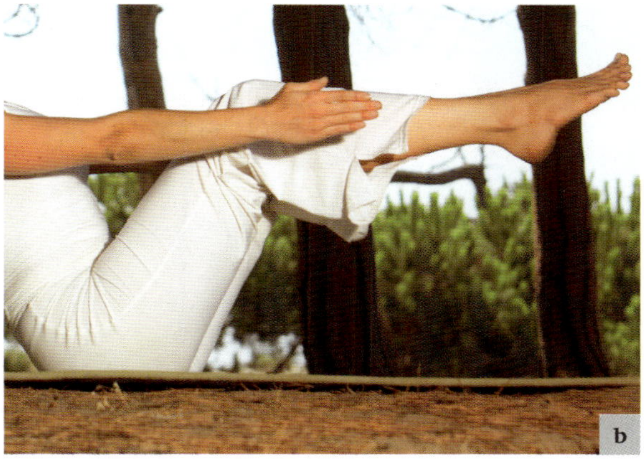

Für Einsteiger ▲

a. Wenn Sie den Rücken bei gestreckten Beinen nicht gerade und aufrecht halten können, sondern nach hinten kippen, winkeln Sie die Beine an und stabilisieren Sie sich an den Knien, indem Sie sich in den Kniekehlen festhalten.

b. Lassen Sie Ihre Knie los und versuchen Sie, so die Balance zu halten.

Das Boot erfordert eine bereits gestärkte Bauchmuskulatur, um den Rücken gerade zu halten. Winkeln Sie in jedem Fall die Beine an, wenn Ihre Bauchmuskulatur noch nicht kräftig genug ist, Sie in der Balance zu halten.

sukhasana Bequemer Schneidersitz

In dieser Position wird in erster Linie die Wirbelsäule gerade aufgerichtet und gestreckt und die Hüften werden sanft geöffnet. Der Körper ist zentriert und ruhig. Deshalb bietet diese Asana die Möglichkeit, kurz abzuschalten, sich zu sammeln, sich zu konzentrieren oder zu meditieren. Sie eignet sich auch als Start in eine Yoga-Stunde.

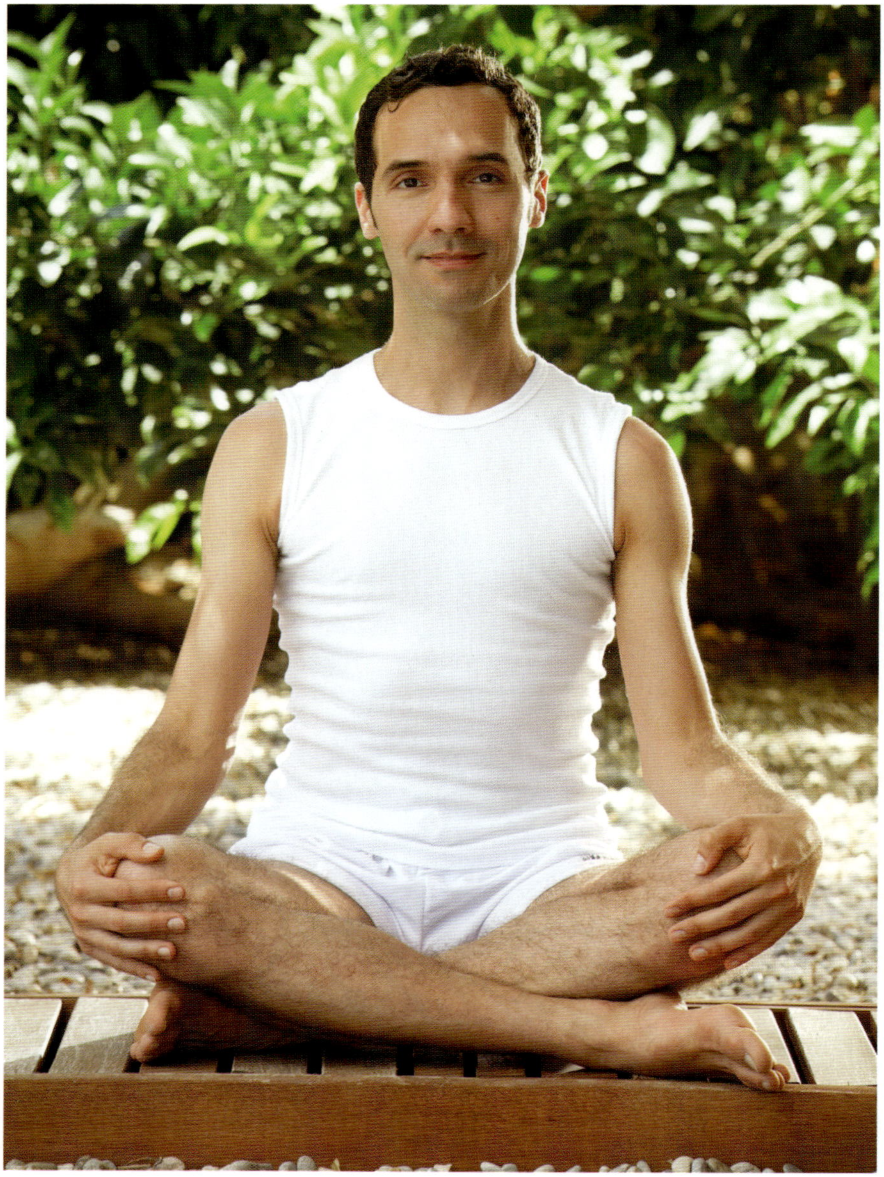

Ausrichtung

- Kommen Sie in einen aufrechten Sitz und kreuzen Sie die Beine so weit, wie es bequem für Sie ist. Lassen Sie die Gesäßknochen, die Hüften und die Knie tief zum Boden sinken.
- Richten Sie die Wirbelsäule gerade auf und verlängern Sie sich über die Krone des Kopfes nach oben. Ihr Rücken, insbesondere der untere, ist gerade.
- Legen Sie die Hände entspannt auf Ihren Knien oder Oberschenkeln ab, blicken Sie in die Ferne oder schließen Sie die Augen.

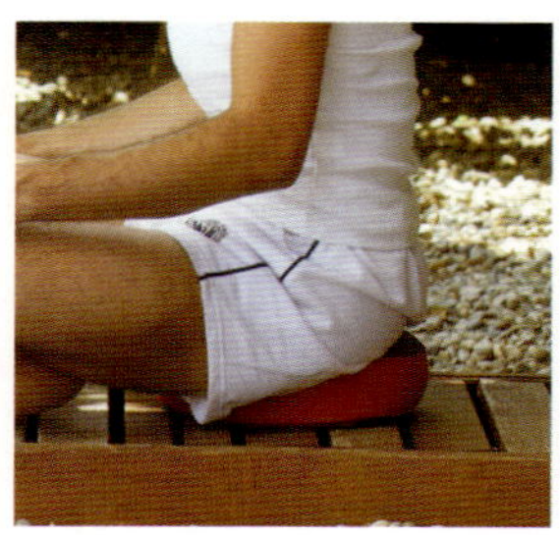

Für Einsteiger ▲

Setzen Sie sich auf ein Kissen, wenn Sie noch nicht bequem aufrecht sitzen können.

Neutrale Positionen

siddhasana/muktasana Perfekte Haltung

Diese Position ist dem Bequemen Schneidersitz sehr ähnlich, ist jedoch etwas schwieriger, weil sie einiger Flexibilität in den Hüften und den Knien bedarf. Auch in dieser Asana ist der Körper zentriert und ruhig, weshalb sie eine der klassischen Meditationshaltungen darstellt. Sie kann aber ebenso eingenommen werden, um kurz abzuschalten, sich zu sammeln und sich zu konzentrieren.

Ausrichtung

- Kommen Sie in einen aufrechten Sitz und beugen Sie ein Bein. Bringen Sie die Ferse so nah wie möglich an das Schambein heran. Beugen Sie das andere Bein und legen Sie die Ferse direkt vor die andere.
- Lassen Sie die Gesäßknochen, die Hüften und die Knie tief zum Boden sinken.
- Richten Sie die Wirbelsäule gerade auf und verlängern Sie sich über die Krone des Kopfes nach oben. Ihr Rücken, insbesondere der untere, ist gerade.
- Legen Sie die Hände im Schoß entspannt aufeinander oder auf Ihren Knien oder Oberschenkeln ab. Blicken Sie leicht nach unten oder schließen Sie die Augen.

Tipp für Einsteiger

Setzen Sie sich auf ein Kissen, wenn Sie noch nicht bequem aufrecht sitzen können.

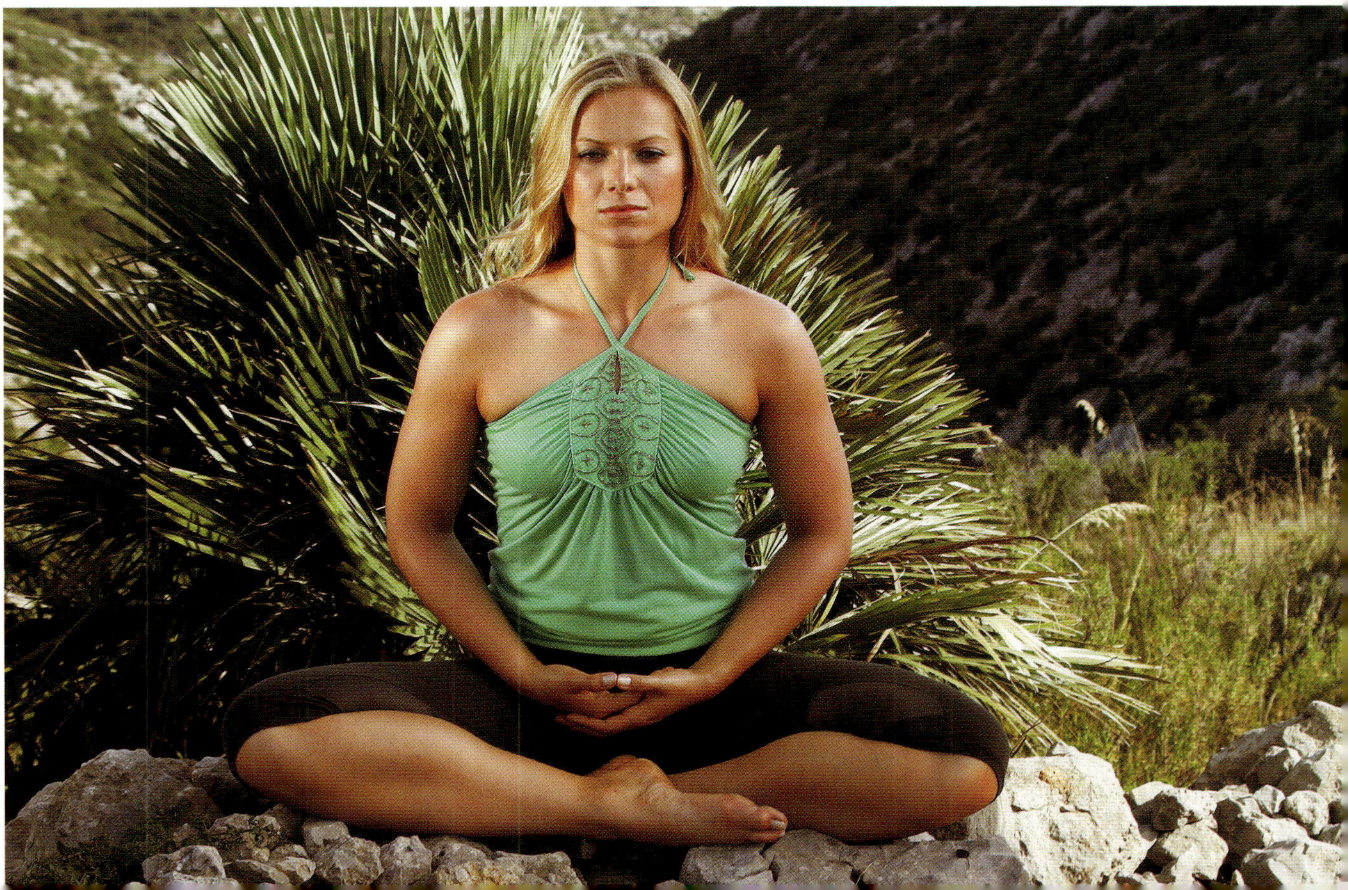

Virasana Held

In dieser Position wird – ebenso wie im Fersensitz – die Wirbelsäule aufrecht ausgerichtet und gestreckt; sie bedarf jedoch zusätzlich einiger Flexibilität in den Hüften. Der Körper ist zentriert und ruhig, sodass die Asana sich dafür eignet, kurz abzuschalten, sich zu sammeln, sich zu konzentrieren und zu meditieren.

Ausrichtung

- Kommen Sie in einen Kniestand und bringen Sie die Füße etwas mehr als hüftweit auseinander. Schieben Sie mit einer Hand Ihre Waden sanft nach hinten und außen (s. Detailsansicht a); lassen Sie ausreichend Platz, um sich zwischen Ihre Füße setzen zu können (s. Detailansicht b). Der Spann der Füße liegt auf und die Füße liegen eng an den Hüften.
- Lassen Sie die Gesäßknochen und die Hüften in den Boden sinken und halten Sie die Knie zusammen.
- Richten Sie die Wirbelsäule gerade auf und verlängern Sie sich über die Krone des Kopfes nach oben. Ihr Rücken, insbesondere der untere, ist gerade.
- Legen Sie die Hände im Schoß entspannt aufeinander oder auf Ihren Oberschenkeln ab. Blicken Sie leicht nach unten oder schließen Sie die Augen.

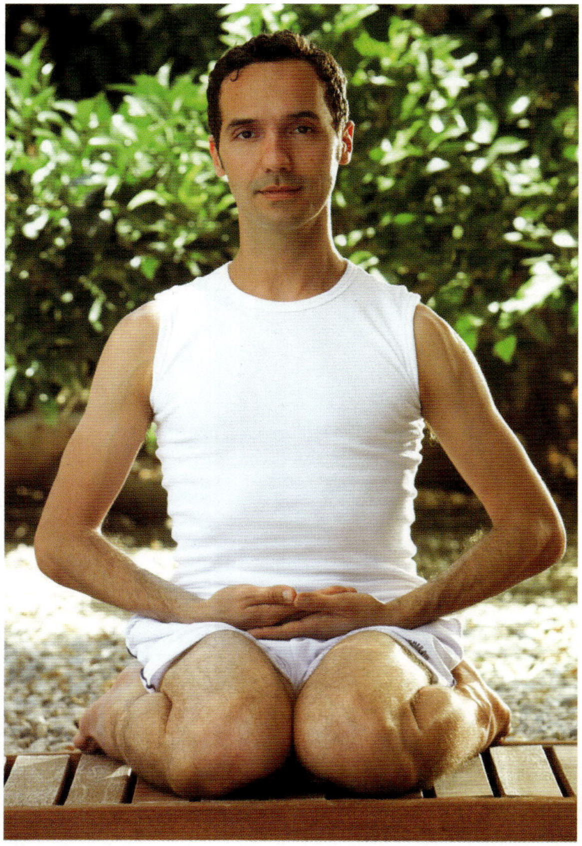

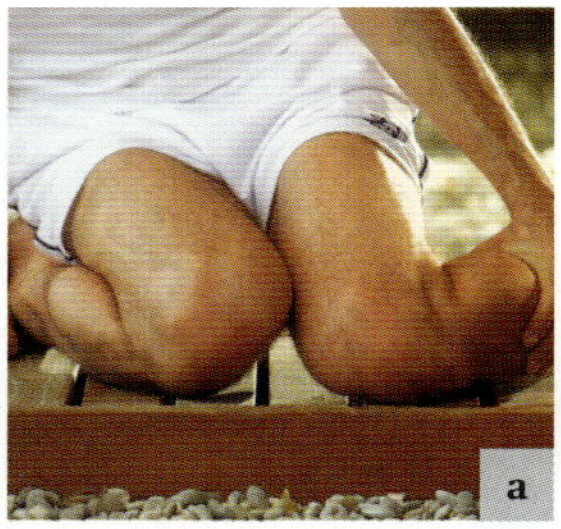

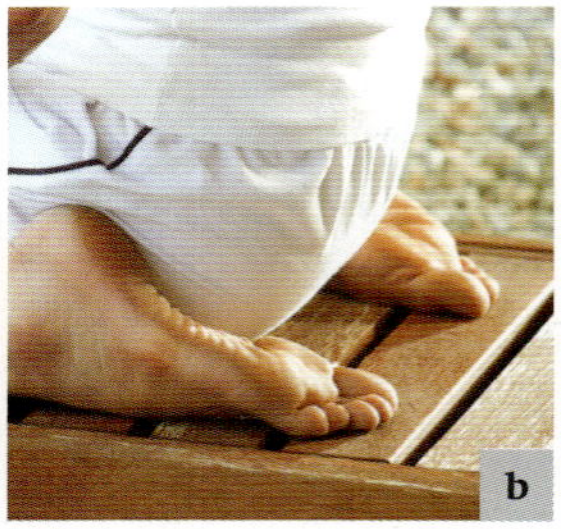

Detailansichten

Für Einsteiger ▼

a. Setzen Sie sich auf einen Block, wenn Sie sich noch nicht bequem auf den Boden setzen können.

b. Und/oder benutzen Sie einen Gurt, um Ihre Knie eng zusammenzuhalten.

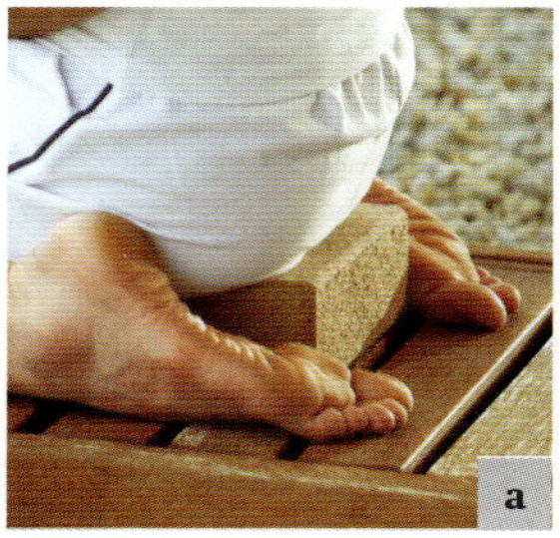

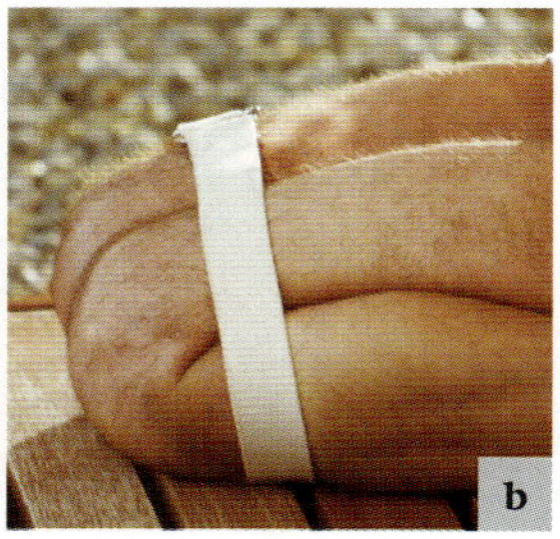

vadrasana Fersensitz

Als Alternative zum Bequemen Schneidersitz (s. S. 202) oder zur Perfekten Haltung (s. S. 203) bietet sich der Fersensitz an. Er bedarf allerdings einiger Flexibilität in den Knien. Auch in dieser Position wird vor allem die Wirbelsäule gerade aufgerichtet und gestreckt. Der Körper ist zentriert und ruhig. Deshalb eignet sich diese einfache Haltung hervorragend, um kurz abzuschalten, sich zu sammeln, sich zu konzentrieren oder zu meditieren.

Ausrichtung

- Kommen Sie in einen Kniestand, legen Sie den Spann der Füße auf den Boden und senken Sie das Gesäß auf die Fersen ab.
- Richten Sie die Wirbelsäule gerade auf und verlängern Sie sich über die Krone des Kopfes nach oben. Ihr Rücken, insbesondere der untere, ist gerade.
- Legen Sie die Hände entspannt auf Ihren Oberschenkeln ab, blicken Sie ohne Ziel in die Ferne oder schließen Sie die Augen.

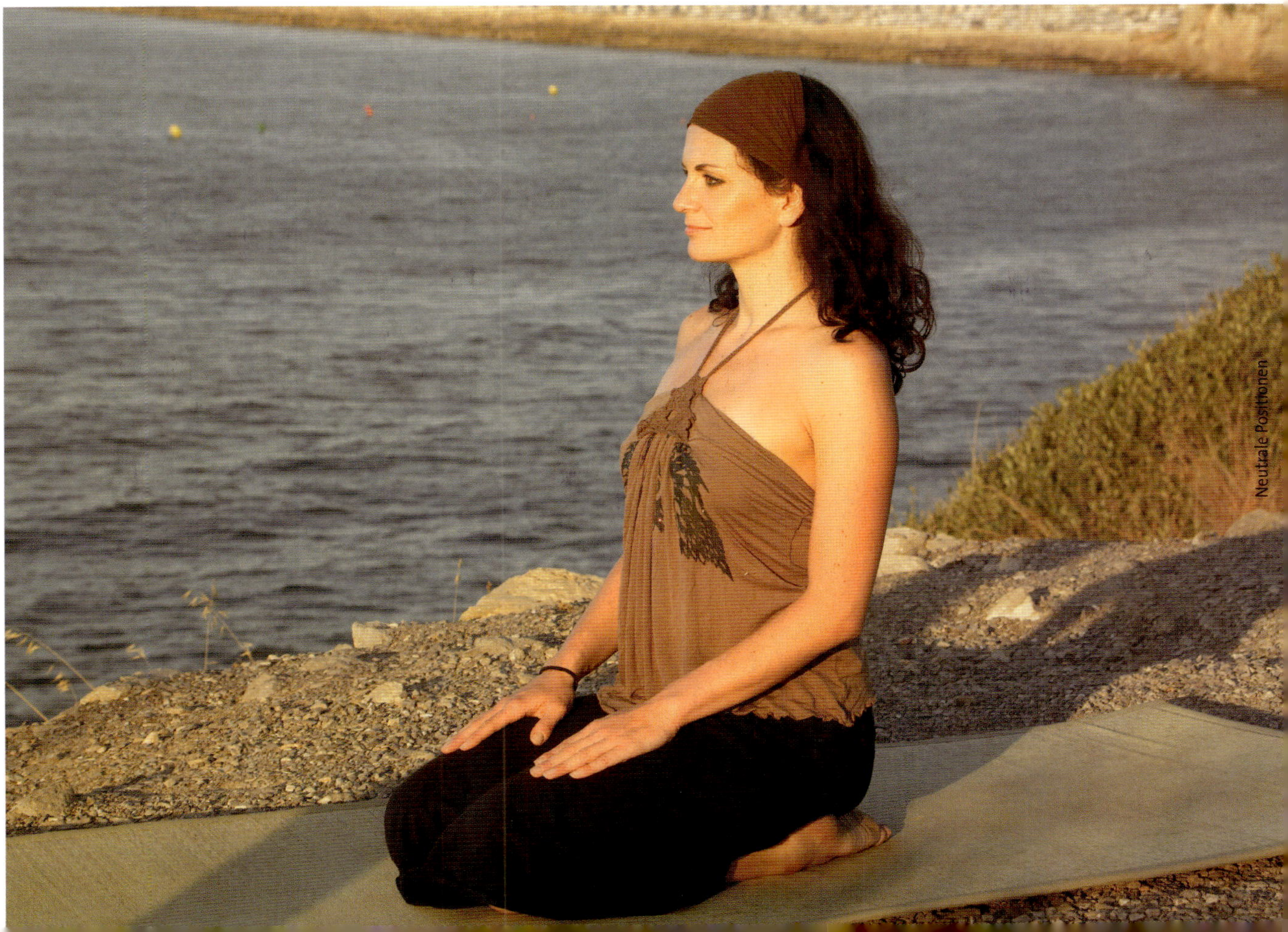

padmasana Lotus
ardha padmasana Halber Lotus
baddha padmasana Gebundener Lotus

Der Lotus stellt die Meditationsposition schlechthin dar, bedarf jedoch einiger Übung und Geschmeidigkeit in den Hüften, Knien und Fußgelenken. Dann kann er sehr entspannend sein, da sich der Körper zentriert, ruhig und in einem stabilen Sitz befindet. Die Wirbelsäule bleibt durch die Beinhaltung fast automatisch gerade aufgerichtet und kann sich ausruhen.

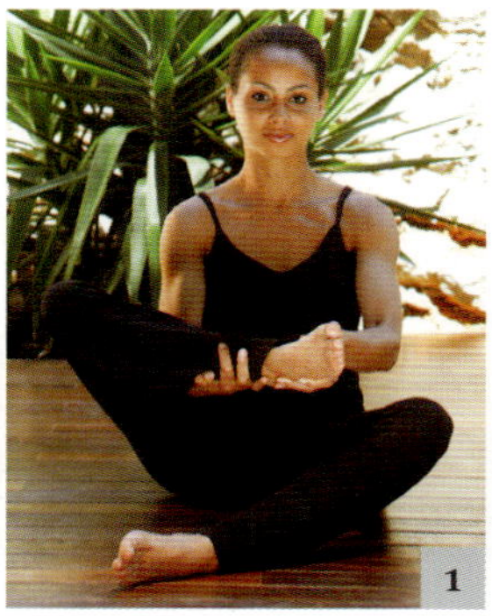

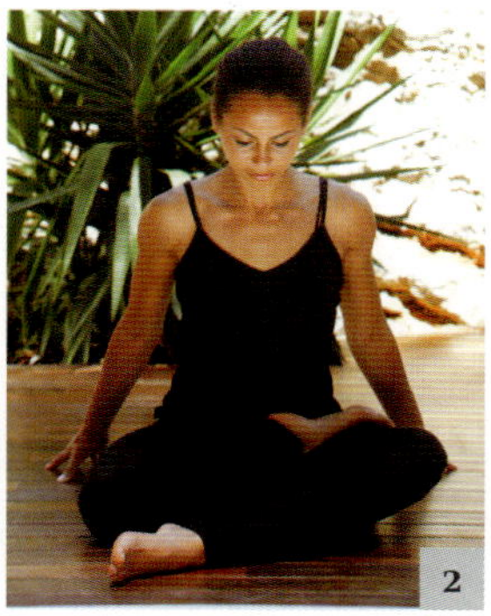

Ardha Padmasana

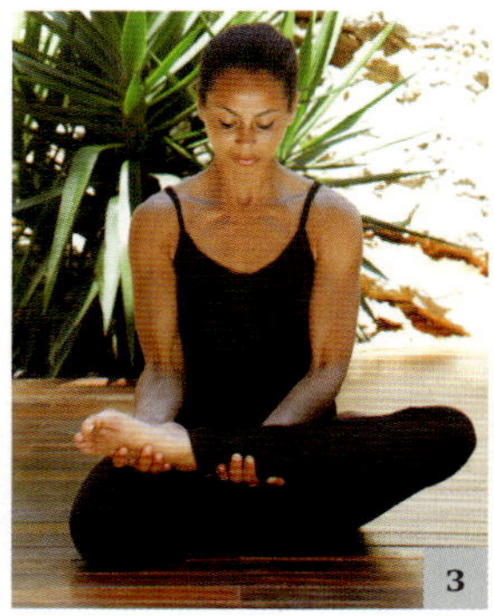

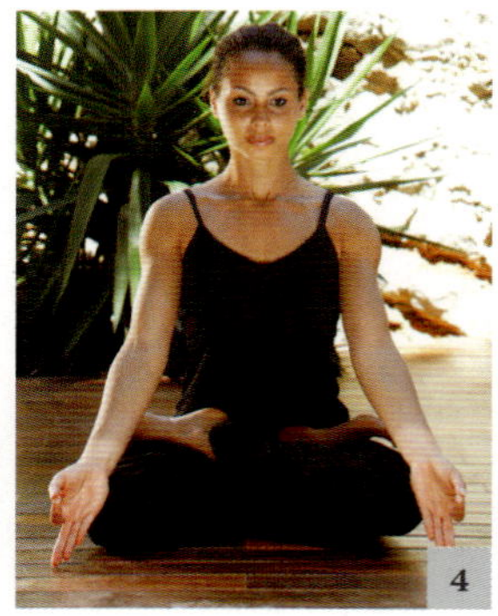

Padmasana

Ausrichtung Step-by-Step

1. Greifen Sie ein Bein unterhalb der Wade und am Fuß und heben Sie es an. Öffnen Sie die Hüften, indem Sie den Oberschenkel und das Knie leicht nach außen drehen.
2. Legen Sie den Fuß mit der Fußsohle nach oben in der gegenüberliegenden Hüftbeuge ab (nicht auf den Oberschenkelmuskel). Die Ferse ist so nah wie möglich am Bauchnabel. Diese Position nennt sich Halber Lotus.
3. Greifen Sie das andere Bein unterhalb der Wade und am Fuß und drehen Sie das Knie leicht nach außen.
4. Legen Sie den Fuß mit der Fußsohle nach oben in der anderen Hüftbeuge ab. Die Ferse ist so nah wie möglich am Bauchnabel. Lassen Sie die Gesäßknochen, die Hüften und die Knie tief zum Boden sinken. Richten Sie die Wirbelsäule gerade auf und verlängern Sie sich über die Krone des Kopfes nach oben. Ihr Rücken, insbesondere der untere, ist gerade. Legen Sie die Handrücken auf Ihren Knien ab und formen Sie Jnana-Mudra (s. S. 39) mit Ihren Händen.
5. Oder kreuzen Sie die Arme hinter Ihrem Rücken, führen Sie die Hände wieder nach vorn und greifen Sie Ihre Zehen. Dies ist Baddha Padmasana, der Gebundene Lotus.

Baddha Padmasana ▶

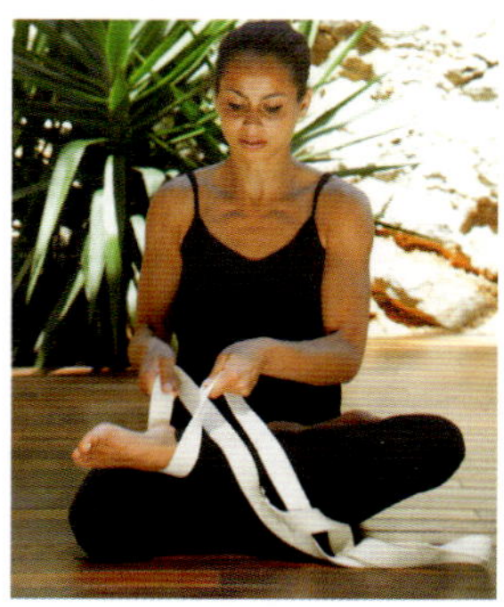

◀ **Für Einsteiger**

Üben Sie den Halben Lotus (Schritt 2) solange, bis Sie eine Weile bequem in ihm ausharren können. Legen Sie dann den Fußknöchel des anderen Beins mit Hilfe eines Gurtes in die Beuge Ihres Knies, bis Sie den Fuß in der Hüftbeuge ablegen können.

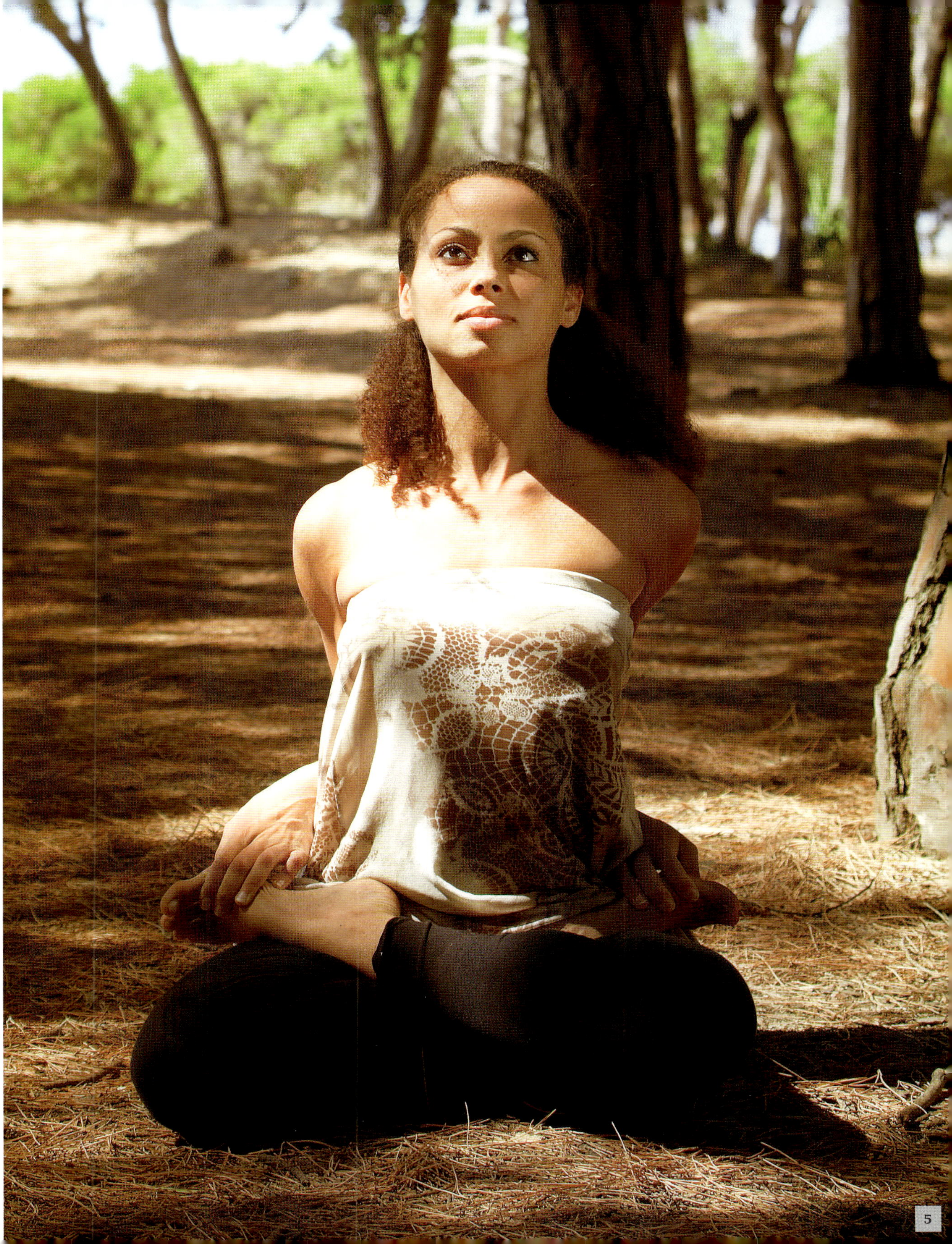

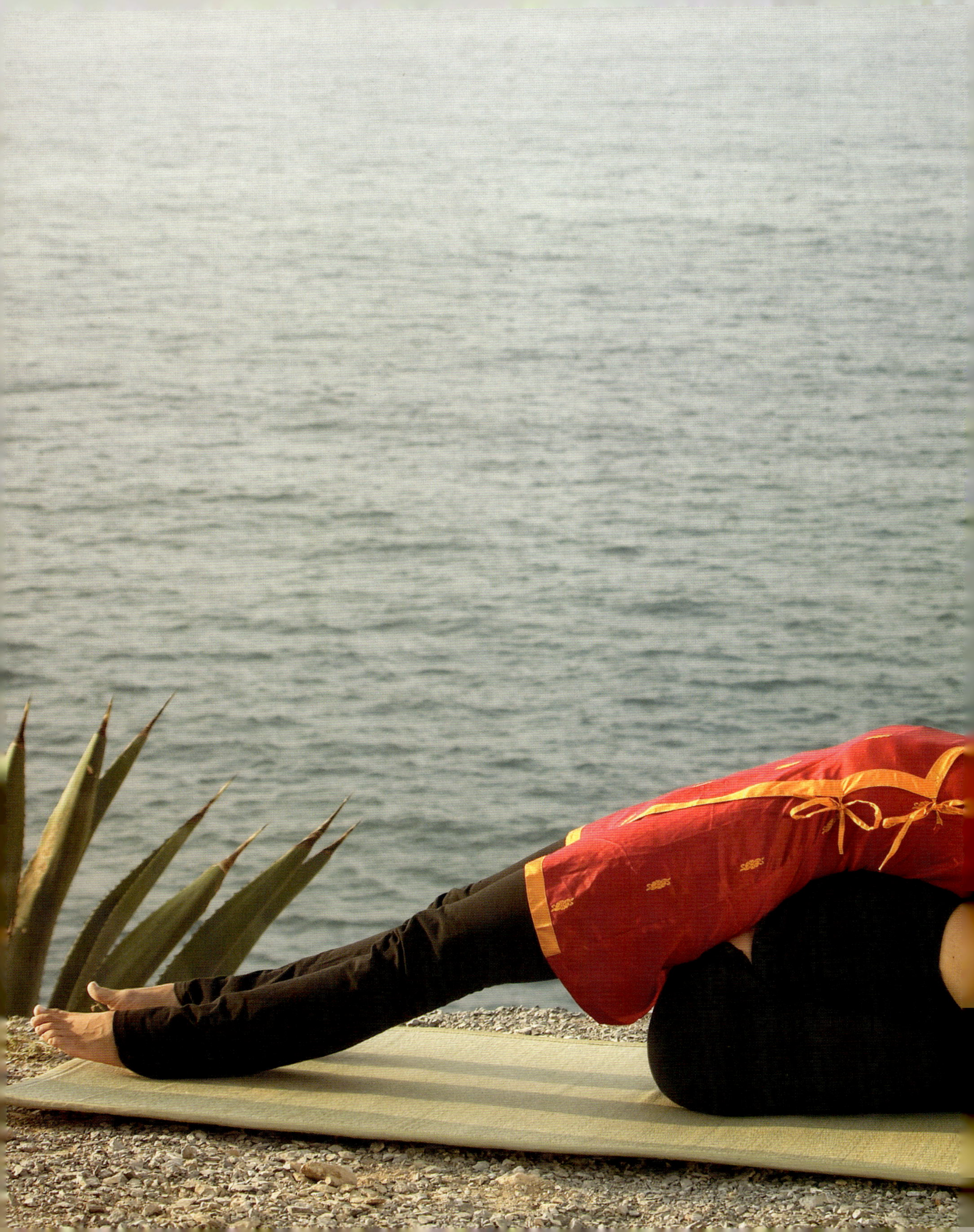

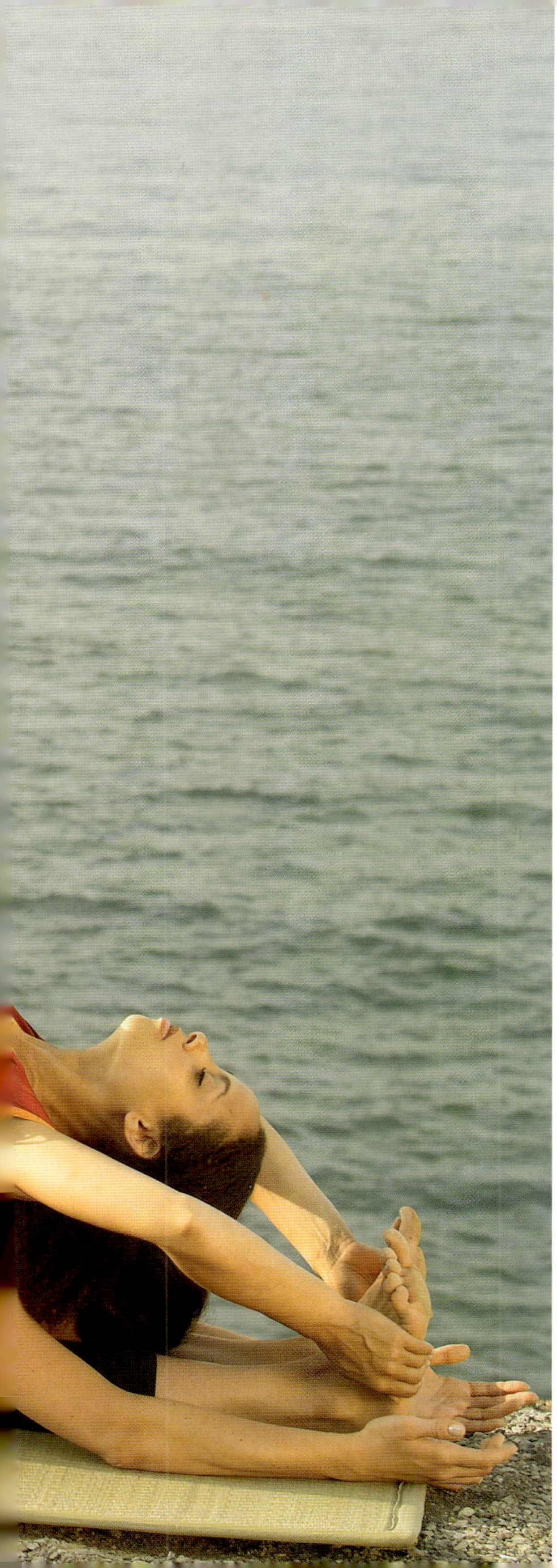

Positionen zur Entspannung

Wie ihr Name schon sagt, dienen diese Positionen vor allem dazu, sich zu entspannen. In erster Linie soll die Wirbelsäule entspannt bleiben, die im täglichen Leben wie auch in der Yoga-Praxis die Last des Körpers zu tragen hat, da sie, egal in welcher Haltung, stets für die Ausrichtung des Körpers zuständig ist.

Physiologisch bewirken Positionen zur Entspannung einen Ausgleich nach intensiven Asanas. Sie dienen aber ebenso der Tiefenentspannung des gesamten Körpers und haben eine sehr erholsame Wirkung. Der entspannte Körper ist schwer und locker zugleich und „sinkt" in den Asanas regelrecht in den Boden hinein.

Auf emotionaler Ebene helfen Entspannungspositionen loszulassen. Der Geist lässt den Körper und die Gedanken los und wird leicht und unbeschwert. Sie bieten sich daher als „Ruheinseln" in der stürmischen See des täglichen Lebens an und können jederzeit eingenommen werden. Nicht nur im Rahmen der Asana-Praxis, sondern auch einfach zwischendurch machen sie Besinnung und Entspannung möglich.

balasana Kindeshaltung

Die Kindeshaltung, auch Eingerolltes Blatt genannt, wird in der Asana-Praxis häufig zwischendurch eingenommen, um sich kurz zu entspannen. Sie eignet sich auch dafür, sich einen Moment nur auf sich selbst zu besinnen und „nach innen" zu schauen. Zugleich ist sie eine gute Ausgleichsposition nach sanften Rückbeugen. Die Wirbelsäule inklusive der Nackenwirbel wird gedehnt und entspannt.

Ausrichtung

- Kommen Sie in einen Fersensitz (s. S. 205) und beugen Sie den Oberkörper nach vorn. Legen Sie die Stirn auf dem Boden ab und führen Sie die Arme entspannt an den Körperseiten vorbei nach hinten.
- Schieben Sie Ihr Steißbein nach unten und spüren Sie der Länge und dem Raum der gesamten Wirbelsäule nach.

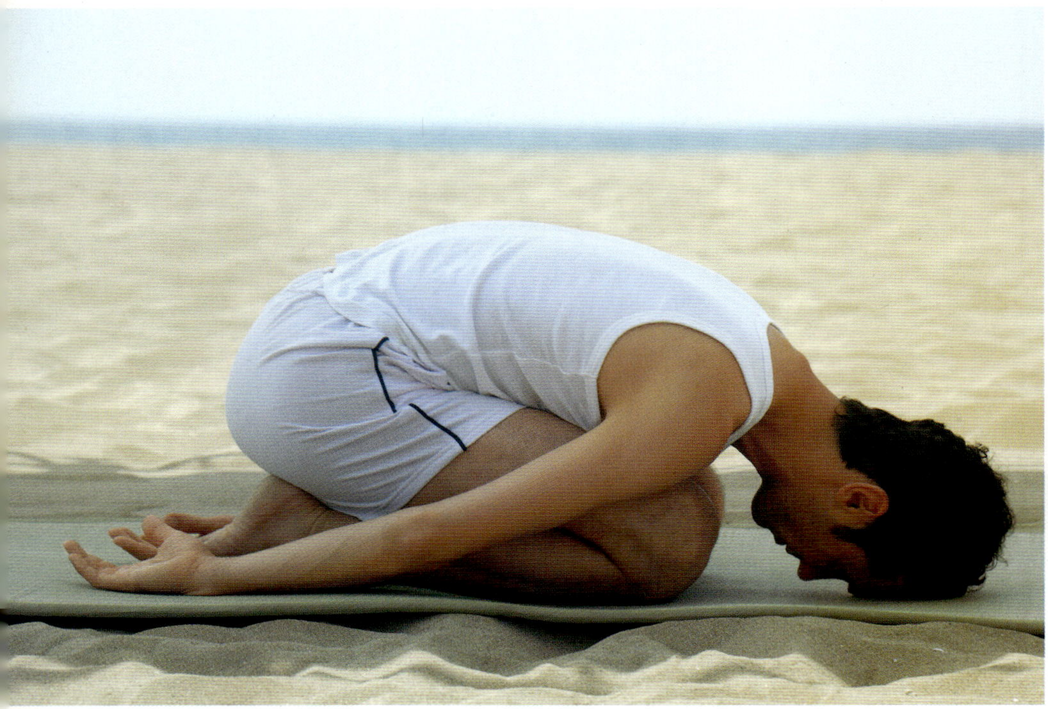

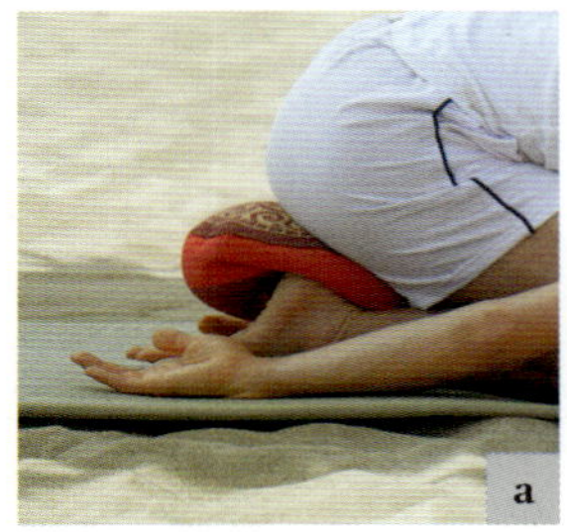

a

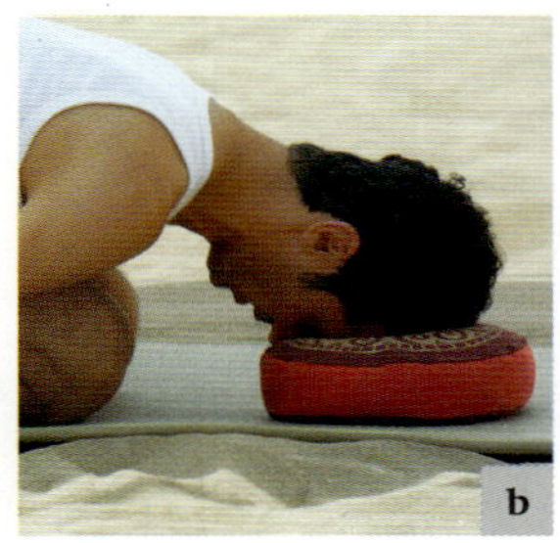

b

Für Einsteiger

a. Wenn das Gesäß die Fersen nicht berührt, legen Sie ein Kissen dazwischen.

b. Wenn Sie die Stirn nicht bequem auf dem Boden ablegen können, legen Sie sie auf einem Kissen ab.

In Balasana fühlt man sich wohl deshalb so geborgen, weil die Position an die embryonale Haltung erinnert.

apanasana Knie-zum-Kinn-Position

In dieser Position wird die gesamte Wirbelsäule, insbesondere der untere Rücken, gedehnt und entspannt; deshalb stellt sie eine gute Ausgleichsposition nach Rückbeugen dar. Ebenso ist sie eine Wohltat für Zwischendurch, insbesondere nach langem Stehen oder Sitzen.

Ausrichtung

- Legen Sie sich mit dem Rücken flach auf den Boden, winkeln Sie Ihre Beine an und ziehen Sie sie mit beiden Armen zu Ihrem Körper heran.
- Heben Sie den Oberkörper vom Boden ab und führen Sie Ihr Kinn zu den Knien. Lassen Sie dabei den mittleren und unteren Rücken auf dem Boden. Schaukeln Sie vor und zurück und massieren Sie somit Ihren Rücken.
- Legen Sie Ihre Hände auf die Knie und schieben Sie sie in der Einatmung vom Körper weg. Ziehen Sie die Knie in der Ausatmung wieder an den Körper heran.

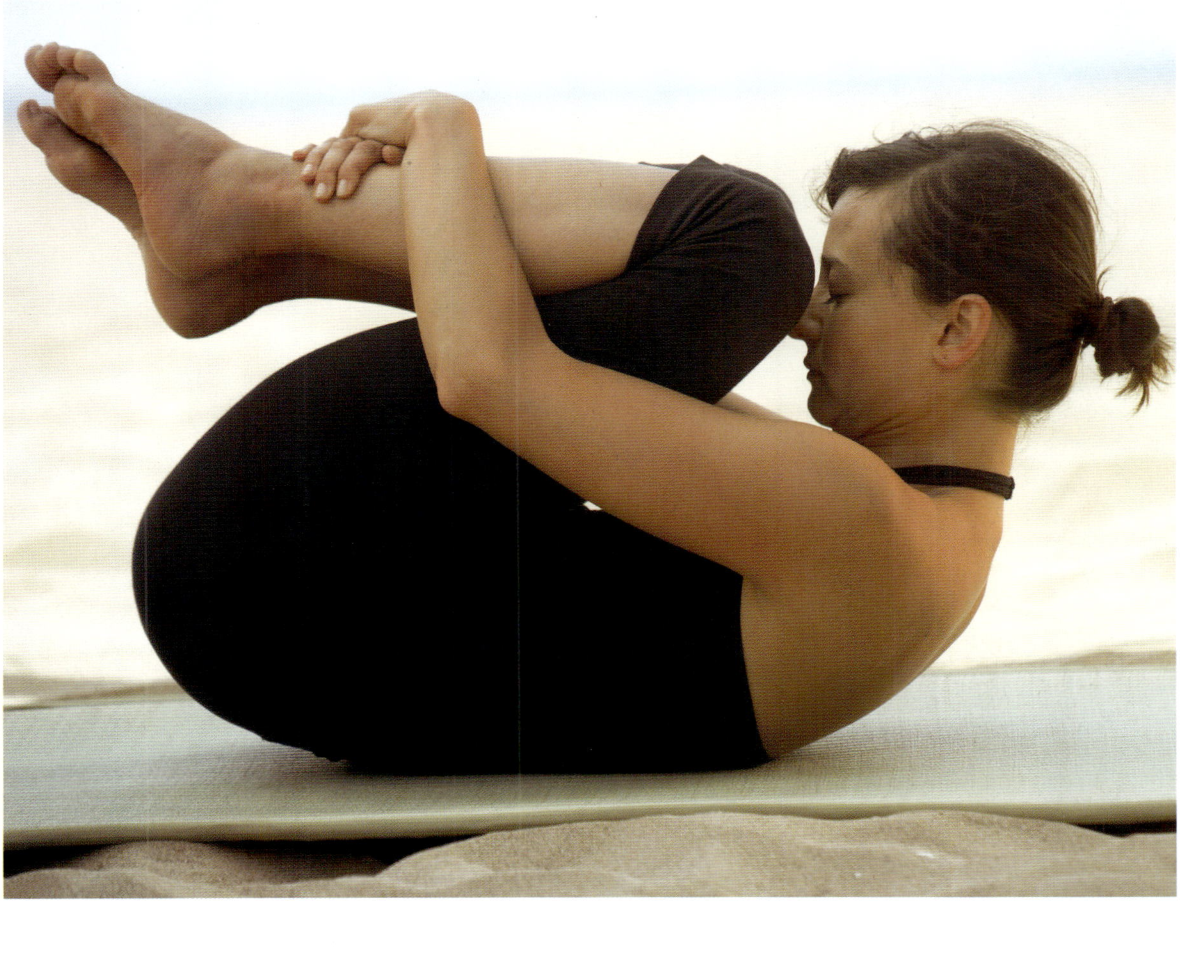

ananda balasana Happy Baby Pose

Die Position des glücklichen Babys wird als sehr angenehm empfunden, weil sie die gesamte Wirbelsäule, insbesondere den untere Rücken ausgiebig dehnt und entspannt. Deshalb eignet sie sich als Ausgleichsposition nach Rück- und Vorbeugen. Auch werden die in dieser Asana weit geöffneten Hüften von vielen als zusätzlich entspannend empfunden.

Ausrichtung

- Legen Sie sich mit dem Rücken flach auf den Boden und winkeln Sie in der Einatmung Ihre Beine an.
- Greifen Sie Ihre Zehen und ziehen Sie in der Ausatmung die Knie in Richtung Boden. Lassen Sie dabei Ihren gesamten Rücken auf dem Boden.
- Schaukeln Sie wie ein glückliches Baby hin und her und massieren Sie damit Ihren Rücken selbst.

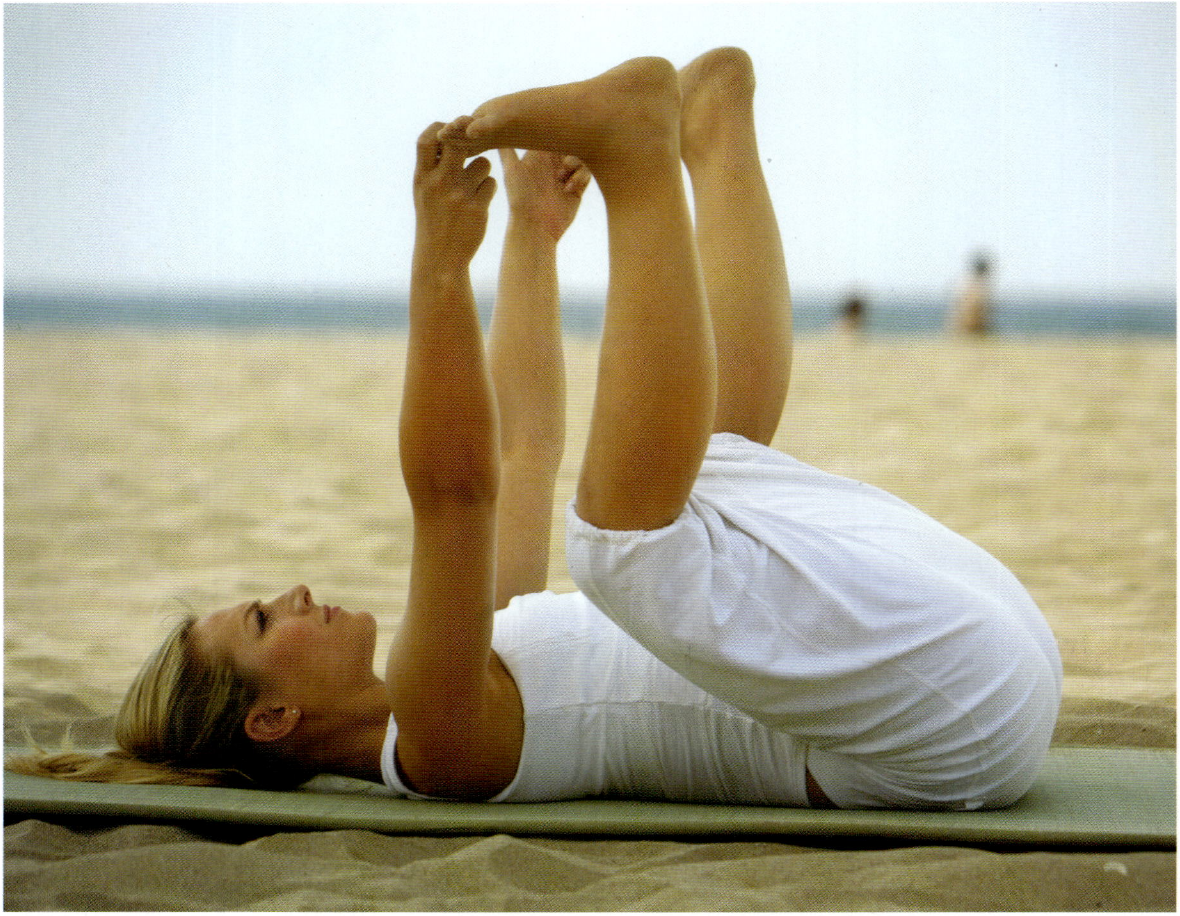

Entspannungspositionen

jathara parivartanasana **Twists im Liegen**

Auch wenn die Wirbelsäule in dieser Position nicht gerade sondern gedreht ist, zählt sie doch zu den Entspannungspositionen und ist sehr angenehm nach einer intensiven Praxis. Sie bietet sich vor allem nach Rück- und Vorbeugen als Ausgleichsposition an, da die Wirbelsäule wieder neutralisiert wird.

Ausrichtung

- Legen Sie sich mit dem Rücken flach auf den Boden. Rollen Sie auf eine Hüfte und winkeln Sie das obere Knie an. Führen Sie es in der Ausatmung mit der Hand der gegenüberliegenden Seite über das andere Bein in Richtung Boden. Die Hüfte bleibt gerade aufgerichtet und die Muskulatur des unteren Beins angespannt.
- Legen Sie die Hand auf dem Knie ab und drücken Sie es sanft auf den Boden.
- Strecken Sie den anderen Arm zur Seite aus und blicken Sie zu dessen Fingerspitzen. Beide Schultern bleiben am Boden.

Für Einsteiger ▼

Legen Sie ein Kissen unter Ihr Knie, wenn Sie es noch nicht zum Boden bringen können.

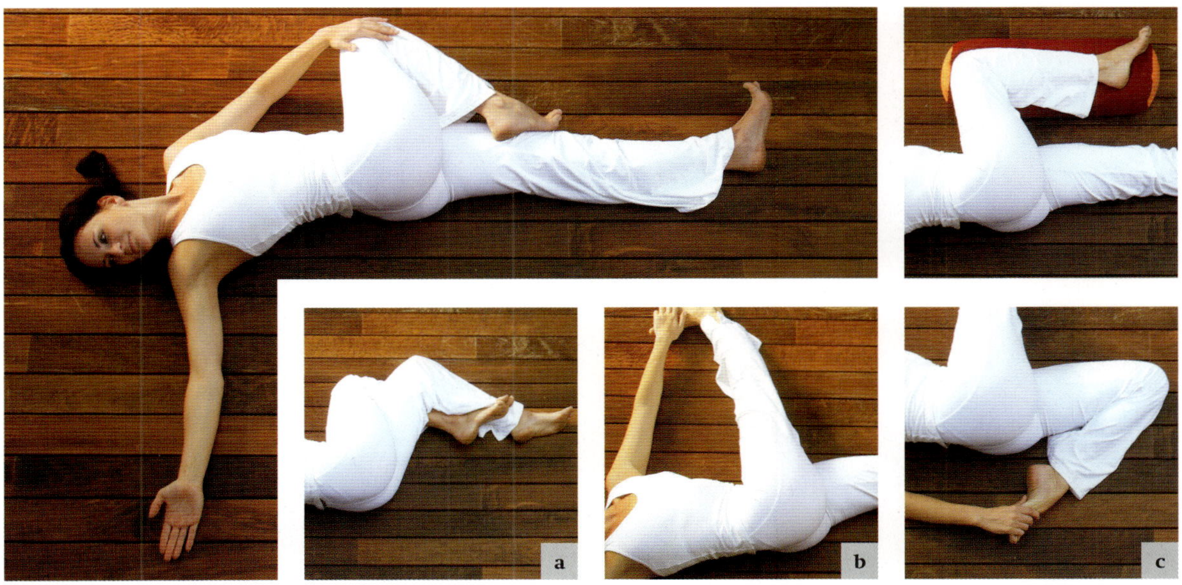

Für Fortgeschrittene ▲

a. Schlingen Sie die Beine umeinander, um eine angenehme zusätzliche Dehnung in der Hüfte zu erfahren.

b. Greifen Sie Ihre Zehen und strecken Sie das Bein, um eine intensive Dehnung im hinteren Oberschenkelmuskel zu erreichen.

c. Beugen Sie zusätzlich zu b das andere Bein und ziehen Sie es sanft in Richtung Gesäß, um eine Dehnung im vorderen Oberschenkelmuskel des angewinkelten Beins zu erzielen.

supta baddha konasana Schusterhaltung im Liegen

In dieser Position kann die Wirbelsäule in neutraler Position entspannen und das gesamte Körpergewicht auf den Boden ablegen. Zugleich werden durch die Beinhaltung die Hüften weit geöffnet und so das Gesäß entspannt. Eine Wohltat bei Menstruations- und Unterleibsbeschwerden.

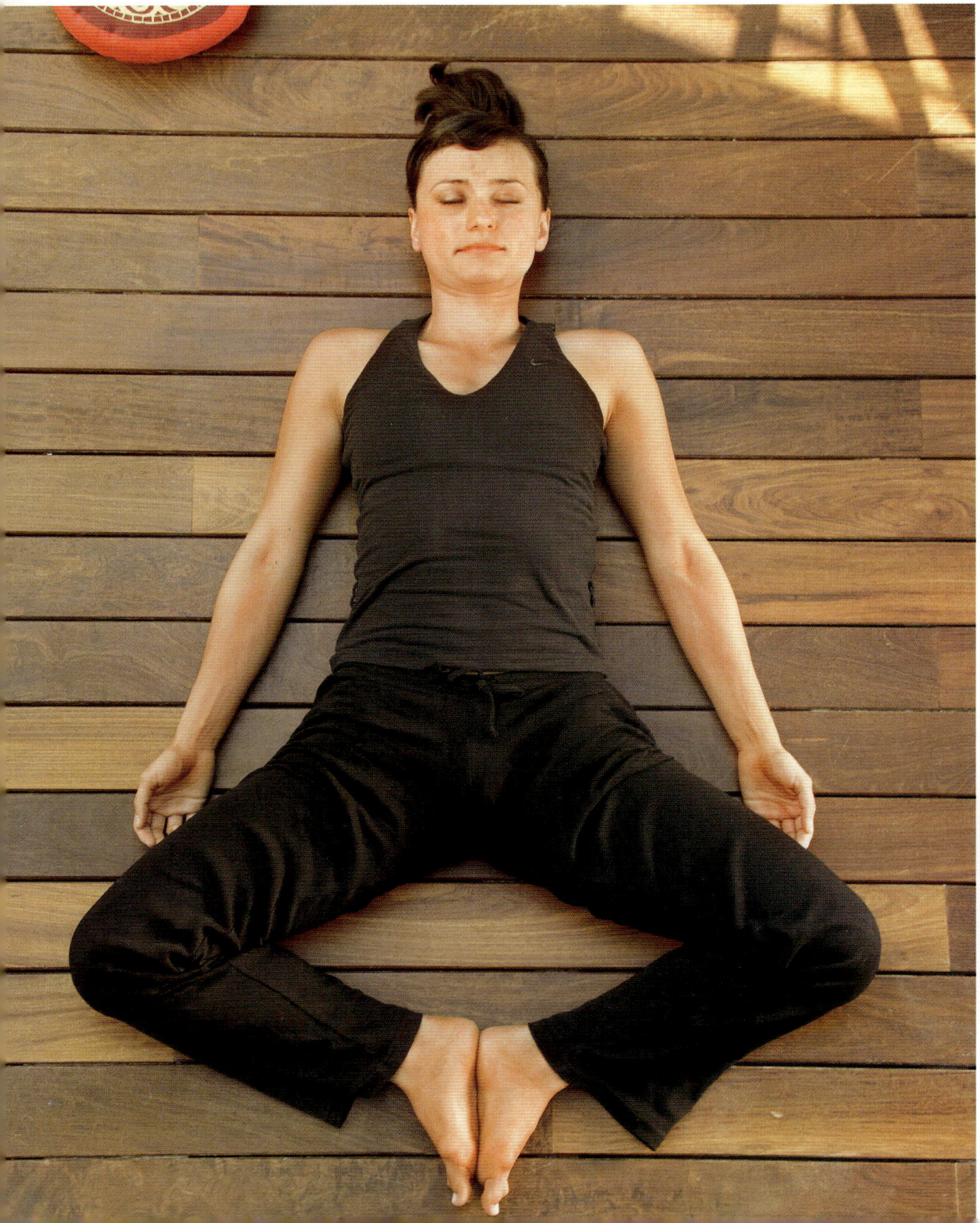

Ausrichtung

- Legen Sie sich mit dem Rücken flach auf den Boden, winkeln Sie die Beine an und legen Sie die Fußsohlen aufeinander.
- Lassen Sie Ihre Knie zur Seite in Richtung Boden sinken und strecken Sie Ihre Arme entspannt entlang des Körpers aus. Schließen Sie die Augen.

Für Einsteiger ▼

Wenn Sie noch nicht bequem auf dem Rücken liegen können, stützen Sie sich mit den Oberarmen ab. Legen Sie sich Kissen unter die Knie, wenn Sie diese noch nicht auf den Boden legen können.

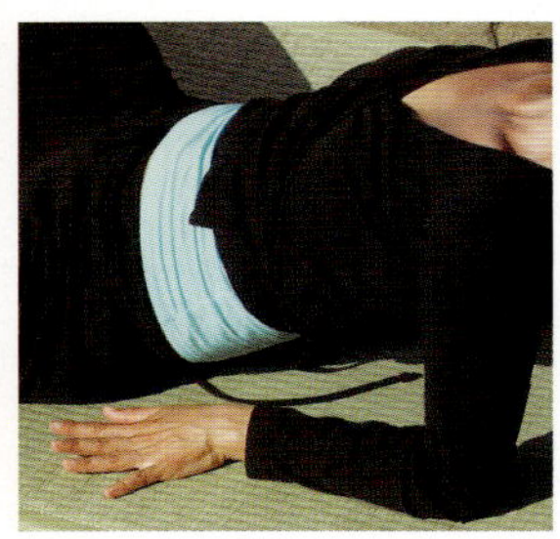

shavasana Totenposition

Die Totenposition ist Symbol für das Loslassen des ganzen Körpers und Geistes und daher die effektivste Entspannungsposition überhaupt. Der gesamte Körper ist entspannt und bewegungslos, insbesondere Becken und Schultern lassen alle Anspannung los. Die innere, geistige Entspannung – das Loslassen aller Gedanken bei gleichzeitig wacher Wahrnehmung – wirkt wie ein Jungbrunnen auf Körper und Geist.

Ausrichtung

- Legen Sie sich mit dem Rücken flach auf den Boden. Lassen Sie die Beine und Füße leicht nach außen fallen.
- Legen Sie Ihre Arme mit den Handflächen nach oben entspannt entlang des Körpers auf den Boden und schließen Sie die Augen. Entspannen Sie das Gesicht und lassen Sie sich tief in den Boden sinken. Genießen Sie die Position.

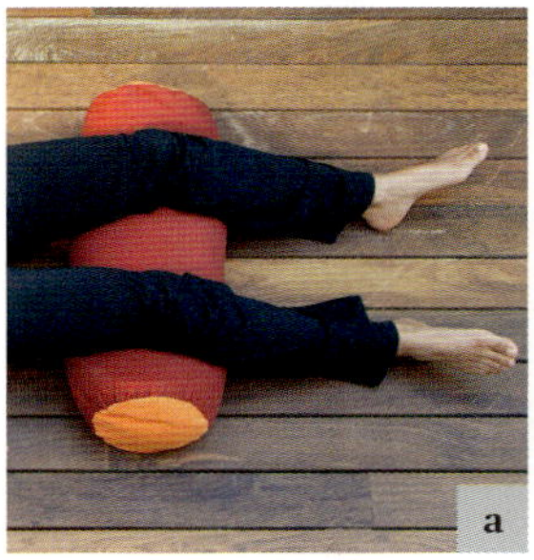
a

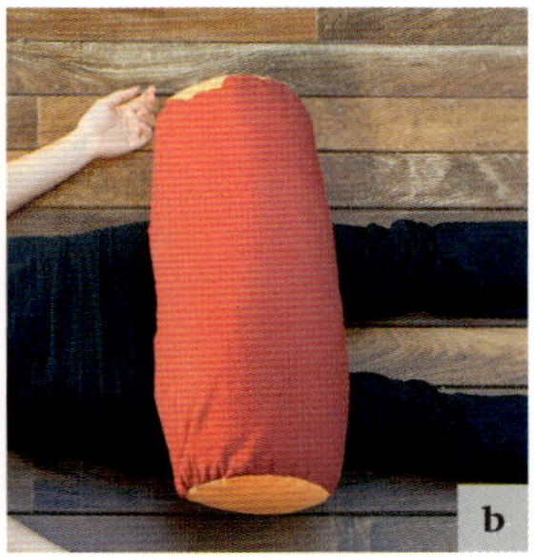
b

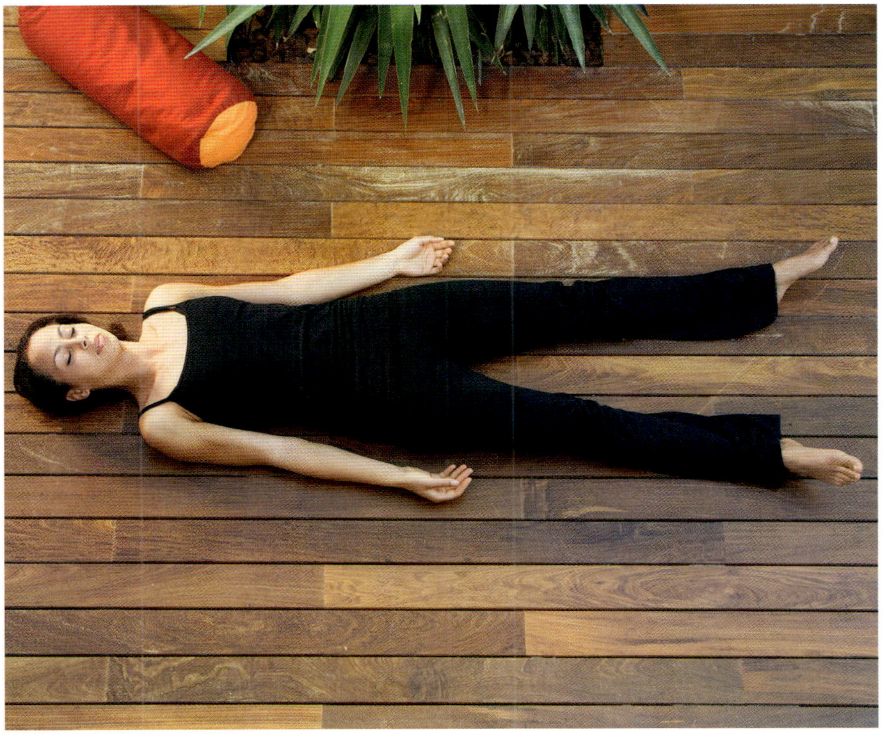

Variationen ▲

a. Legen Sie sich ein Kissen unter die Kniekehlen, um den unteren Rücken zu entspannen.

b. Legen Sie sich ein Kissen auf die Hüften, um sich tiefer in den Boden sinken lassen zu können.

!

Was sich leicht anhören mag – nämlich alles loszulassen, bewusst und präsent zu bleiben, ohne einzuschlafen oder nachzudenken – bedarf ein wenig Übung. Sollte sich das Gedankenrad in Bewegung setzen, lassen Sie sich nicht davon beeinflussen: Erlauben Sie Ihren Gedanken, einfach vorüberzuziehen und verfolgen Sie sie nicht.

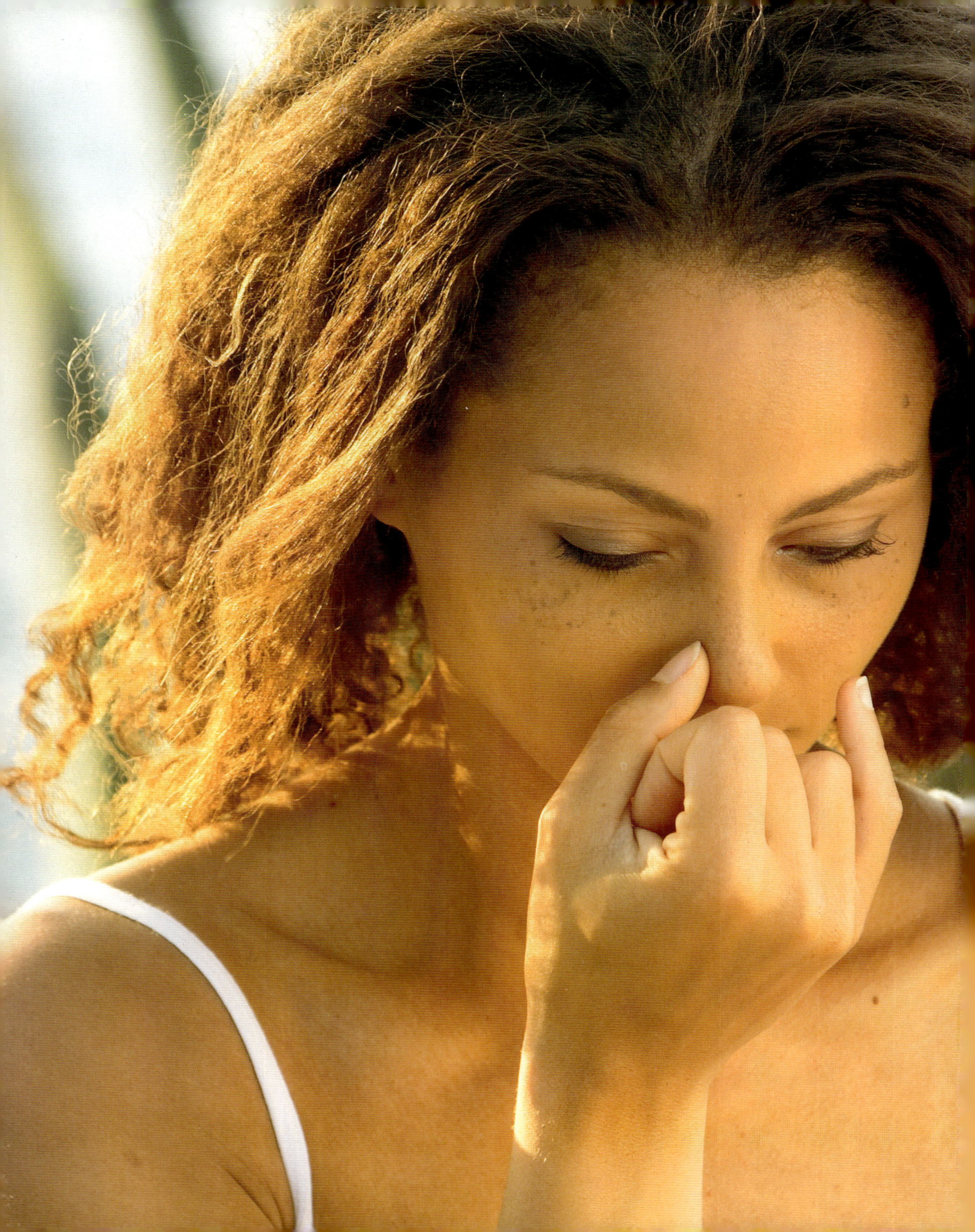

pranayama
Lenkung der Energie

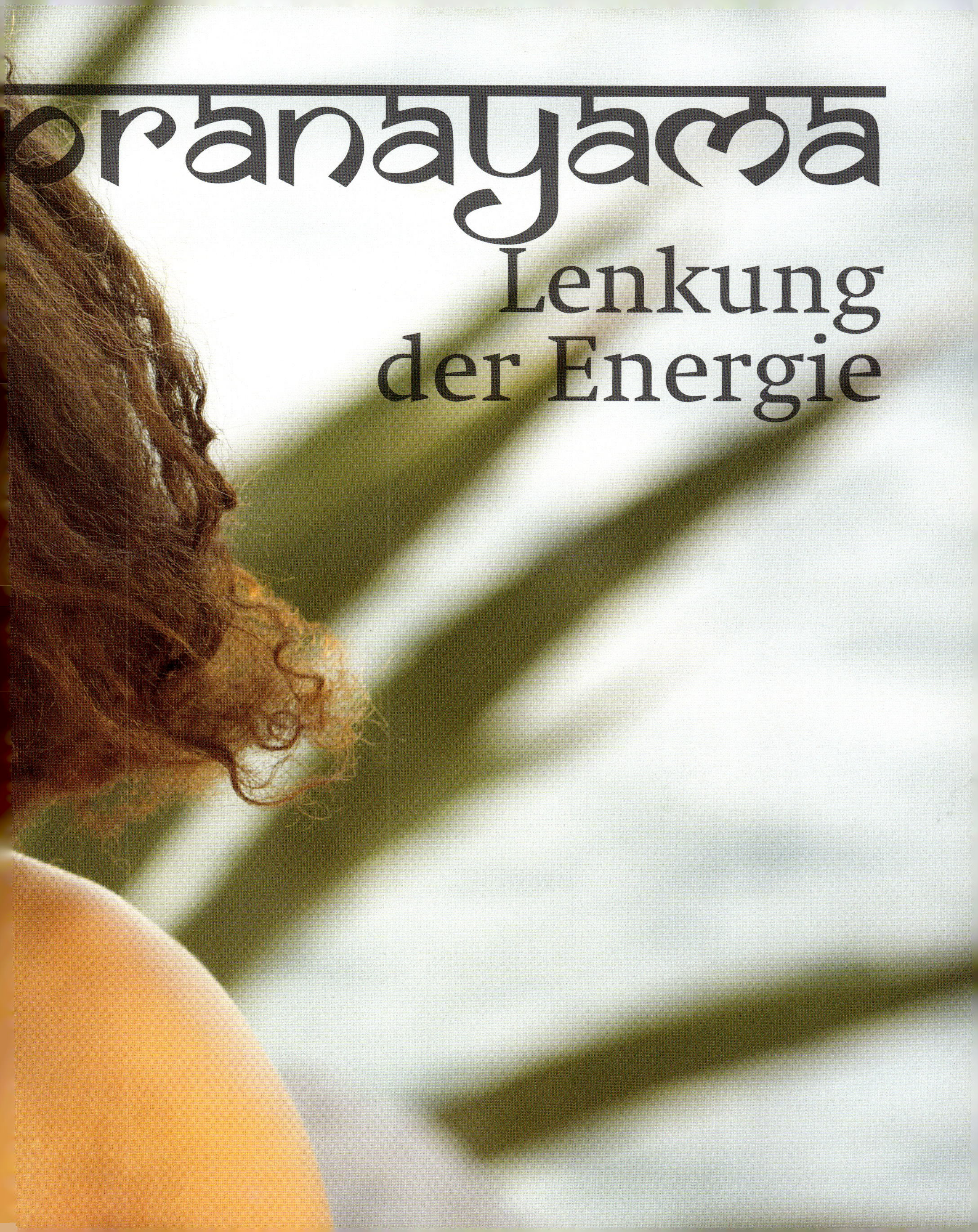

Wesen und Ziel von Pranayama

Der Atem: Spiegel von Körper und Geist

Im täglichen Leben spiegelt der Atem vielfach unseren Geisteszustand wider, da jeder Gedanke und jedes Gefühl sich in Form von Ent- oder Verspannung, Ruhe oder Unruhe, Angst oder Aufnahmebereitschaft äußert und eine biochemische Reaktion im Körper hervorruft. Auch im Sprachgebrauch finden sich häufig Redewendungen, die auf die Beziehung zwischen Körper, Geist und Atem eingehen: Der Atem stockt, man muss erst einmal tief Luft holen, es bleibt einem die Luft weg, man muss zu Atem kommen oder man ist atemlos – um hier nur einige Beispiele zu nennen. Ist man entspannt, ist der Atem frei, tief und ruhig. Wer jedoch – aus welchen Gründen auch immer – innerlich in Aufruhr ist, bei dem wird die Atmung flach, hektisch und unregelmäßig.

Prana – die Lebensenergie

Im yogischen Verständnis ist Prana Lebensenergie. Die innere, die immer da ist, soll mit der äußeren, die über Lebensmittel, geistige Nahrung, Bewegung und über die Atmung aufgenommen wird, vereinigt werden. Ziel von Pranayama ist es daher, den Körper mit Lebensenergie anzureichern und damit gleichsam seine „Akkus“ aufzufüllen. Um den größtmöglichen Nutzen dieser Energie zu spüren, muss sie im Körper ungehindert zirkulieren können. Wer gesund lebt und ohne allzu große Sorgen entspannt, bei dem fließt die Lebensenergie frei im Körper. Verspannungen und Blockaden, die sich durch zuviel Stress und Anspannung im Körper festsetzen, hindern jedoch die Lebensenergie daran, frei im Körper zu fließen. Sie haben zur Folge, dass Prana nicht im Körper gehalten und verteilt werden kann, sondern wirkungslos abfließt. Prana zirkuliert in den Nadis, den Energiekanälen im Körper (s. S. 35). Sowohl die Asana- als auch die Pranayama-Praxis dient dazu, diese Kanäle zu reinigen und dadurch die Energie im Körper zu konzentrieren und frei zu leiten.

Pranayama: Lenkung der Energie

Das Sanskrit-Wort *pranayama* enthält eine Reihe von Bedeutungen: *pra* – Bewegung; *na* – fortdauernd, ständig; *prana* – Energie; *yama* – Kontrolle, Lenkung; *ayama* – Ausdehnung, Ausbreitung. Der Begriff lässt sich daher am ehesten mit „Energielenkung“ oder „Energieausdehnung“ übersetzen. Das Mittel dafür ist die Atmung.

Ein ruhiger Geist dank Pranayama

So wie der Geist auf den Atem wirkt, lässt sich umgekehrt auch der Geist von der Atmung beeinflussen. Genau das ist die Funktion von Pranayama, dessen Übungen bei Patanjali als vierte Stufe des achtgliedrigen Pfads (s. S. 24 und S. 30) wie auch im Hatha Yoga (s. S. 39) als zentraler Teil der Yoga-Praxis angesehen werden. Diese jahrtausendealten Techniken sind bewusst gesteuerte Atemübungen, mit denen ein Effekt im Geist und im Körper hervorgerufen wird. Dank ihnen werden Geist und Körper ruhig und Blockaden im energetischen Körper können verringert oder gar ganz überwunden werden. Durch bewusste Veränderungen der normalerweise unbewussten Atemmuster wird nicht nur eine Einheit von Atem, Geist und Körper hergestellt, sondern gleichzeitig werden Geist und Körper mit Lebensenergie versorgt (s. Kasten oben).

Atembewusstsein schaffen

Kaum etwas geschieht automatischer und ungesteuerter als die natürliche Atmung und kaum etwas wird weniger Beachtung geschenkt als ebendieser lebensnotwendigen Tätigkeit. Die natürliche Atmung ist oft flach, unregelmäßig und mit unbewussten Atempausen versehen, was einen zerstreuten, unkonzentrierten oder angespannten Geist widerspiegelt. Allein dies zu beobachten, ohne dabei die natürliche Atmung zu verändern, ist gar nicht so einfach. Häufig vertiefen sich die Atemzüge automatisch, sobald sich Konzentration und Bewusstsein darauf richten. Dennoch ist das Atembewusstsein – das Beobachten der natürlichen Atmung, ohne sie zu verändern – die Vorstufe für jedwede Atemübung, um den eigenen geistigen und körperlichen Zustand zu verstehen und die Wirkung einer anschließenden Atemübung wahrnehmen zu können.

Vier Phasen der Atmung

Die natürliche sowie die kontrollierte Atmung verläuft in vier Phasen:

- Einatmung (sanskr. *puraka*)
- Pause nach der Einatmung (sanskr. *antara kumbhaka*)
- Ausatmung (sanskr. *rechaka*)
- Pause nach der Ausatmung (sanskr. *bahya kumbhaka*)

Atempausen, im Yoga auch Atemverhaltung oder Kumbhaka genannt, sind in der Regel nur ganz kurz, können bei den Atemübungen aber bewusst verlängert werden.

Pranayama in der Praxis

Die Atemübungen dienen im Anschluss an die Asana-Praxis als gute Vorbereitung für die Meditation, da Pranayama auch als Brücke zwischen Körper und Geist angesehen wird. Manche der auf den folgenden Seiten vorgestellten Techniken können auch vorher geübt werden, andere wiederum lassen sich hervorragend mit der Asana-Praxis kombinieren (s. Kasten unten). Vorschläge dazu finden Sie bei der jeweiligen Atemübung.

Ein wenig Vorsicht ist geboten

Wenn Sie mit Atemübungen noch nicht vertraut sind, sollten Sie sich von einem Lehrer einführen lassen. Mit ein wenig Übung können die Techniken anschließend allein angewandt werden. Vorsicht ist aber immer geboten: Nähern Sie sich der Pranayama-Praxis langsam und Schritt für Schritt an, da durch Fehlatmung unter Umständen auch ungewollte körperliche Reaktionen wie z. B. Schwindelgefühle hervorgerufen werden können.

Ujjayi – Atmung während der Asana-Praxis

Bei der sogenannten siegreich verlängerten Atmung (sanskr. ujjayi) handelt es sich um eine gleichmäßige, vertiefte, verlängerte und regulierte Ein- und Ausatmung durch die Nase, meist ohne bewusste Atemverhaltung. Sie entsteht durch eine Verengung des Kehlkopfes und der Stimmritze – ähnlich wie beim Flüstern, allerdings mit geschlossenem Mund –, sodass ein sanftes Geräusch, das wie Meeresrauschen klingt, zu hören ist. Diese Atmung wird in der Regel während der Asana-Praxis eingesetzt und mit der Bewegung koordiniert. Jede Ein- und Ausatmung ist gleich lang und leitet die Bewegung ein bzw. schließt sie ab.

Meditation in Bewegung: Mit etwas Übung können Sie sich durch die Kombination von Ujjayi-Atmung und Asana-Praxis in einen geradezu meditativen Zustand versetzen. Auf diese Art und Weise werden Konzentration und Fokussierung beibehalten. Die Atmung bringt Aufmerksamkeit und Bewusstsein in den Augenblick, sodass die Gedanken nicht so leicht abschweifen können.

Der innere Lehrer: Mit Hilfe der Ujjayi-Atmung kann der Atem mit fortgeschrittener Praxis bewusst in einzelne Körperteile gelenkt werden – etwa wenn davon gesprochen wird „in die Hüfte zu atmen" –, um dort Blockaden zu lösen, aber auch Grenzen zu erspüren. Sie wird daher auch als innerer Lehrer bezeichnet, da sie zu Pausen und Zurücknahme auffordert, wenn ruhiges und gleichmäßiges Atmen nicht mehr möglich sind: Dies weist stets auf körperliche Grenzen in der Praxis hin, die es zu respektieren gilt. Mit etwas Übung und Geduld lassen sich immer komplexere Asanas üben.

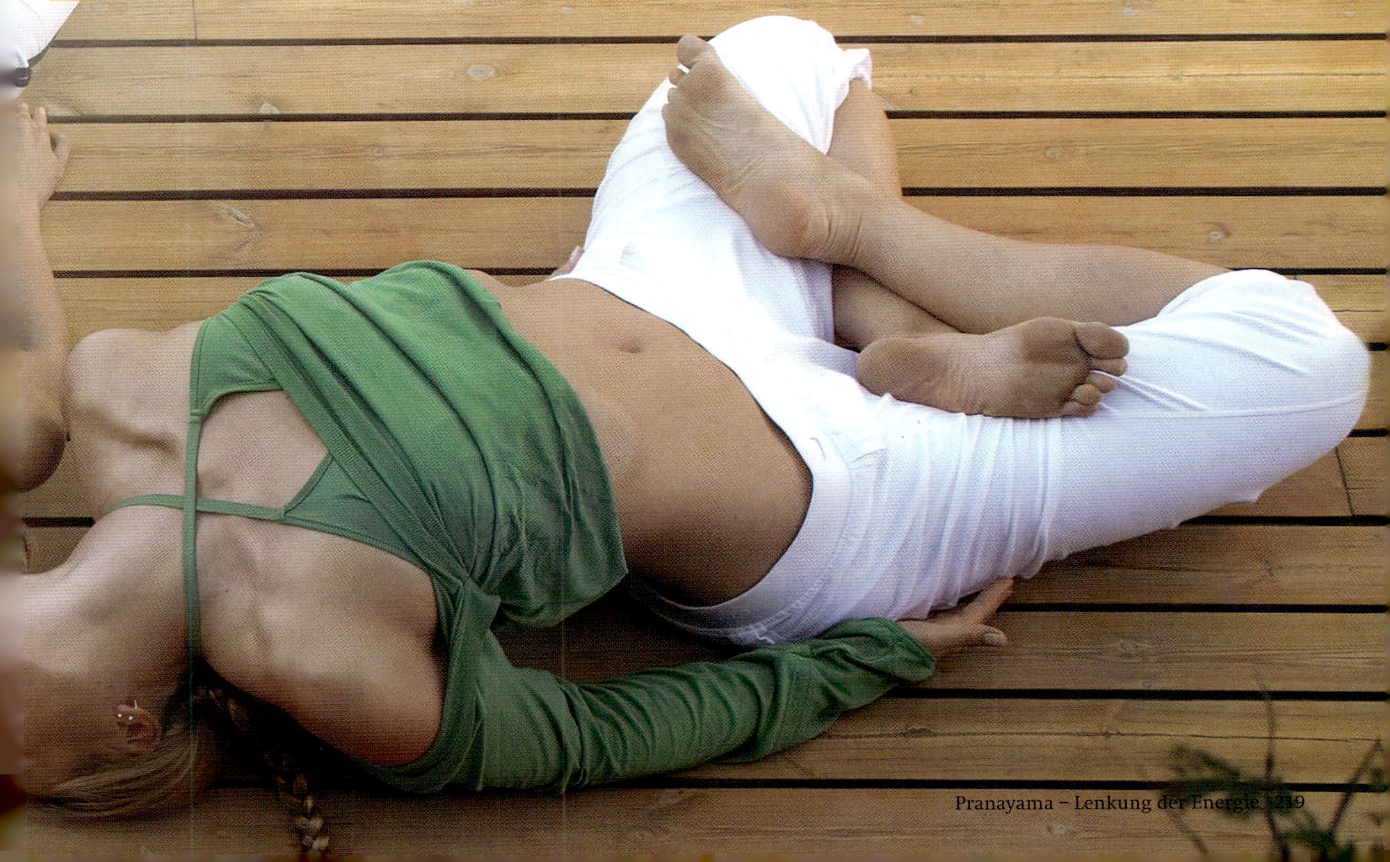

Die wichtigsten Pranayama-Übungen

Dreigeteilte Atmung: Bauch-Brust-Schulter

Diese klassische yogische Übung eignet sich besonders, um zu Beginn einer Asana-Praxis das Atembewusstsein zu stärken. Der Atem wird dabei sowohl in der Einatmung als auch in der Ausatmung auf seinem Weg durch den Körper verfolgt, sodass die einzelnen Atemräume erspürt und bewusst gefüllt werden können (Anleitung s. Kasten unten).

Anleitung für die dreigeteilte yogische Atmung

Diese Atemübung kann im Stehen, Sitzen oder Liegen geübt werden.

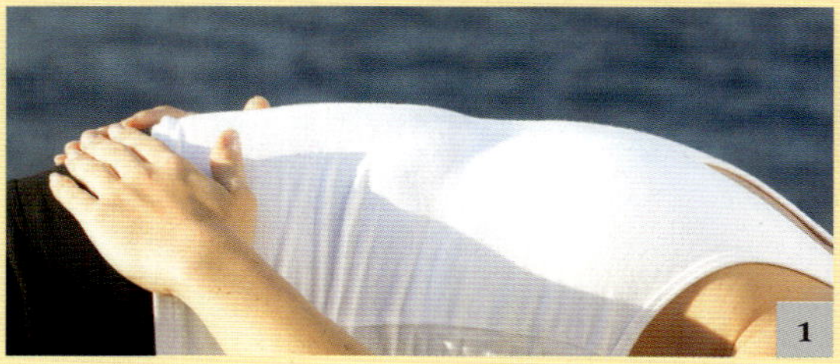

1

Legen Sie die Hände auf den Bauch und atmen Sie durch die Nase bewusst in den Bauch ein, sodass er sich in alle Dimensionen ausdehnt.

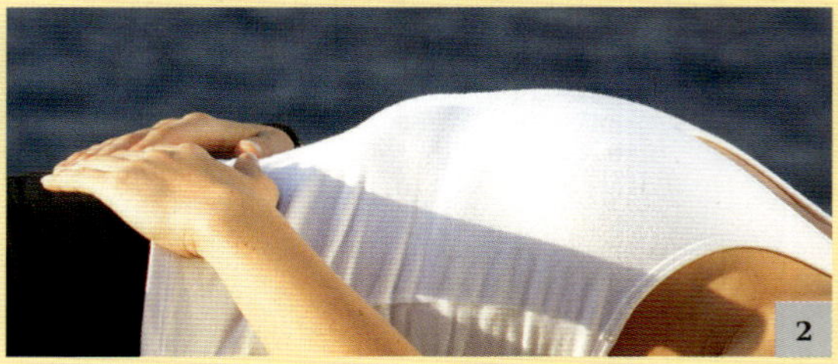

2

Lassen Sie den Atem aus Ihrem Bauch wieder über die Nase ausströmen. Ziehen Sie dabei den Bauchnabel leicht nach innen und oben.

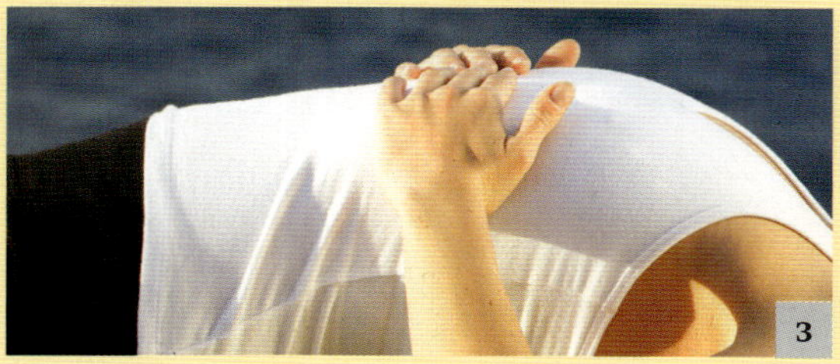

3

Legen Sie die Hände auf den Brustkorb und atmen Sie durch die Nase bewusst in die Brust hinein, sodass sich der Brustraum in alle Dimensionen ausdehnt.

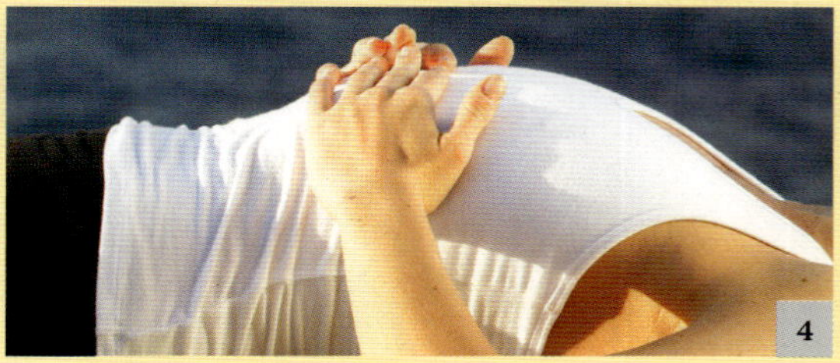

4

Atmen Sie aus der Brust über die Nase wieder aus und senken Sie den Brustkorb.

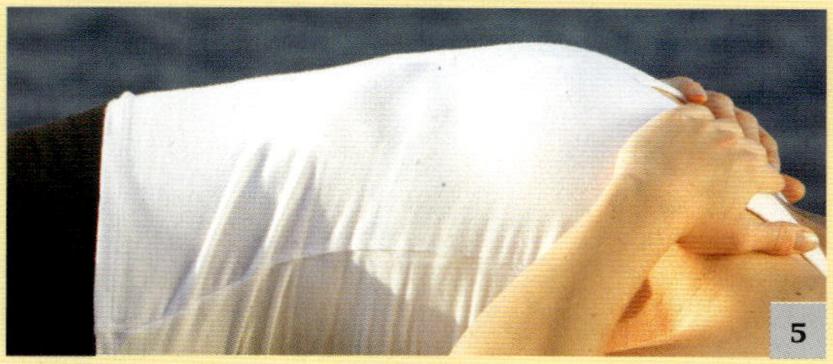

5

Legen Sie die Hände auf Ihre Schlüsselbeine und atmen Sie durch die Nase bewusst in den Schulterraum hinein, sodass er sich in alle Dimensionen ausdehnt.

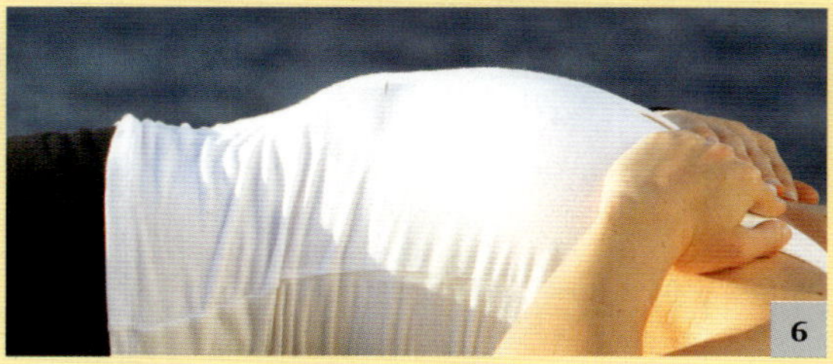

6

Atmen Sie aus dem Schulterraum wieder aus und senken Sie die Schlüsselbeine ab.

Beobachten Sie, wie der Atem über Ihre Nase in das jeweilige Körperteil hinein und wieder heraus strömt. Mit etwas Übung können Sie auch mit einem einzigen Atemzug zu je einem Drittel in den Bauch, in die Brust und in die Schulter ein- und ausatmen, um alle drei Räume gleichzeitig zu erspüren.

Anleitung für Nadi Shodana

- *Atmen Sie einige Male langsam durch beide Nasenlöcher ein und aus.*
- *Achten Sie darauf, dass Ihr Kopf gerade aufgerichtet bleibt und führen Sie eine Hand zur Nase. Rechtshänder benutzen die rechte, Linkshänder die linke Hand.*
- *Wählen Sie eine der beiden nachfolgenden Handpositionen, um abwechselnd das rechte und linke Nasenloch zu verschließen: Knicken Sie den Zeige- und Mittelfinger ab und regulieren Sie die Atemzufuhr entweder durch Verschluss unterhalb der Nasenlöcher (s. Fotos rechts) oder direkt unterhalb der Nasenhöcker (s. Fotos unten).*
- *Verschließen Sie die rechte Seite und atmen Sie durch das linke Nasenloch ein. Verschließen Sie links und atmen Sie durch das rechte Nasenloch aus. Atmen Sie rechts ein, verschließen Sie rechts und atmen Sie links wieder aus.*
- *Wiederholen Sie diesen Zyklus mit gleichmäßig langer Ein- und Ausatmung. Steigern Sie, wenn Sie möchten, langsam die Länge der Ein- und Ausatmung. Schließen Sie die Übung mit einer Ausatmung links ab.*

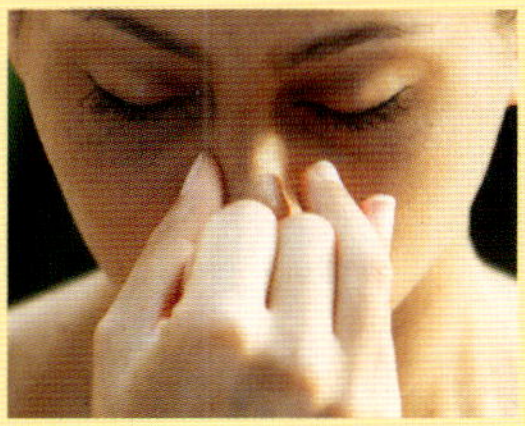

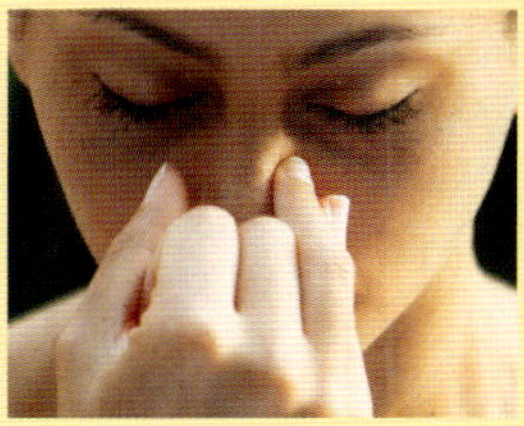

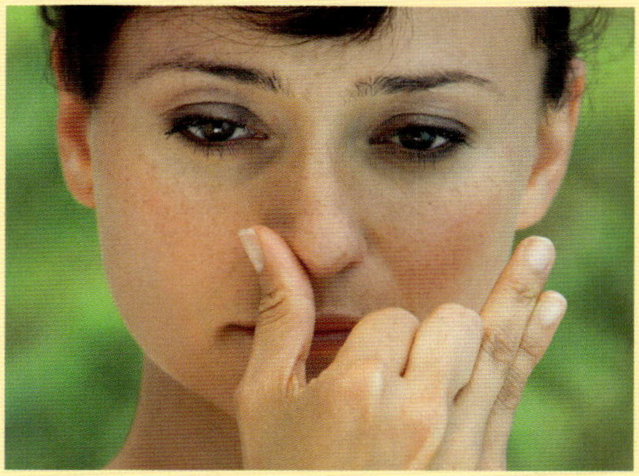

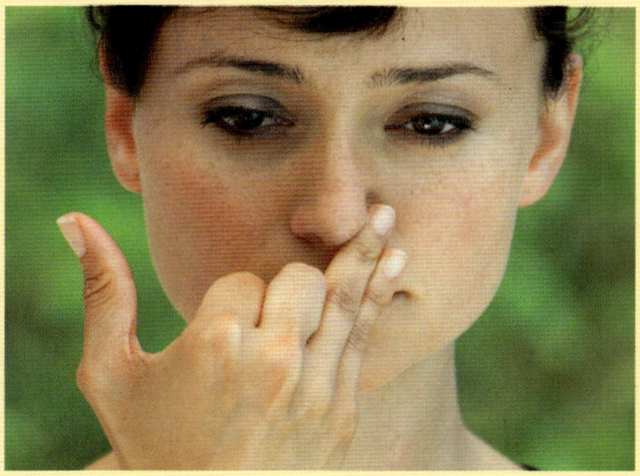

Nadi Shodana Pranayama – Wechselatmung

Wörtlich übersetzt heißt diese Atmung „Reinigung der Nadis“, der Energiekanäle (s. S. 35). Sie wird auch Wechselatmung genannt, da abwechselnd durch beide Nasenlöcher ein- und ausgeatmet wird, wodurch beide Körperhälften synchronisiert und ausgeglichen werden. Dem rechten Nasenloch, der männlichen Seite mit Qualitäten wie Energie, Wärme, Intellekt und Aktivität, wird im Hatha Yoga die Sonnenenergie zugesprochen (s. S. 32). Die weibliche Energie, die Mondenergie mit Qualitäten wie Kühle, Passivität, Emotionen und Intuition, wird dem linken Nasenloch zugeordnet. Die Wechselatmung soll helfen, beide Energien auszugleichen und zu harmonisieren (Anleitung s. Kasten oben).

Diese Atemtechnik wird meistens im Anschluss an die Asana-Praxis ausgeübt, um sich auf die Meditation vorzubereiten. Sie kann aber bei dem Bedürfnis nach Ausgeglichenheit jederzeit geübt werden.

Samavritti Pranayama – regelmäßige Atmung

Bei der regelmäßigen Atmung sind alle Atemphasen gleich lang und intensiv, d.h. die Einatmung, die Atemverhaltung nach dem Einatmen, die Ausatmung und die Atemverhaltung nach dem Ausatmen. Einsteiger können mit drei bis vier Zähleinheiten pro Atemphase anfangen, Fortgeschrittene können sie bis auf acht Zählzeiten steigern. Diese ausgleichend wirkende Atemübung kann jederzeit mit oder ohne Atemverhaltung ausgeführt werden.

Visamavritti Pranayama – unregelmäßige Atmung

Bei der unregelmäßigen Atmung wird entweder die Einatmung oder die Ausatmung betont und länger ausgeführt, z. B. drei Zähleinheiten lang einatmen und sechs Zähleinheiten lang ausatmen. Die Zähleinheiten können langsam gesteigert werden. Wird die Einatmung betont, so wirkt die Übung belebend, wird die Ausatmung betont, dann wirkt sie beruhigend. Diese Übung kann jederzeit ausgeführt werden.

Sitali und Sitkari – kühlende Atmung

Diese Atemübung wird je nach individueller Veranlagung mit eingerollter Zunge (Sitali) oder mit nach hinten zum Gaumen geklappter Zunge (Sitkari) geübt. Die Einatmung erfolgt langsam und entweder durch die Öffnung in der Zunge oder zwischen den Zähnen hindurch; die Ausatmung erfolgt gleich lang durch beide Nasenlöcher. Diese Übung kühlt den Organismus, wirkt belebend, erfrischend und durstlöschend.

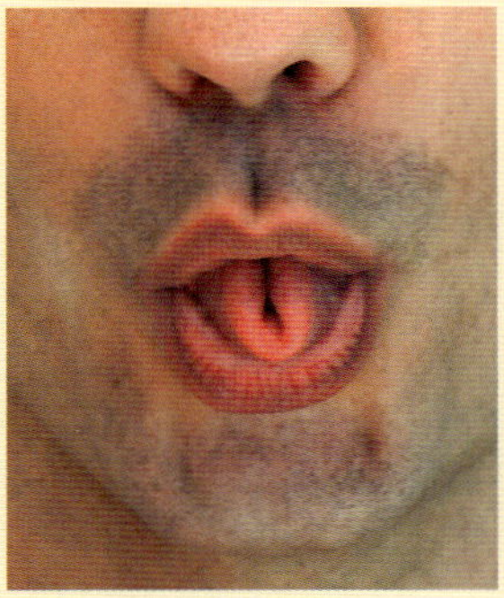

Sitali – kühlende Atmung mit gerollter Zunge.

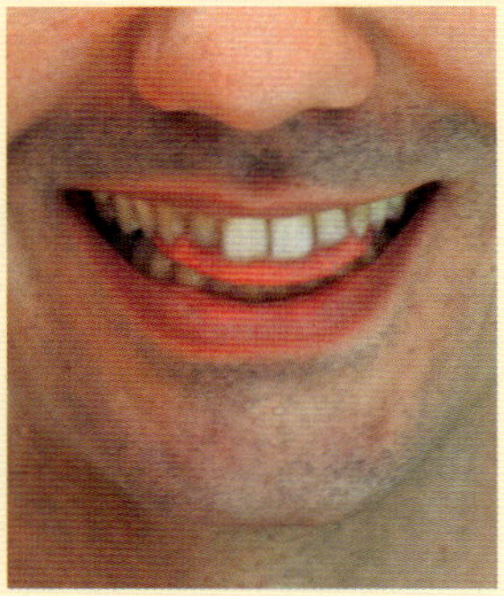

Sitkari – kühlende Atmung mit nach hinten gerollter Zunge.

Surya Bedhana – Sonnenatmung

Bei der Sonnenatmung erfolgt die Einatmung über das rechte Nasenloch und die Ausatmung über das linke (s. Kasten S. 221). Die Atmung ist regelmäßig, d.h. Ein- und Ausatmung sind gleich lang. Diese Übung wirkt aktivierend, energiespendend und wärmend und kann jederzeit bei einem Gefühl von Müdigkeit oder innerer Kälte ausgeführt werden.

Chandra Bedhana – Mondatmung

Bei der Mondatmung erfolgt die Einatmung über das linke Nasenloch und die Ausatmung über das rechte (s. Kasten S. 221). Die Atmung ist regelmäßig, d.h. Ein- und Ausatmung sind gleich lang. Diese Übung wirkt beruhigend und kühlend und kann jederzeit bei einem Gefühl von Nervosität, Unruhe und innerer Hitze ausgeführt werden.

Viloma Pranayama – unnatürliche Atmung

Bei der unnatürlichen Atmung wird entweder die Ein- oder die Ausatmung mit mehreren gleich langen Atemverhaltungen unterbrochen, z. B.: Einatmen über zwei Zähleinheiten, Atemverhaltung über zwei Zähleinheiten, dann zwei Zähleinheiten lang weiter einatmen und zwei Zähleinheiten lang den Atem halten und daraufhin noch einnmal zwei Zähleinheiten lang weiter einatmen. Die Ausatmung erfolgt in einem Zug. Oder umgekehrt. Wird die Einatmung unterbrochen, so wirkt die Übung belebend, wird die Ausatmung unterbrochen, so wirkt sie beruhigend und entspannend. Diese Atemübung eignet sich eher für Fortgeschrittene, da die Atemverhaltung einiger Übung bedarf.

Bastrika – Feueratmung

Bastrika bedeutet wörtlich Blasebalg, und wie ein Blasebalg funktioniert auch diese Atemübung: Sowohl bei der Ein- als auch bei der Ausatmung wird die Luft kräftig eingesogen und wieder ausgestoßen (ein Zyklus). Die Anzahl der Zyklen sollte langsam und vorsichtig gesteigert werden, gegebenenfalls mit Pausen. Die Feueratmung kräftigt und aktiviert Verdauungsorgane und Bauchmuskeln und säubert gleichzeitig die Stirn- und Nebenhöhlen.

Kapalabhati – Schädelleuchten

Kapalabhati gehört zu den Reinigungsritualen (s. Shat Karma Krya S. 38), stellt aber auch eine sanftere Version der Feueratmung dar. Nur die Ausatmung wird stoßweise durch eine Kontraktion der Bauchdecke ausgeführt, etwa wie beim Schneuzen der Nase. Sobald die Bauchdecke wieder locker gelassen wird, erfolgt die Einatmung automatisch und natürlich. Ausübung und Wirkungen sind die gleichen wie bei Bastrika.

> ! *Bastrika und Kapalabhati erzeugen Hitze und wirken energiestiftend und reinigend. Die gezwungene Atmung ist aber auch anstrengend für den Organismus und sollte deshalb mit Vorsicht, mit Pausen und nur von Fortgeschrittenen geübt werden. Bei hohem Blutdruck und bei Schmerzen im Bauchraum sollte auf sie verzichtet werden.*

Das volle Uddiyana Bandha

In dieser Übung wird Uddiyana Bandha (s. S. 52) mit Hilfe einer intensiven Atemtechnik gesetzt und verstärkt. Das volle Uddiyana Bandha belebt den gesamten Bauchraum und die Organe, verstärkt die Verdauungsaktivitäten und fördert die Entgiftung der Verdauungsorgane (Anleitung s. Kasten unten). Um diese komplexe Übung korrekt zu erlernen, bedarf es auf jeden Fall der Hilfe eines Lehrers. Das volle Uddiyana Bandha kann eigentlich jederzeit geübt werden – wichtig ist jedoch ein leerer Magen, da die Übung sonst unangenehm sein kann. Am besten übt man sie morgens, direkt nach dem Aufstehen.

Anleitung für das volle Uddiyana Bandha

- *Atmen Sie im Stand mit hüftweit geöffneten Beinen und leicht gebeugten Knien tief durch die Nase ein. Ziehen Sie dabei Ihren Beckenboden hoch (Mula Bandha, s. S. 52).*
- *Beugen Sie sich in der Ausatmung nach vorn und setzen Sie die Hände auf Ihren Oberschenkeln ab, die Arme bleiben gerade. Atmen Sie durch den Mund aus und strecken Sie dabei die Zunge heraus.*
- *Verschließen Sie Ihre Kehle (Jalandara Bandha, s. S. 53) und dehnen Sie Ihren Brustkorb aus, als wollten Sie einatmen, ohne Luft durch die Kehle hineinströmen zu lassen. So entsteht ein Vakuum im Brustkorb und Ihr Bauch wird weit nach innen unter die Rippenbögen gesogen. Das volle Uddiyana Bandha entsteht automatisch, eine Muskelkontraktion ist nicht notwendig.*
- *Halten Sie den Atem an diesem Punkt einen Moment lang an und versuchen Sie, Ihren Bauchnabel noch tiefer und nach oben zu ziehen.*
- *Lösen Sie erst Uddiyana Bandha, dann Jalandara Bandha und am Schluss Mula Bandha.*
- *Atmen Sie tief durch die Nase ein und richten Sie sich langsam wieder auf. Wiederholen Sie die Übung einige Male.*

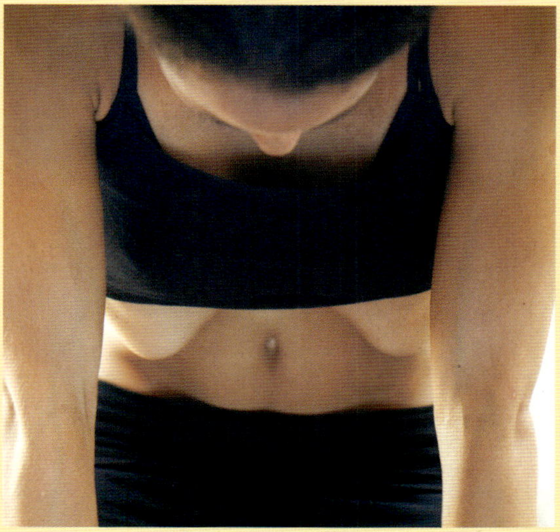

Volles Uddiyana Bandha vorn.

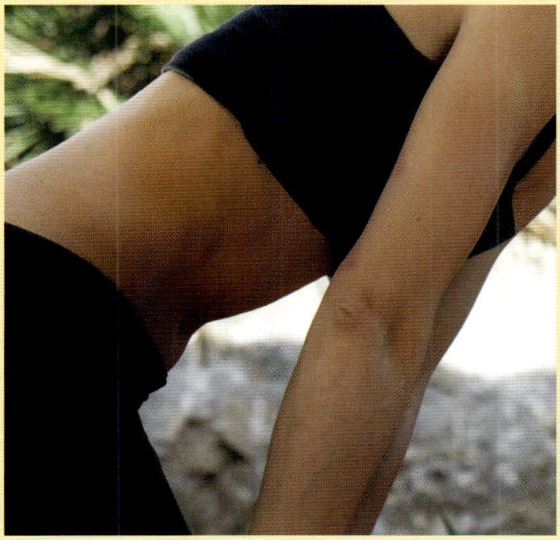

Vorbereitung zum vollen Uddiyana Bandha.

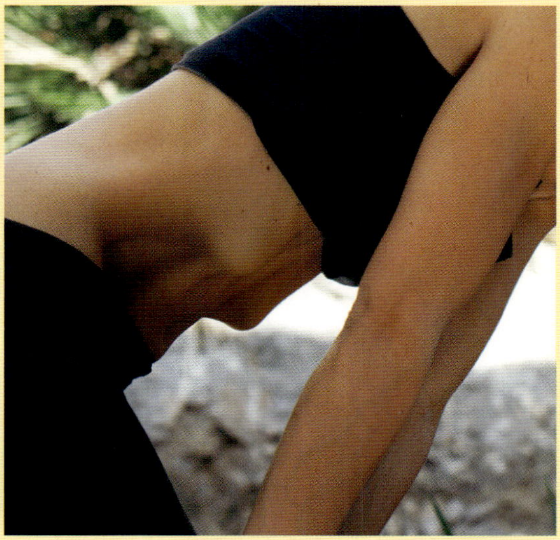

Volles Uddiyana Bandha, das in der Atemverhaltung durch ein Vakuum im Bauchraum automatisch entsteht.

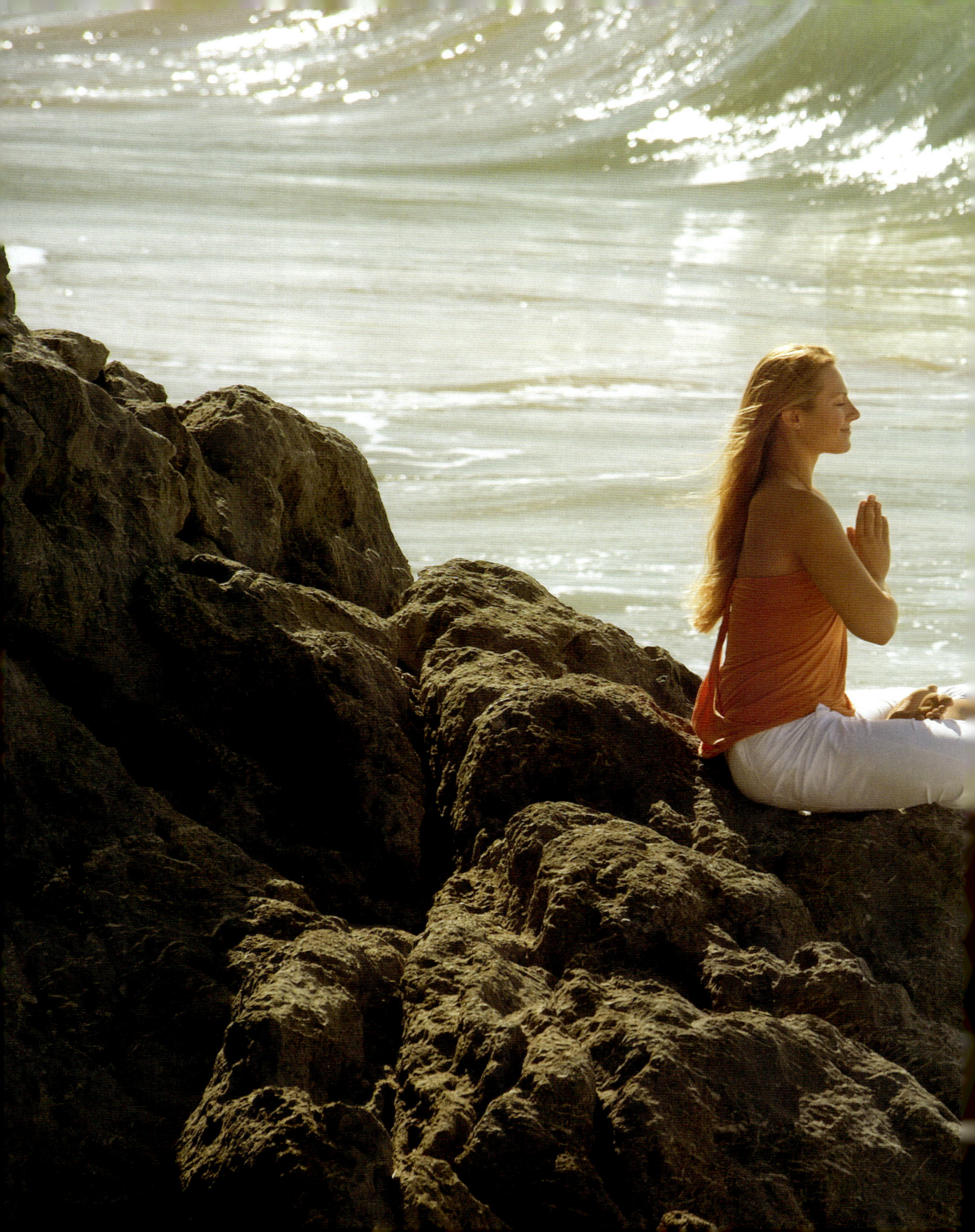

dhyana
Meditation

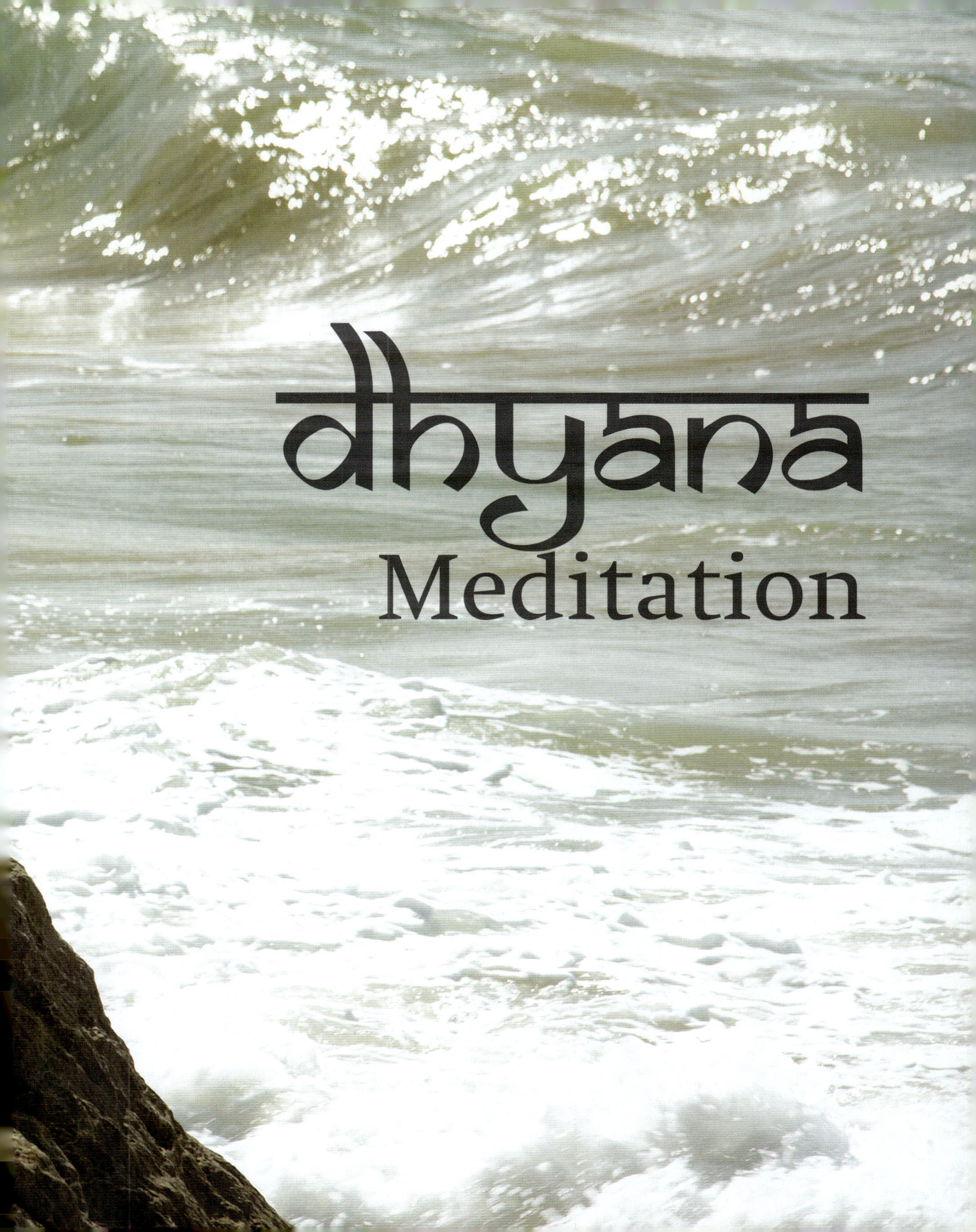

Wesen und Ziel der Meditation

Meditation – eine altbewährte Methode

Seit mehr als zwei Jahrtausenden wird Meditation in zahlreichen Ländern und Kulturen praktiziert – als wirksame Methode, mit der Menschen in ihr Innerstes blicken. Heutzutage wird sie insbesondere im Westen vielfach vor allem dazu genutzt, den Geist zu besänftigen und zu innerer Ruhe und Gelassenheit zu finden. Daher bietet Meditation etwas für Menschen auf der Suche nach Spiritualität und auch für diejenigen, die pragmatischer denken und zunächst nicht diese Ausrichtung haben. Doch das ist bei Weitem nicht alles. Meditation bedeutet darüber hinaus, sich für die Dauer einer Sitzung uneingeschränkt auf ein ausgesuchtes Objekt einzulassen: Das kann das Selbst, ein anderes Lebewesen, ein Gegenstand, eine Situation, ein Wort, ein Gefühl oder auch nur der eigene Körper, der eigene Atem sein. Sich ausschließlich darauf zu konzentrieren, das Objekt zu beobachten und alle Veränderungen während dieser Beobachtung wahrzunehmen, ohne darauf zu reagieren: Das ist der Kern jeder Meditation, um auf diese Weise etwas über sich oder auch über andere sowie über das Leben schlechthin zu erfahren.

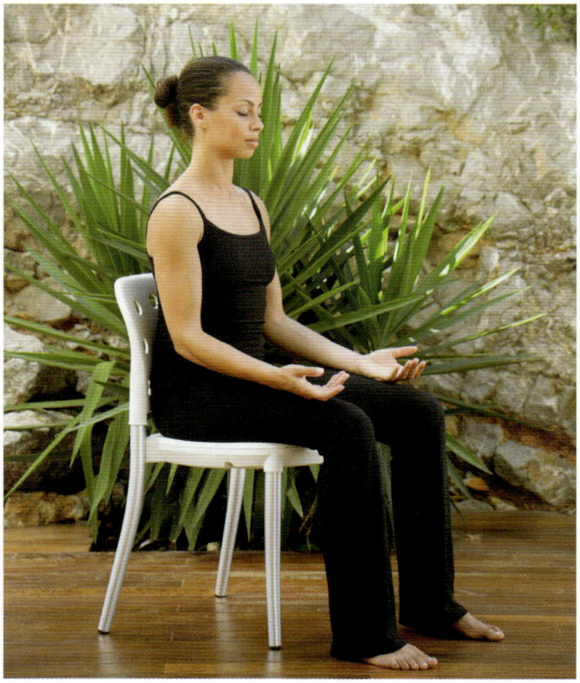

Ein einfacher Meditationssitz: Der Stuhlsitz.

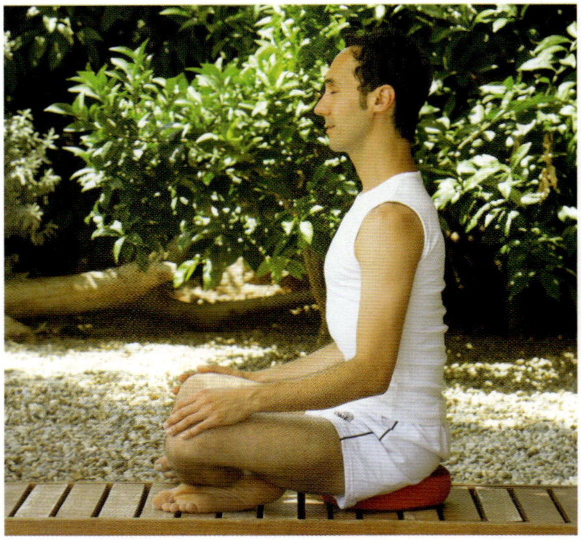

Ein bequemer Meditationssitz: Sukhasana, der Schneidersitz.

Konzentration finden

In der Regel ist der Geist ein rastloser Geselle, der von einem Gedanken zum nächsten springt. Die meisten Gedanken werden in ähnlicher Form tausend Mal gedacht, ohne sich dabei weiter zu entwickeln oder tiefer zu gelangen. Deshalb schadet es mitunter nicht, sich eine Pause von den ausgetretenen Denkpfaden, den eigenen Gedankenmustern zu verordnen, um sich erneut zu spüren und gleichsam in sich hinein zu horchen sowie die eigene Natur aufzuspüren. Die Vorstellung, einfach nur zu sitzen und nichts zu tun, mag zunächst ein wenig befremdlich sein und am Anfang schwer fallen. Mit etwas Übung jedoch wird es immer leichter, sich selbst eine kleine Oase der Ruhe und Stille zu gönnen, um den Geist zu bündeln und Konzentration zu finden.

Das Ziel: Erkenntnis

Die Meditation (sanskr. *dhyana*) ist das siebte Glied auf Patanjalis achtgliedrigem Pfad (s. S. 31) mit dem Ziel, Samadhi, die achte Stufe – Erkenntnis oder Erleuchtung – zu erreichen. Im Hatha Yoga (s. S. 32 ff.) ist sie gleichfalls wesentlicher Bestandteil der Yoga-Praxis auf dem Weg zur Erkenntnis. Wie dieser Zustand aussehen und empfunden werden kann, stellt eine ausgesprochen persönliche Erfahrung dar, die nur annähernd beschrieben und in Worte gefasst werden kann. So wird zum Bei-

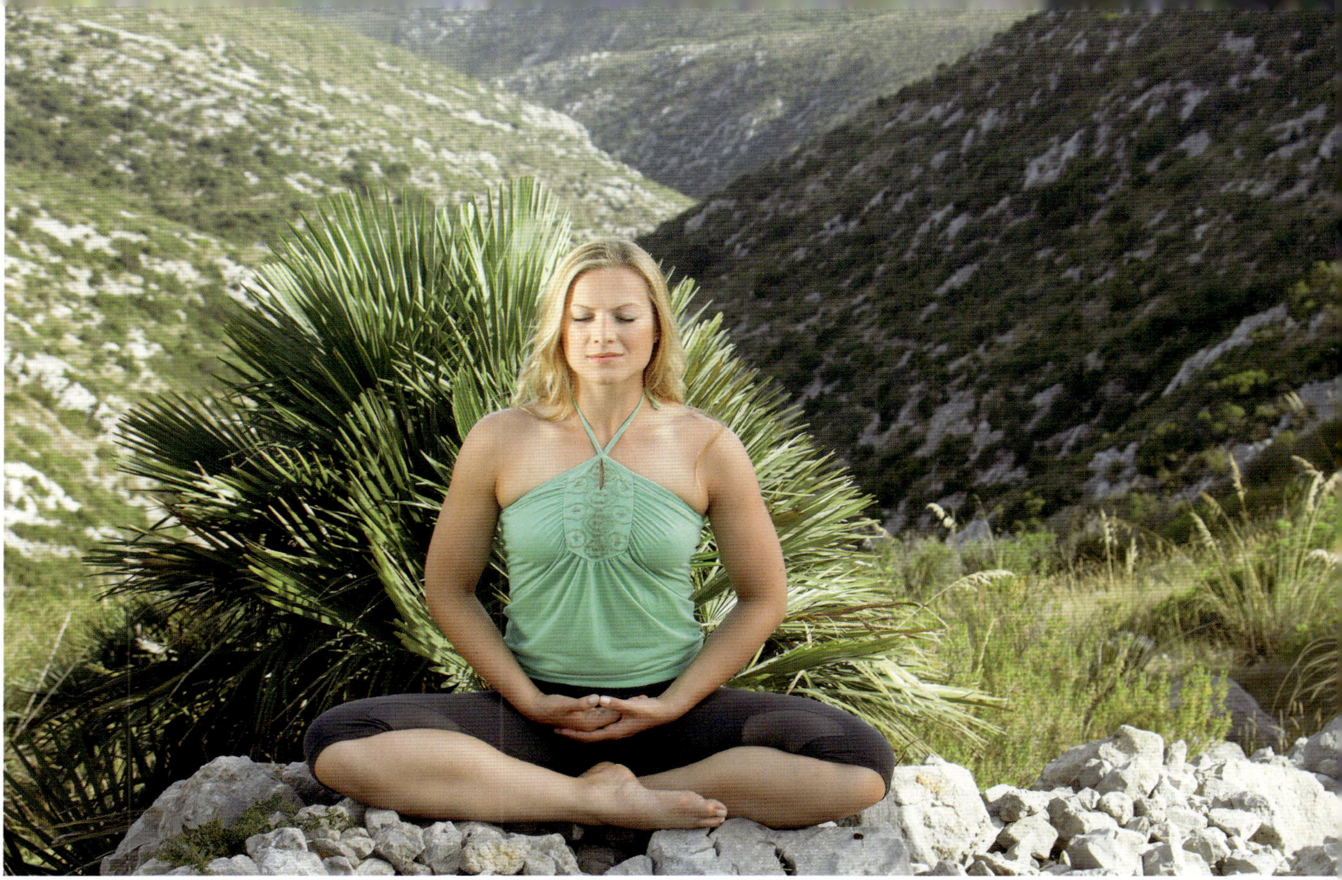

Ein klassischer Meditationssitz: Siddhasana, die perfekte Haltung.

spiel der Eindruck beschrieben, dass sich Grenzen auflösen oder dass der Meditierende mit dem Gegenstand seiner Meditation verschmilzt. Beschreibungen tieferreichender Meditationen versuchen, die veränderte Energieerfahrung zu vermitteln wie die, dass der Atmende und der Atem zum Atmen selbst werden. In der klassischen Literatur zum Yoga finden sich zahlreiche weitere Formulierungen der Meditationserfahrung; darin wird ihr Ziel als ein Zustand umfassender Sein-Bewusstsein-Glückseligkeit (sanskr. *sat-chit-ananda*) beschrieben.

Positive Effekte der Meditation

Der Geist wird oft mit einem See verglichen, dessen Oberfläche von permanenten Wellen der Gedanken bewegt wird. Kommen die Gedanken zur Ruhe, wird der See ruhig und klar, bis der Grund deutlich zu erkennen ist. Die Dinge können so gesehen werden, wie sie sind, ohne Verzerrung oder Trübung. Genau dies kann Meditation bewirken.
Die Wirkungen von Meditation sind mannigfaltig und mit etwas Übung werden einzelne oder alle genannten Effekte spürbar.

Meditation

- *stärkt den gesamten Organismus und lädt gleichsam die „Akkus" wieder auf;*
- *führt zu Ruhe und Gelassenheit, Ausgeglichenheit und Balance;*
- *fördert das Konzentrations- und Leistungsvermögen;*
- *verbessert das allgemeine körperliche, geistige und seelische Wohlbefinden;*
- *erforscht die eigene Persönlichkeit bis in die Tiefe und bis zur Entdeckung des wahren Selbst;*
- *hebt Selbstbewusstsein und Selbstvertrauen, weil Kräfte und Stärken immer besser kennengelernt und mobilisiert werden können. Ebenso werden Schwächen besser verstanden und akzeptiert;*
- *lässt Bedürfnisse besser verstehen und fördert dadurch das „Gut-zu-sich-sein";*
- *vermittelt tiefe Erkenntnisse über Eigenschaften und Qualitäten des universellen Seins und Bewusstseins.*

Meditation: Innere Einkehr

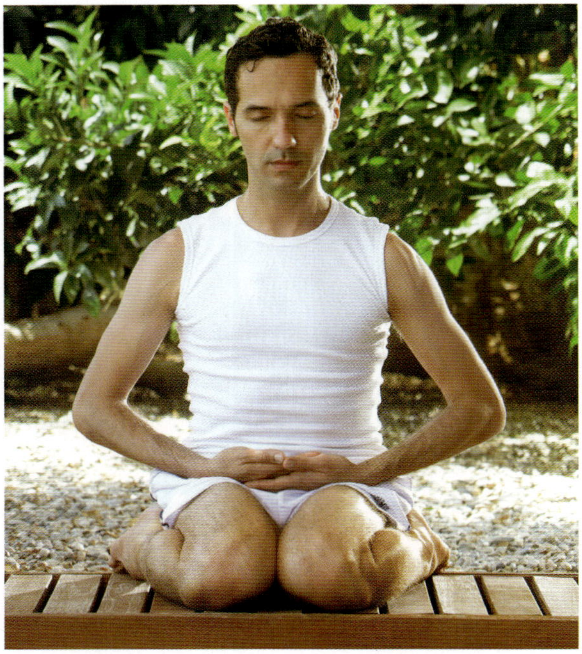

Nur ohne Knieprobleme zu empfehlen: Der Meditationssitz Virasana, der Heldensitz.

Zugang zu tieferen Bewusstseinsebenen

Meditation dient zunächst, aber bei Weitem nicht nur, der Entspannung. Sie ermöglicht eine Form der inneren Einkehr, einer Innenschau, die einen neuen Zugang zu tiefen Erkenntnissen über sich selbst, andere oder ein beliebiges Objekt eröffnet. Meditation ermöglicht es, in innere Bereiche vorzudringen, zu denen man in einem normalen Bewusstseinszustand in der Regel keinen Zugang findet. In der Meditation können bisher unbekannte oder unbeachtete Regungen und Gefühle wahrgenommen und entschlüsselt werden – gleichsam als Botschaft aus dem Unterbewusstsein.

> *„Richten wir uns in der Meditation auf unsere eigenen Reaktionsmuster und Gewohnheiten aus, so werden wir ihre Ursprünge erkennen. Wir werden dadurch ein tiefes Wissen von unserer Vergangenheit erlangen."*
> *(Yoga Sutra 3.18.)*

Gegenstände der Meditation

Die Gegenstände der Meditation sind beliebig wählbar. Es ist aber hilfreich, ein Objekt zu wählen, das in einer Beziehung zu einem selbst oder der Situation, in der man sich befindet, steht – je nachdem, was aktuell ergründet werden soll. Das können Gefühle, eigene Eigenschaften oder Verhaltensweisen, Situationen, andere Lebewesen, Dinge oder einfach der eigene Atem, Körper oder einzelne Körperteile sein – oder auch nur ein Wort. Die eigentliche Übung besteht darin, nichts weiter zu tun als die Impulse, die der Körper, der Geist und die Seele aussenden, zu beobachten und nicht darauf zu reagieren. Durch das Beobachten der Impulse wächst die Erkenntnis, dass diese von zahlreichen Dingen geprägt sind – nämlich durch Erfahrungen, Vorstellungen, Wünsche, Ängste und anderes mehr. All diese Einflüsse lenken das menschliche Denken und Fühlen zunächst immer wieder in festgefügte Bahnen; doch wer lang genug den Impulsen zuschaut und sie bei ihren unaufhörlichen Bewegungen beobachtet, kann dabei auch einzelne Momente der nicht vorgeprägten Auseinandersetzung mit dem jeweiligen Gegenstand der Meditation erleben. Dann durchbricht das Denken und Fühlen gleichsam die Barrieren der „ausgetretenen Pfade" und beschreitet neue Wege, begegnet dem Gegenstand neu und ermöglicht so dem Beobachter – dem Selbst – neue Einsichten.

> *„Ist ein Elefant Objekt der Meditation, so kann die Kraft des Elefanten in einem selbst entstehen." (Yoga Sutra 3.24.)*

Grundpfeiler der Meditation

Die Grundpfeiler für die Konzentration auf einen bestimmten Gegenstand lassen sich wie folgt zusammenfassen: loslassen, beobachten, nichts bewerten. Damit sind die drei wesentlichen Aspekte der Meditation benannt.

Loslassen

In der Meditation gilt es loszulassen; das bedeutet zum einen, nichts – keinen Gedanken, kein Gefühl, keine Wahrnehmung – erzwingen zu wollen, desgleichen aber auch, nichts – keine innere Regung – zu unterdrücken. Loslassen heißt, jedes Wollen und jede Absicht – und damit, im positiven Sinne, die Kontrolle über alle inneren und äußeren Vorgänge – aufzugeben, insbesondere aber die, zu sofortiger Erkenntnis zu gelangen. Wer Gefühle, Gedanken, Regungen und Empfindungen einfach in sich hoch kommen lassen kann, dem eröffnen sich in der Meditation neue innere Botschaften.

Beobachten

Diese absichtslos entstandenen Gedanken, Gefühle, auch Erinnerungen oder Ähnliches zu beobachten und nicht auf sie zu reagieren, ist der zweite wesentliche Aspekt jeder Meditation. Nicht reagieren bedeutet: Weder mit einer unkontrollierten Bewegung – also mit dem Körper – noch mit einem Gedanken – also mit dem Geist – auf das Beobachtete zu „antworten“, denn jede „Antwort“ setzt neue Gefühle und Gedanken und damit eine nicht endende Kettenreaktion in Gang. Stattdessen kommt es darauf an, alles, was an inneren Bildern und Empfindungen aufsteigt, wie Wolken am Himmel vorüberziehen zu lassen – ganz so, als sei man nicht daran beteiligt.

Nichts bewerten

Welche inneren Bilder und Botschaften auch immer in einer Meditation an die Oberfläche, also ins Bewusstsein kommen: Alle haben ihre Berechtigung. Denn wenn es darauf ankommt, einem Gegenstand, einem Wort, einem Lebewesen oder einer Eigenschaft auf den Grund zu gehen und ihn bzw. sie in allen Facetten zu erkennen, gibt es nichts, was „richtig“ oder „falsch“ ist. Deshalb besteht der dritte Grundpfeiler einer jeden Meditation darin, nichts als gut oder schlecht, hässlich oder schön, angenehm oder schmerzhaft zu bewerten und innerlich zu kommentieren, sondern alle Gefühle und Gedanken gleichermaßen zuzulassen und – da der Geist unaufhörlich in Bewegung ist – ebenso auch wieder zu entlassen.

Für viele ein bequemer Meditationssitz: Vadrasana, der Fersensitz.

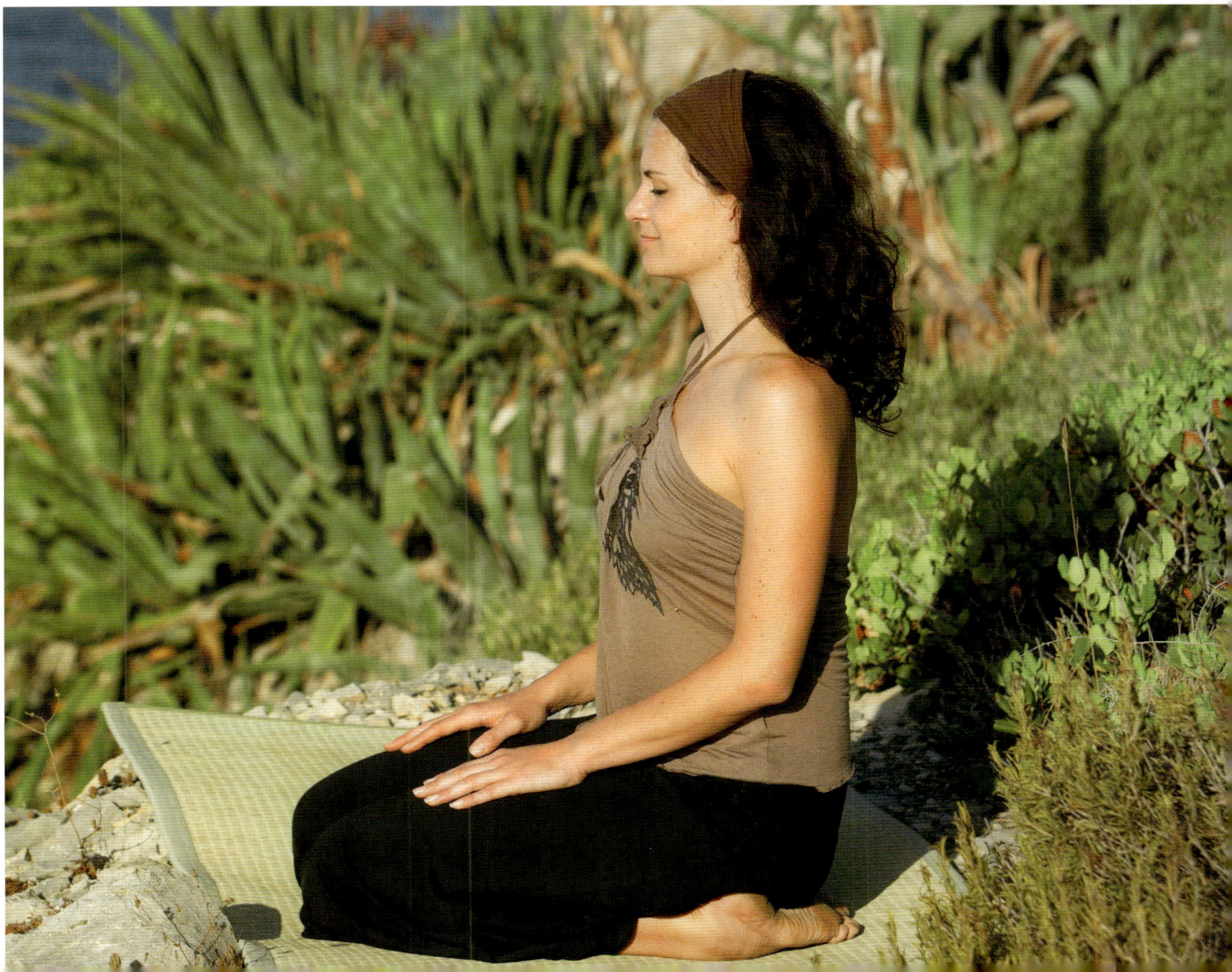

Arten der Meditation

Meditation mit und ohne Eigenschaft

Grundsätzlich gibt es zwei Formen der Meditation: Die Meditation mit einer Eigenschaft (sanskr. *saguna*) hat einen spezifischen Inhalt, auf die sich die Konzentration und die Aufmerksamkeit richtet. Die Meditation ohne Eigenschaft (sanskr. *nirguna*) hat keinen spezifischen Inhalt; sie bleibt abstrakt und formlos. Beide Arten schließen einander nicht unbedingt aus. Vielmehr ist es durchaus möglich, etwa von einer gegenständlichen Meditation in eine nicht-gegenständliche, abstrakte gleichsam hinüberzugleiten.

Atem-Meditation

Die Konzentration auf die Atmung wird vielfach als Pforte zur Meditation betrachtet. Nach einer Weile wird sie fast automatisch regelmäßiger und ruhiger, was sich zugleich auf den Geist auswirkt: Auch er wird ruhiger und harmonisiert und steht dem Vordringen in tiefere Bewusstseinsschichten nicht mehr im Weg.

Körper-Meditation

Die Konzentration auf den gesamten Körper oder auf bestimmte Körperregionen wie den Stirnraum zwischen den Augenbrauen (auch „das dritte Auge" genannt) oder den Herzraum stellt eine klassische Meditationsübung dar. Mit ihr können Körperräume erforscht und erfühlt werden sowie Spannungen und Blockaden im Energiefluss entdeckt und partiell oder vollständig gelöst werden. Dies betrifft sowohl rein körperliche als auch emotionale Spannungen, da auch diese körperliche Verspannungen hervorrufen.

Mudra-Meditation

Mudra bedeutet Siegel und bezieht sich auf die Haltungen der Hände, Finger, Augen oder Zunge (s. S. 39). Sie begünstigen die Konzentration auf den Energiefluss im Körper und die bewusste Wahrnehmung dieser Energie.

Mantra-Meditation

Ein Mantra (sanskr. *man*: Geist, *tra*: Werkzeug) kann eine Silbe, ein Wort oder ein Satz sein. Sie können in der Meditation – wie ein Werkzeug – eingesetzt werden. Jedes Mantra enthält eine Art Energiemuster, vergleichbar mit einer Frequenz, die man zum Empfang eines Senders im Radio einstellt. Je nach „Frequenz" eines Mantras können in der Meditation unterschiedliche Energien freigesetzt und Effekte erzeugt werden – zum Beispiel Tatkraft, Leichtigkeit oder eine Öffnung des Herzens. Mantras werden meist in stetiger Wiederholung rezitiert oder gesungen. Ein klassisches Mantra, das die Öffnung des Herzens und Empfindungen wie Liebe und Mitgefühl fördert und emotionale Blockaden lösen kann, ist z. B.:

OM mane peme hung
Lotus meines Herzens öffne Dich.

Visualisierung

Visualisierende Meditation beinhaltet zahlreiche Möglichkeiten, durch Konzentration auf ein Bild oder auf eine bildhafte Vorstellung entsprechende Energien zu entwickeln und aufzunehmen und daraus neue Kraft zu schöpfen. Dabei werden anhand eines Bildes oder einer Vorstellung die jeweiligen Informationen, Qualitäten und Attribute verinnerlicht und Schritt für Schritt erspürt – zum Beispiel das Bild eines Tigers oder auch eine abstrakte Vorstellung wie „Licht" –, um sich auf diese Weise mit dessen Energien zu verbinden. Auch die Vorstellung eines Gefühls kann visualisiert werden, wie etwa Liebe und Freundlichkeit, Mitgefühl und Anteilnahme, Freude, Begeisterung oder Vergebung. Es sind die positiven Grundgefühle des Menschen, die in der visualisierenden Meditation gefördert werden können. Aber auch das Bild einer Gottheit oder eines Mandalas (eines geometrischen Musters mit abstrakten oder konkreten Darstellungen), das Bild bestimmter Punkte oder Kraftlinien im eigenen Körper oder sogar von Ereignissen und Situationen kann visualisiert werden, um die darin enthaltene Energie gleichsam aufzuschließen und zu erleben.

Der Klassiker unter den Meditationssitzen: Padmasana, der Lotussitz. ▶

Meditieren geht über Studieren

Die verschiedenen Arten der Meditation sprechen unterschiedliche Menschen an. Probieren Sie aus, welche Methode Ihnen am ehesten entspricht oder, je nach Situation, am besten zu Ihren Bedürfnissen passt.

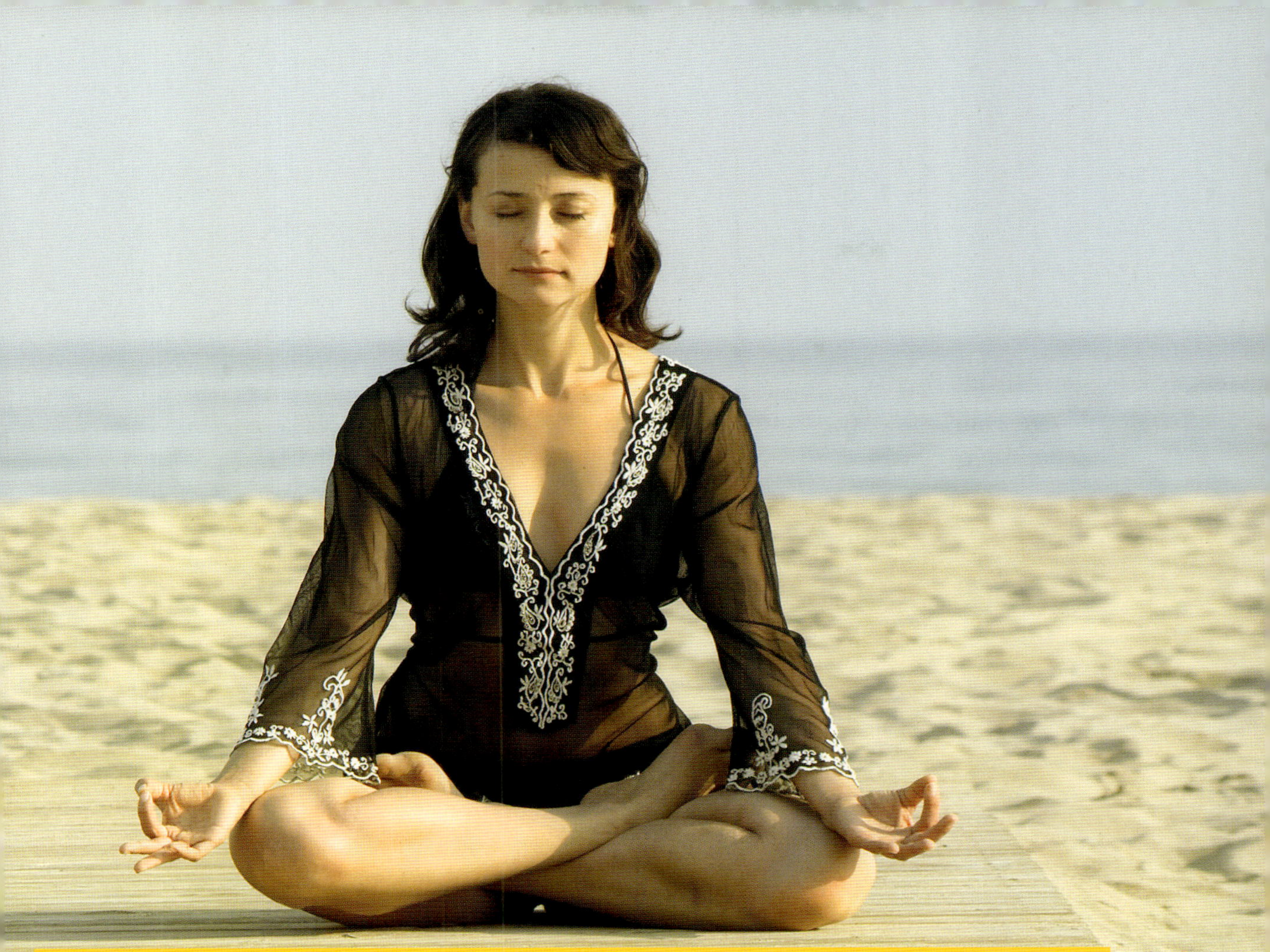

Anleitung zur Meditation

Es gibt Liege-, Sitz-, Steh- und Gehmeditationen, von denen die Sitzmeditation die am weitesten verbreitete und zudem leicht zu erlernen ist. Um zu gewährleisten, dass die Wirbelsäule fast automatisch gerade nach oben aufgerichtet bleibt, bieten sich die klassischen Meditationssitze an (Anleitungen s. S. 202 ff):

- *Stuhlsitz (s. Foto S. 226)*
- *Sukhasana: Schneidersitz*
- *Siddhasana: perfekte Haltung*
- *Virasana: Heldenposition*
- *Vadrasana: Fersensitz*
- *(Ardha) Padmasana: (Halber) Lotus*

Der Sitz sollte den persönlichen Sitzvorlieben entsprechen und gegebenenfalls mit Hilfe eines Kissens oder Blocks so bequem sein, dass Sie für die Dauer der Meditation darin verweilen können. Die Dauer kann von 5 Minuten bis beliebig lang gesteigert werden, je nach Zeit und Bedürfnis. Anfänglich wird wahrscheinlich jeder Sitz schon nach einer Weile unbequem werden und die Füße oder die Beine drohen einzuschlafen. Mit ein wenig Übung geht das vorbei. Beachten Sie folgende Schritte bei Meditationsbeginn:

- *Wählen Sie Ihre Sitzposition.*
- *Schließen Sie die Augen oder fixieren Sie einen Punkt in der Ferne oder am Boden.*
- *Legen Sie die Hände sanft auf den Oberschenkeln ab, entspannen Sie die Bein-, Hüft- und Gesäßmuskulatur und lassen Sie sie in den Boden sinken.*
- *Richten Sie die Wirbelsäule auf und ziehen Sie das Kinn leicht zur Brust.*
- *Konzentrieren Sie sich zunächst auf Ihren Atem, um zur Ruhe zu kommen, und dann auf das Objekt Ihrer Meditation (s. S. 228 ff.)*

Grundsätzlich kann immer, überall und solange wie gewünscht oder möglich meditiert werden. Es ist jedoch ratsam, eine gewisse Routine oder ein Ritual daraus zu machen, damit Sie sich daran gewöhnen können.

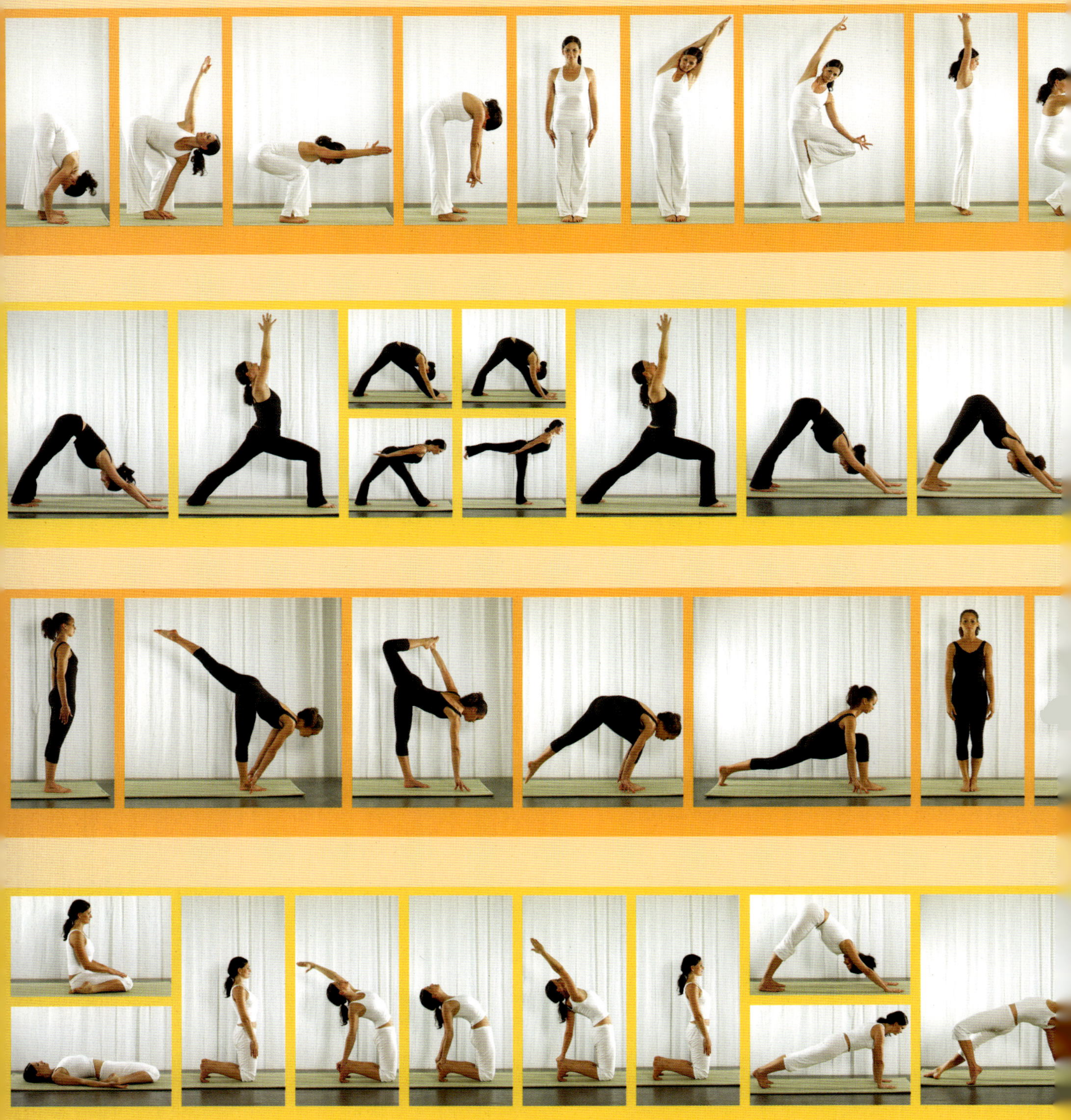

praxis

Das Üben

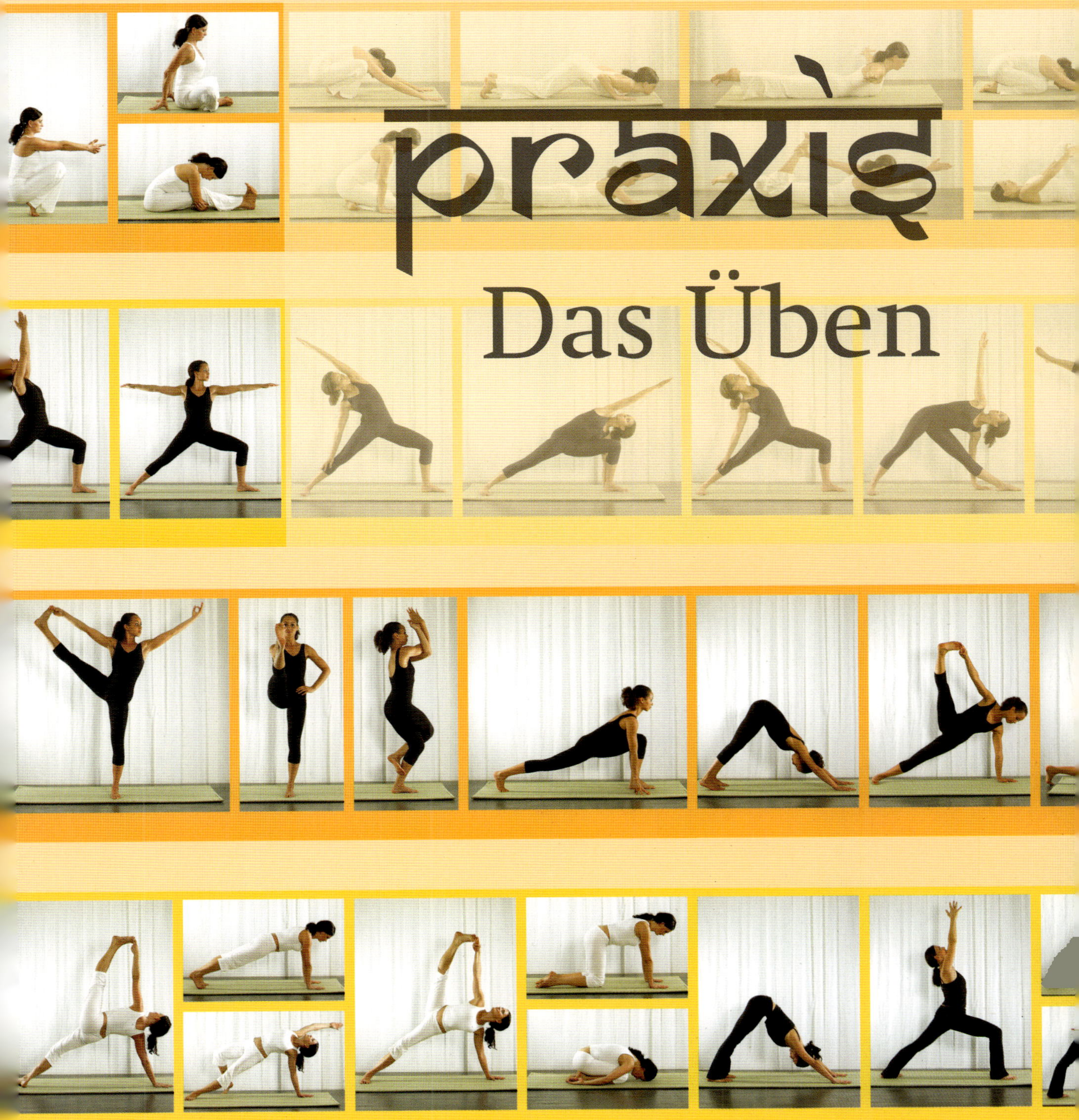

Praktische Tipps für das Üben – Asana-Praxis, Atemübungen und Meditation

Schaffen Sie sich eine Oase

Ob Sie Asanas oder Pranayama üben, ob Sie meditieren wollen oder die Praktiken kombinieren möchten: Suchen Sie sich einen ruhigen Ort, an dem Sie sich wohl fühlen und möglichst nicht gestört werden. Wenn Sie vorwiegend zu Hause üben, dann schaffen Sie sich dort eine kleine Oase: Richten Sie sich eine Ecke in Ihrer Wohnung ein, die Sie klar und aufgeräumt halten und vielleicht mit schönen Dingen wie Kerzen, Räucherstäbchen, Fotos o. Ä. dekorieren.

Die beste Übungszeit

Traditionell gilt der frühe Morgen als die optimale Übungszeit: Der Geist ist noch ruhig und konzentriert, die letzte Mahlzeit liegt einige Stunden zurück und der Körper ist ausgeruht. Manchen fällt das morgendliche Üben jedoch schwer, da der Körper noch steif sein kann. Außerdem bewirken die jeweiligen Übungszeiten und Übungsabfolgen auch unterschiedliche Effekte, sodass Sie je nach Zeit, Bedürfnis und persönlicher Befindlichkeit ausprobieren sollten, was Ihnen gut tut. Die Übungssequenzen auf den folgenden Seiten sind auf all diese Kriterien abgestimmt, sodass Sie hier Vorschläge für verschiedene Übungszeiten und Bedürfnisse finden. Versuchen Sie in jedem Fall, regelmäßig zu üben und besser täglich kurz als nur einmal die Woche lang.

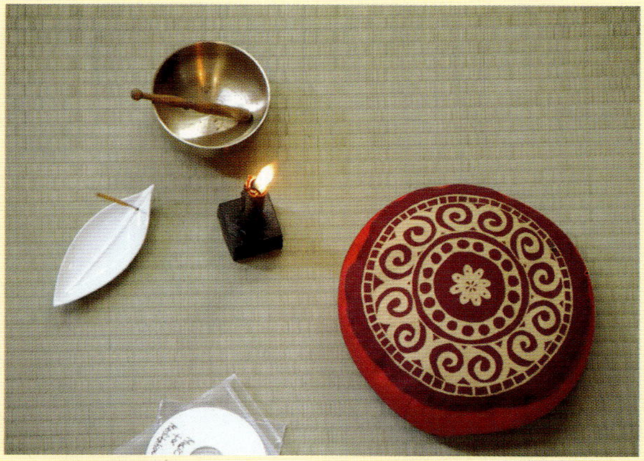

Vielen fällt der Einstieg in die Meditation mit der Unterstützung durch leise Musik, Kerzen und Räucherstäbchen leichter.

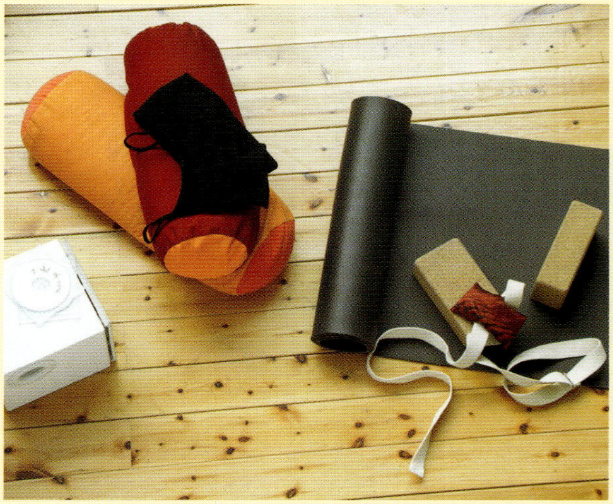

Sorgen Sie dafür, dass Sie während der Asana-Praxis alle notwendigen Hilfsmittel – zum Beispiel ein Kissen, Blöcke oder einen Gurt – griffbereit haben.

Optimale Vorbereitung

- Essen Sie mindestens vier Stunden vor Ihrer Yoga-Praxis nichts Schweres mehr und höchstens zwei Stunden vorher nur leichte Kost.
- Tragen Sie bequeme, wärmende Kleidung, am besten mehrere Schichten, die Sie, wenn Sie aufgewärmt sind, leicht ausziehen können.
- Lüften Sie den Raum, in dem Sie üben wollen und sorgen Sie darin für eine Ihnen angenehme Temperatur.
- Legen Sie Hilfsmittel wie Kissen, Decke, Gurt und Blöcke griffbereit in Ihre Nähe.

Sanfter Start in die Yoga-Praxis

Starten Sie auf jeden Fall sanft; nehmen Sie eine bequeme Sitzposition ein, atmen Sie natürlich und kommen Sie zunächst innerlich zur Ruhe. Machen Sie eine Atemübung, wenn Sie sich danach fühlen (s. S. 220 ff.) Es bestehen unterschiedliche Ansichten darüber, ob Pranayama oder Meditation vor oder besser nach der Asana-Praxis sinnvoll sind. Den meisten allerdings hilft die Asana-Praxis, den Körper zu beruhigen und damit auf die Atemübungen und die Meditation vorzubereiten. Finden Sie es für sich selbst heraus.

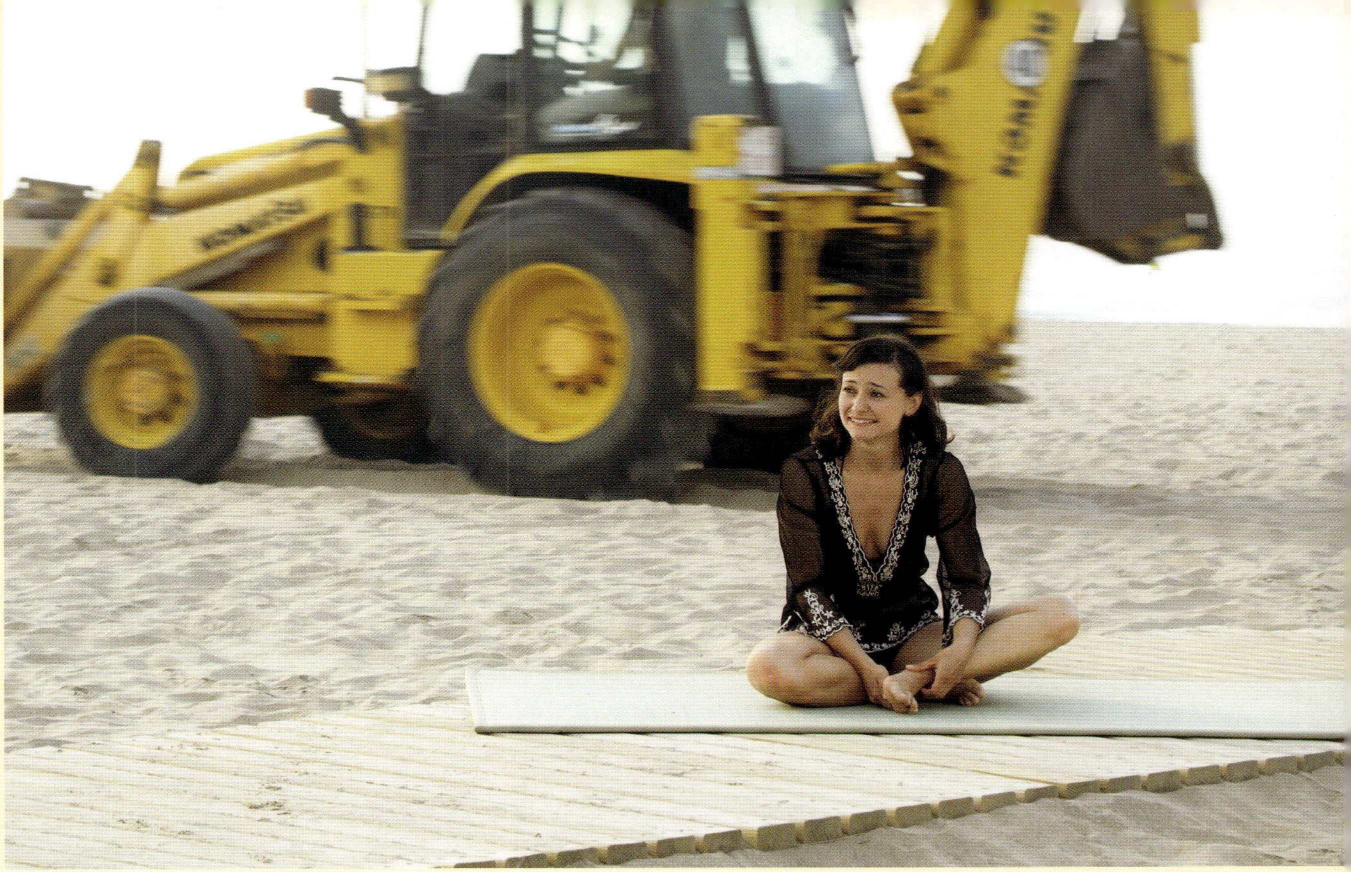

Suchen Sie sich für Ihre Yoga-Praxis einen schönen Ort aus, an dem Sie – aller Voraussicht nach – nicht gestört werden.

Beobachten Sie sich

Auch im Yoga ist noch kein Meister vom Himmel gefallen. Zu Beginn können viele sich nicht vorstellen, auch nur die vermeintlich einfachsten Positionen auszuüben. Mit etwas Geduld werden Sie sich jedoch in den einzelnen Positionen zunehmend wohler fühlen. Beobachten Sie Ihren Körper und respektieren Sie seine Grenzen – erzwingen Sie nichts, sondern genießen Sie das wachsende Wohlgefühl.

Gründe zur Vorsicht

Es gibt nur wenige Einschränkungen für Ihre Yoga-Praxis; einige Ratschläge sollten Sie jedoch beherzigen:

Üben Sie grundsätzlich nicht,

- *wenn Sie akut erkrankt sind oder sich sehr erschöpft fühlen;*
- *wenn Sie akute Schmerzen haben.*

Seien Sie mit einzelnen Übungen besonders vorsichtig – zum Beispiel:

- *Wenn Sie Ihre Menstruation haben, so raten viele Lehrer, sollten Sie keine Umkehrhaltungen, volle Bandhas oder Kapalabhati üben.*
- *Auch wenn Sie Nackenprobleme haben, sind Umkehrhaltungen nicht empfehlenswert.*
- *Legen Sie sich in beiden Fällen stattdessen mit dem Rücken entspannt auf den Boden und die Beine an der Wand hoch (s. S. 237, unterste Zeile, Mitte).*

Lassen Sie sich beraten

- *Bei chronischen Erkrankungen oder wiederkehrenden Schmerzen kann eine gezielt darauf ausgerichtete Yoga-Praxis heilend oder zumindest lindernd wirken. Stimmen Sie sich mit Ihrem Arzt und Ihrem Yoga-Lehrer ab und lassen Sie sich ein auf Sie zugeschneidertes Programm zusammenstellen.*
- *Für Schwangere, Kinder und Senioren gibt es spezielle Übungsprogramme, die besonders auf deren Bedürfnisse ausgerichtet sind. Lassen Sie sich auch in diesen Fällen ein individuelles Programm zusammenstellen.*

Frisch in den Tag

Diese kurze Übungsabfolge wirkt durch die stehenden Positionen und Rückbeugen erfrischend und verschafft Ihnen Energie für den ganzen Tag. Als Vorbereitungen empfehlen sich Mobilisationsübungen (s. S. 56 ff.) und zwei bis drei Sonnengrüße (s. S. 60 ff.).

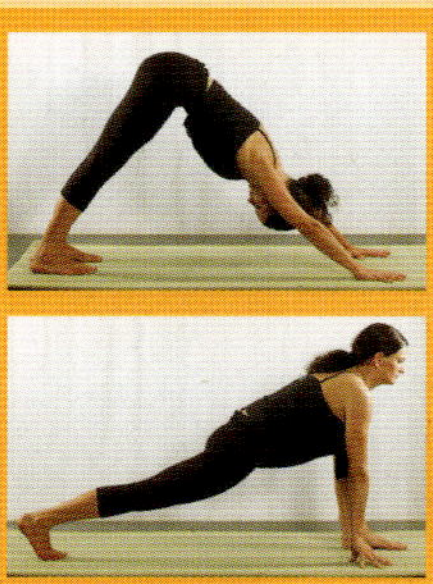

o: Adho Mukha
u: EA Ausfallschritt, AA

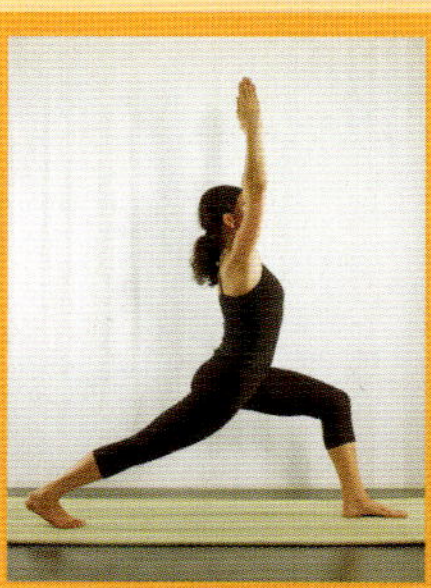

EA Virabhadrasana I (Variation), 3–5 AZ

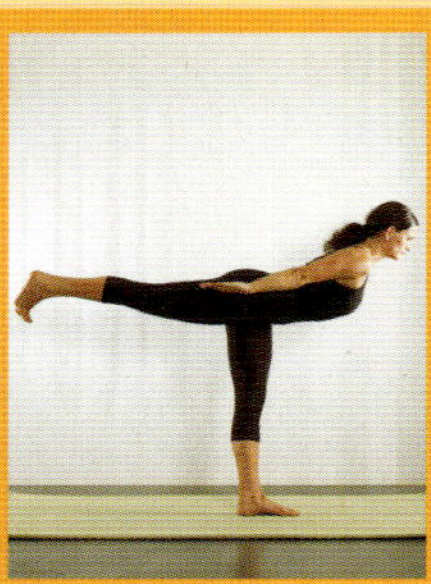

AA Virabhadrasana III, 3–5 AZ

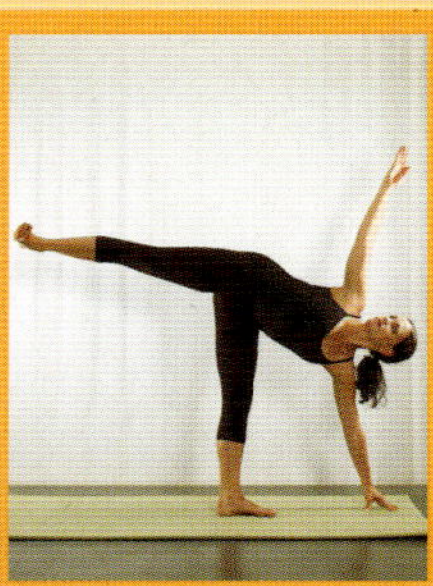

AA Ardha Chandrasana, 3–5 AZ

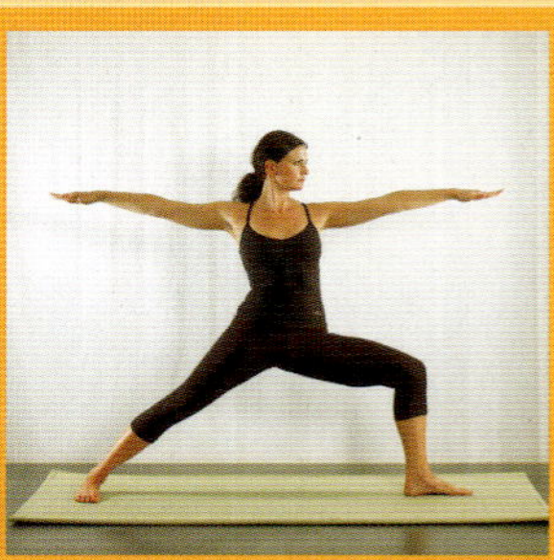

AA Virabhadrasana II, 3–5 AZ

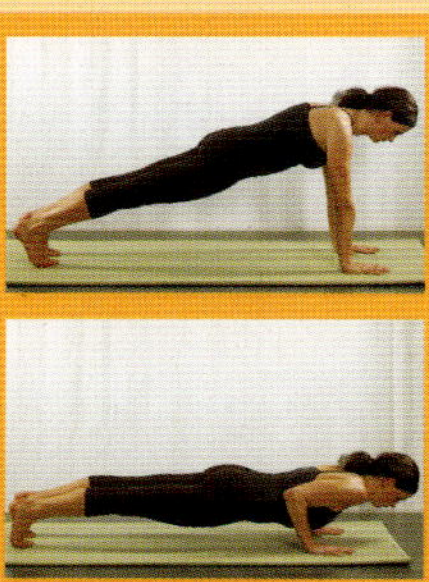

o: EA Schiefe Ebene
u: AA Chatturanga

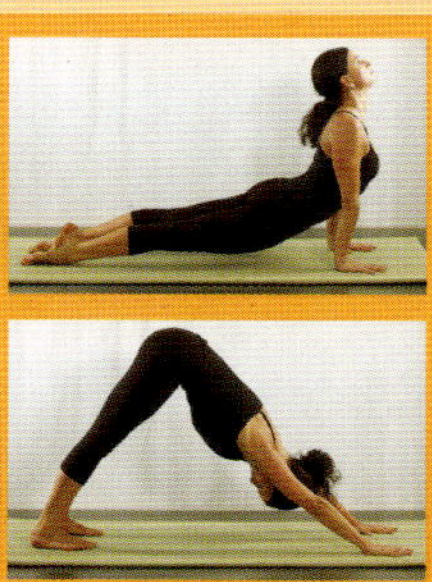

o: EA Urdhva Mukha
u: AA Adho Mukha
➛ andere Seite

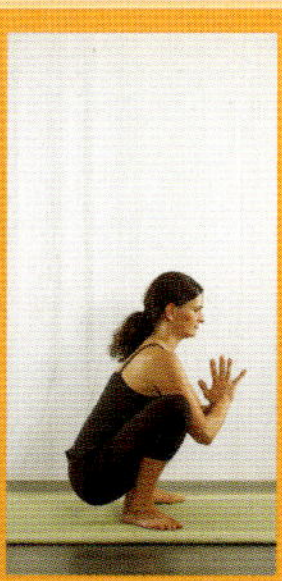

EA Malasana

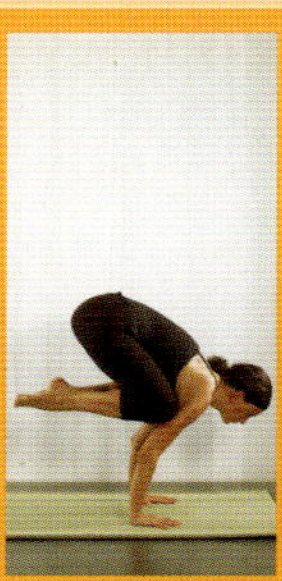

AA Bakasana, 3–5 AZ

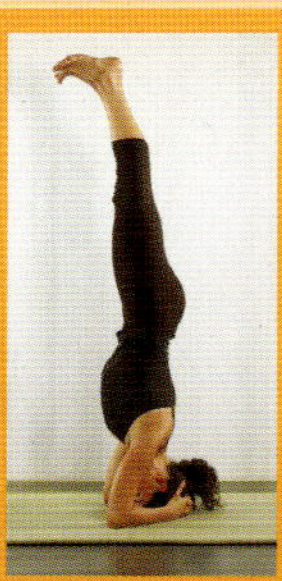

EA Salamba Shirshasana, 5–15 AZ

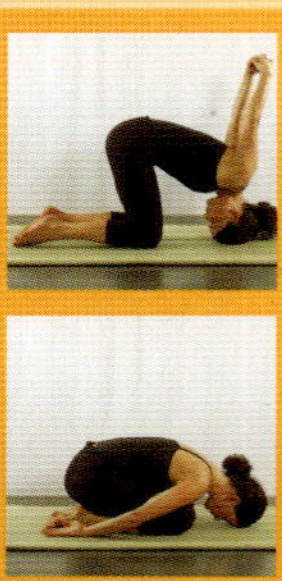

o: Ausgleich
u: AA Balasana

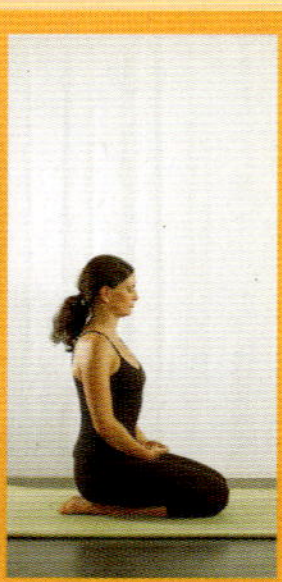

EA Vadrasana

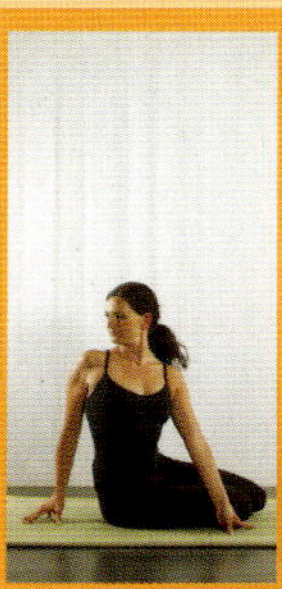

AA Bharadvajasana, 5–10 AZ

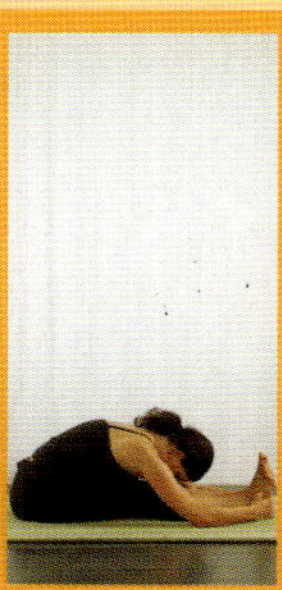

AA Pashchimottanasana, 5–10 AZ

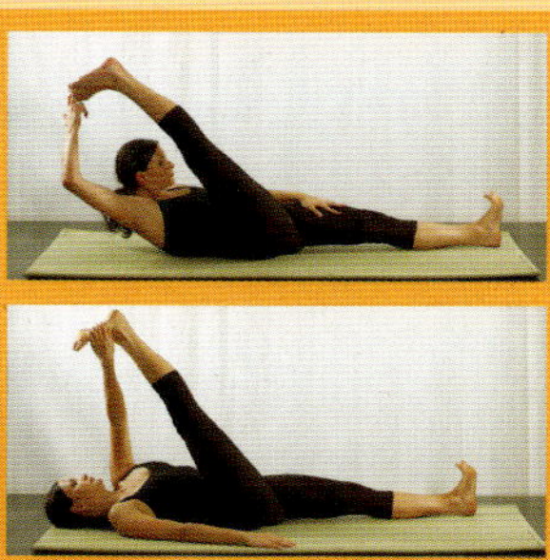

o: AA Supta Padangushthasana, 3–5 AZ
u: Hand wechseln, 3–5 AZ
➛ andere Seite

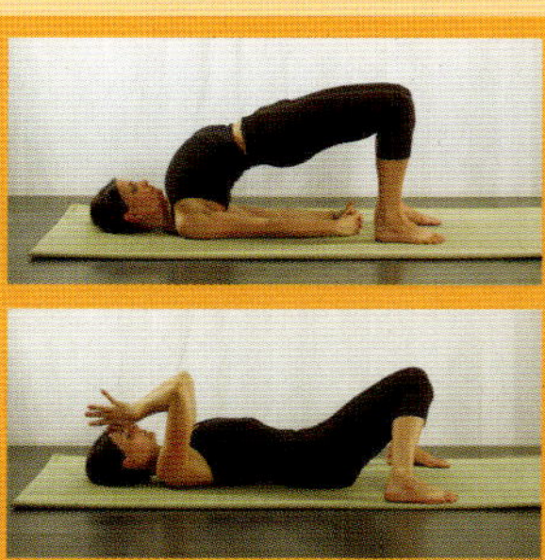

o: EA Setu Bandasana, 3–5 AZ, 3 x
u: AA Entspannen, 3–5 AZ, 3 x

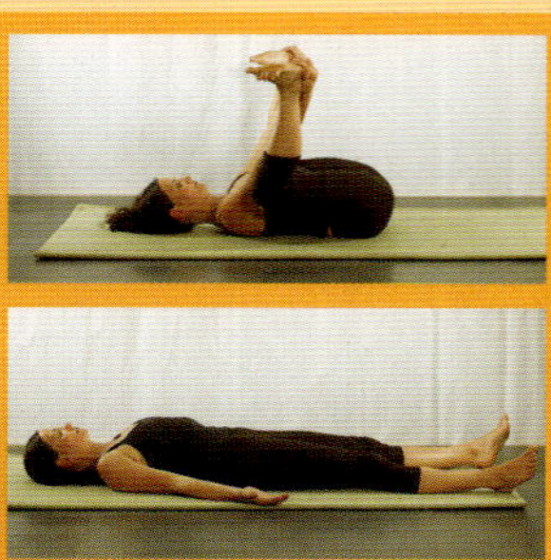

o: Happy Baby Pose, 3–5 AZ
u: Shavasana

Ruhig in den Schlaf

Diese kurze Übungssequenz wirkt dank der Positionen am Boden und der Vorbeugen beruhigend und entspannend – und lässt Sie wohlig einschlafen. Eine Vorbereitung wie für die Sequenz „Frisch in den Tag“ ist empfehlenswert, aber hierfür nicht unbedingt erforderlich.

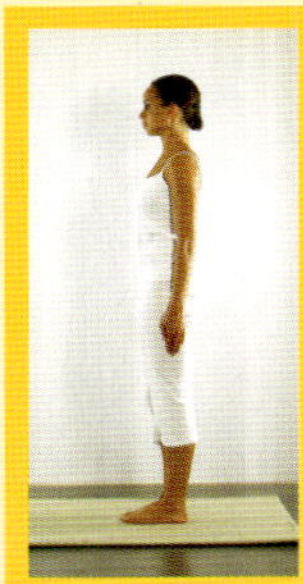
Tadasana

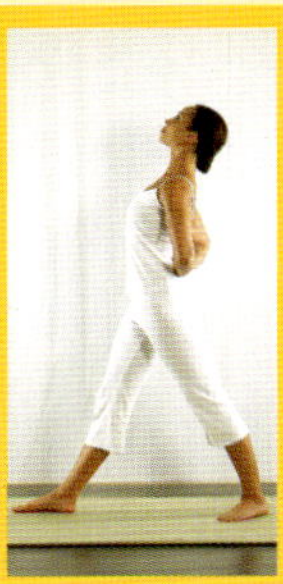
EA Übergang

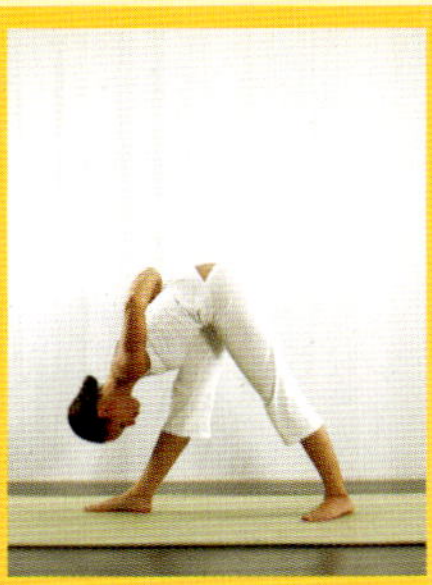
AA Parvottanasana, 3–5 AZ

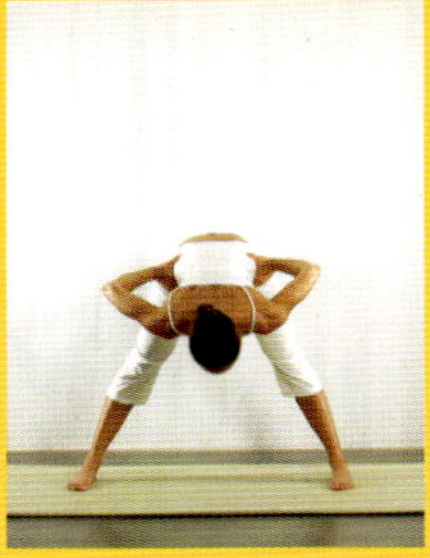
EA Vorbereitung

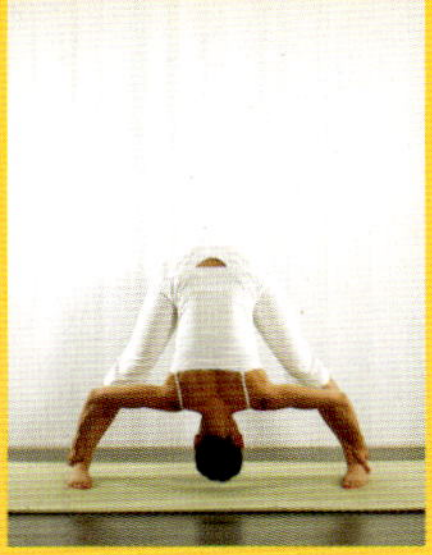
AA Prasarita Padottanasana, 3–5 AZ

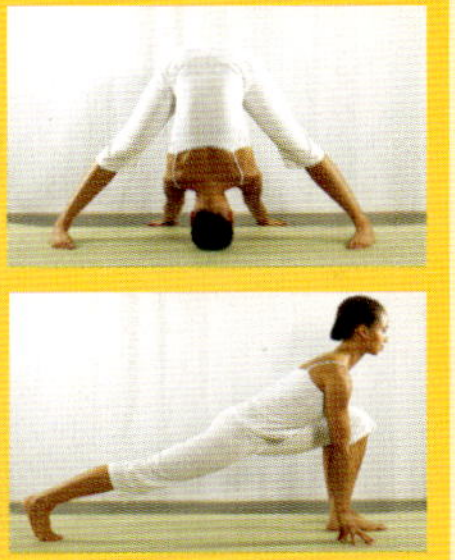
o: AA Armvariation, 3–5 AZ
u: EA Ausfallschritt, AA Tadasana ➛ andere Seite

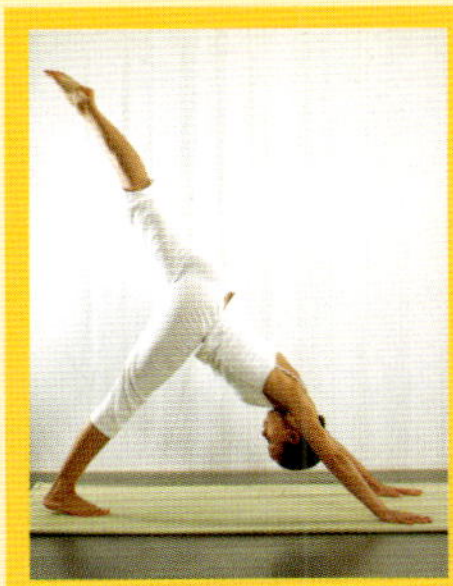
Aus Adho Mukha
EA Eka Pada Adho Mukha

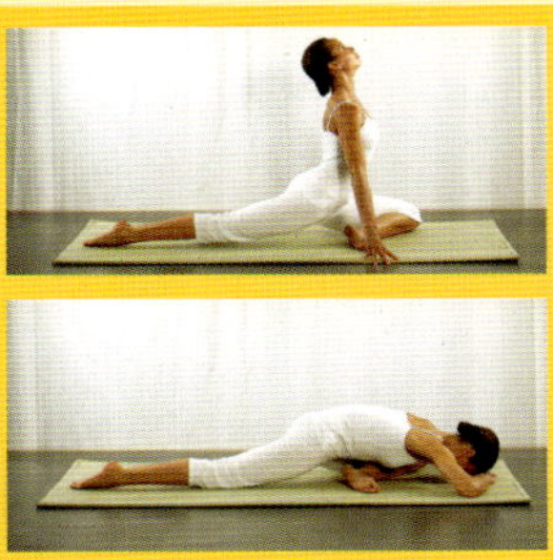
o: AA Vorbereitung, EA
u: AA Eka Pada Rajakapotasana, 3–5 AZ

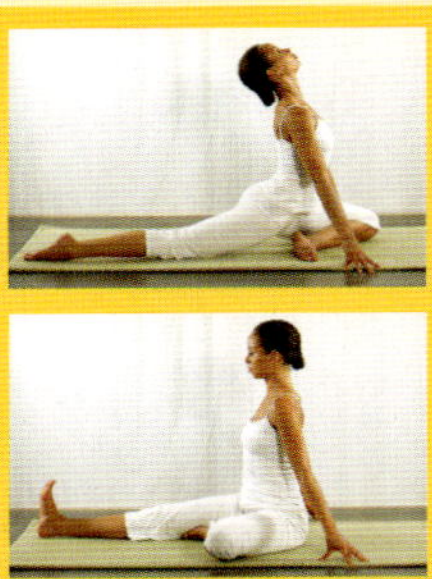
o: EA Vorbereitung
u: AA Vorbereitung, EA

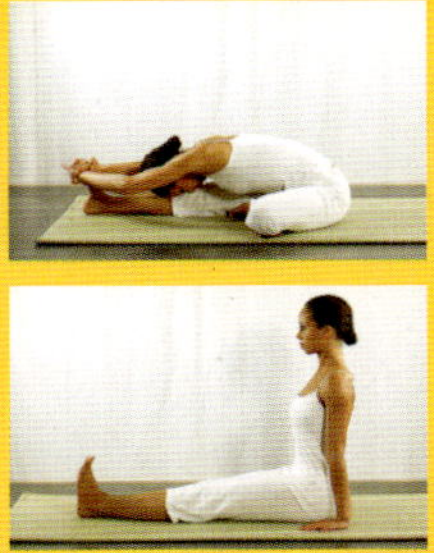
o: AA Janu Shirshasana, 3–5 AZ
u: EA Dandasana, 3 AZ

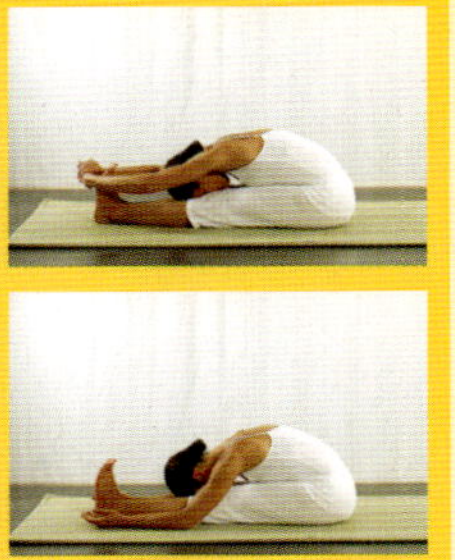
o: AA Paschimottanasana
u: Hände lösen, 3–5 AZ ➛ andere Seite

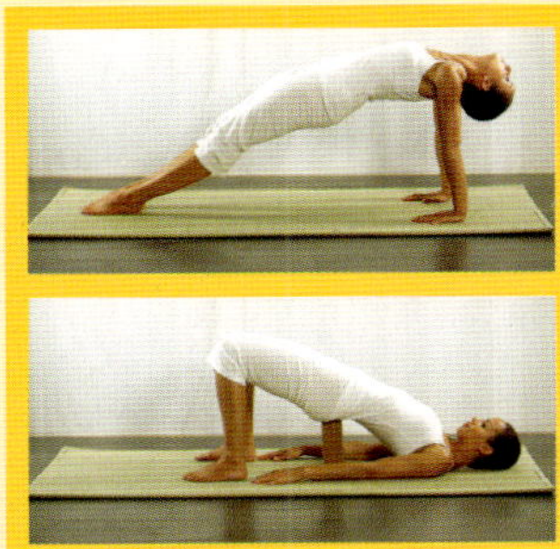
o: EA Purvottanasana, 3 AZ
u: EA Setu Bandasana, 3–5 AZ

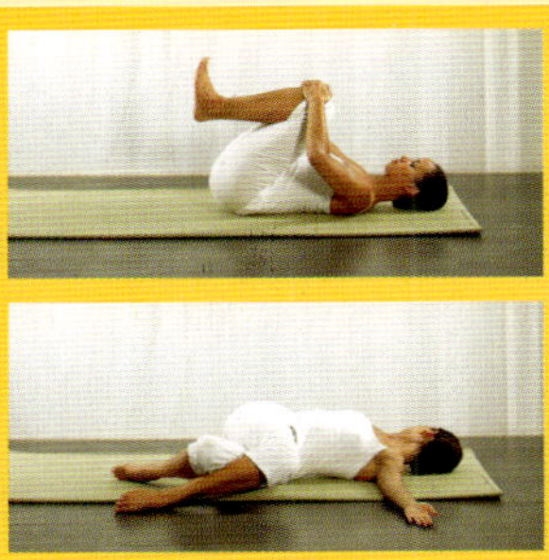
o: Apanasana, 3–5 AZ
u: Jathara Parivartanasana, 3–5 AZ ➛ beide Seiten

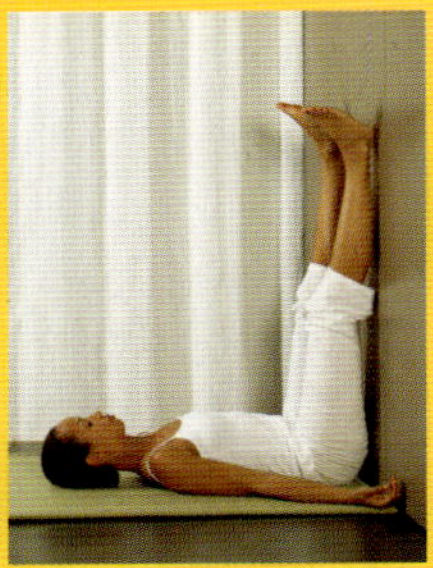
Salamba Sarvangasana (Variation), 10 AZ

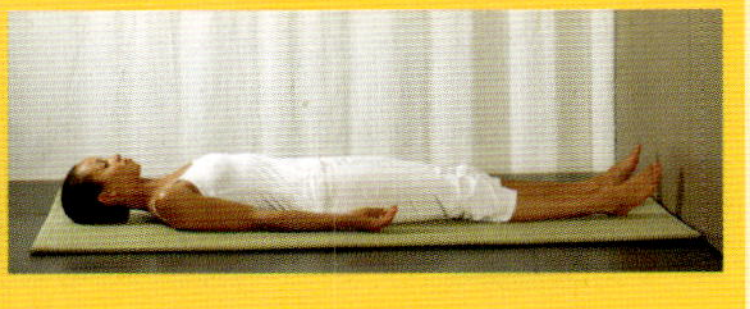
Shavasana

EA = einatmen, AA = ausatmen, AZ = Atemzüge halten, o: Foto oben, u: Foto unten

Gutes für den Rücken – am Morgen

Diese kurze Übungssequenz dient vor allem dazu, die Rückenmuskulatur zu stärken und sie dabei gleichzeitig zu lockern und zu entspannen. Sie eignet sich aufgrund der stehenden Positionen und der Rückbeugen eher für den Morgen, denn letztere wirken erfrischend. Je nach Zeit und Energie wärmen Sie sich jeweils zuvor mit einigen Mobilisationsübungen (s. S. 56 ff.) und zwei bis drei Sonnengrüßen (s. S. 60 ff.) auf.

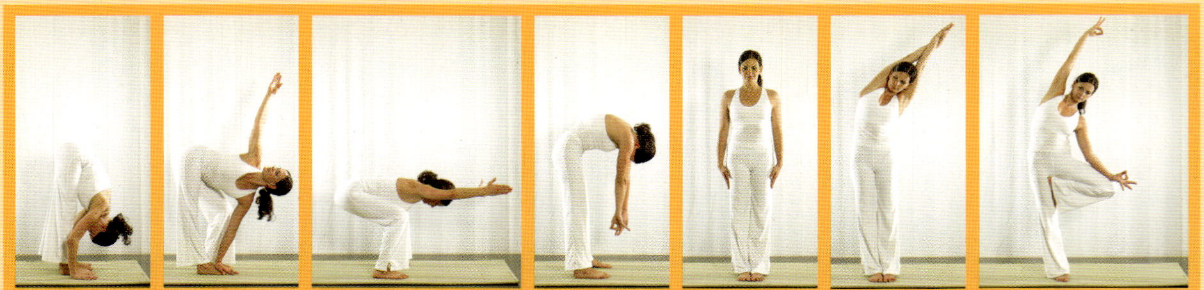

AA Uttanasana, 3–5 AZ

EA Drehung, 3 AZ

EA Utkatasana (Variation), 3–5 AZ

EA Aufrollen

Tadasana

EA Dehnung, 3 AZ

EA Vriksasana ➛ andere Seite

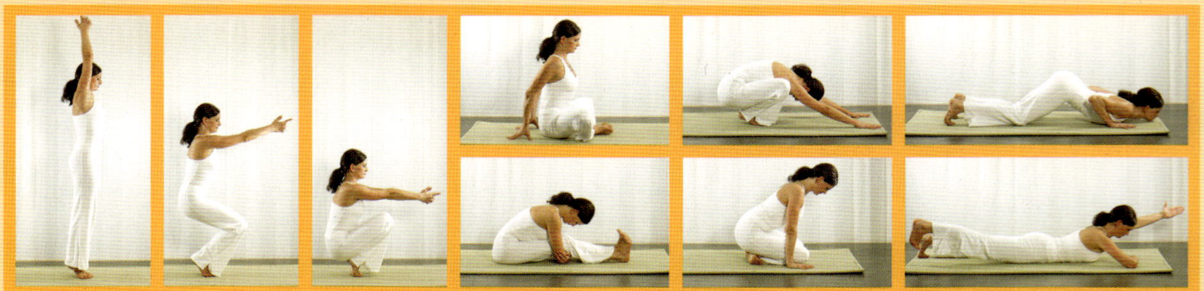

EA auf die Zehenspitzen

AA runterkommen

EA balancieren, 3–5 AZ

o: EA Badha Konasana, 5 AZ
u: AA Pashchimottanasana, 5–10 AZ

o: EA Übergang
u: AA Übergang

o: EA Knie-Brust-Kinn, AA zum Boden
u: EA Shalabhasana (Variation), 3–5 AZ

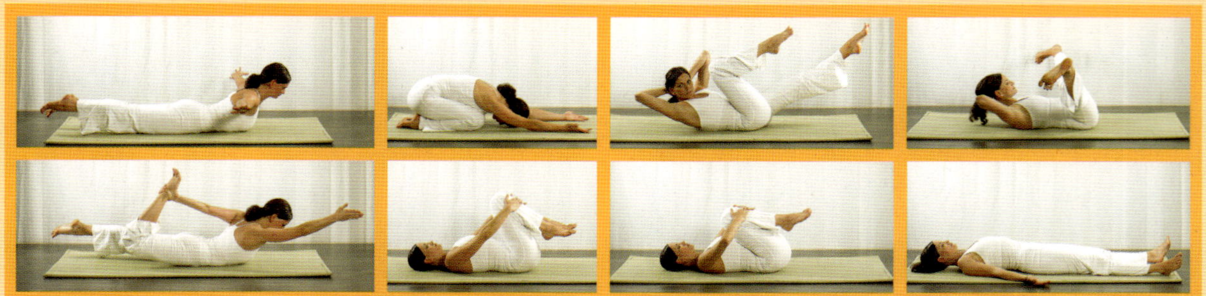

o: EA Shalabhasana (Variation), 3–5 AZ, AA
u: EA Shalabhasana (Variation), 3–5 AZ
➛ andere Seite

o: AA Balasana, 3–5 AZ
u. EA Apanasana, 3–5 AZ

o: EA/AA abwechselnd, 10 AZ
u: EA Apanasana, 3–5 AZ, AA

o: EA, Rücken anspannen, 3–5 AZ
u: AA Shavasana

Gutes für den Rücken – am Abend

Diese Sequenz eignet sich für den Abend, da sie Vorbeugen enthält, die entspannend wirken. Sie dient ebenso vor allem dazu, die Rückenmuskulatur zu stärken und sie dabei gleichzeitig zu lockern und zu entspannen.

Je nach Zeit und Energie wärmen Sie sich jeweils zuvor mit einigen Mobilisationsübungen (s. S. 56 ff.) und zwei bis drei Sonnengrüßen (s. S. 60 ff.) auf.

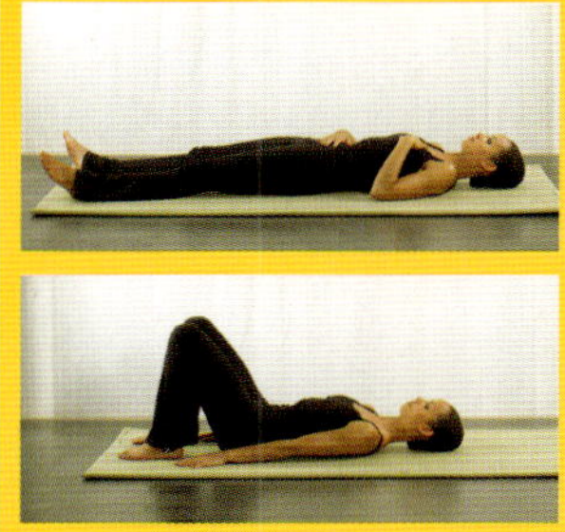

o: Dreigeteilte Atmung
u: Vorbereitung

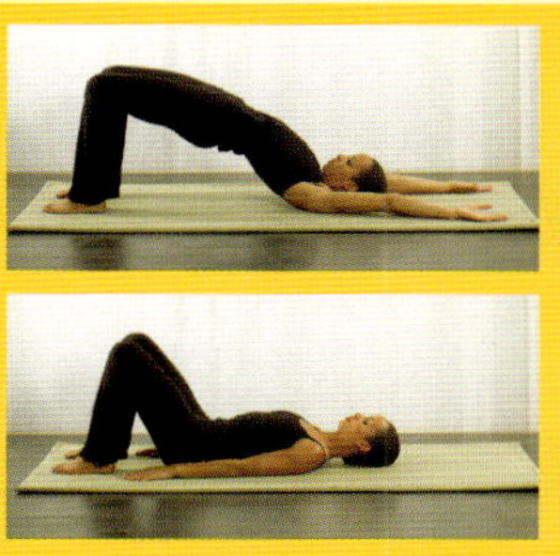

o: EA Setu Bandasana, 3–5 AZ
u: AA entspannen

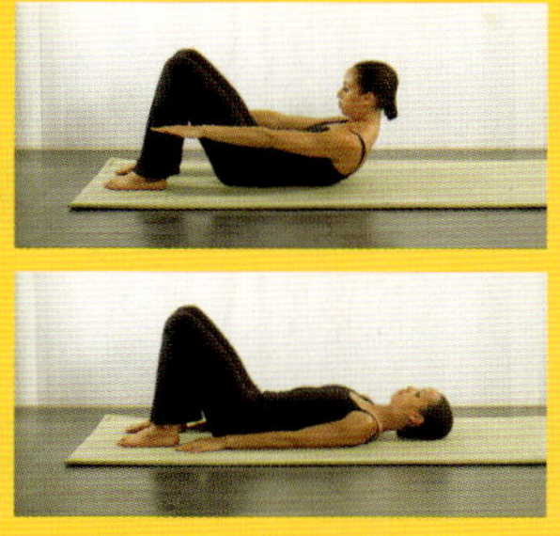

o: EA Oberkörper heben, 3–5 AZ
u: AA entspannen

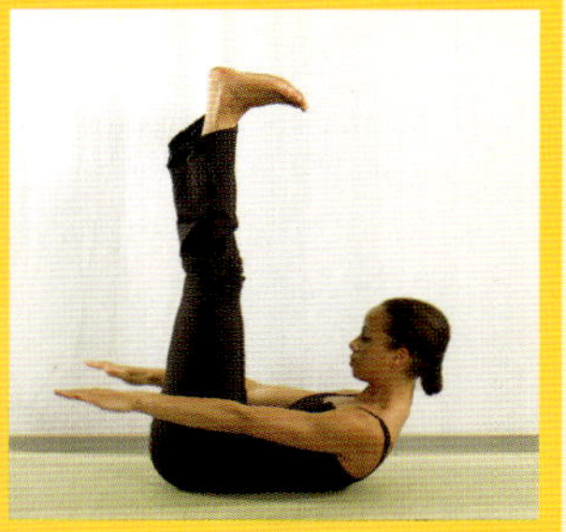

EA Oberkörper und Beine heben, 3–5 AZ

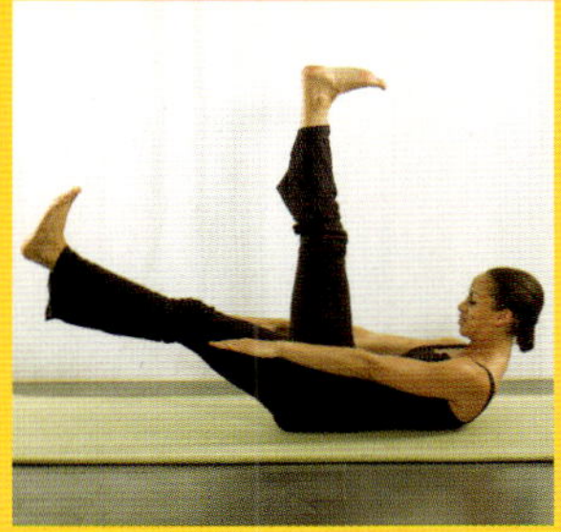

AA/EA Beine abwechselnd senken, 3–5 AZ

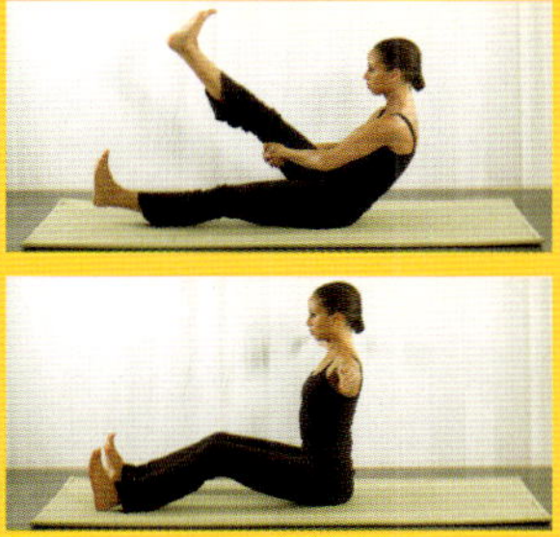

o: EA, Bein halten, 3–5 AZ
u: EA Vorbereitung

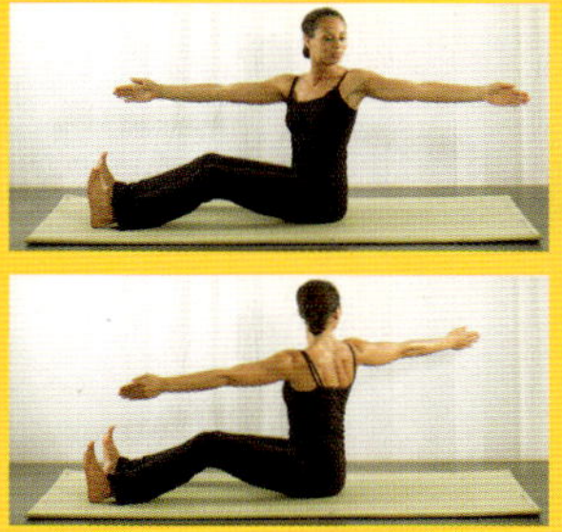

o: AA Twist, 3–5 EZ
u: AA ➛ andere Seite

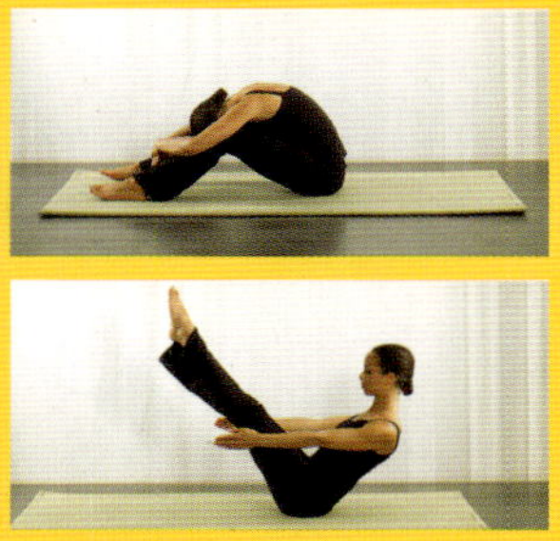

o: entspannen, 3–5 AZ
u: EA Navasana, 3–5 AZ, AA

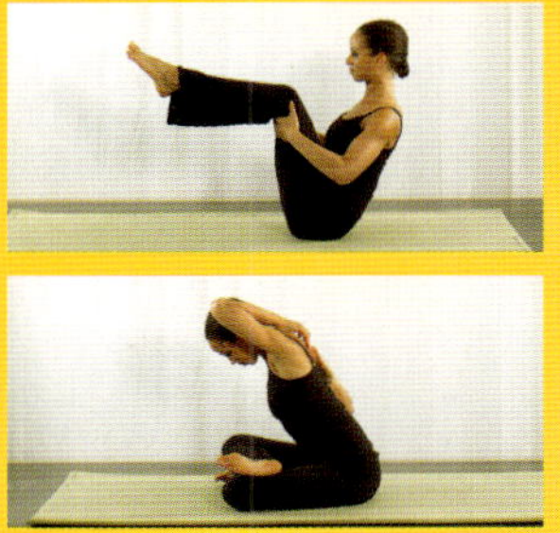

o: EA Navasana (Variation), 3–5 AZ
u: AA Dwi Pada Rajakapotasana mit Gomukhasana-Armen, 3–5 AZ ➛ andere Seite

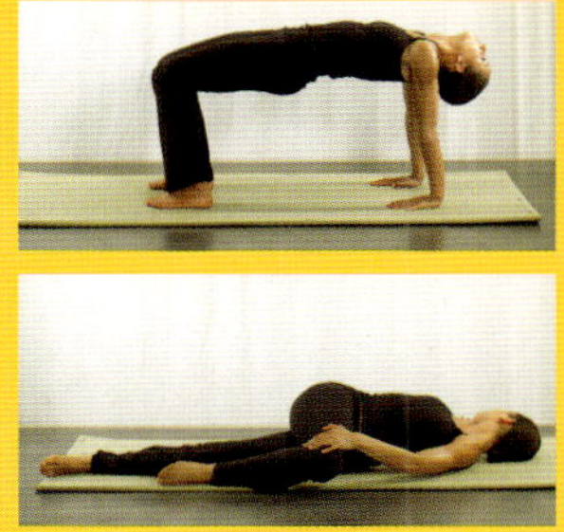

o: EA Purvottasana, 3–5 AZ
u: AA Jathara Parivartanasana, 3–5 AZ

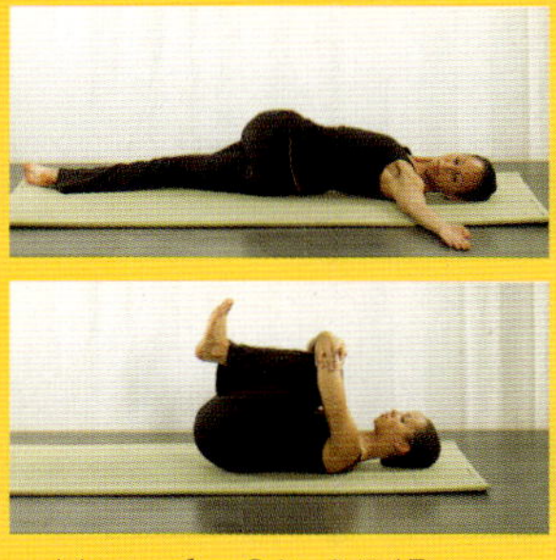

o: AA ➛ andere Seite, 3–5 AZ
u: EA Apanasana, 3–5 AZ

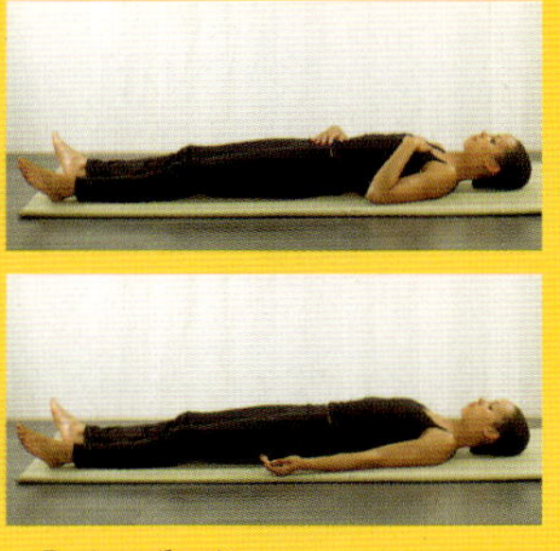

o: Dreigeteilte Atmung
u: Shavasana

EA = einatmen, AA = ausatmen, AZ = Atemzüge halten, o: Foto oben, u: Foto unten

Übungssequenzen im Baukastensystem

Die folgenden Übungssequenzen sind zum einen nach Asana-Gruppen, zum anderen nach verschiedenen Schwierigkeitsgraden gegliedert, sodass sie sich, wie ein Baukastensystem, miteinander kombinieren lassen.

So nutzen Sie das Baukastensystem

- Suchen Sie sich jeweils eine Sequenz aus der Gruppe der Stehenden Positionen, der Balance-Übungen, der Rück- und der Vorbeugen sowie der Twists und Umkehrhaltungen aus. Dabei können Sie selbstverständlich verschiedene Schwierigkeitsgrade miteinander kombinieren.
- Beachten Sie bei der Auswahl die physiologischen und emotionalen Effekte der Übungen aus der Asana-Gruppe und stellen Sie sich Ihre Praxis individuell nach Ihren Bedürfnissen zusammen.
- Lesen Sie zu Beginn einer Übungssequenz aufmerksam die Erläuterungen zu den einzelnen Positionen im Asana-Kapitel und benutzen Sie gegebenenfalls Hilfsmittel.
- Wärmen Sie sich zunächst mit einigen Mobilisationsübungen (s. S. 56 ff.) und zwei bis drei Sonnengrüßen (s. S. 60 ff.) auf.
- Schließen Sie Ihre Yoga-Praxis jedesmal mit der Entspannungsposition Shavasana (s. S. 215) ab. Als Faustregel gilt: ½ Stunde Praxis = ca. 3–5 Minuten Shavasana, 1 Stunde Praxis = 5–7 Minuten Shavasana, 1½ Stunden Praxis = 7–10 Minuten Shavasana.
- Kombinieren Sie die Asana-Praxis vorher oder nachher je nach Bedürfnis und Zeit mit einer Atemübung (s. S. 220 ff.) oder meditieren Sie im Anschluss – Ihr Körper ist dafür durch die Asana-Praxis bestens vorbereitet.

Stehende Positionen

Physiologische Wirkung: Sie stärken die Fuß-, Bein- und rumpfaufrichtende Muskulatur, regen die Blutzirkulation an und erweitern das Atemvolumen.

Emotionale Wirkung: Sie fördern ein Gefühl der Erdung, Standfestigkeit, Ausdauer und des Durchhaltevermögens; zudem stärken sie das Selbstbewusstsein und das Gefühl innerer Sicherheit.

... für Einsteiger

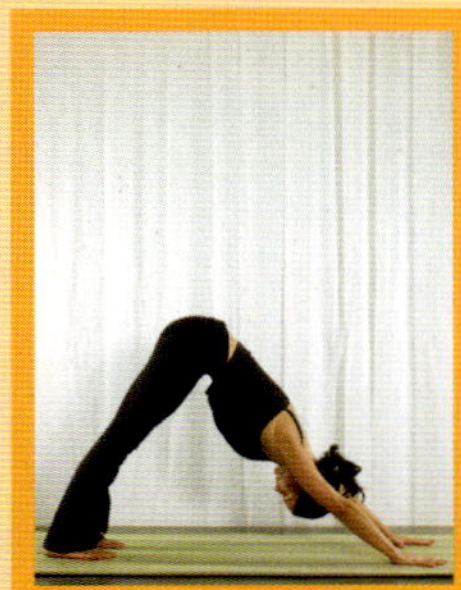

Adho Mukha

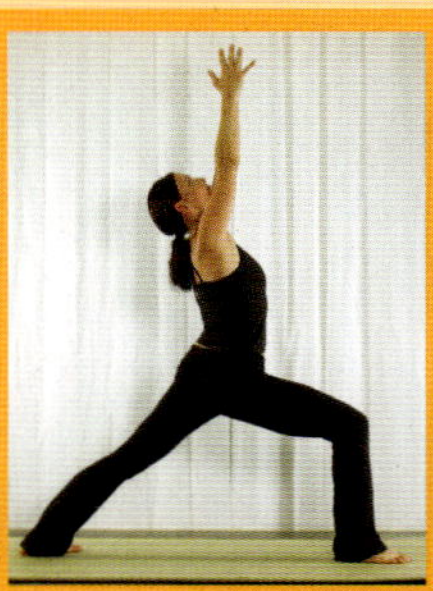

EA Virabhadrasana I, 3 AZ

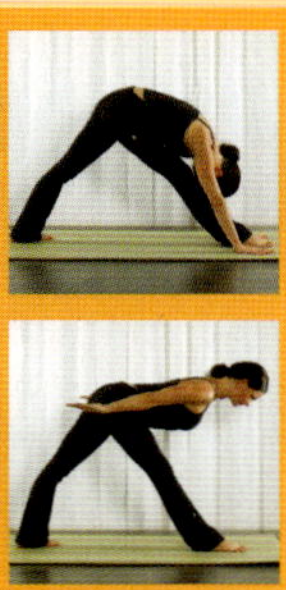

o: AA Parshvottasana, 3 AZ
u: EA Vorbereitung

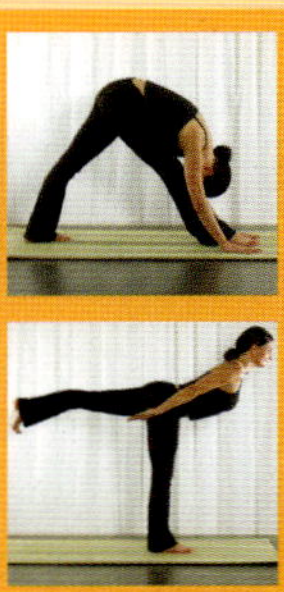

o: AA Parshvottasana, 3 AZ
u: EA Virabhadrasana III, 3 AZ

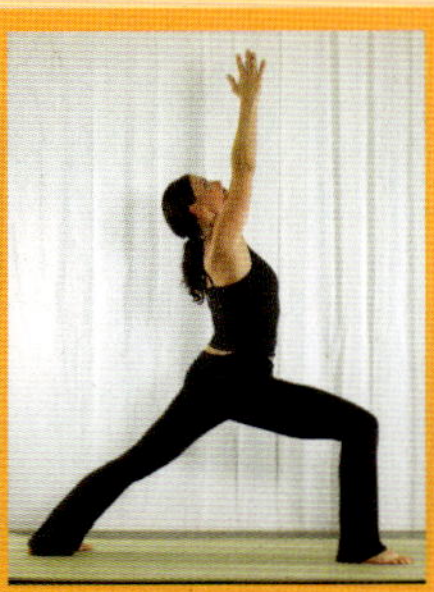

EA Virabhadrasana I

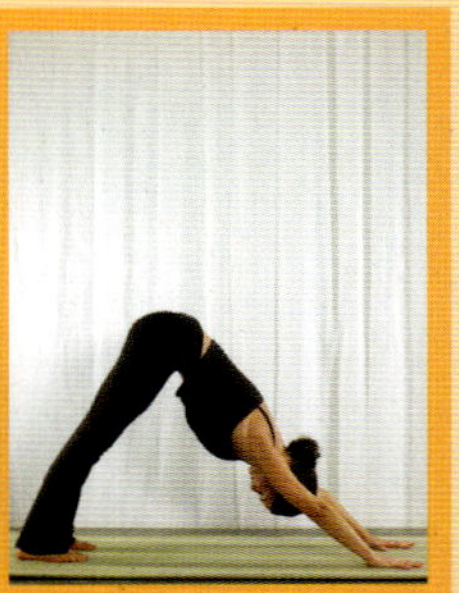

AA Adho Mukha
➛ andere Seite

... für Fortgeschrittene

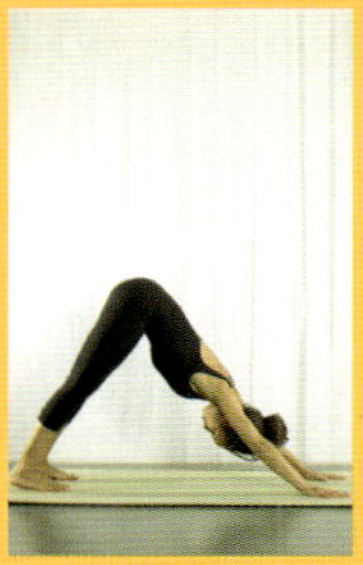
Adho Mukha

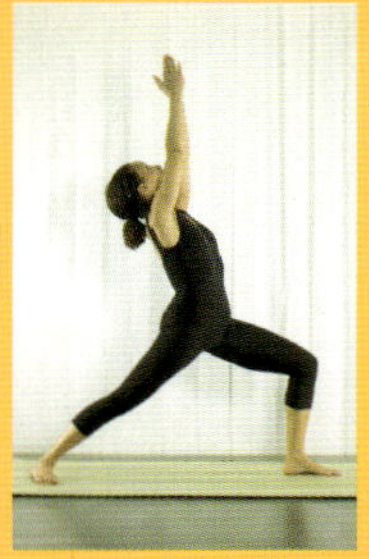
EA Virabhadrasana I, 3–5 AZ

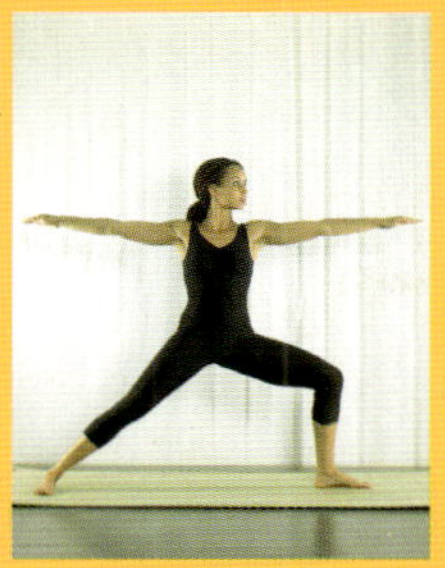
AA Virabhadrasana II, 3–5 AZ

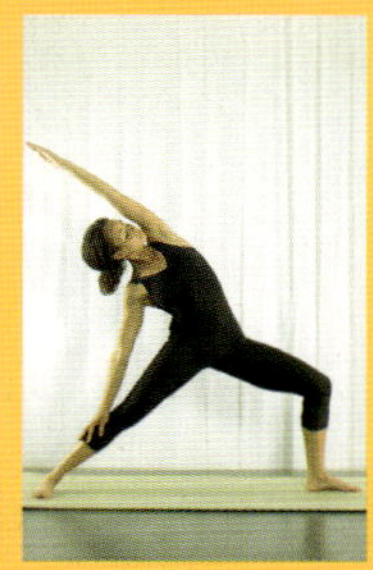
EA Umgekehrter Krieger

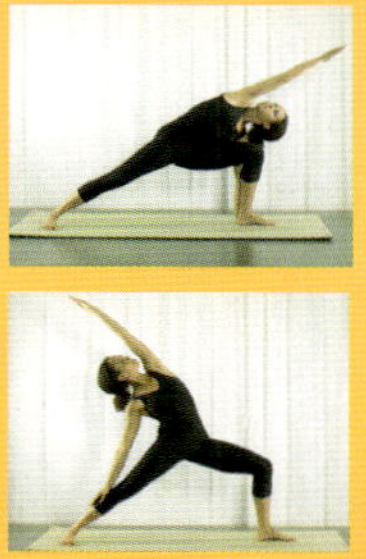
AA Parshvakonasana, 3–5 AZ
EA Umgekehrter Krieger

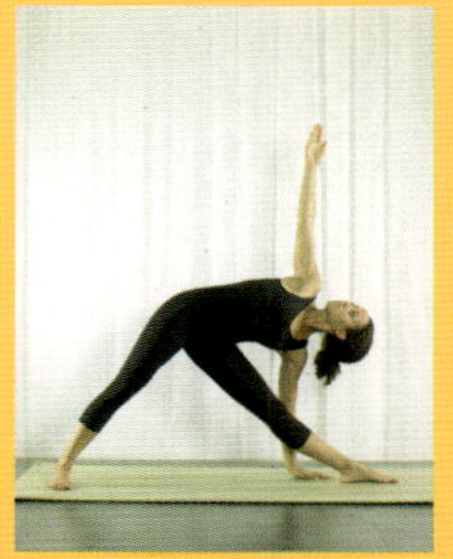
AA Trikonasana, 3–5 AZ

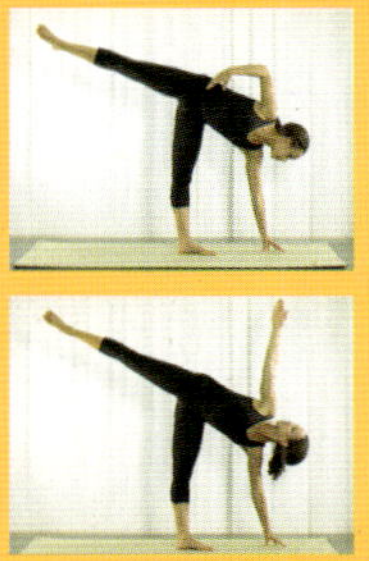
EA Vorbereitung
AA Ardha Chandrasana, 3–5 AZ

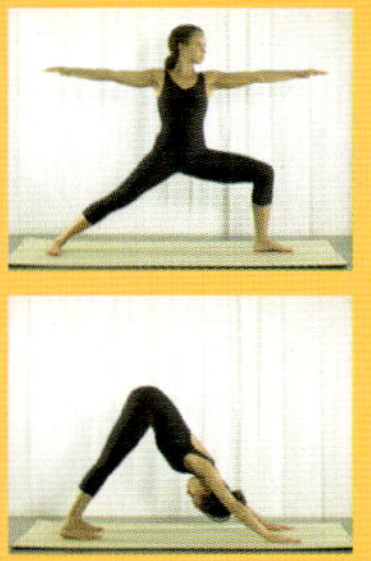
o: EA Virabadrasana II
u: AA Adho Mukha

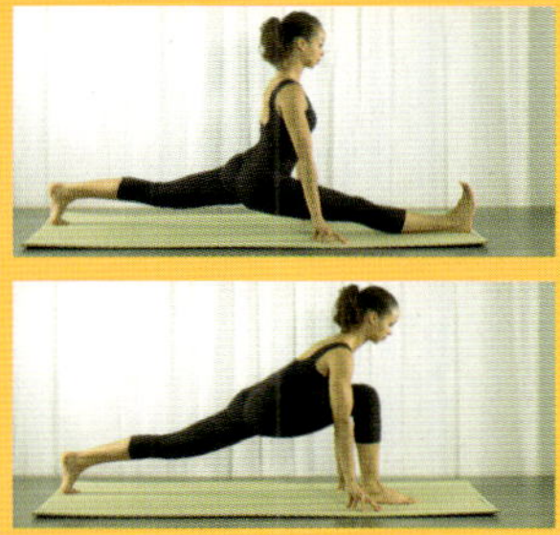
EA Hanumanasana, 3–5 AZ
EA Ausfallschritt

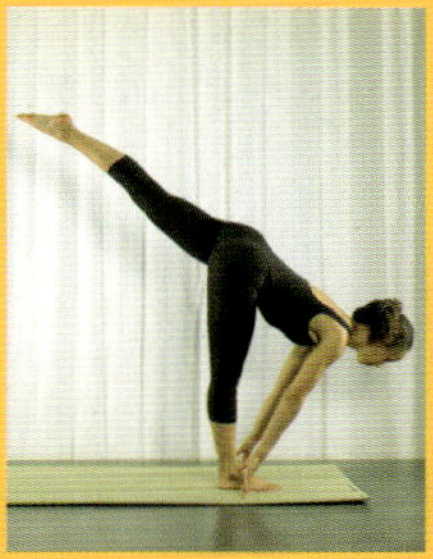
EA Urdhva Prasarita Ekapadasana, 3–5 AZ

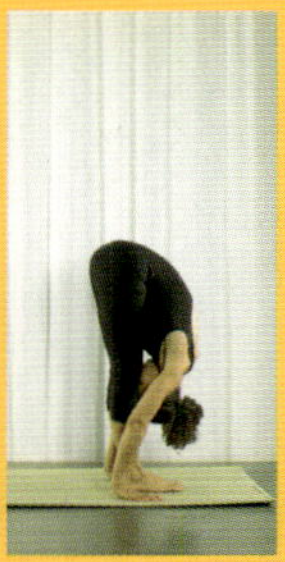
AA Uttanasana

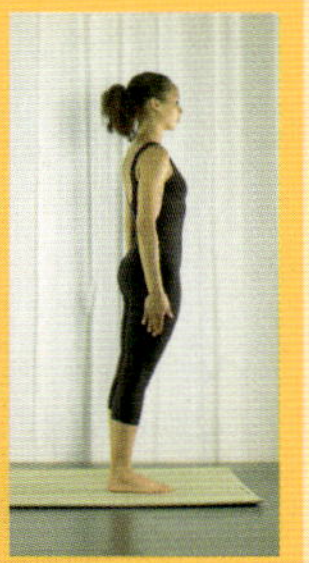
EA Tadasana
➛ andere Seite

... für Experimentierfreudige

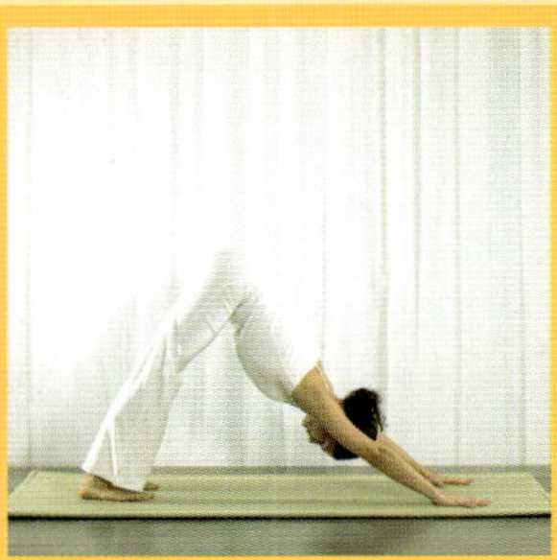
Adho Mukha

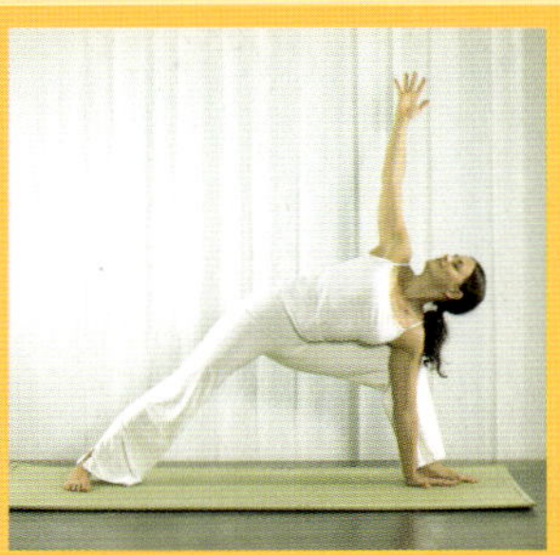
EA Parshvakonasana, 3–5 AZ

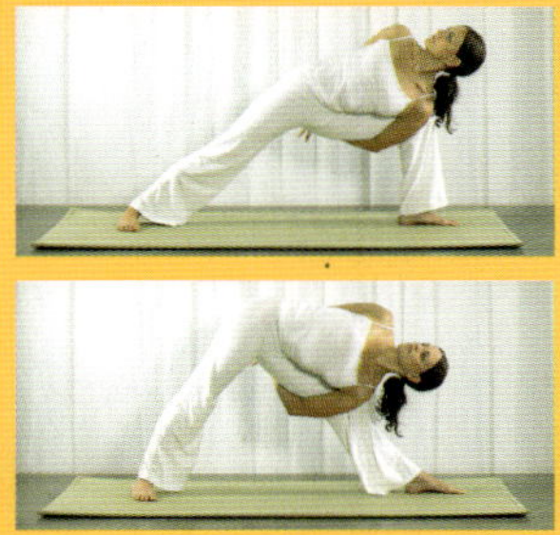
EA Baddha Parshvakonasana, 3–5 AZ
AA Baddha Trikonasana, 3–5 AZ

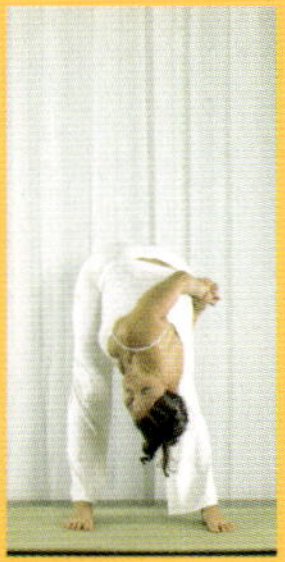
Bein nach vorn, Gewicht verlagern

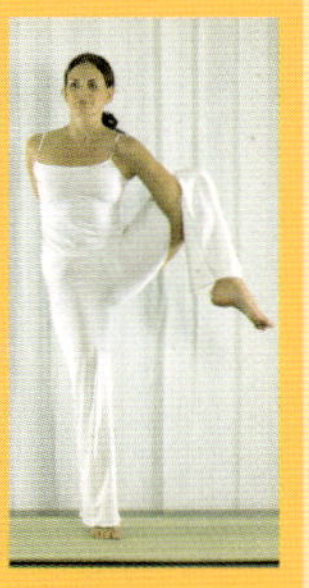
EA aufrichten

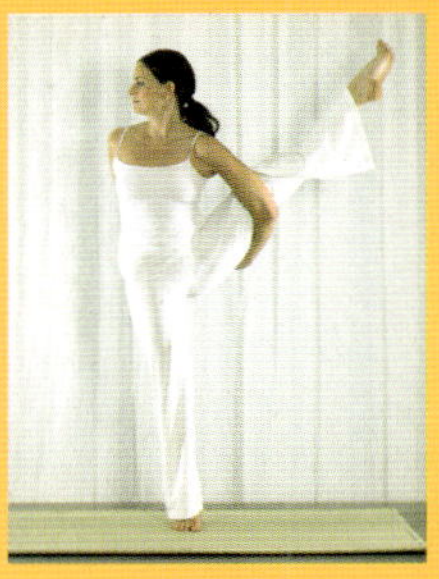
AA Bein strecken, 3–5 AZ

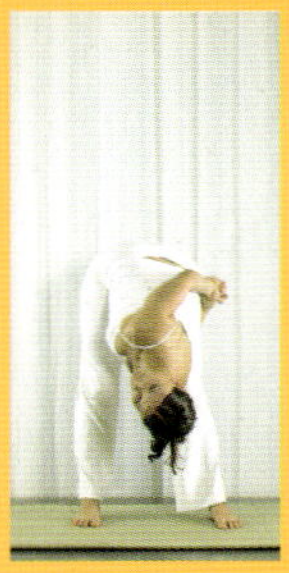
AA Bein absenken

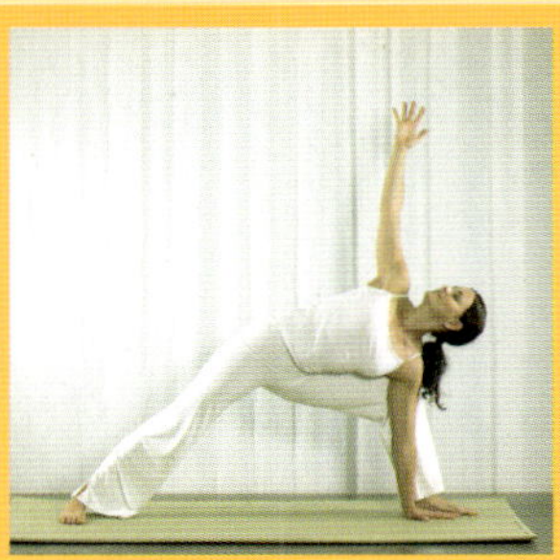
EA Parshvakonasana

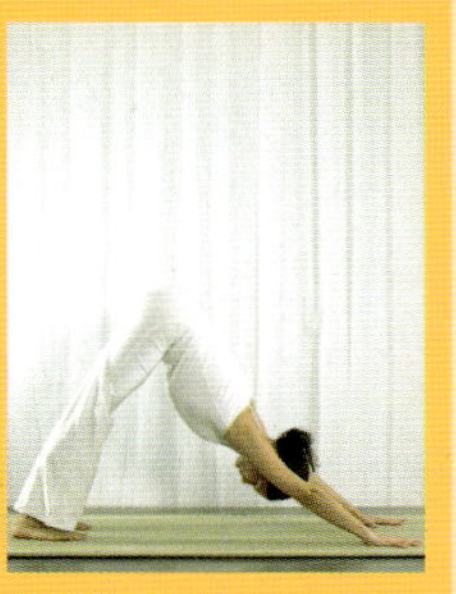
AA Adho Mukha
➛ andere Seite

EA = einatmen, AA = ausatmen, AZ = Atemzüge halten, o: Foto oben, u: Foto unten

Balance-Übungen

Physiologische Wirkung: Sie stärken die Arm-, Schulter-, Rücken-, Bauch- und Beinmuskulatur; zudem aktivieren sie die Lebenskraft und stärken den Gleichgewichtssinn.

Emotionale Wirkung: Sie fördern die Fähigkeit, Körper und Geist auf einen gemeinsamen Punkt auszurichten. Gleichzeitig vermitteln sie ein Gefühl der Ausgeglichenheit und stärken das Selbstvertrauen.

… für Einsteiger

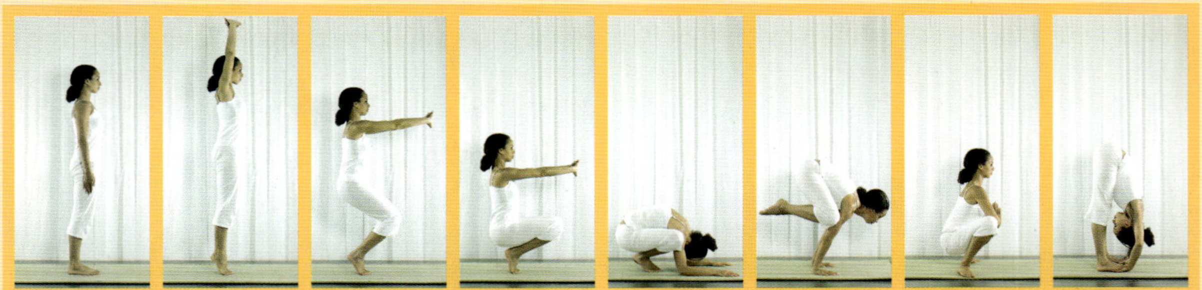

Tadasana – *EA auf die Zehenspitzen* – *AA runterkommen* – *EA balancieren, 3–5 AZ* – *AA entspannen* – *EA Bakasana, 3–5 AZ* – *AA Malasana, 3–5 AZ* – *AA Uttanasana*

… für Fortgeschrittene

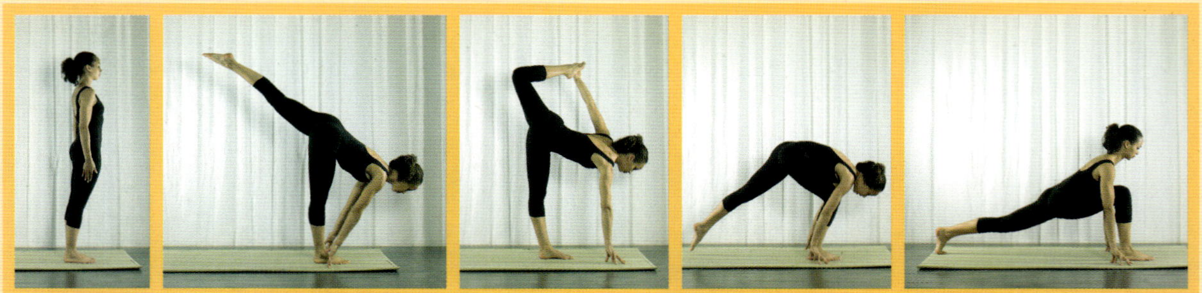

Tadasana – *AA Urdhva Prasarita Ekapadasana, 3–5 AZ* – *EA Natarajasana, 3–5 AZ* – *AA Übergang* – *EA Ausfallschritt ➛ andere Seite*

… für Experimentierfreudige

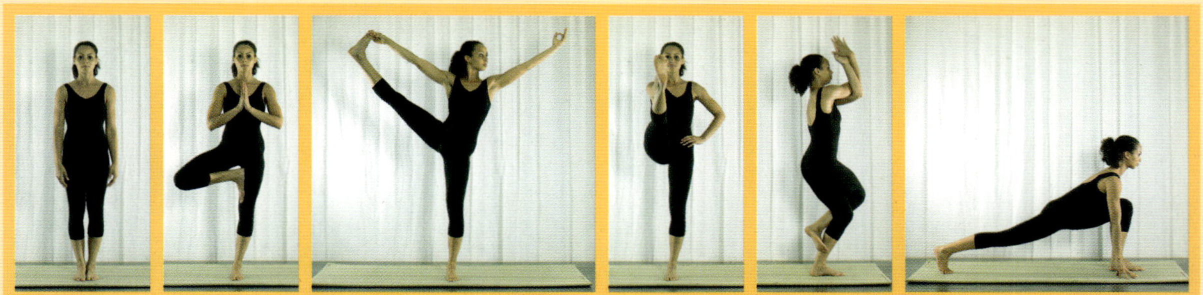

Tadasana – *EA Vriksasana, 3–5 AZ* – *EA Hasta Padanghushtasana zur Seite, 3–5 AZ* – *EA nach vorn, 3–5 AZ* – *AA Garudasana, 3–5 AZ* – *EA Ausfallschritt*

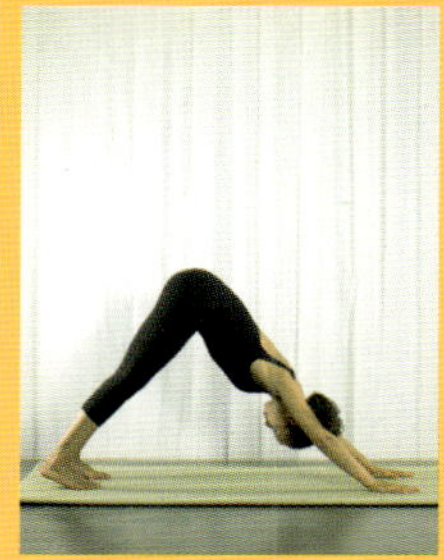

AA Adho Mukha

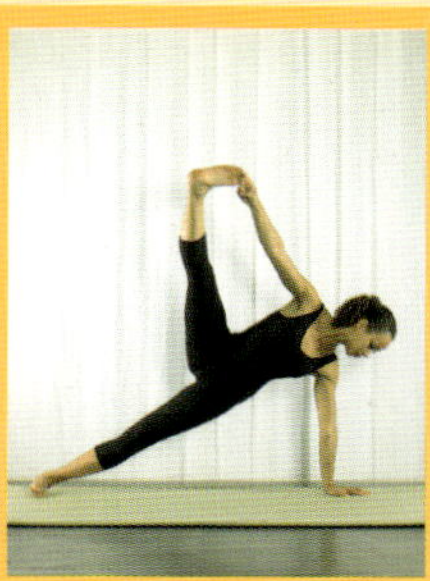

EA Vashistasana, 3–5 AZ

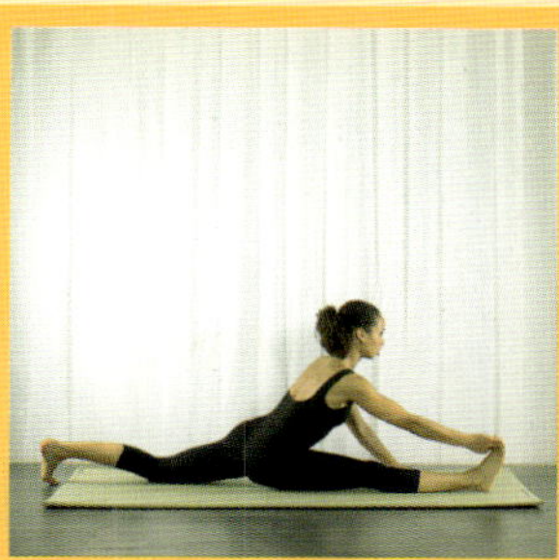

AA Hanumanasana, 3–5 AZ

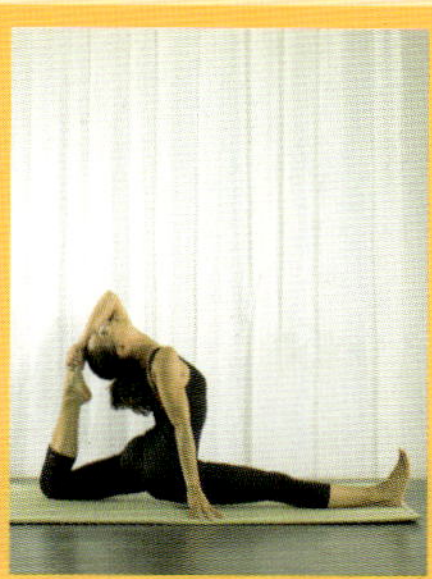

EA Eka Pada Rajakapotasana, 3–5 AZ

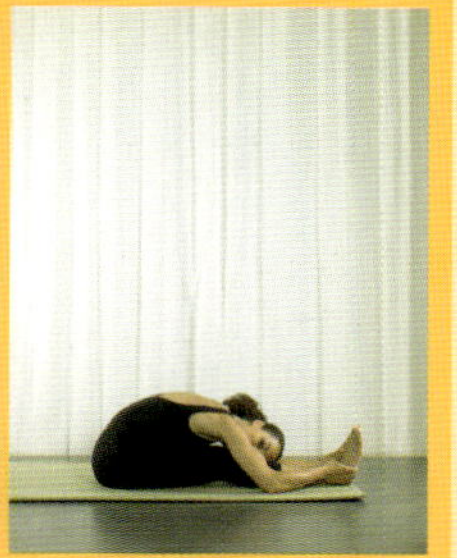

AA Pashchimottanasana, 5–10 AZ ➛ andere Seite

Rückbeugen

Physiologische Wirkung: Sie dehnen und öffnen im Wesentlichen die Körpervorderseite, insbesondere den Brustraum und die Schultern; sie stärken die Körperrückseite, vitalisieren und beleben.

Emotionale Wirkung: Sie öffnen das Herz und damit die Bereitschaft, sich mit Vertrauen den Menschen und Dingen zu öffnen. Zudem erhellen sie das Gemüt.

... für Einsteiger

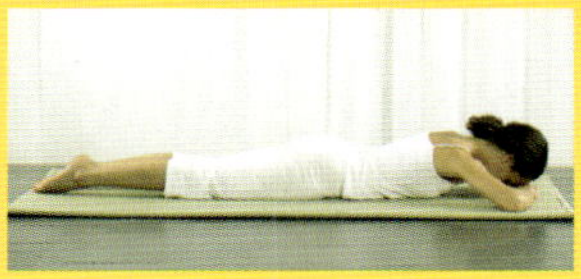

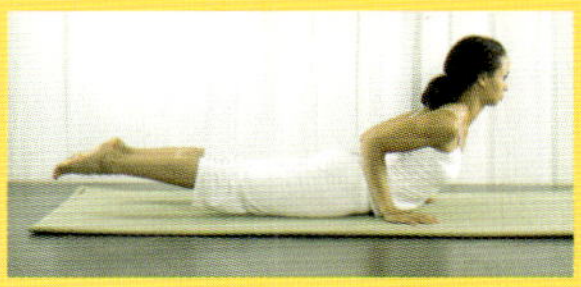

o: Bauchlage
u: EA Shalabasana (Variation), 3–5 AZ, entspannen

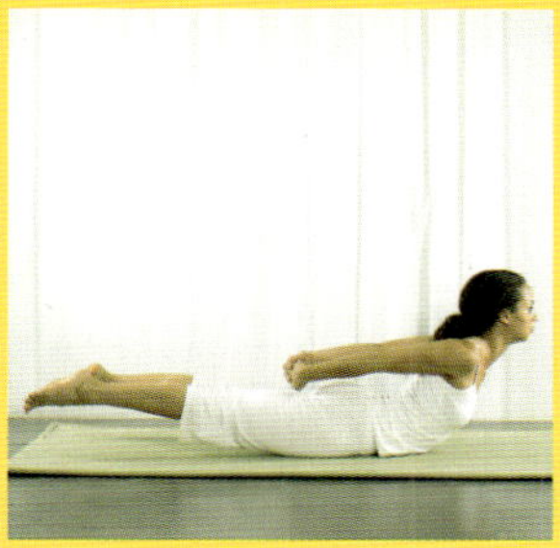

EA Shalabasana (Variation), 3–5 AZ, entspannen

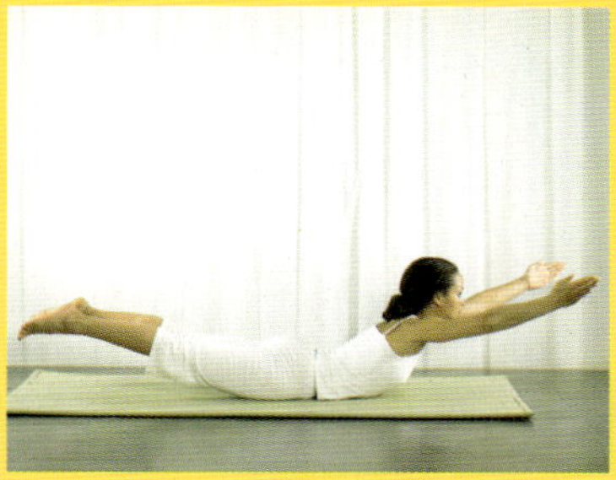

EA Shalabasana (Variation), 3–5 AZ, entspannen

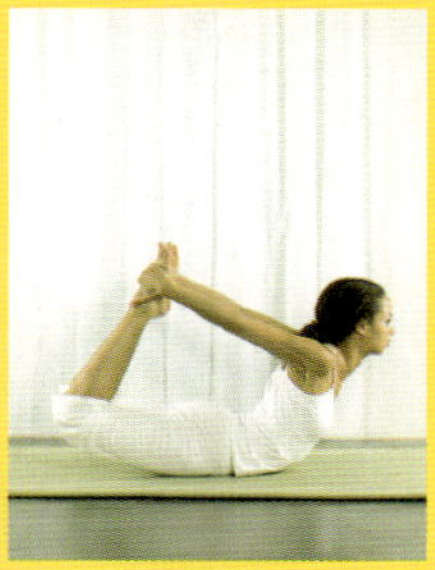

EA Dhanurasana, 3–5 AZ, entspannen

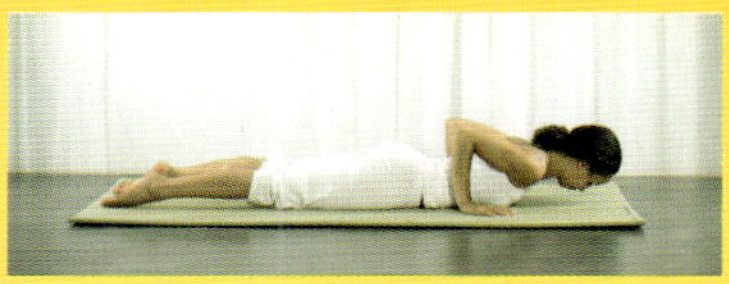

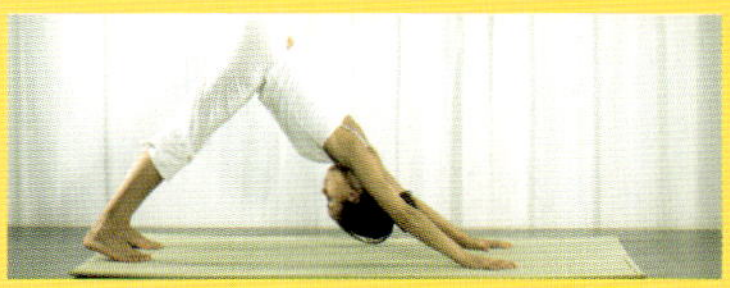

o: EA Bhujangasana
u: AA Adho Mukha

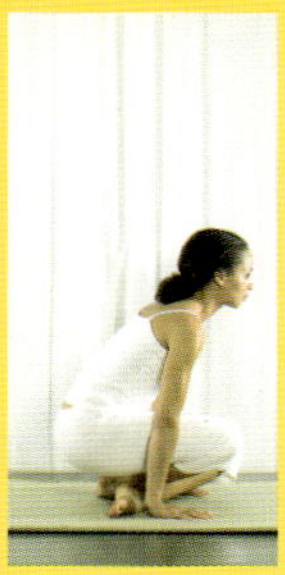

EA Übergang

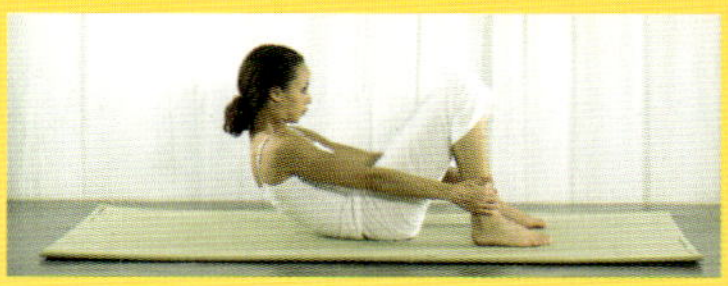

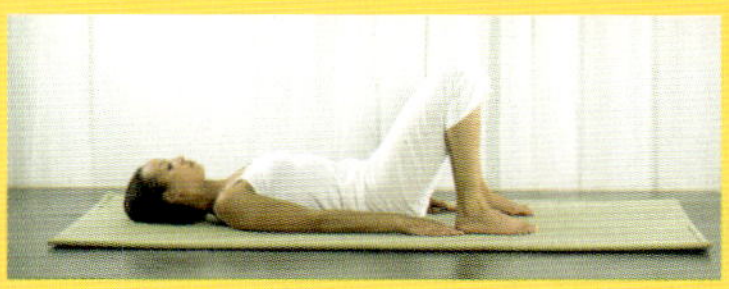

o: AA auf den Rücken rollen
u: Vorbereitung

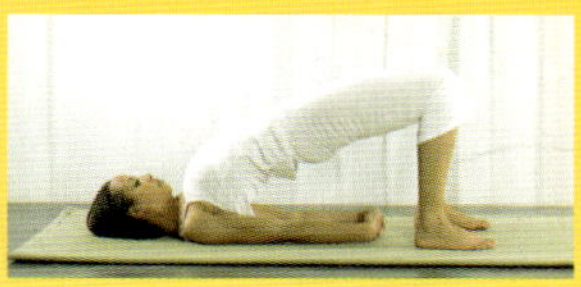

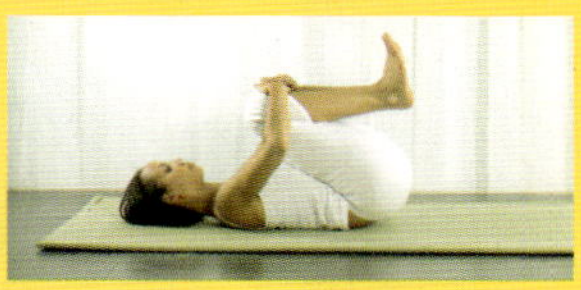

EA Setu Bandasana, 3–5 AZ
EA Apanasana, 3–5 AZ

EA = einatmen, AA = ausatmen, AZ = Atemzüge halten, o: Foto oben, u: Foto unten

... für Fortgeschrittene

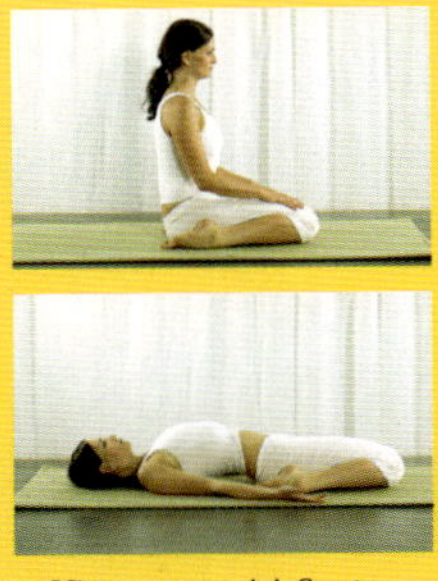
o: Virasana; u: AA Supta Virasana, 3–5 AZ

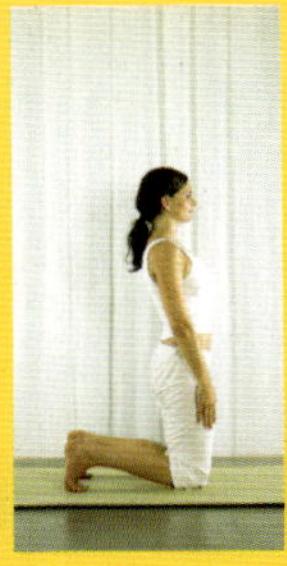
EA Kniestand

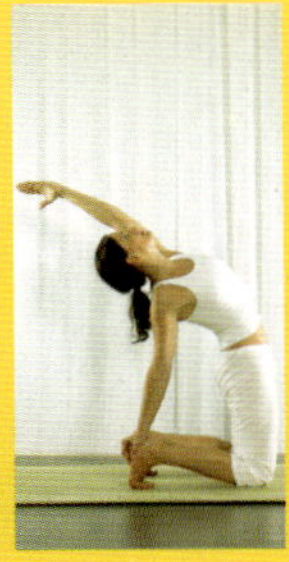
EA Ushtrasana (Variation), 3–5 AZ

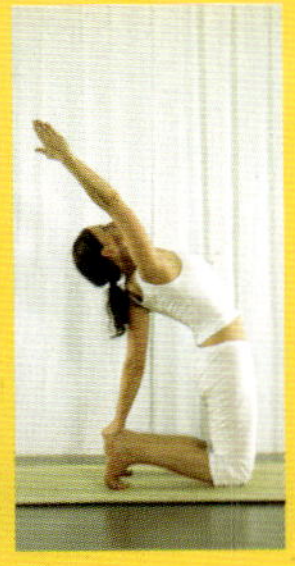
EA anderer Arm, 3–5 AZ

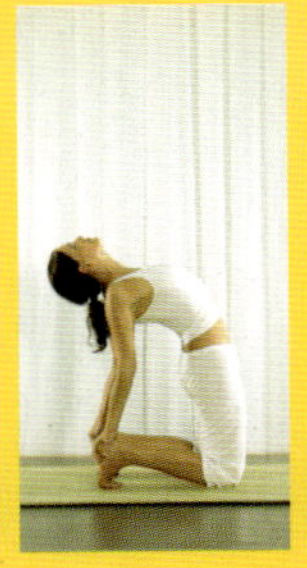
EA Ushtrasana, 3–5 AZ

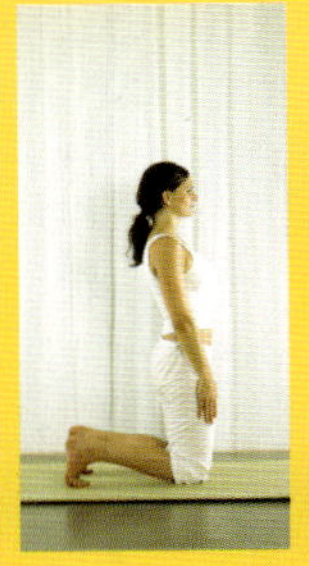
EA Kniestand

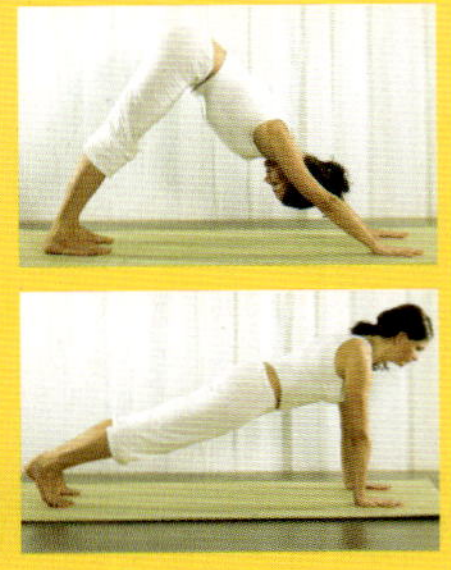
o: AA Adho Mukha
u: EA Schiefe Ebene, AA

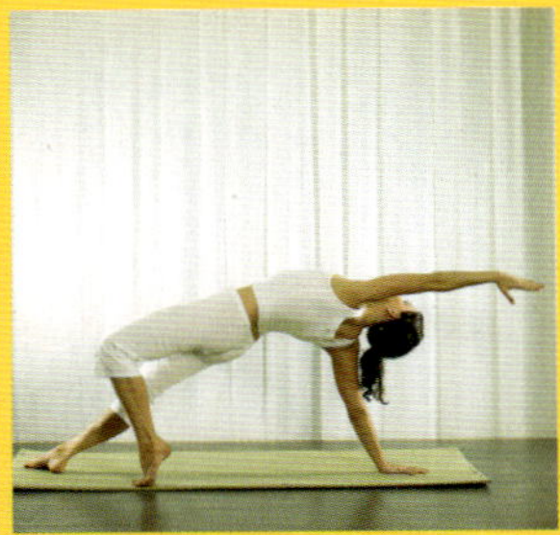
EA Vorbereitung, 3–5 AZ

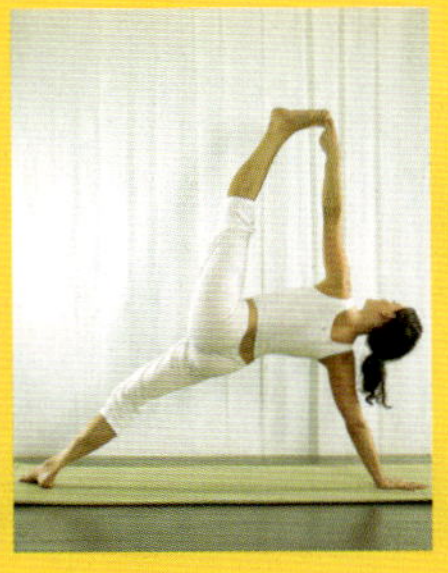
EA Vashistasana, 3–5 AZ

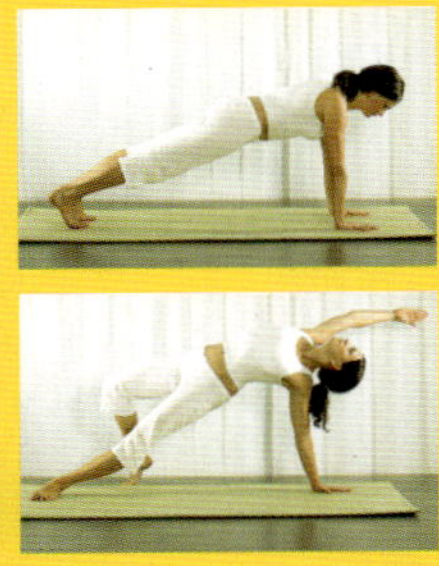
o: AA Schiefe Ebene
u: EA andere Seite, 3–5 AZ

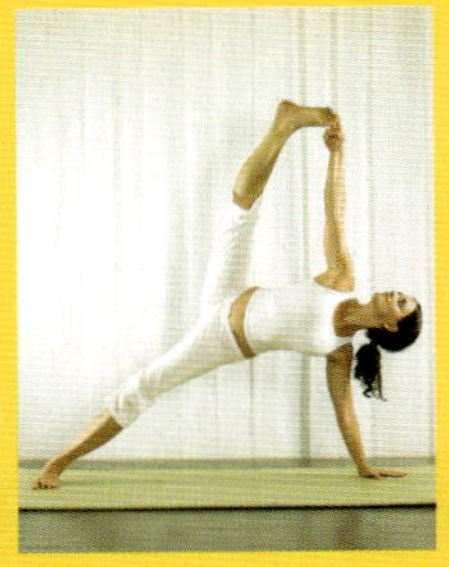
EA Vashistasana, andere Seite 3–5 AZ

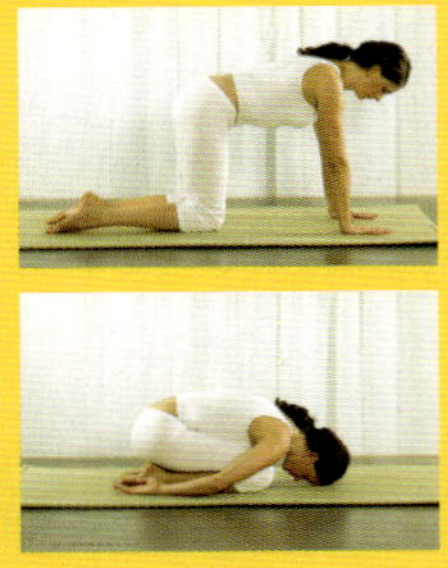
AA Vierfußstand, 3–5 AZ
AA Balasana

... für Experimentierfreudige

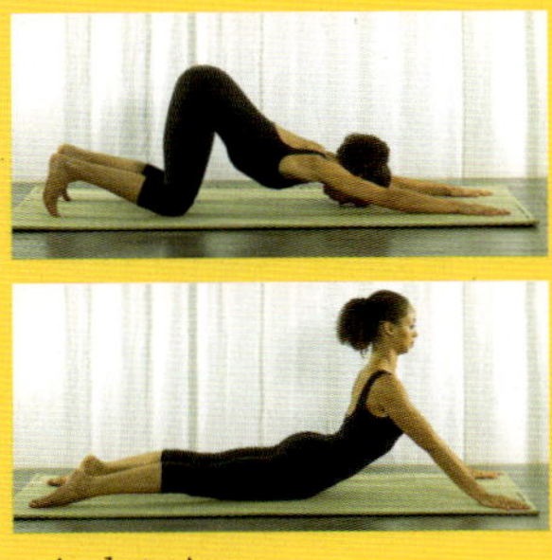
o: Anahata Asana
u: EA Bhujangasana, 3–5 AZ

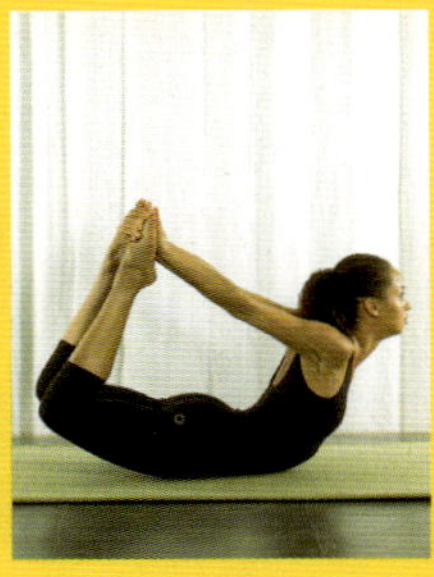
EA Dhanurasana, 3–5 AZ

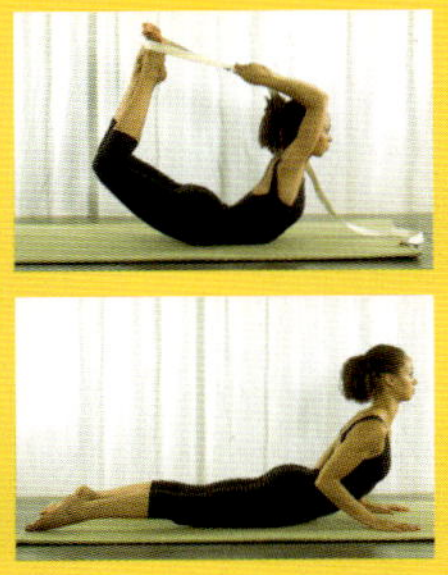
o: EA Dhanurasana mit Gurt, 3–5 AZ, u: EA Bhujangasana

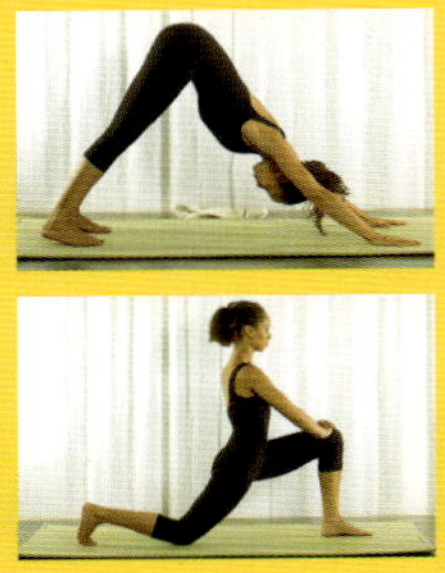
AA Adho Mukha
EA Vorbereitung

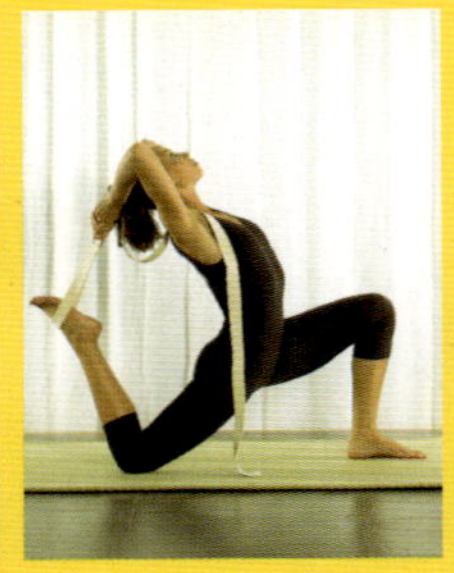
EA Anjaneyasana, 3–5 AZ,
➛ andere Seite

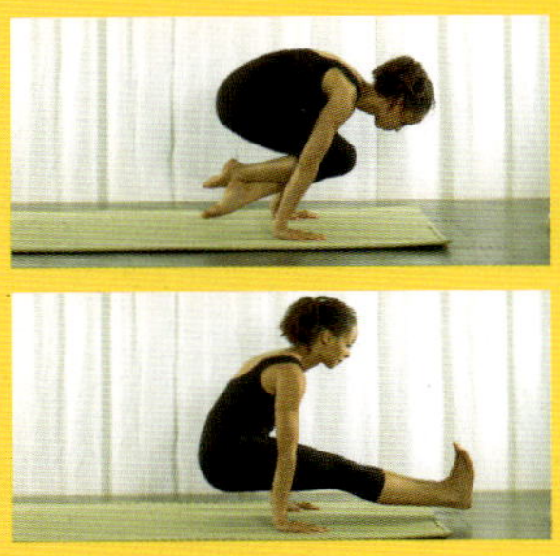
o: EA aus Adho Mukha
u: Sprung durch die Beine

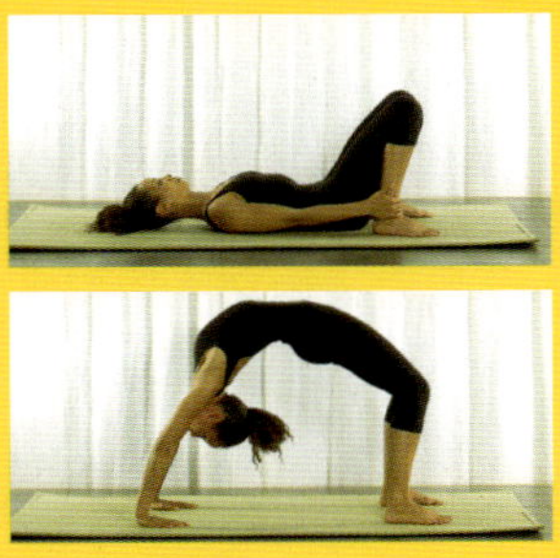
o: Vorbereitung
u: EA Urdva Dhanurasana, 3–5 AZ

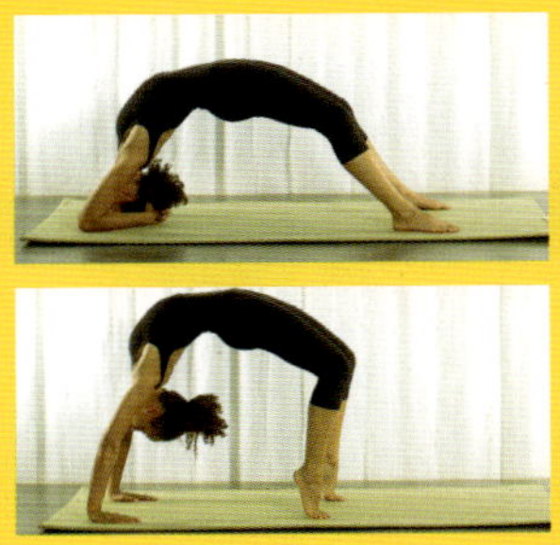
o: EA Variation, 3–5 AZ,
u: EA Urdva Dhanurasana, 3–5 AZ

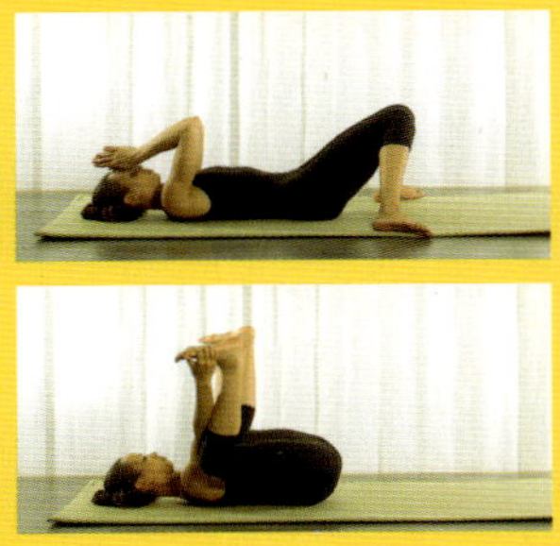
o: AA entspannen
u: Happy Baby Pose, 3–5 AZ

Vorbeugen

Physiologische Wirkung: Sie dehnen im Wesentlichen die gesamte Körperrückseite und schaffen Platz in der Taille, den Leisten, im Bauch und im unteren Rücken.

Emotionale Wirkung: Sie wirken beruhigend, fördern die Entspannung sowie die Fähigkeit, loszulassen und Widerstände zu überwinden.

... für Einsteiger

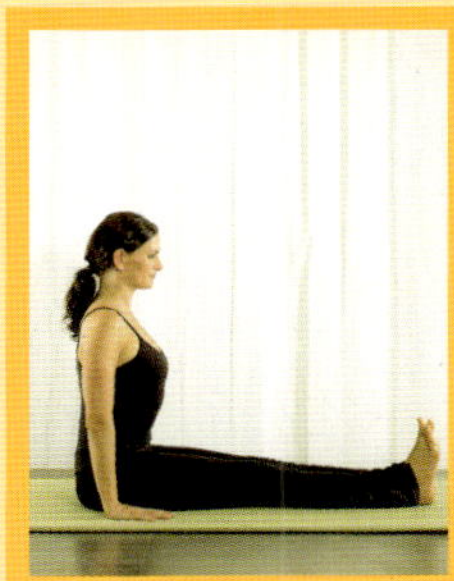

Dandasana, 3–5 AZ

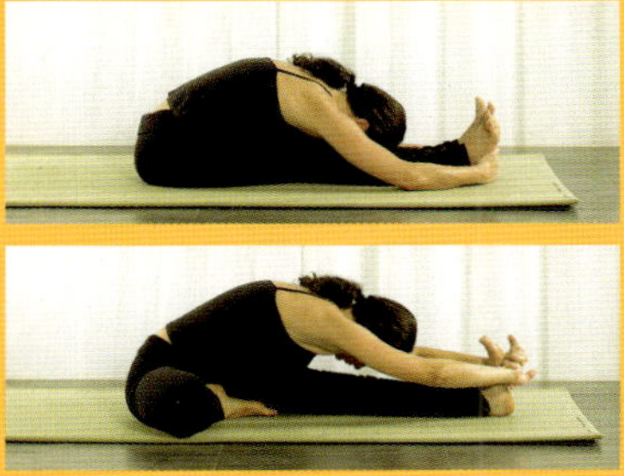

o: Pashchimottanasana, 5–10 AZ
u: Janu Shirshasana, 3–5 AZ

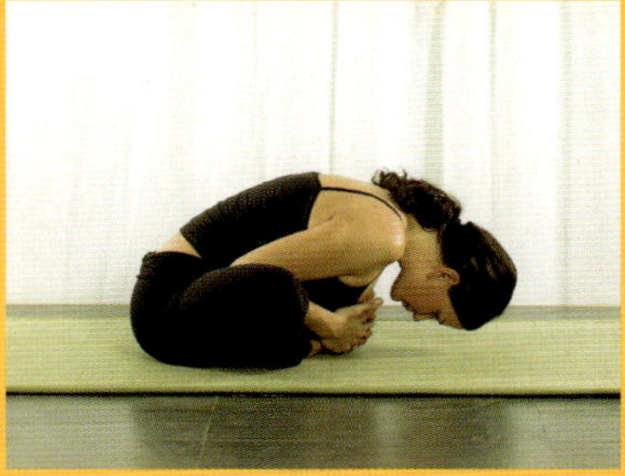

Baddha Konasana, 3–5 AZ
➛ andere Seite

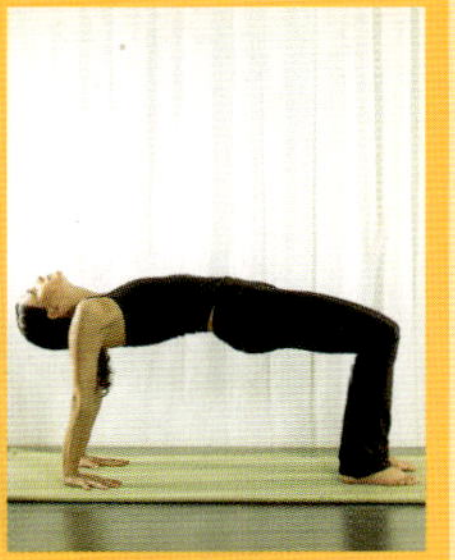

Purvottanasana (Variation), 3–5 AZ

... für Fortgeschrittene

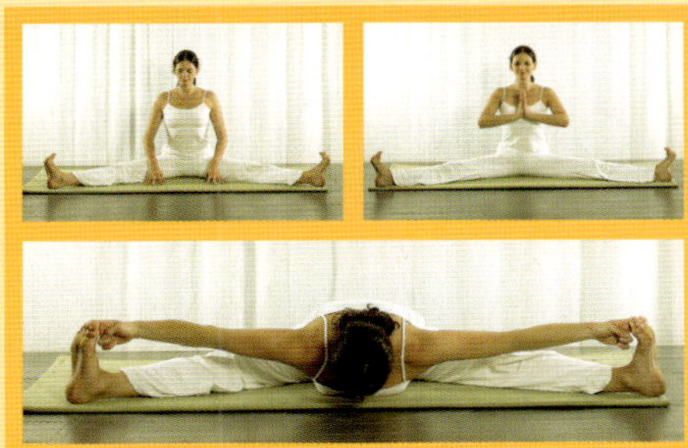

o: Vorbereitung; o: EA Vorbereitung
u: AA Upavishta Konasana, 3–5 AZ

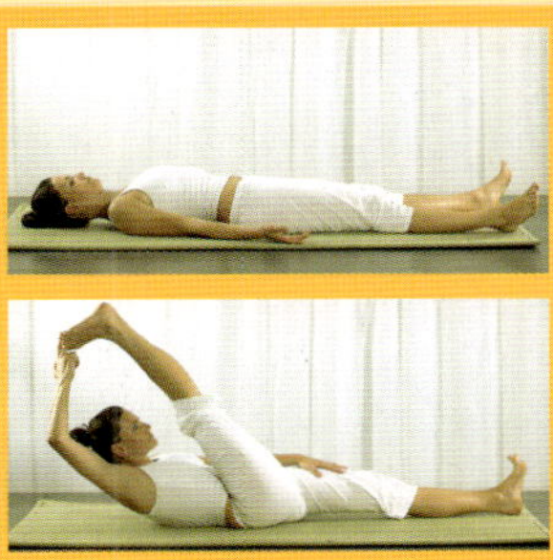

o: entspannen
u: AA Supta Padangushthasana nach oben, 3–5 AZ

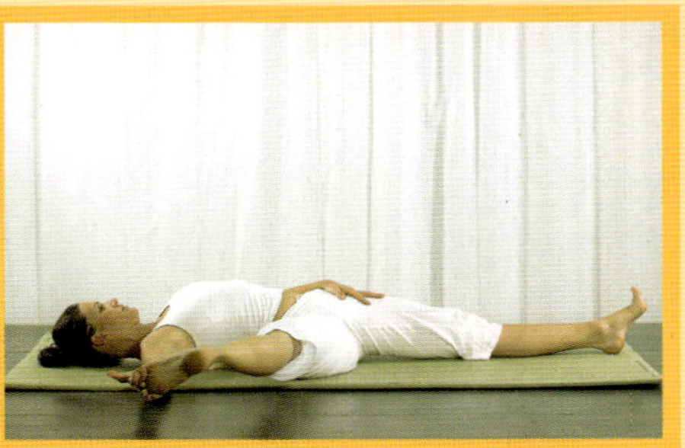

AA Supta Padangushthasa zur Seite, 3–5 AZ

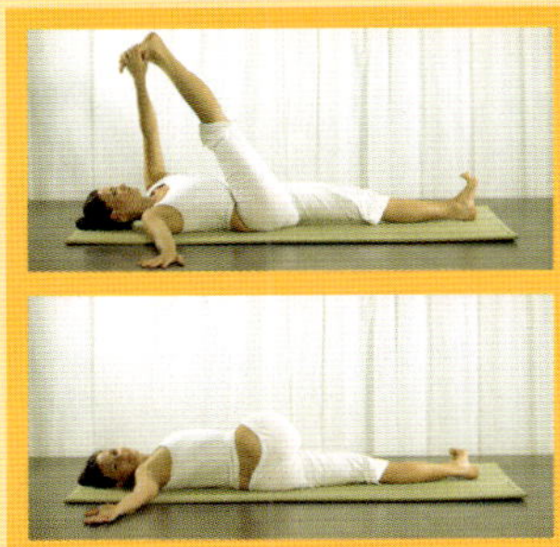

o: EA Vorbereitung
u: AA Jathara Parivartanasana, 3–5 AZ

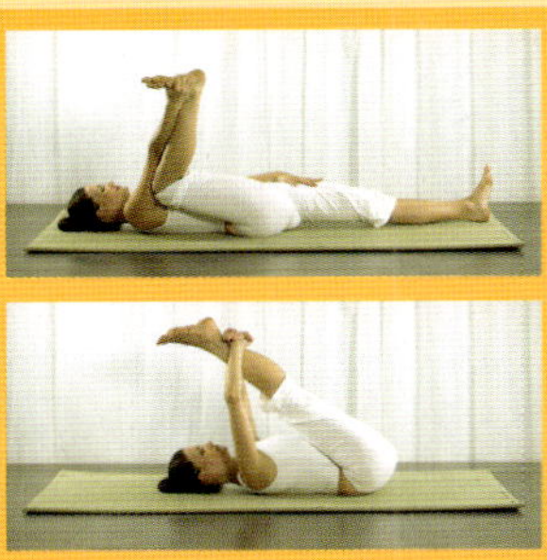

o: entspannen, ➛ andere Seite
u: AA Vorbereitung, EA

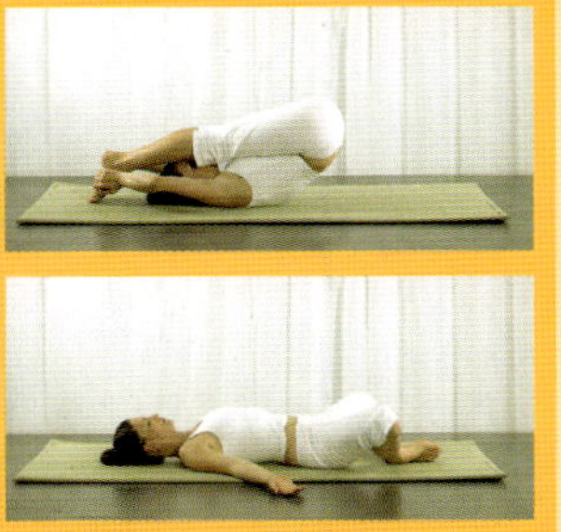

o: AA Pashchimottanasana liegend, 5–10 AZ
u: Supta Baddha Konasana

EA = einatmen, AA = ausatmen, AZ = Atemzaüge halten, o: Foto oben, u: Foto unten

... für Experimentierfreudige

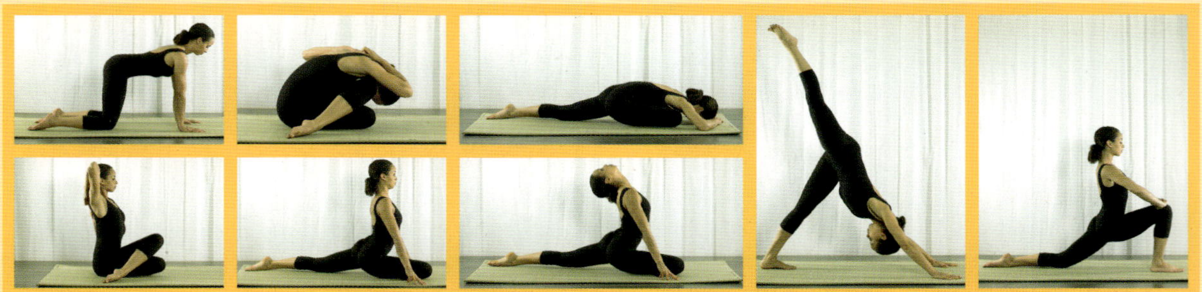

o: Vierfußstand
u: EA Vorbereitung

o: AA Gomukhasana, 3–5 AZ; u: EA Vorbereitung

o: AA Eka Pada Rajakapotasana (Variation), 5–10 AZ; u: EA Übergang, AA

EA Eka Pada Adho Mukha

AA Ausfallschritt, Knie absenken, EA

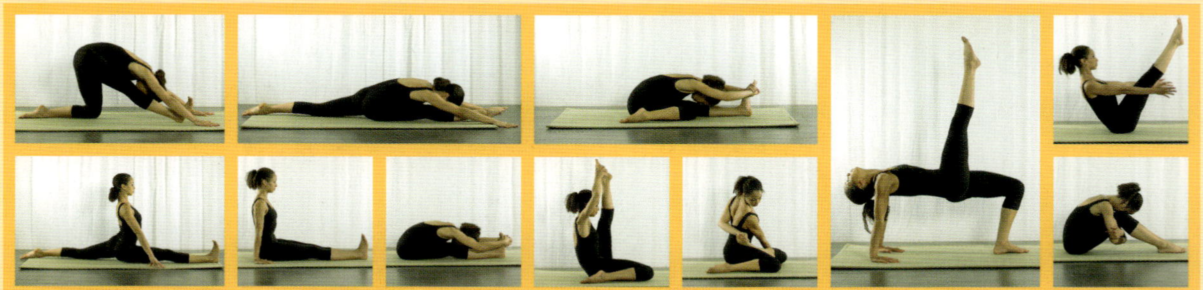

o: AA Ardha Hanumanasana, 3–5 AZ; u: EA Vorbereitung

o: AA Hanumanasana vorgebeugt, 3–5 AZ; u: EA Dandasana
u: AA Pashchimottanasana, 3–5 AZ

o: AA Triang Mukhaikapada, 3–5 AZ,
u: AA Triang Mukhaikapada oben, 3–5 AZ, u: AA Bharadvajasana, 3–5 AZ

EA: Purvottanasana (Variation), ➛ andere Seite von Anfang an

o: EA Navasana, 5–10 AZ
u: AA entspannen

Twists

Physiologische Wirkung: Sie wirken reinigend, stimulieren die Verdauungsorgane und regulieren so die Verdauung; sie lösen Verspannungen und neutralisieren die Wirbelsäule.

Emotionale Wirkung: Sie helfen, die Fähigkeit zu entwickeln, in „verdrehten" Situationen ruhig und gelassen zu bleiben.

... für Einsteiger

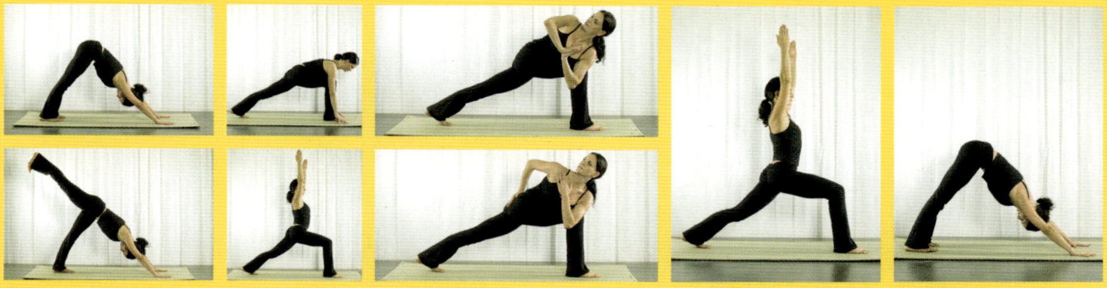

o: Adho Mukha
u: EA Eka Pada Adho Mukha

o: AA Ausfallschritt
u: EA Virabhadrasana I

o: AA Parivritta Parshvakonasana, 3–5 AZ; u: Variation, 3–5 AZ

EA Virabhadrasana I

AA Adho Mukha
➛ andere Seite

… für Fortgeschrittene

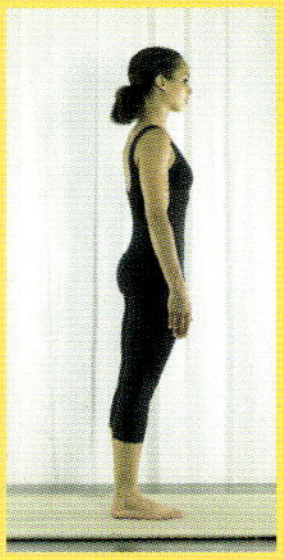

Tadasana

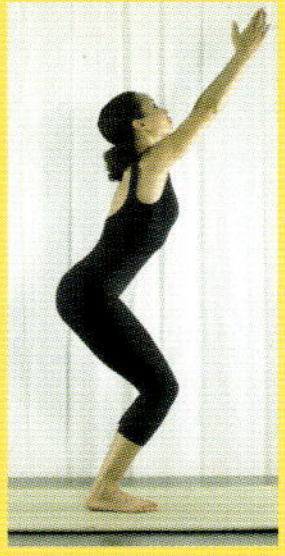

EA Utkatasana

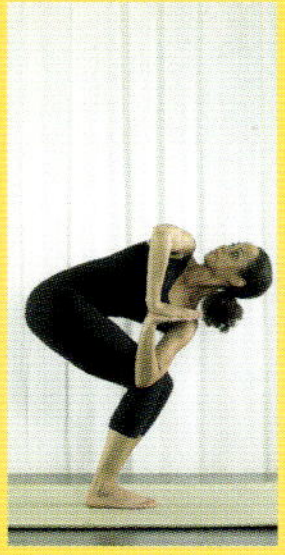

AA Parivritta Utkatasana, 3–5 AZ

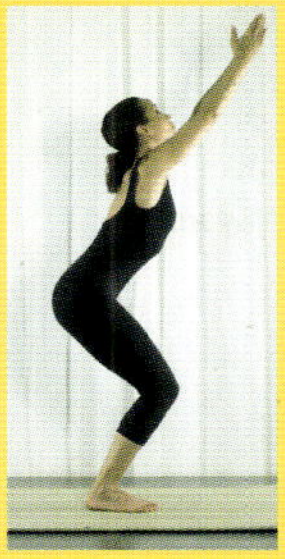

EA Utkatasana

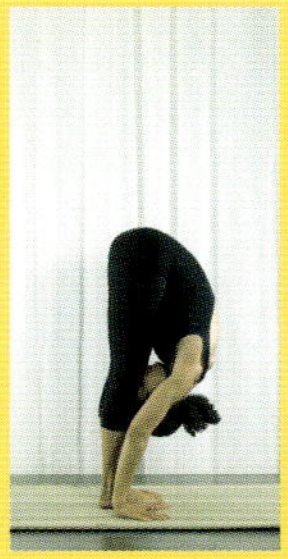

AA Uttanasana

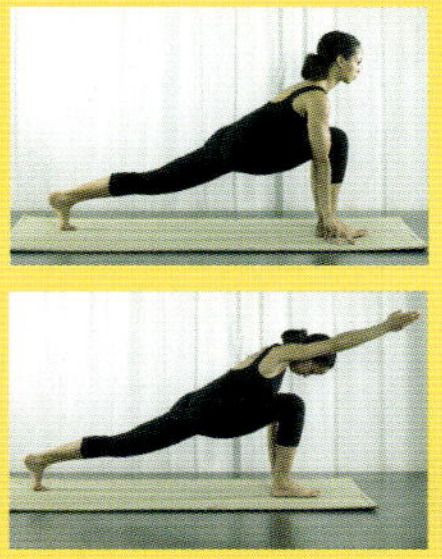

o: EA Ausfallschritt, AA
u: EA Vorbereitung

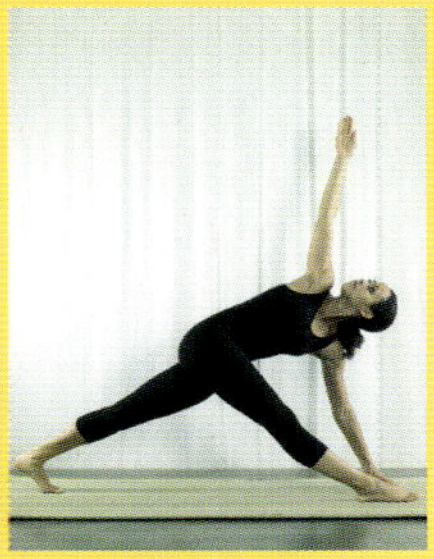

AA Parivritta Trikonasana (Variation) 3–5 AZ

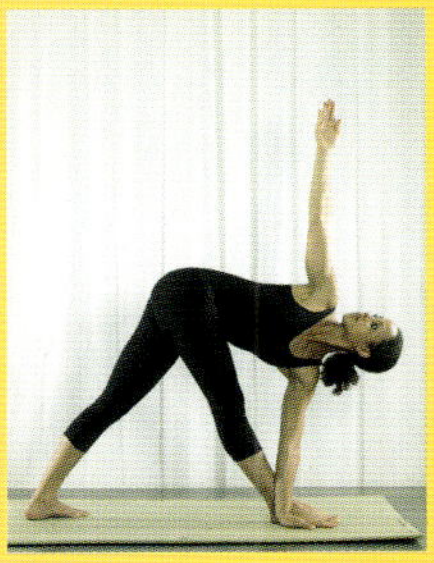

AA Parivritta Trikonasana, 3–5 AZ

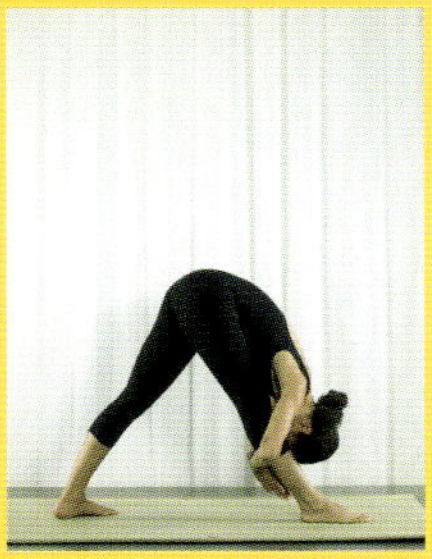

AA Parshvottanasana, 3–5 AZ

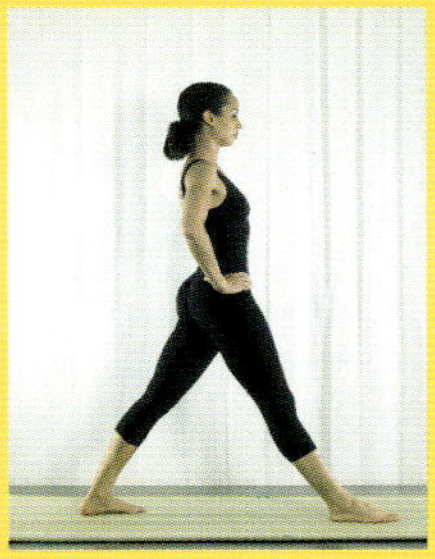

EA Übergang

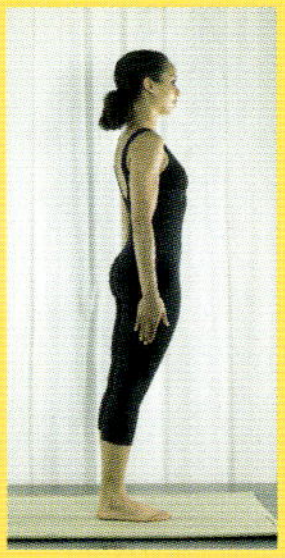

AA Tadasana ➛ andere Seite

… für Experimentierfreudige

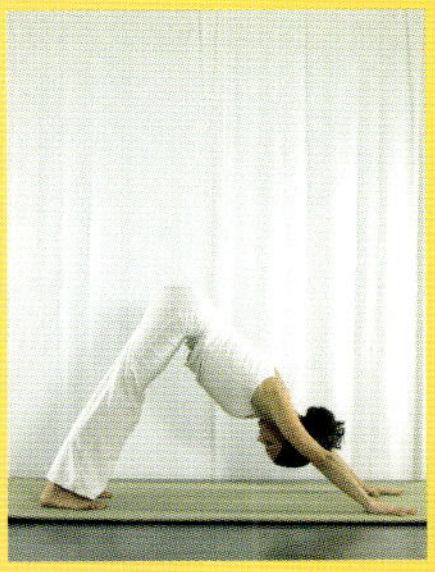

Adho Mukha

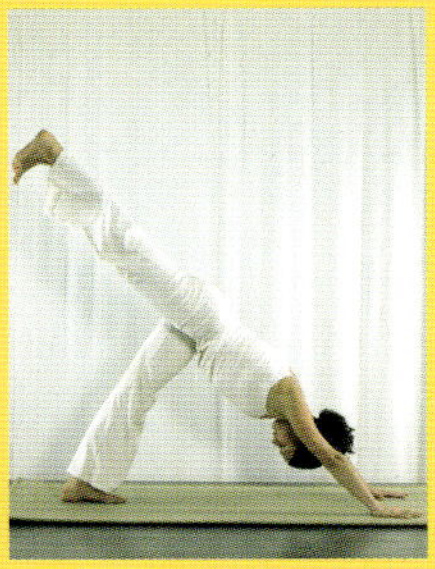

EA Eka Pada Adho Mukha

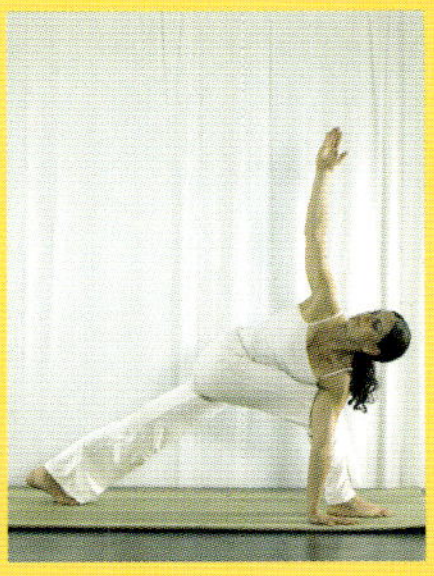

AA Parivritta Parshvakonasa, 3–5 AZ

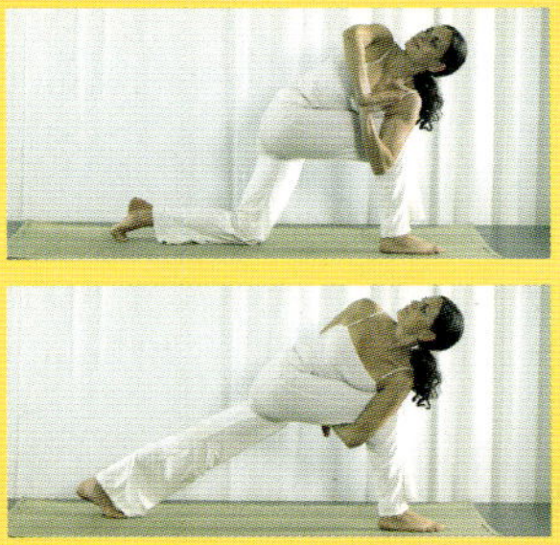

o: Variation
u: AA Baddha Parivritta Parshvakonasana, 3–5 AZ

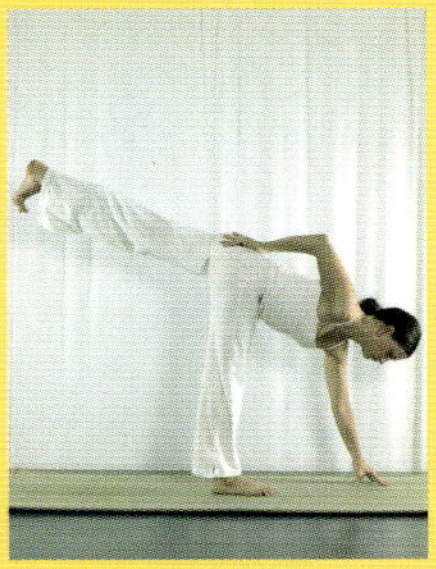

EA Vorbereitung

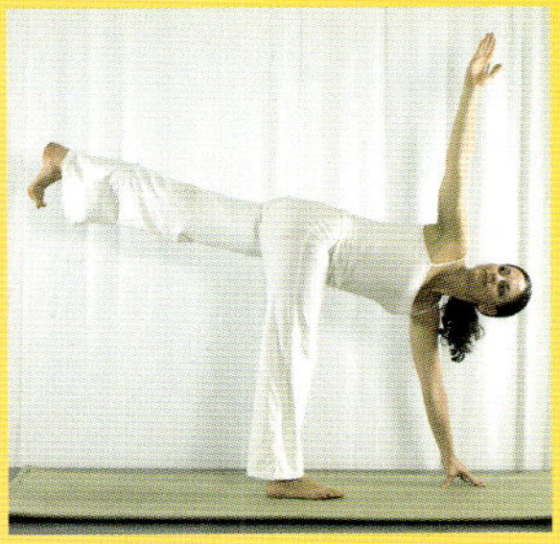

AA Parivritta Ardha Chandrasana, 3–5 AZ

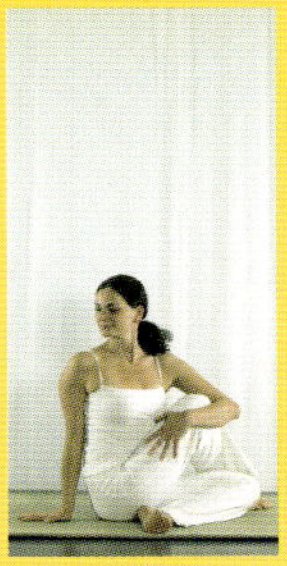

AA Ardha Matsyendrasana, 3–5 AZ

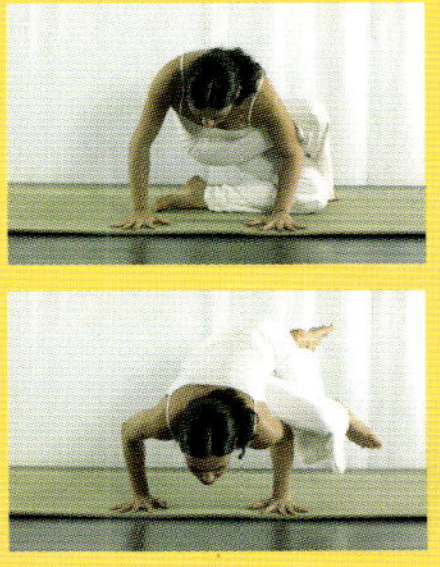

o: Vorbereitung
u: Vorbereitung

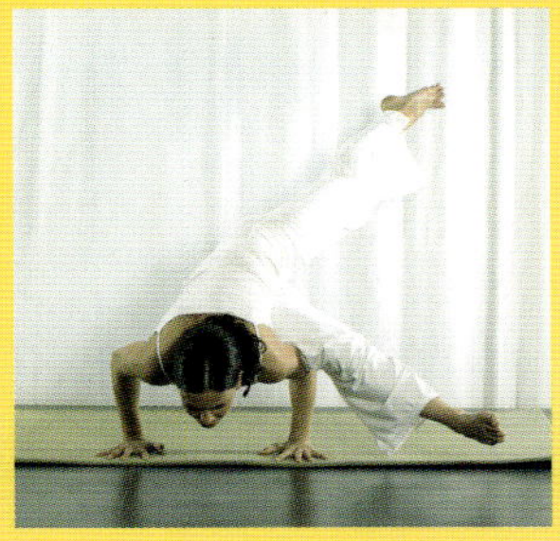

EA Eka Pada Koudinyasana I, 3–5 AZ

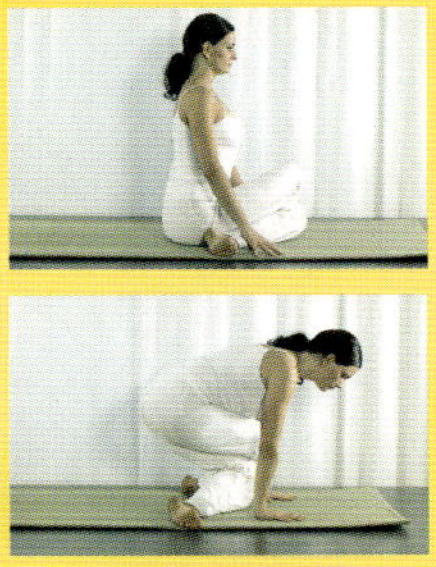

o/u: Sprung in Adho Mukha ➛ andere Seite

EA = einatmen, AA = ausatmen, AZ = Atemzüge halten, o: Foto oben, u: Foto unten

Umkehrhaltungen

Physiologische Wirkung: Sie aktivieren die Durchblutung; zugleich entlasten sie die Beine und alle Organe, versorgen den Körper mit Energie – und wirken auf diese Weise „verjüngend".

Emotionale Wirkung: Sie vermitteln ein Gefühl der Stabilität und Balance, lassen neue Perspektiven zu und fördern damit den Mut und die Fähigkeit, Ängste zu überwinden.

... für Einsteiger

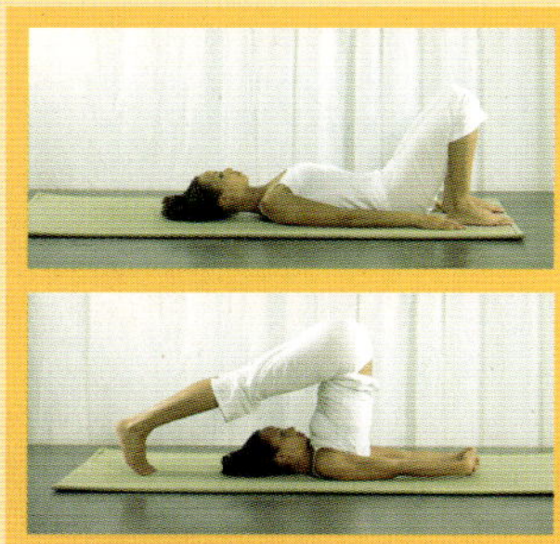

o: Vorbereitung
u: EA Halasana, 3–5 AZ

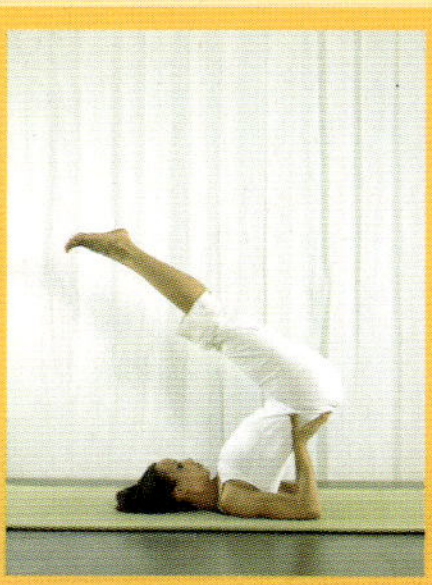

EA Salamba Sarvangasana (Variation), 3–5 AZ

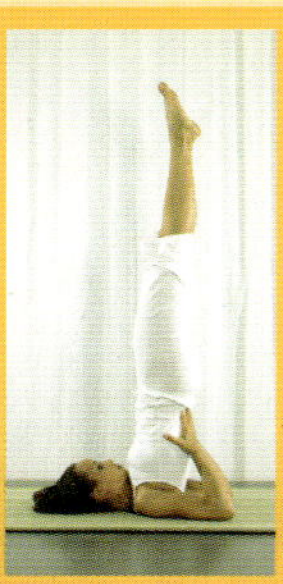

EA Salamba Sarvangasana, 5–10 AZ

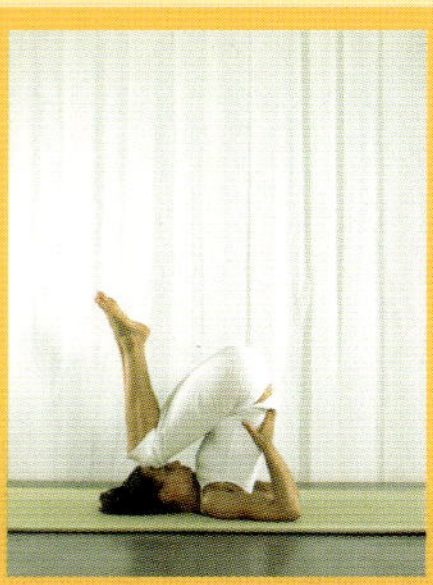

AA Karnapidasana, 3–5 AZ

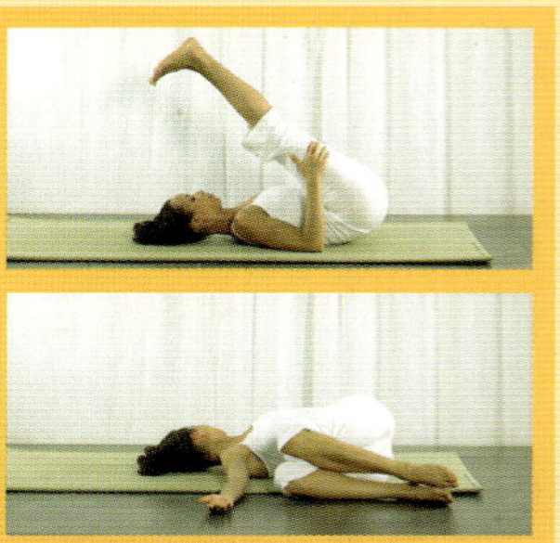

o: AA abrollen; u: AA Jathara Parivartanasana, 3–5 AZ
➛ beide Seiten

... für Fortgeschrittene I

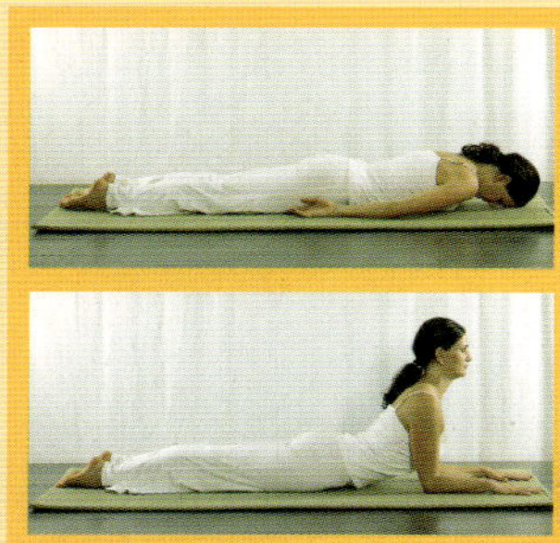

o: Vorbereitung
u: EA Bhujangasana, 3–5 AZ

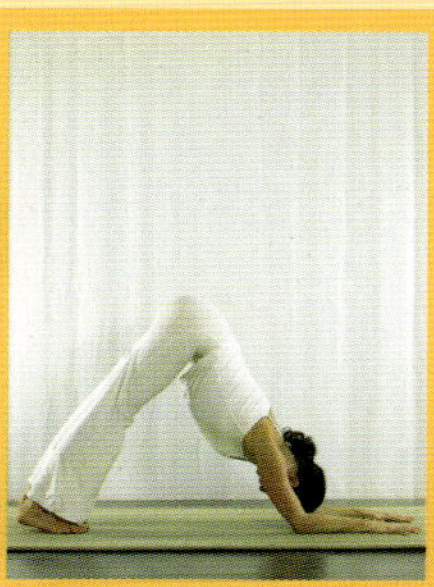

AA Vorbereitung

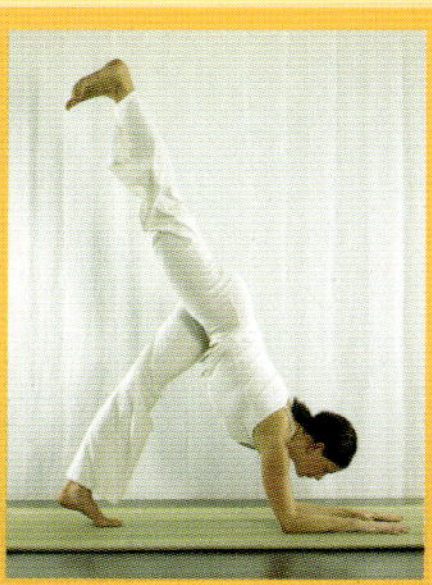

EA Übergang

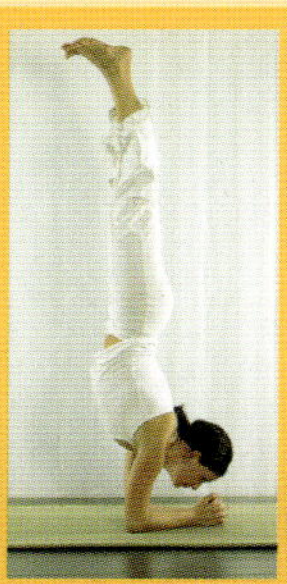

Pincha Mayurasana, 3–5 AZ

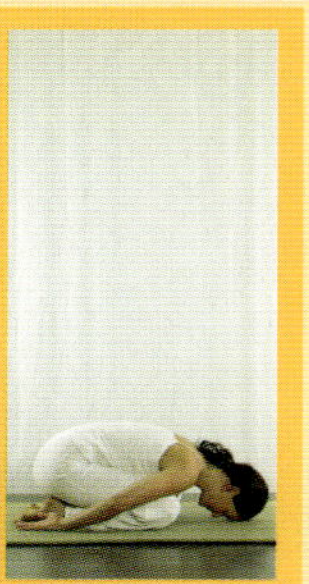

AA Balasana

... für Fortgeschrittene II

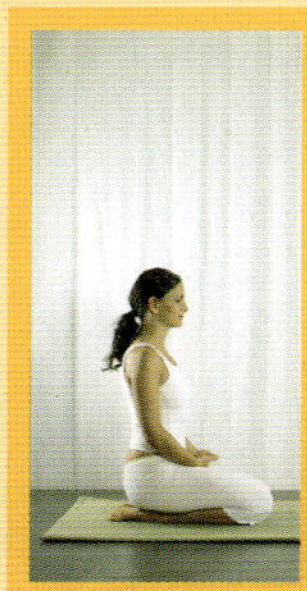

Vadrasana

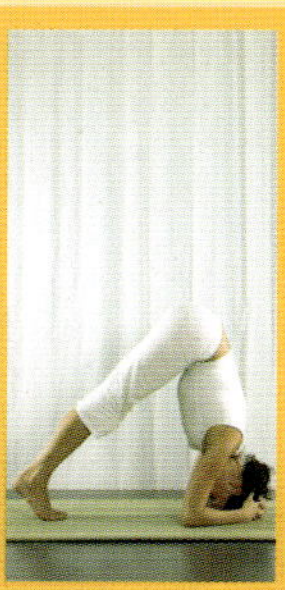

Vorbereitung,

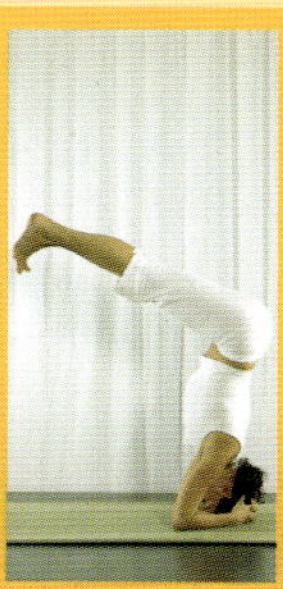

Übergang

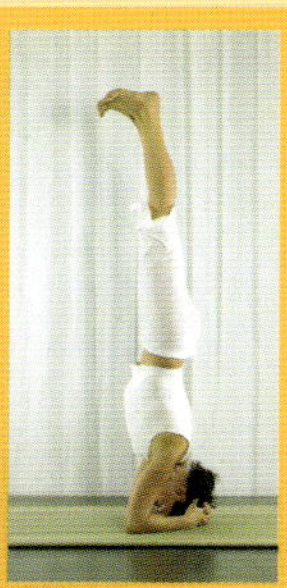

EA Salamba Shirshasana, 10–15 AZ

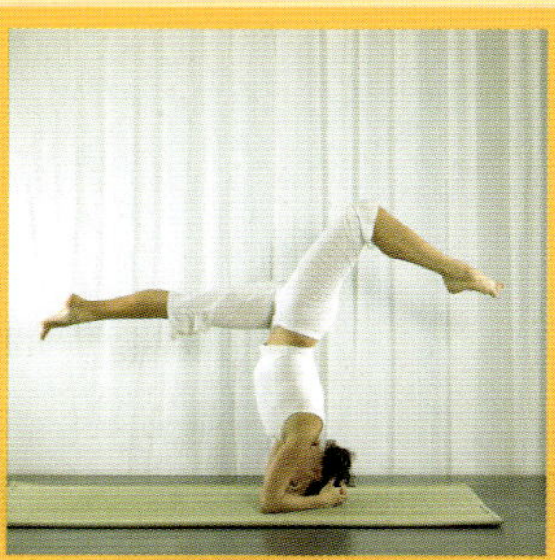

EA Salamba Shirshasana (Variation)
➛ Bein wechseln

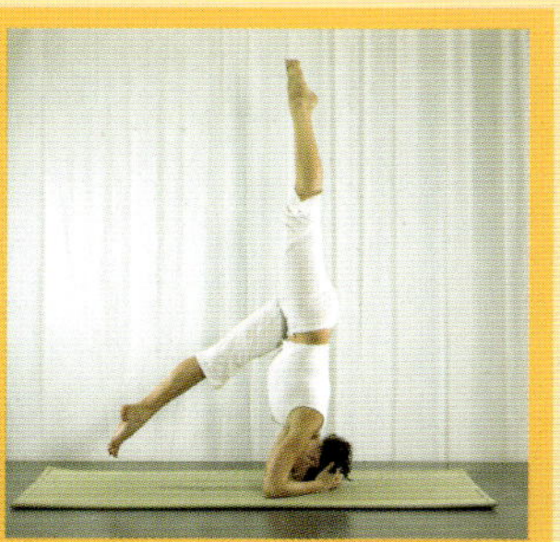

AA Übergang zum Boden

... für Fortgeschrittene III

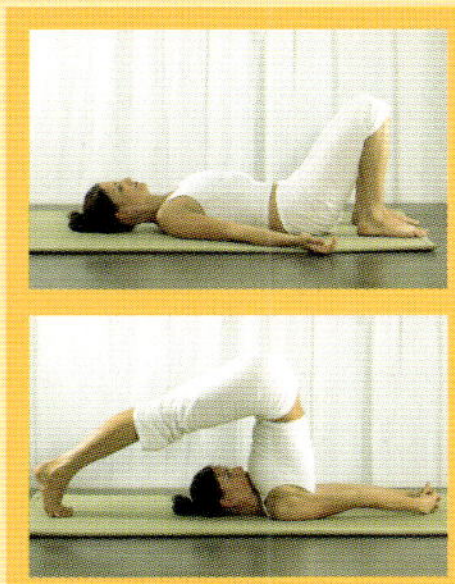

o: *Vorbereitung*
u: *EA Halasana, 3–5 AZ*

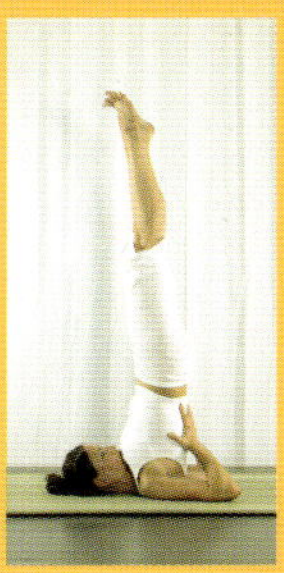

EA Salamba Sarvangasana, 10–15 AZ

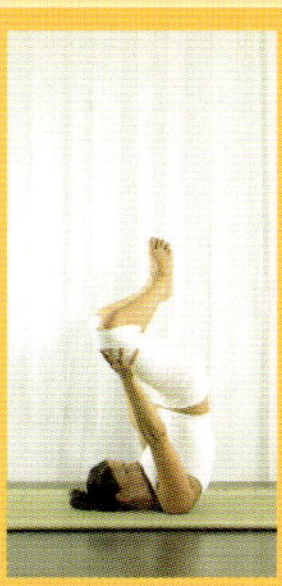

AA Variation, 5-10 AZ

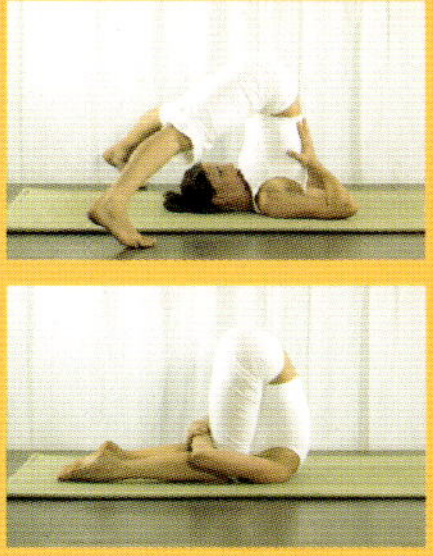

o: EA Halasana (Variation)
u: AA Karnapidasana

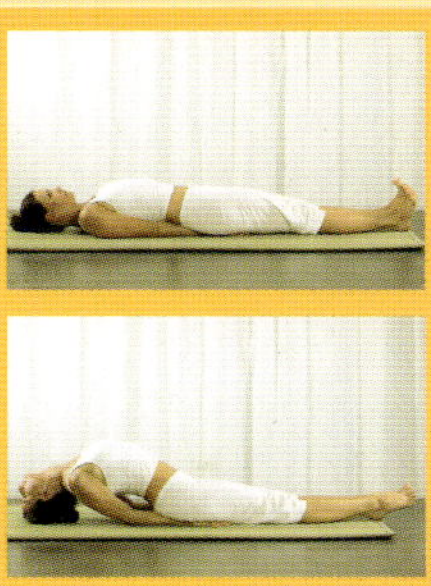

o: Vorbereitung
u: EA Matsyasana, 3–5 AZ

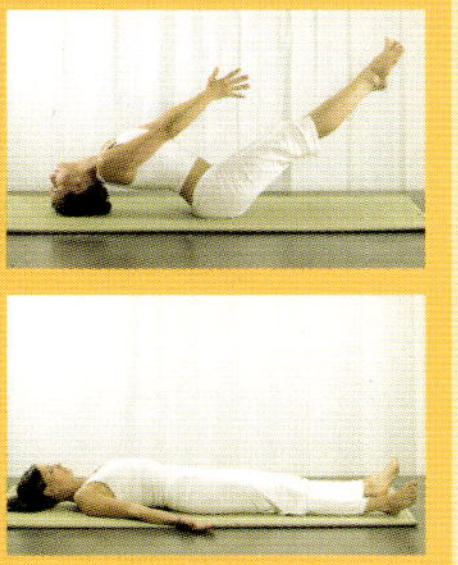

o: EA Variation
u: Shavasana

.... für Experimentierfreudige

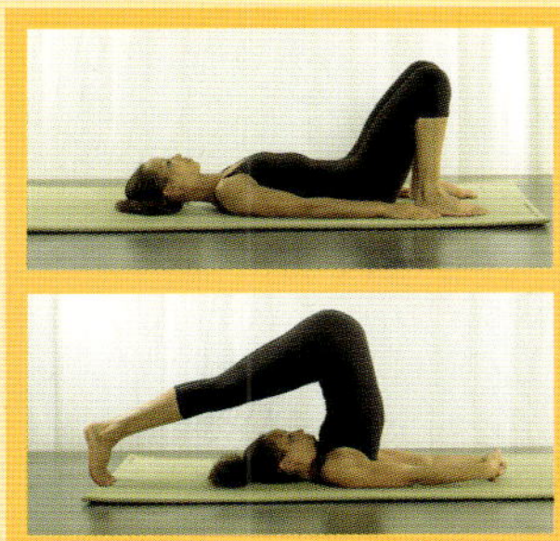

o: Vorbereitung
u: EA Halasana

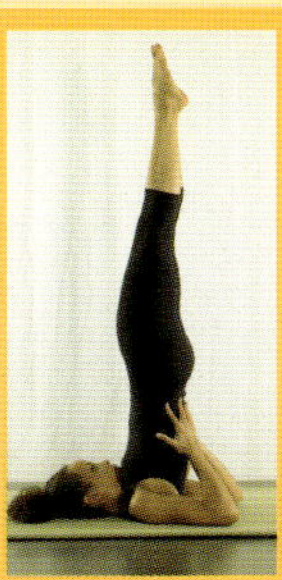

EA Salamba Sarvangasana, 10–15 AZ

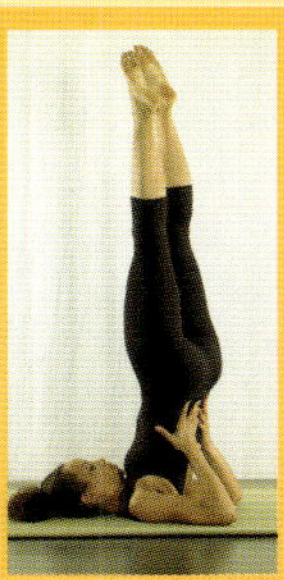

Vorbereitung

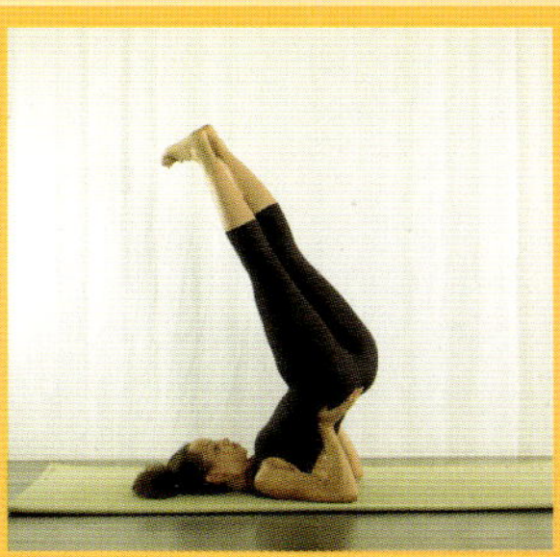

AA Salamba Sarvangasana (Variation) 3–5 AZ

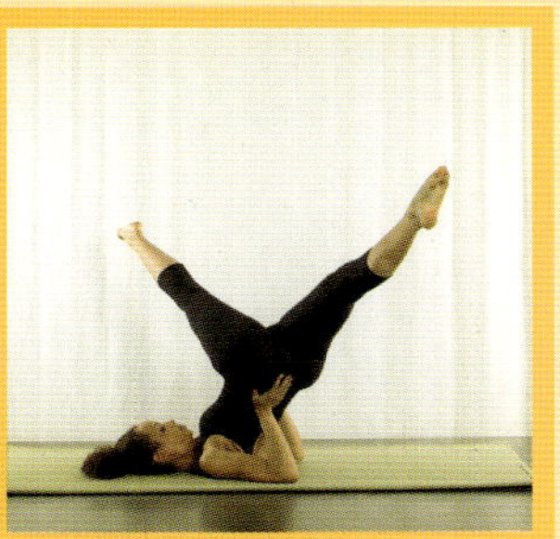

AA Salamba Sarvangasana (Variation), 3–5 AZ; ➛ andere Seiten

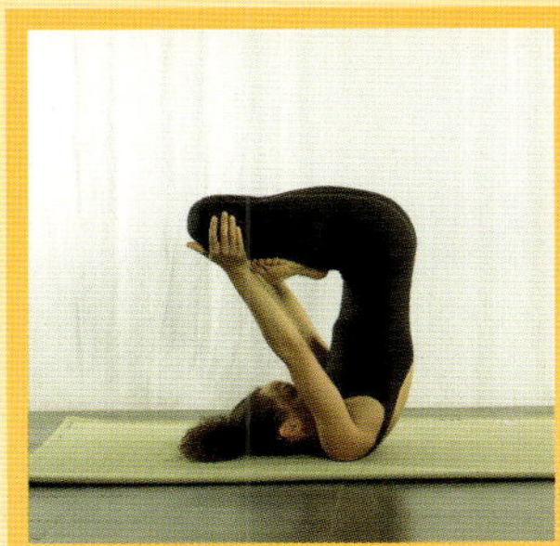

AA Salamba Sarvangasana in Padmasana, 3–5 AZ

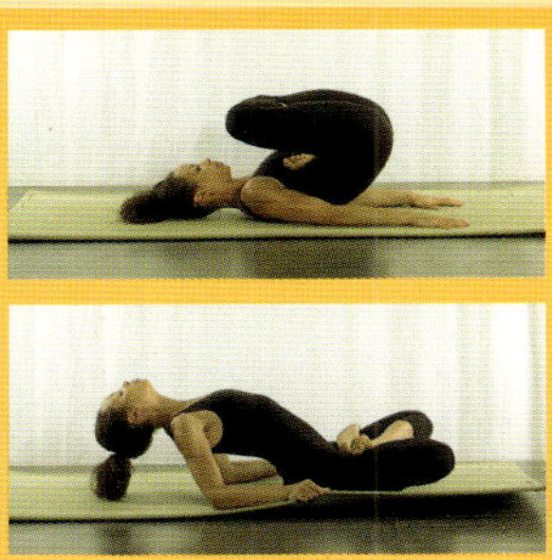

o: AA abrollen
u: EA Übergang

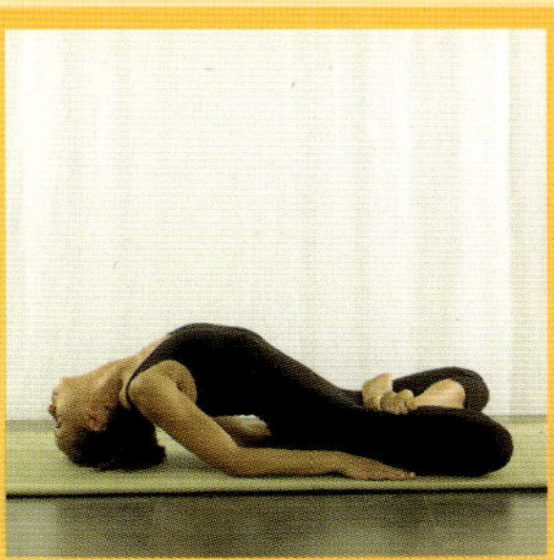

Matsyasana in Padmasana, 3–5 AZ

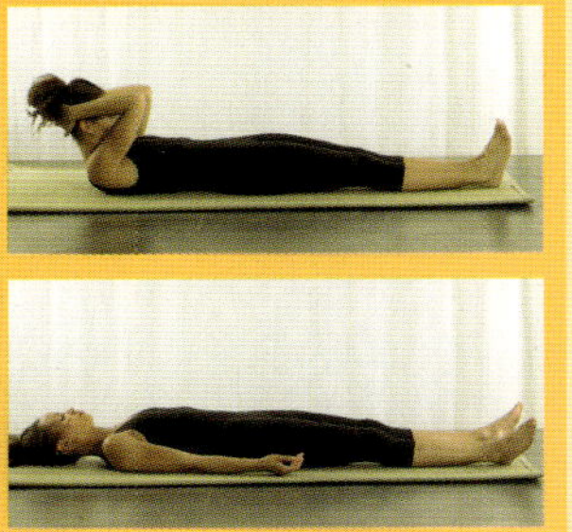

o: Nacken entspannen
u: Shavasana

EA = einatmen, AA = ausatmen, AZ = Atemzüge halten, o: Foto oben, u: Foto unten

Glossar

A

Abhinivesha – die diffuse Angst vor Unbekanntem, letztendlich vor dem Tod, eines der fünf ➛ Kleshas

Ahimsa – Gewaltlosigkeit, eines der fünf ➛ Yamas

Aparigraha – Nicht-Horten, eines der fünf ➛ Yamas

Asana – die Körperhaltungen im Yoga, dritte Stufe im ➛ Ashtanga Marga des Patanjali

Ashtanga Marga – der achtgliedrige Yoga-Pfad zur Erkenntnis des ➛ Patanjali

Asmita – das übersteigerte Ego, eines der fünf ➛ Kleshas

Asteya – Nicht-Stehlen, eines der fünf ➛ Yamas

Atman – das göttliche Selbst, in der indischen Philosophie der Wesenskern des Individuums

Avidya – Nicht-Wissen bzw. falsches Wissen, eines der fünf ➛ Kleshas

B

Bandha – Verschluss(-technik) im Körper zur Leitung von ➛ Prana

Bhagavadgita – wörtl. „Gesang des Erhabenen", einer der Grundlagentexte der yogischen Weltanschauung – neben den ➛ Yoga-Sutras Patanjalis und der ➛ Hatha Yoga Pradipika –, Teil des ➛ Mahabharata

Bhakti Yoga – Yoga der Liebe und der Hingabe, einer der fünf Hauptwege des historischen Yoga

Brahma – der Schöpfer, einer der drei wichtigsten indischen Götter – neben ➛ Shiva und ➛ Vishnu

Brahmacharya – Maßhalten, eines der fünf ➛ Yamas

Brahmanen – Priesterkaste in Indien

C

Chakren – Energiezentren im Körper, denen unterschiedliche Qualitäten und Eigenschaften zugeordnet werden, Teil der Anatomie im ➛ Hatha Yoga

D

Dharana – Konzentration, sechste Stufe im ➛Ashtanga Marga des Patanjali

Dharma – zentraler Begriff der indischen Religion und Philosophie: die Bestimmung des Menschen

Dhyana – Meditation, siebte Stufe im ➛ Ashtanga Marga des Patanjali

Dvesha – übertriebene Ablehnung, eines der fünf ➛ Kleshas

G

Guru – wörtl. „der aus dem Dunkel ins Licht führt", Meister, Lehrer

H

Hatha Yoga – Yoga der Körperlichkeit, basiert auf der ➛ Hatha Yoga Pradipika, einer der fünf Hauptwege des historischen Yoga

Hatha Yoga Pradipika – Grundlagentext des ➛ Hatha Yoga

I

Ishvara Pranidhana – Vertrauen in eine höhere Kraft, eines der fünf ➛ Niyamas

J

Jnana Yoga – Yoga der Weisheit und des Wissens, einer der fünf Hauptwege des historischen Yoga

K

Karma – Kreislauf von Ursache und Wirkung

Karma Yoga – Yoga des selbstlosen Handelns, einer der fünf Hauptwege des historischen Yoga

Kleshas – Störfaktoren auf dem Weg zur Erkenntnis

Koshas – grob- und feinstoffliche Schichten des Körpers, denen unterschiedliche Ebenen des Bewusstseins zugeordnet werden, Teil der Anatomie im ➛ Hatha Yoga

Kundalini – nach tantrischer Lehre die kosmische Energie (➛ Shakti), die in jedem Menschen ruht und die es im Yoga zu aktivieren gilt, um sie mit dem göttlichen Bewusstsein (➛ Shiva) zu vereinigen

M

Mahabharata – eines der bedeutendsten indischen Erzählwerke (neben dem Ramayana), entstanden um 500 v. Chr., enthält die ➛ Bhagavadgita

Mantra – eine Silbe, ein Wort oder Spruch mit tieferer Bedeutung

Maya – Illusion, Verschleierung der Wahrnehmung

Mudra – Haltung einzelner Körperteile zur Lenkung von ➛ Prana

N

Nadi – Energiekanal im Körper, in dem ➛ Prana zirkuliert, Teil der Anatomie im ➛ Hatha Yoga

Nadi Shodhana – Atemübung mit dem Ziel der inneren Reinigung und Harmonisierung der ➛ Nadis

Niyama – Verhaltenskodex für den Umgang mit sich selbst, zweite Stufe im ➛ Ashtanga Marga des Patanjali

P

Patanjali – Verfasser der Yoga-Sutras, welche die Grundlage des ➛ Raja Yoga – auch klassisches Yoga genannt – bilden (entstanden um 200 v.–200 n. Chr.)

Prana – Lebensenergie, zirkuliert in den ➛ Nadis, Teil der Anatomie im ➛ Hatha Yoga

Pranayama – Kontrolle und Lenkung der Lebensenergie mittels Atemübungen, vierte Stufe im ➛Ashtanga Marga des Patanjali

Pratyahara – Zurückziehen der Sinne, fünfte Stufe im ➛ Ashtanga Marga des Patanjali

R

Raga – übertriebene Anhaftung, Gier, eines der fünf ➛ Kleshas

Raja Yoga – der Königsweg, auch klassisches Yoga genannt, basiert auf Patanjalis ➛ Yoga-Sutras, der Yoga-Weg über den Geist, einer der fünf Hauptwege des historischen Yoga

S

Sadhu – in Indien ein heiliger Weiser, der sich dem religiösen, teilweise streng asketischen Leben verschrieben hat

Samadhi – Ziel des Yoga: Zustand der Glückseligkeit, der Einheit, der Erkenntnis, achte Stufe im ➛ Ashtanga Marga des Patanjali

Samskara – tiefsitzende Gedankenmuster, Konditionierungen und Gewohnheiten

Sanskrit – wörtl.: „zusammengefügt“, Sprache der Veden und der klassischen indischen Kultur

Santosha – Zufriedenheit, eines der fünf ➛ Niyamas

Sat-Shit-Ananda – wörtl. „Sein-Bewusstsein-Glückseligkeit“ ➛ Samadhi

Satya – Wahrhaftigkeit, eines der fünf ➛ Yamas

Shakti – kosmische Energie und Kraft im Individuum

Shaucha – Reinheit, eines der fünf ➛ Niyamas

Shiva – a) kosmisches/göttliches Bewusstsein (als Pendant zu ➛ Shakti, der kosmischen Energie des Individuums), b) der Zerstörer, einer der wichtigsten indischen Götter neben ➛ Vishnu und ➛ Brahma, c) Gott der Yogis

Sutra – wörtl. „Leitfaden, Lehrsatz“ in der indischen Literatur, ➛ Yoga-Sutras

Svadhyaya – Selbststudium, Selbstreflexion, eines der fünf ➛ Niyamas

Swami – (Hindi-)Anrede für einen Gelehrten oder religiösen Lehrer

T

Tantrismus – religiöse Strömung Indiens (seit dem 5. Jh.), welche die Entwicklung des ➛ Hatha Yoga maßgeblich beeinflusst hat

Tapas – Selbstdisziplin, eines der fünf ➛ Niyamas

Trimurti – göttliche Dreieinigkeit von ➛ Brahma ➛ Vishnu und ➛ Shiva

U

Upanishaden – religiöse und philosophische Grundlagentexte in Sanskrit

V

Veda/Veden – wörtl. „Wissen“, älteste religiöse Grundlagentexte Indiens

Vishnu – der Erhalter, einer der drei wichtigsten indischen Götter neben ➛ Shiva und ➛ Brahma

Y

Yama – Verhaltenskodex für den Umgang des Menschen mit seiner Umwelt, erste Stufe im ➛ Ashtanga Marga des Patanjali

Yoga-Sutras – Grundlagentext des ➛ Raja Yoga, von ➛ Patanjali verfasst

Yoga (der) – einer der sechs großen philosophischen Systeme Indiens, Weg zur Erkenntnis

Yogi – (männlich) Yoga-Übender, weiblich: Yogini

Danksagung

Ich danke Lutz, Esther und Thierry von Parragon dafür,
dass ich dieses Buch machen durfte; Günter für die tollen Fotos und sein
Feingefühl im Umgang mit Lebendigem; Constanze, Dulce, Eduardo,
Ijeoma und Nicole für ihre Begeisterung und ihren unermüdlichen Einsatz;
Nicole für ihr schönes Layout und ihre unerschöpfliche Geduld; Amy, Judith,
Nicole und Frank für das kompetente Fachlektorat und die tollen Übungssequenzen;
Kirsten für ihr wunderbares Lektorat und ihre wertvollen Tipps; Kristina für das
sorgfältige Korrektorat und ihr stets offenes Ohr. Last but not least danke ich meinen
großartigen Lehrern, die mir die Welt des Yoga eröffnet haben,
und Frank für seine unerschütterliche mentale Unterstützung.

Sach- und Personenregister

A

Abhinivesha 22, **23**
Abstinenz 26
Achtgliedriger Pfad 20, **24-31**, 39, 40, 218
Ahimsa **26**, 46
Ajna Chakra 37
Alltag 29
Anahata Chakra 37
Anahata Nadam 39
Ananda Yoga 45
Anandamaya Kosha 35
Angst 23, 218
Anjali Mudra 39
Annamaya Kosha 34
Antara kumbhaka 218
Anusara Yoga 47
Aparigraha 26
Asanas 8, 24, 30, **48 ff.**
Ashtanga Marga 24
Ashtanga Yoga 24, **45**, 47
Asmita 22
Asteya 26
Atem 30, 40, 46, 218, 220, 226, 228, 231
Atem
-bewusstsein 218, 220
-Meditation 230
-pausen 218
-räume 220
-übungen 43, 45, 46, 218, 219, 221
-verhaltung 218, 219, 221
Atman 14, 18, 35
Aufwärmen 61, 62, 65, 69
Ausdauer 6, 28
Ausgeglichenheit 6, 18, 36, 50, 227
Ausrichtungsprinzip 51
Avidya 22
Ayurveda 46

B

Bahya kumbhaka 218
Balance 227
Bandhas 38, **52-53**
Basischakra 37
Basti/Vasti 38
Beobachten 27, 29, 226, 228, **229**
Bestimmung 17
Bewahrer der Welt 15
Bewusstseinsebenen 228
Bewusstseinszustand 228
Bhagavadgita 12, 13, 16, 40
Bhakti Yoga **40**, 42, 46
Bikram Yoga 46
Blickrichtung 53
Blockaden 25, 30, 35, 36, 37, 39
Brahma 15
Brahmacharya 26
Brahman 17, 18
Brahmanen 14, 16, 20
Buddha 15
Buddhismus 17, 31, 33

C

Chakren 33, **36-37**
Chanten 6, **39**, 40, 45, 46
Choudhury, Bikram 46

D

Denkmuster 30
Denkpfade 226
Desai, Amrit 46
Desikachar, T.K.V. 43, **44**, 45
Dharana 24, **30**
Dharma **17**, 40
Dhauti 38
Dhyana 24, 30, **225-231**
Dhyana Mudra 39
Drishti 53
Drittes Auge 230
Drittes-Auge-Chakra 37
Dualistische Sicht 18
Durchhaltevermögen 6, 28
Dvesha 22, 23

E

Egoismus 22
Ehrlichkeit 26
Einschränkungen 235
Emotionen 18, 30, 32
Energetische Körper 32
Energie 6, 30, 34-40, 46, 216-223
Energie
-blockaden 32
-fluss 36, 38, 39, 41, 230
-kanäle 33, 34, 35, 38
-körper 34
-lenkung 8, 217
-muster 230
-zentren 33, 36, 37
Entspannung 228
Erleuchtung 7, 25, 31, 37, 226
Ernährung 28, 38
Erwartungshaltungen 22, 25, 26, 30

F

Fakir 14, 23
Falsches Wissen 22
Flexibilität 6, 50
Freiheit 6, 22, 24, 25, 31, 37, 39, 40, 47
Friend, John 47
Funktionsweise des Geistes 6, 13, 20

G

Gannon, Sharon 46
Gegenzug 51
Gelassenheit 27, 39, 226, 227
Gelenkmobilisation 56
Genussmittel 26
Gesang des Erhabenen 16
Gewaltlosigkeit **26**, 27
Glauben 13
Glaubenssätze 20, 30
Glückseligkeitskörper 35
Göttlichkeit 13, 29, 39
Grenzen 17, 28, 30, 46, 51
Grundvertrauen 25, 29
Gunas 18
Gurus 40

H

Haben-Wollen 22
Halschakra 37
Harmonie 6, 27, 30, 47
Hatha Yoga 8, 13, **32-39**, 41, 42, 43
Hatha Yoga Pradipika 12, 13, 32, 36, 38, 39, 41
Historischer Yoga 40
Herzchakra 37
Hilfsmittel 53
Hindernisse 20, 22, 43
Hinduismus 15, 31, 33, 42, 46
Hingabe 29, 37, 39, 40
Höhere Kraft 29
Humor 27
Hygiene 28

I

Ich-Bezogenheit 22
Ida 35
Impulse 228
Individuelles Bewusstsein 18
Informationskörper 34
Innenschau 228
Innerer Lehrer 46, 51
Innerer Ton 39
Integraler Yoga 42
Integrativer Yoga 45
Ishvara Pranidhana 29
Iyengar, B.K.S. 6, 43, 45
Iyengar Yoga 45

J

Jainismus 17
Jalandhara Bandha 53
Jivamukti Yoga 46, 47
Jnana Mudra 39
Jnana Yoga **40**, 42
Jois, Pattabhi 43, **45**

K

Kama Sutra 33
Kapalabhati 38
Karma Yoga **40**, 42, 46
Karma 17
Kastensystem 16, 17
Kehlkopfchakra 37
Kest, Bryan 46
Kirtan 46
Klang der Stille 39
Klarheit 6, 18, 20, 23
Klassisch-philosophischer Yoga 12
Klassischer Yoga 20
Kleshas 21, **22-23**, 24, 25, 35
Konzentration 6, 24, 30, 37, 39, 43, 53, 226, 227
Kopfchakra 37
Körper der Weisheit 34
Körper
-Meditation 230
-positionen 8, 38
-verschlüsse 52

Koshas 33
Kosmisches Bewusstsein 18, 33, 36
Kripalu Yoga 46
Krishna 15, 16
Krishnamacharya, T. 42, **43**, 45, 46, 47
Kriya Yoga 20, 29, **45**
Kronenchakra 37
Kundalini **36**, 46
Kundalini Yoga 46

L

Lebensenergie 33, 35, 218
Lehrer-Schüler-Verhältnis 14
Leichtigkeit 18, 30
Leid 20, 22, 40
Leistungsvermögen 227
Life, David 46
Loslassen 29, **228**

M

Macht 25, 29, 37, 39
Mahabharata 12, 16
Manipura Chakra 37
Männliche Energie 32, 33, 35
Manomaya Kosha 34
Mantra 39, 46, 230
Mantra-Meditation 230
Maßhalten 26
Maya 18
Meditation 8, 35, 39, 40, 41, 42, 45, 46, **225 ff.**
Meditation
- in Bewegung 47
- sgegenstand 30
Mobilisation 56-59
Moderner Yoga 42
Mondenergie 221
Mudra-Meditation 230
Mudras 39
Mula Bandha 52
Muladhara Chakra 37

N

Nabelchakra 37
Nadis 33, **34-35**, 36, 38
Namaste 53
Nauli 38
Neti 38
Nicht-Horten 26
Nicht-Stehlen 26
Nicht-Wissen 22
Nirguna 230
Niyamas 24, 28, 29

O

OM 39
Opferrituale 14

P

Patanjali 8, 12, **20-30**, 39, 40, 44
Physische Körper 34
Pingala 35
Positive Effekte 6
Power Yoga **46**, 47
Prakriti **18**, 33
Prana 33, 34, 35, 218
Pranamaya Kosha 34
Pranayama 6, 8, 9, 24, 30, **216 ff.**
Pratyahara 24, **30**
Props 45
Puraka 218
Purusha **18**, 33

R

Raga 22
Raja Yoga 20, **40**, 42
Rajas 18
Rama 15
Rechaka 218
Regulieren 30
Reinheit 18, **28**, 31
Reinigungsrituale 38
Reiz-Reaktion-Schema 23
Religion 13
Religiös geprägter Yoga 8, 12
Rishis 35, 42
Rückschläge 27, 29
Rücksichtnahme 26, 27, 28
Ruhe 226, 227, 231
Ruhiger Geist 6, 21

S

Sadhu 20, 21, 42
Saguna 230
Sahasrara Chakra 37
Sakralchakra 37
Samadhi 7, 24, 31, 37, 39
Samkya 18
Samskara 20, 25, 35
Samyama 24, **30**
Santosha 28
Sat-chit-ananda 227
Satsang 40
Sattva 18
Satya **26**, 40
Schichten des Körpers 33, 34
Sein-Bewusstsein-Glückseligkeit 227
Selbst 226, 227, 228
Selbst
-bewusstsein 227
-bild 22
-disziplin 28
-erkenntnis 7, 16, 20, 21, 28, 30, 37, 40, 41
-reflexion 28
-vertrauen 227
Shakti 33, 36
Shat Karma Kriya 38
Shaucha 28
Shiva 14, 15, 33, 36
Siegel des Körpers 39
Sivananda Yoga 45
Solarplexuschakra 37
Sonnenenergie 221
Sri Aurobindo Ghose 42
Stabilität 30, 37, 50
Stirnchakra 37
Störfaktoren im Geist 22, 24
Sushumna 35, 36
Sutra 20
Svadhishthana Chakra 37
Svadhyaya 28
Swami Kriyananda 45
Swami Satchidananda 44
Swami Sivananda Saraswati 42, 45
Swami Vishnudevananda 44
Swami Vivekananda 42

T

Tamas 18
Tantrismus 32, 33, 41
Tapas 28
Trataka 38
Trimurti 15

U

Übungszeit 234
Uddiyana Bandha 52
Universelles Bewusstsein 18, 35
Unterbewusstsein 228
Upanishaden 12, 14, 18, 34

V

Veden 12, **14**, 16
Vegetarismus 27
Verhaltensgebote 26
Verschlüsse des Körpers 38
Verschmelzung 31
Vijnanamaya Kosha 34
Vinyasa Krama 47
Vinyasa Yoga 43, 45, 47
Vishnu 15, 16, 20
Vishuddha Chakra 37
Visualisierung 230

W

Wahrhaftigkeit 26
Wahrnehmung 6, 21, 22, 23, 24, 30, 39, 230
Weg der Weisheit 40
Weg nach innen 7
Weibliche Energie 32, 33, 35
Weltanschauung 12, 13
Wiedergeburt 16, 17
Wirbelsäulenmobilisation 57, 58
Wurzelchakra 37

Y

Yamas 24, 26, 27
Yoga-Sutras 8, 12, 20, 25, 30, 31
Yogi Bhajan 46

Z

Zufriedenheit 28, 29
Zurückziehen der Sinne 30

Asanas & Pranayama

a
adho mukha shvanasana 67
adho mukha vrikshasana 192
anahata asana 127
anjaneyasana 128
apanasana 211
ardha baddha padma pashchimottanasana 119
ardha baddha padmottanasana 118
ardha chandrasana 92
ardha hanumanasana 142
ardha matsyendrasana 157
ardha padmasana 206
ashtavakrasana 180

b
baddha konasana 106
baddha padmasana 206
baddha parshvakonasana 87
baddha trikonasana 89
bakasana 166
balasana 210
bastrika 222
bharadvajasana 158
bhekasana 140
bhujangasana 70
bhujapidasana 172

c
chandra bedhana 222
chatturanga dandasana 68

d
dandasana 198
dhanurasana 131
dwi pada rajakapotasana 107

e
eka hasta bhujasana 178
eka pada adho mukha shvanasana 97
eka pada galavasana 177
eka pada koundinyasana i 168
eka pada koundinyasana ii 169
eka pada rajakapotasana 111, 138

g
garudasana 84
gomukhasana 104

h
halasana 186
hanumanasana 142

j
janu shirshasana 115
jathara parivartanasana 213

k
kapalabhati 222
karnapidasana 187
kukkutasana 175
kurmasana 121

m
malasana 196
marichyasana a 112
marichyasana c 160
matsyasana 137

n
nadi shodana 221
natarajasana 125
navasana 200

p
padahastasana 96
padangushthasana 96
padmasana 206
parivritta ardha chandrasana 149
parivritta hasta padangushthasana 151
parivritta janu shirshasana 155
parivritta parshvakonasana 147
parivritta prasarita padottanasana 152
parivritta trikonasana 148
parivritta utkatasana 154
parshvakonasana 86
parshva halasana 186
parshvottanasana 98
pashchimottanasana 110
pincha mayurasana 190
prasarita padottanasana 102
purvottanasana 197

s
salamba sarvangasana 185
salamba shirshasana i 188
samavritti pranayama 221
setu bandhasana 133
shalabhasana 130
shavasana 215
siddhasana/muktasana 203
simhasana 199
sitali 222
sitkari 222
sukhasana 202
supta baddha konasana 214
supta padangushthasana 114
supta virasana 136
surya bedhana 222
surya namaskar a 62
surya namaskar b 72

t
tadasana 64
tittibhasana 173
tolasana 174
triang mukhaikapada pashchimottanasana 116
trikonasana 88

u
uddiyana bandha 223
ujjayi 219
upavishtha konasana 108
urdhva dhanurasana 135
urdhva hastasana 64
urdhva mukha shvanasana 71
urdhva prasarita ekapadasana 101
urdhva uttanasana 65
ushtrasana 132
utkatasana 81
uttanasana 65
utthita hasta padangushthasana 91
utthita parshvakonasana 86
utthita trikonasana 88

v
vadrasana 205
vasishthasana 165
viloma pranayama 222
virabhadrasana iii 126
virabhadrasana ii 79
virabhadrasana i 78
virasana 204
visamavritti pranayama 221
vishvamitrasana 170
vriksasana 83

Übersetzung der Körperpositionen und Atemübungen

A
Adler 84
Ausfallschritt 66

B
Baum 83
Bequemer Schneidersitz 202
Bergposition 64
Bogen 131
Boot 200
Brücke 133
Brust-Bein-Dehnung 98

D
Dem Weisen Ashtavakra gewidmet 180
Dem Weisen Bharadvaja gewidmet 158
Dem Weisen Koundinya gewidmet I & II 168, 169
Dem Weisen Marichi gewidmet A 112
Dem Weisen Marichi gewidmet C 160
Dem Weisen Vasishtha gewidmet 165
Dem Weisen Vishvamitra gewidmet 170
Den Westen dehnen 110
Drehsitz 157
Dreieck 88
Dreigeteilte yogische Atmung 220

E
Ein-Bein-über-Arm-Balance 178

F
Fersensitz 205
Feueratmung 222
Feuerfliege 173
Fisch 137
Fliegende Krähe 177
Friedvoller Krieger 80
Frosch 140

G
Gebundener Lotus 206
Gebundener Seitwinkel 87
Gebundenes Dreieck 89
Gedrehte Haltung in weiter Grätsche 152
Gedrehte Hand-Fuß-Haltung 151
Gedrehte Kopf-Knie-Haltung 155
Gedrehte machtvolle Haltung 154
Gedrehter Halbmond 149
Gedrehter Seitwinkel 147
Gedrehtes Dreieck 148
Gestreckter Seitwinkel 86
Gestützter Kopfstand I & II 188
Gestützter Schulterstand 185
Grätsche im Herunterschauenden Hund 97

H
Hahn 175
Halber Spagat 142
Halber Lotus 206
Halbmond 92
Halbmond–Variation 128
Hand-Fuß-Haltung (liegend) 114
Hand-unter-Fuß-Position 96
Hand-Zeh-Haltung 91
Hand-zum-Zeh-Position 96
Hände nach oben 64
Handstand 192
Happy Baby Pose 212
Held 204
Heraufschauender Hund 71
Herunterschauender Hund 67
Herzposition 127
Heuschrecke 130

K
Kamel 132
Kindeshaltung 210
Knie-Brust-Kinn 69
Knie-Kopf-Haltung 115
Knie-Ohr-Haltung 187
Knie-zum-Kinn-Position 211
Knöchel-auf-Knie-Haltung 107
Kobra 70
Königstaube 138
Kopfstand I & II 188
Krähe 166
Krieger I 78
Krieger II 79
Krieger III 126
Kühlende Atmung 222
Kuhgesicht 104

L
Liegender Held 136
Liegestütz 68
Lotus 206
Löwe 199

M
Machtvolle Haltung 81
Mondatmung 222

P
Perfekte Haltung 203
Pflug 186

R
Rad 135
Regelmäßige Atmung 221

S
Schädelleuchten 222
Schiefe Ebene 68
Schildkröte 121
Schulterdruck-Gleichgewicht 172
Schulterstand 185
Schusterhaltung 106
Schusterhaltung im Liegen 214
Seitlicher Pflug 186
Siegreich verlängerte Atmung 219
Sonnenatmung 222
Sonnengruß A 62
Sonnengruß B 72
Spagat 142
Sprünge 74
Squat 196
Stehende Grätsche 101
Stehende Vorbeuge 65
Stock 198
Stuhlposition 81

T
Tänzer 125
Totenposition 215
Twist im Liegen 213

U
Umgedrehtes Brett 197
Umgekehrter Krieger 80
Unnatürliche Atmung 222
Unregelmäßige Atmung 221
Unterarmstand 190

V
Variation Königstaube 111
Vorbeuge im gebundenen halben Lotus (sitzend, stehend) 118, 119
Vorbeuge im halben Helden 116
Vorbeuge in weiter Grätsche (sitzend, stehend) 102, 108
Vorbeuge mit geradem Rücken 65

W
Waage 174
Wechselatmung 221

Bibliografie

Bretz, Sukadev Volker: Die Yogaweisheit des Patanjali für Menschen von heute. Petersberg 2005
Broome, Patrick; Bozic, Gabriela: Yoga fürs Leben. München 2006
Deshpande, P.Y.: Patanjali. Die Wurzeln des Yoga. Bern 1976
Desikachar, T.K.V.: Yoga. Gesundheit von Körper und Geist. Berlin 2000
Desikachar, T.K.V.: The Heart of Yoga. Developing a personal practice. Vermont 1999
Desikachar, T.K.V.: Über Freiheit und Meditation. Das Sutra des Patanjali. Petersberg 2003
Desikachar, T.K.V.: Yoga. Tradition und Erfahrung. Petersberg 2005
Eliade, Mircea: Yoga. Unsterblichkeit und Freiheit. Zürich 1960
Feuerabendt, Sigmund: Heilen mit Yoga. München 2005
Feuerstein, Georg Dr.; Panye, Larry Dr.: Yoga für Dummies. Weinheim 2005
Gannon, Sharon; Life, David: Jivamukti Yoga. New York, 2002
Hawley, Jack (Hrsg.): Bhagavad Gita. Das heilige Buch des Hinduismus. München 2002
Iyengar, B.K.S.: Licht auf Pranayama. Frankfurt a. M. 2004
Iyengar, B.K.S.: Licht auf Yoga. Frankfurt a. M. 2005
Iyengar, B.K.S.: Yoga. Der Weg zu Gesundheit und Harmonie. München 2001
Kraftsow, Gary: Kraftquelle Yoga. Petersberg 2006
Metha, Mira: Yoga Explained. London 2004
Osho: Das Yogabuch. Die Geburt des Individuums. Zürich 2002
Petersen, Erling: Yoga. Das große Übungsbuch für Anfänger und Fortgeschrittene. München 1987
Pflug, Gerhard: Das Yoga Lehrbuch. Darmstadt 2004
Silva; Mira; Metha, Shyam: Yoga-Gymnastik. München 1991
Sriram, R.: Yoga. Neun Schritte in die Freiheit. Berlin 2001
Swatmarama, Swami: The Hatha Yoga Pradipika. Woodstock 2002
Trökes, Anna. Das große Yoga-Buch. München 2000
Trökes, Anna: Hatha-Yoga-Pradipika. Eine Abhandlung über Hatha-Yoga. Berlin 2006
Trökes, Anna; Grunert, Detlef Dr. med.: Das Yoga Gesundheitsbuch. München 2007
Usharbudh Arya, Pandit: Die Philosophie des Hatha-Yoga. Ahrensburg 1989
Wolz-Gottwald, Eckard: Yoga-Philosophie-Atlas. Petersberg 2006

Bildnachweis

Getty Images: S. 12: Mario Tama; S. 16: Ami Vitale; S. 17: Tauseef Mustafa, AFP; S. 20: Robert Nickelsberg; S. 21: Martin Harvey; S. 22: Anupam Nath, AFP; S. 23 Hulton Archive; S. 27 Photosindia; S. 28: Win Initiative; S. 29: Win Initiative; S. 31: Marie Mathelin, Roger Viollet; S. 37: New Vision Technologies Inc.; S. 38 (alle): New Vision Technologies Inc.; S. 40: STRDEL; S. 42: James Gritz

Bridgeman Art Library: S. 14: National Museum of India, Neu Delhi/ bridgemanart.com; S. 15: National Museum of India, Neu Delhi/ bridgemanart.com; S. 19: (c) British Library, London/bridgemanart.com; S. 33: Fitzwilliam Museum, University of Cambridge/bridgemanart.com; S. 41 (c) Oriental Museum, Durham University/bridgemanart.com

Diverse: S. 46: Bryan Kest's Power Yoga, USA, S. 47: Jörg Buneru, Deutschland; S. 50 und Vor- und Nachsatz: Copyright © 1984 Dharma Mittra Yoga, www.dharmayogacenter.com

Alle anderen Fotos: Günter Beer, Spanien

Zitatnachweis

S. 6: in Anlehnung an: T.K.V. Desikachar, Über Freiheit und Meditation. Das Yoga-Sutra des Patanjali. Petersberg 2003, S. 22; S. 6: B.K.S. Iyengar: Yoga – Der Weg zu Gesundheit und Harmonie, München 2001, S. 20; S. 13: Osho: Das Yogabuch; zit in: Osho, Das Yogabuch, Zürich 2002, S. 17; S. 21: in Anlehnung an: T.K.V. Desikachar, a.a.O., S. 22 und S. 23 S. 25: in Anlehnung an: T.K.V. Desikachar, a.a.O., S. 29 und S. 100; S. 26: in Anlehnung an: T.K.V. Desikachar, a.a.O., S. 79; S. 28: in Anlehnung an: T.K.V. Desikachar, a.a.O., S. 81; S. 29: in Anlehnung an: T.K.V. Desikachar, a.a.O., S. 57; S. 30: in Anlehnung an: T.K.V. Desikachar, a.a.O., S. 89, S. 90 sowie S. 93; S. 36: in Anlehnung an: Anna Trökes, Hatha-Yoga-Pradipika, Eine Abhandlung über den Hatha Yoga, Berlin 2006, S. 40; S. 228: in Anlehnung an T.K.V. Desikachar, a.a.O., S. 112 und S. 117

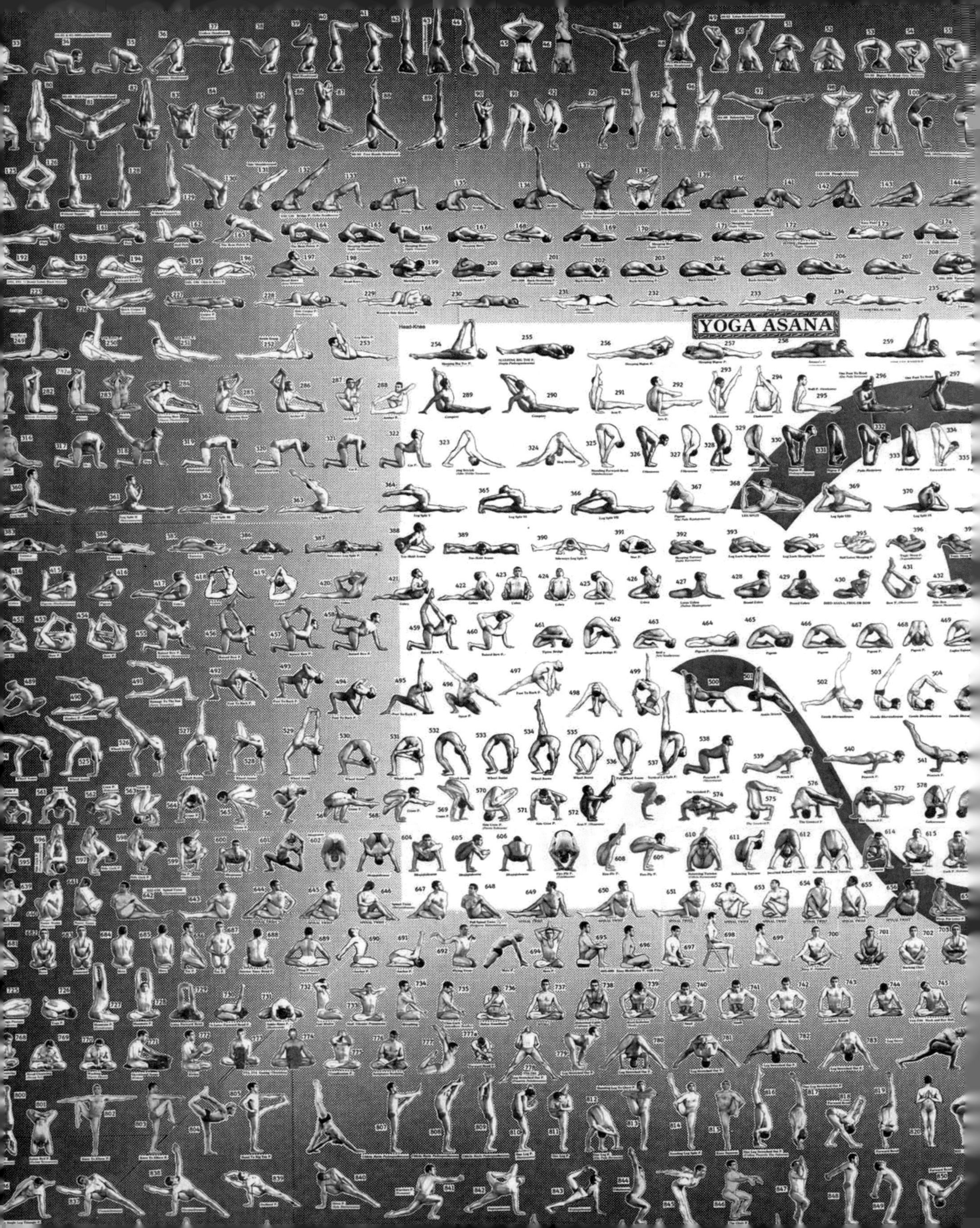
YOGA ASANA